AF229108

TRAITÉ GÉNÉRAL

PRATIQUE

DES EAUX MINÉRALES

DE LA FRANCE ET DE L'ÉTRANGER.

Lyon. — Imp. de Louis Perrin, rue d'Amboise, 6.

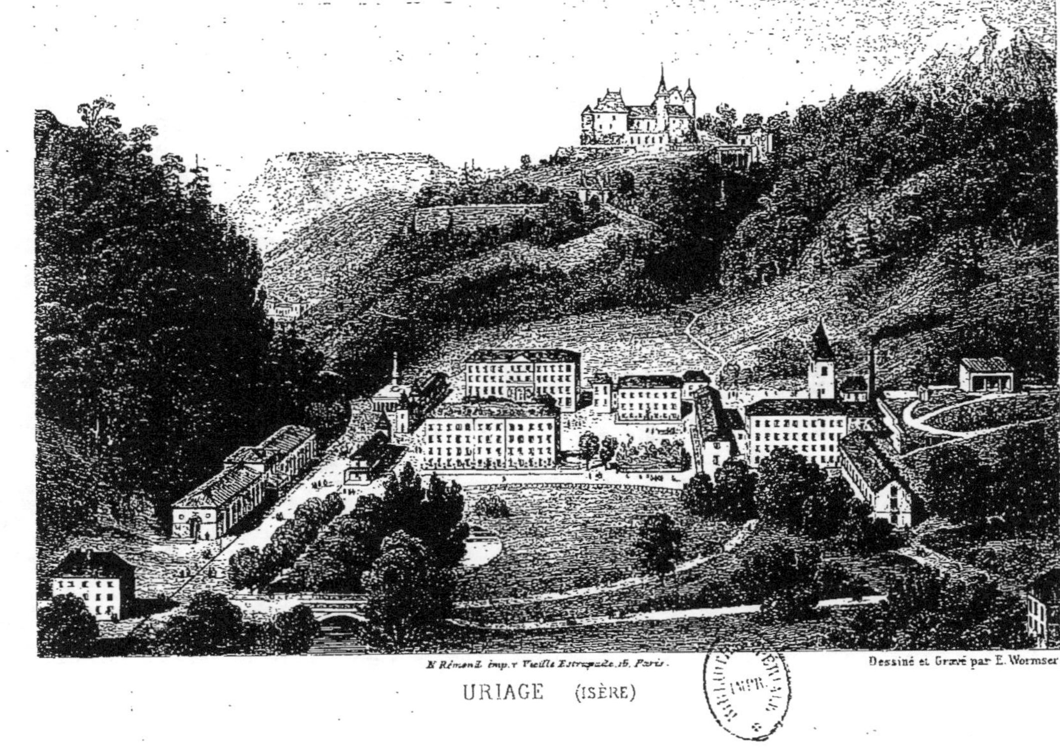

URIAGE (ISÈRE)

TRAITÉ GÉNÉRAL

PRATIQUE

DES EAUX MINÉRALES

DE LA FRANCE ET DE L'ÉTRANGER,

CONTENANT

LA TOPOGRAPHIE ET LA CLIMATOLOGIE DES STATIONS THERMALES,
UNE CLASSIFICATION NOUVELLE DES SOURCES AVEC LEUR ANALYSE CHIMIQUE,
ET DES ÉTUDES SPÉCIALES SUR L'ACTION PHYSIOLOGIQUE DES EAUX MINÉRALES
ET SUR LES PROPRIÉTÉS THÉRAPEUTIQUES DE CHAQUE CLASSE D'EAUX, ETC.;

PAR

J.-E. PÉTREQUIN,

Ex-chirurgien en chef de l'Hôtel-Dieu de Lyon, professeur à l'Ecole de Médecine de la même ville,
Vice-Président de la Société de Médecine, chevalier de la Légion-d'Honneur,
lauréat de l'Académie de Médecine de Paris et de la Société de Médecine de Bordeaux,
membre de plusieurs sociétés savantes nationales et étrangères ;

ET

A. SOCQUET,

Médecin de l'Hôtel-Dieu de Lyon,
professeur de matière médicale et de thérapeutique à l'Ecole de Médecine de la même ville,
membre de la Société littéraire, lauréat de l'Académie impériale de Médecine de Paris et de la Société
de Médecine de Bordeaux,
membre de plusieurs sociétés savantes nationales et étrangères.

OUVRAGE COURONNÉ
par l'Académie impériale de Médecine de Paris, aux concours de 1855 et de 1857.

LYON,

N. SCHEURING, LIBRAIRE-EDITEUR, RUE BOISSAC, 9.

—

1859.

AVANT-PROPOS.

Concours sur les Eaux minérales alcalines.

(Extrait du *Rapport général* de M. Depaul sur les prix décernés, en 1855, par l'Académie impériale de Médecine de Paris.)

« C'est à notre collègue Capuron que l'Académie doit d'avoir pu mettre au concours la question suivante : *Déterminer par l'observation médicale l'action physiologique et thérapeutique des eaux minérales alcalines, et préciser nettement les cas de leur application.*

« En choisissant un pareil sujet, elle ne s'est pas souvenue seulement que le fondateur avait été inspecteur d'un établissement thermal, elle a pensé qu'il était temps enfin d'apporter dans cette partie de la thérapeutique, qui a pris en quelques années une si grande extension, la même rigueur d'observation qui tend heureusement à s'introduire dans l'étude des différentes branches de la médecine.

Personne ne conteste aujourd'hui l'utilité des eaux minérales dans le traitement d'un grand nombre de maladies ; mais, si l'on demandait à beaucoup de médecins sur quelles données positives ils se fondent pour préférer certains établissements à certains autres, pour choisir dans chacun d'eux une source, à l'exclusion de sa voisine, qui a souvent la plus grande analogie de température et de composition chimique, ils seraient certainement embarrassés pour répondre d'une manière satisfaisante, et, au lieu de résultats précis déduits de faits rigoureusement observés, on les verrait forcés de s'en tenir à des opinions vagues trop souvent fondées sur les croyances populaires.

« Le plus important des Mémoires que vous avez eu à juger est celui qui a été inscrit sous le nᵒ 5. Les auteurs, MM. les docteurs Pétrequin et Socquet, l'ont divisé en cinq chapitres.

« Ils jettent d'abord un coup d'œil sur la classification des eaux minérales en général, et en proposent une nouvelle...

« Entrant ensuite dans la question proposée, ils définissent ce qu'on doit entendre par *eaux minérales alcalines :* ils y comprennent toutes les eaux renfermant, comme principal élément, les carbonates ou les bicarbonates sodique

ou potassique, calcique et magnésique, avec excès ou non d'acide carbonique libre. — Ils établissent, en outre, un ordre qu'ils appellent sources
mixtes, comprenant les eaux qui renferment plusieurs sels alcalins associés
en quantité à peu près égale. Toutes les sources énumérées dans les divers
ordres qu'ils établissent sont présentées dans un *tableau comparatif et
gradué* avec leur température et la proportion des divers principes alcalins.

« Le deuxième chapitre est consacré à l'étude de l'*action physiologique* des
diverses eaux alcalines. Les auteurs s'y livrent à de longues et savantes
considérations au point de vue du régime alimentaire et de ses rapports avec
l'administration des eaux alcalines. —L'alcalisation des sueurs et des urines,
dont on s'est beaucoup occupé dans ces derniers temps, n'est pour eux qu'un
simple phénomène d'élimination qui n'a rien de commun avec ce qu'on a
appelé une saturation de l'économie ; car, si cette saturation existait, elle
constituerait un véritable empoisonnement incompatible avec la vie. Cet état
des urines n'est pas d'ailleurs le fait capital..... — Quant à la dissolution du
sang attribuée, par quelques-uns, à l'usage des eaux alcalines, ils démontrent qu'elle est fondée sur des théories purement chimiques démenties chaque jour par la pratique. Leurs partisans, ainsi que nous l'a fait remarquer
M. le rapporteur, oublient que les eaux dont il est question ne renferment
pas seulement des carbonates alcalins, mais qu'il entre en même temps dans
leur composition du fer, de l'iode, de l'arsenic, etc., principes qui doivent
jouer un certain rôle dans l'action thérapeutique qui se produit.

« MM. Pétrequin et Socquet examinent ensuite l'*action thérapeutique* des
eaux alcalines ; ils en étudient les indications et les contre-indications ; ils
accordent justement une assez grande influence aux nouvelles conditions hygiéniques auxquelles sont soumis les malades qui se rendent dans les établissements thermaux. Mais ils pensent néanmoins que la plus grande part dans les
heureuses modifications qu'on obtient, doivent être attribuées à l'action propre des eaux alcalines ; ils étudient successivement les différentes sources,
suivant qu'elles sont à base *sodique*, *calcique* ou *magnésique*, et, s'appuyant
sur leurs propres observations et sur les documents statistiques adressés à
l'Académie, ils indiquent celles qu'il faut préférer ou rejeter dans les diverses
lésions qu'on veut combattre.

« Puis vient l'étude de l'*action thérapeutique* qu'exerce le *gaz acide carbonique* que dégagent les sources alcalines et, en particulier, celle de St-Alban.
L'application s'en fait sous forme de bains et de douches, et semble avoir déjà
produit de bons résultats dans les maladies causées par la suppression de la
transpiration cutanée, et quand il est utile de rétablir le flux menstruel ou
hémorrhoïdal, etc.

« Dans un dernier chapitre, les auteurs résument les indications fondamentales qui doivent présider à l'administration des eaux alcalines ; ils ne
veulent pas qu'on oublie que des maladies semblables quant à la forme,

peuvent être très différentes quant au fond et ne pas réclamer les mêmes sources ; ils pensent qu'on doit attacher une grande importance aux états morbides généraux connus sous le nom de diathèses.

« En résumé, ce travail, dont on ne pourra se faire une juste idée qu'en le lisant tout entier, est une production vraiment remarquable. De plus, ainsi que vous l'a fait remarquer votre Commission, il a sur les autres le grand avantage d'avoir abordé franchement et dans son ensemble la question telle qu'elle avait été posée, de l'avoir étudiée et de l'avoir résolue aussi complètement que la chose était possible dans l'état actuel de nos connaissances.

« Après mûr examen, l'Académie, adoptant les conclusions proposées dans le Rapport qui a été fait sur les divers Mémoires, a décidé que *le prix* serait donné à MM. les docteurs J.-E. Pétrequin, ex-chirurgien en chef de l'Hôtel-Dieu de Lyon, et Socquet, médecin dans le même hôpital, auteurs du Mémoire n° 3. » (Extrait des *Mémoires de l'Académie impériale de Médecine*, 1856, t. 20, p. LXXXII.)

Concours sur les Eaux minérales salines.

(Extrait du *Rapport général* sur les prix décernés, en 1857, par l'Académie impériale de Médecine de Paris.)

« La question est ainsi conçue : *Caractériser les eaux minérales salines ; indiquer les sources qui peuvent être rangées dans cette classe, déterminer par l'observation médicale leurs effets physiologiques et thérapeutiques, et préciser les cas de leur application dans le traitement des maladies chroniques.*

« Une Commission composée de MM. Guerard, Pâtissier, Boudet, Poggiale et O. Henry, a été chargée d'examiner les Mémoires qui vous ont été adressés, et c'est le consciencieux Rapport de M. Pâtissier qui vous a permis d'en apprécier la valeur et de statuer sur le mérite respectif de chacun d'eux..... Le Mémoire n° 2 a pour épigraphe : *Scire laboro.* (Perse.) — *Nihil proponam quod non factis, nihil projiciam quod non experimentis, nihil ostendam quod non observatis nitatur.* (Starck.) — Les *eaux minérales salines* y sont divisées en deux grandes classes : celles qui sont minéralisées par les chlorhydrates de soude, de potasse, de chaux ou de magnésie; celles qui le sont par les sulfates des mêmes bases. Puis vient une troisième division pour les *eaux salines mixtes.*

« Les *effets physiologiques* des eaux chlorurées sodiques, des eaux sulfatées calciques, de celles désignées sous le nom de salines mixtes, y sont étudiés dans autant de chapitres distincts. Les auteurs insistent *avec raison* sur la part qu'il faut faire à la température dont jouissent ces eaux, température qui tantôt aura une action sédative, tantôt une action stimulante, et ils entrent à ce sujet dans des considérations intéressantes qui montrent comment le praticien doit, suivant les cas, tirer parti de cette propriété.

« Abordant ensuite l'*action thérapeutique* de ces eaux, ils passent en revue les nombreuses maladies dans lesquelles elles ont été conseillées. Dans l'impossibilité où il était de faire passer sous vos yeux tous les faits intéressants contenus dans ce chapitre, M. le rapporteur a dû se contenter d'appeler votre attention d'une manière spéciale sur quelques-uns d'entre eux. C'est ainsi qu'il s'est longuement étendu sur ce que les auteurs du Mémoire ont décrit sous le nom de *pléthore veineuse abdominale*, indiquant comment, sous l'influence de causes diverses, les congestions pouvaient se manifester sur un ou plusieurs des organes contenus dans l'abdomen ; comment ces congestions, après avoir donné lieu à des troubles fonctionnels, pouvaient, en se prolongeant, produire des altérations organiques ; comment, enfin, on pouvait comprendre l'effet salutaire que les eaux salines semblent procurer dans plusieurs de ces cas. Toutes ces questions sont savamment discutées dans le Mémoire dont nous vous avons donné un court aperçu. On y trouve de précieuses indications sur le choix des sources qui semblent convenir d'une manière spéciale à certaines affections. Il est terminé par un intéressant chapitre sur les propriétés curatives de l'eau de mer prise en boisson et en bains.

« En résumé, Messieurs, je vous dirai avec M. Pâtissier, si compétent sur de pareilles questions, que ce travail se fait remarquer par *l'ordre, la méthode* qui ont présidé à sa rédaction, et par des aperçus pratiques d'un haut intérêt. Riches de leur propre expérience, les auteurs, tout en rendant justice à ceux qui se sont occupés du même sujet, ont su faire un bon choix parmi les nombreuses opinions qui ont été émises ; ils ont donné la preuve d'une érudition aussi bonne qu'étendue. Certes, ils n'ont pas dissipé tous les doutes qui existaient sur des questions encore si obscures, mais il est juste de reconnaître qu'ils ont beaucoup fait, et qu'ils ont d'ailleurs satisfait aussi complètement que possible au programme de l'Académie.

« Aussi vous avez décidé que le prix serait accordé à MM. Pétrequin, professeur à l'École de Médecine de Lyon, et Socquet, médecin de l'Hôtel-Dieu de la même ville, auteurs du Mémoire n° 2. » (*Rapport* de M. Depaul. — *Mémoires de l'Académie impériale de Médecine*, 1858, t. 22, p. xlvi.)

Ce programme des auteurs, honoré deux fois de la haute approbation de l'Académie de Médecine, a été adopté également pour les autres classes d'eaux minérales ; en mettant à profit les avis de la Commission académique, ils l'ont encore notablement amélioré pour les eaux *alcalines* et *salines*, et en ont ensuite fait profiter l'étude des eaux *sulfureuses, ferrugineuses* et *bromo-iodurées*.

TABLE GÉNÉRALE

DES CHAPITRES

ET DES PRINCIPALES DIVISIONS ET MATIÈRES DE CET OUVRAGE.

———

TRAITÉ PRATIQUE

DES EAUX MINÉRALES

DE LA FRANCE ET DE L'ÉTRANGER.

INTRODUCTION GÉNÉRALE.

De la méthode à suivre dans l'étude et la classification des Eaux minérales.

Nous donnons le nom d'*Eaux minérales naturelles* à certaines sources qui, dans leur parcours souterrain, se sont chargées de diverses substances salines, gazeuses et même organiques, dont la nature ou la proportion les rend en général plus ou moins impropres aux usages domestiques de l'eau, mais leur communique des propriétés particulières, précieuses pour l'art de guérir ; c'est là ce qui leur a valu anciennement la qualification d'*Eaux médicinales, aquæ medicatæ*.

Ces eaux sont généralement chargées de matières étrangères aux terrains d'où elles sortent immédiatement. (Beudant, *Minéralogie*, 1851, p. 207.) Les unes ont une température qui varie de 25° à 45° et 50° ou même 60° centigrades et au-delà : nous les nommerons *Eaux thermales;* les autres ont une température qui varie de 24° à 14° ou 10° centigrades, et au-dessous : nous les appellerons *non thermales*. Pour un plus petit nombre, la température arrive presque jusqu'à l'ébullition : on ne connaît en France que les eaux de Chaudes-Aigues et de Vic dans le Cantal, qui soient dans ce cas. (Beudant, *ibid.*, p. 208.)

Les principes minéralisateurs de ces eaux sont très variés, non seulement dans les sources différentes, mais encore dans la même source.

1

Leur nombre est loin d'être fixé d'une manière définitive, et, à mesure que les méthodes analytiques deviennent plus précises, on y découvre des substances qu'on n'y avait pas même soupçonnées jusqu'alors : l'iode, le brome et l'arsenic n'ont-ils pas été signalés depuis quelques années dans un grand nombre d'eaux minérales, qui leur doivent, sans doute, une partie de leurs effets thérapeutiques ? Ainsi M. Chevallier a rencontré l'arsenic dans 84 sources minérales en France ; M. Cantù, l'iode dans 23 sources de la Savoie, et l'on sait que le brome tient une place plus grande encore que l'iode. Remarquons qu'on a trouvé du fluor à Contrexeville (Nicklès), du cobalt à Orezza (Poggiale), du cuivre à Vals (Chevallier), du sélénium, de l'étain, de l'antimoine à Carlsbad (H. Göttl), du molybdène, du titane, du tantale à Neyrac (O. Henry), du nickel, etc.

Toutefois, malgré ces notions encore incomplètes sur la composition des eaux minérales, leur analyse nous semble aujourd'hui assez avancée pour nous permettre de les classer d'une manière utile à la thérapeutique. Sans doute, si chaque source minérale ne renfermait que deux ou trois substances énergiques, dont les effets dans les maladies fussent bien connus, il serait peut-être facile, d'après leurs proportions relatives, d'établir d'une façon à peu près certaine leur action dynamique et leur indication dans des affections déterminées ; mais cette simplicité de composition ne se rencontre pas. Les eaux minérales naturelles renferment pour le moins quatre ou cinq substances différentes : chacune de celles-ci ou de ses composés, exerçant, sans contredit, son action propre thérapeutique, rend dès lors incertaine, difficile à préciser l'action générale de l'eau minérale ; de plus, si l'on réfléchit que souvent on ne peut analytiquement dire qu'un ou plusieurs éléments y prédominent sur les autres, on voit dans quelle perplexité est jeté le médecin quand il veut reconnaître leur action réelle. Aussi, a-t-on vu jusqu'ici la plupart des auteurs se créer des classifications particulières, non dépourvues d'ailleurs d'utilité, qu'ils s'appliquaient à justifier suivant le point de vue où ils se plaçaient. Quiconque, en effet, écrit sur les eaux minérales, ne peut échapper à cette nécessité de former des groupes, espèces de familles dans lesquelles viendront se ranger les sources qui offriront des caractères identiques. Mais quels seront ces caractères, et d'après quels principes doit-on les fixer ? Ici commence la divergence, parce qu'ici commence réellement la difficulté. Cependant nous pensons qu'un tel travail n'est point chose impossible dans l'état actuel de la science, du moins quant à l'ensemble, c'est à dire quant aux principes généraux qui doivent nous guider. C'est ce que nous allons essayer d'établir dans ces prolégomènes, afin de bien fixer les limites mêmes de notre sujet.

De la classification des eaux minérales.

Puisque, en dehors de la thermalité, l'action thérapeutique des eaux minérales est due à la qualité des substances qu'elles tiennent en dissolution, il est évident que mieux nous en connaîtrons la nature et les proportions, mieux aussi nous nous rendrons compte de leurs vertus médicinales. « La faculté thérapeutique des eaux minérales est tellement en rapport immédiat avec leurs éléments minéralisateurs, que leur prescription doit toujours être formulée sur l'indication précise de la maladie et sur la connaissance exacte de leur composition. » (*Practical observations on mineral Waters and Baths. — Edwin Lee*, 1846, London.) Ainsi, tout en tenant grand compte des faits que l'expérience clinique ou empirique nous aura enseignés, c'est à l'analyse chimique qu'il faudra, en dernier ressort, nous adresser, si nous voulons parvenir à cette connaissance ; et celle-ci sera d'autant plus parfaite que les moyens analytiques dont nous disposerons seront eux-mêmes plus parfaits. La classification que nous suivrons sera donc fondée sur la composition chimique des eaux (1); car, celle-ci une fois bien connue, il nous sera plus facile, en faisant l'application de nos connaissances en matière médicale, d'en expliquer les vertus et d'en fixer les indications.

Mais toute difficulté ne sera point encore levée, parce que la chimie nous aura dévoilé la composition d'une eau minérale : il restera encore à découvrir à quel élément minéralisateur ou à quelle association de ces éléments elle doit ses propriétés curatives. C'est dans une semblable appréciation bien faite, mais toujours malaisée, qu'il faut chercher les fondements d'une bonne *classification médicale* des eaux minérales naturelles.

---

(1) L'*Annuaire des Eaux*, après avoir établi que la classification des eaux minérales ne peut porter que sur un des trois points de vue généraux : 1° chimique, 2° géologique ou 3° médical, ajoute : « La première de ces considérations est la plus essentielle, en même temps qu'elle est la plus certaine; car elle se fonde sur des faits constatés par l'expérience, et n'emprunte rien aux spéculations théoriques. Chacun des deux autres points de vue lui est nécessairement lié; et, quel que soit celui auquel on se place, les déductions que l'on tirera, pour être légitimes et sûres, devront s'appuyer sur la connaissance des éléments constitutifs des eaux. »

Si l'on récapitule l'ensemble des résultats fournis par les plus récentes analyses, on voit que, outre les substances organiques (barégine, glairine, sulfuraire, conferves) et une matière bitumineuse qui donne ses propriétés médicales à une eau minérale nouvellement découverte en Italie , et aux sources de Gabian (Hérault), on voit qu'on peut déjà établir quatre groupes bien définis d'eaux minérales, suivant qu'on y verra prédominer

A. Les substances alcalines :

Soude, potasse, chaux, magnésie, ammoniaque, strontiane, lithine, etc.

B. Les substances métalliques :

Fer, manganèse, cuivre, cobalt, etc.

C. Les métalloïdes :

Soufre, iode, brome.

D. Les acides :

Carbonique, silicique, crénique et apocrénique, chlorhydrique, sulfhydrique, sulfurique, arsénieux, borique.

Mais tous ces éléments minéralisateurs ne se rencontrent point isolés, si ce n'est exceptionnellement, au sein des eaux : c'est, au contraire, toujours à l'état de combinaisons diverses que la nature nous les offre. C'est donc sous cette dernière forme que le médecin doit en étudier les effets thérapeutiques lorsqu'il conseille l'usage des eaux minérales. Voyons ce que l'observation nous enseigne à ce sujet, et pour cela parcourons successivement les quatre divisions principales qui précèdent.

A. Substances alcalines. — La potasse, la soude, la chaux et la magnésie tantôt conservent les propriétés thérapeutiques qui leur appartiennent spécialement comme substances alcalines; tantôt elles les perdent, au contraire, pour en acquérir de nouvelles sous forme de sels. Or, l'on peut, à cet égard, poser la règle générale suivante, que nous croyons être les premiers à formuler : « Les substances alcalines contenues dans les eaux minérales ne conservent leurs vertus thérapeutiques spéciales, c'est à dire en tant qu'alcalines, que dans un seul cas : c'est lorsqu'elles sont combinées à l'acide carbonique (carbonates, bicarbonates), et à l'acide silicique (silicates); dans toutes les autres combinaisons elles les perdent complètement ou à peu près. »

C'est ainsi que les sulfates, les nitrates, les sulfures, les hyposulfites, les iodures, etc., de ces mêmes alcalis, jouissent de propriétés médicales qui ne se rapportent pas entièrement à l'action propre de ces bases. (Il reste bien entendu que la règle générale ci-dessus énoncée ne demeure vraie que lorsqu'il s'agit uniquement des eaux minérales : en dehors de cette circonstance, nous aurions en effet à présenter (1) une autre formule.) Voilà ce que l'observation clinique nous enseigne indépendamment de toute théorie. — D'après cette loi, nous appellerons *eaux minérales alcalines* toutes les sources dans lesquelles entreront comme principal élément minéralisateur des carbonates, des bicarbonates ou des silicates potassiques, sodiques, magnésiques et calciques.

B. Substances métalliques. — Les substances métalliques (fer, manganèse, cuivre, cobalt, etc.), quelles que soient leurs combinaisons, conservent toujours les propriétés thérapeutiques qui leur sont propres à l'état isolé. (Une seule exception se présente, c'est lorsqu'elles sont unies à l'arsenic à l'état d'arséniate ou d'arsénite, à une certaine dose.) Nous établissons ici une seule classe, celle des *eaux minérales ferrugineuses* avec ou sans manganèse.

C. Métalloïdes. — Les métalloïdes, iode, brome et soufre, conservent toujours leurs vertus thérapeutiques à l'état d'iodures, de bromures, de sulfures ou d'hyposulfites; de là, deux sous-divisions, savoir :

1° *Eaux minérales iodurées et bromurées*.

Ces deux métalloïdes possèdent à peu près le même mode d'action dans les maladies.

2° *Eaux minérales sulfureuses*, comprenant aussi les hyposulfites.

D. Acides. — Les substances acides qui composent cette quatrième section sont les unes volatiles (acides carbonique et sulfhydrique), les autres non volatiles (acides borique, sulfurique, silicique et chlorhydrique). Ces derniers acides se rencontrent très rarement dans la nature à l'état libre. Nous citerons toutefois, pour l'acide *sulfurique*, le Rio-Vinagre (Amérique) et l'eau de Ruiz (Nouvelle-Grenade) découverte en 1847 et qui est encore plus acide que le Rio-Vinagre. (*Compt. rend. Académie*, t. XXIV, p. 449); pour l'acide *borique*, les lagunes de Toscane; pour l'acide *chlorhydrique*, les jets de vapeurs du Vésuve; enfin, pour l'acide *silicique*, le Geyser d'Islande. Mais ces exemples sont plus curieux qu'utiles ; car ces eaux minérales ne sont pas employées en médecine. Quant aux acides volatils, nous pensons que les eaux minérales qui les contiennent ne peuvent utilement former une classe à part dans aucun cas. En effet, celles qui tiennent en dissolution l'acide sulfhydri-

---

(1) Si nous avions à parler de matières médicale et thérapeutique usuelles, nous aurions, en suivant les mêmes principes, à faire intervenir ici les acétates, les tartrates, les citrates, etc.; mais les acides végétaux ne se rencontrent pas dans les eaux minérales.

que rentrent naturellement, pour leurs vertus médicinales, dans la section des eaux sulfureuses; celles, au contraire, qui renferment de l'acide carbonique et qu'on désigne sous le nom d'*acidules gazeuses*, doivent, suivant nous, se ranger dans l'une des sections établies plus haut, car l'acide carbonique ne minéralise jamais, à lui seul, les sources naturelles. Toujours il s'y rencontre soit mélangé, soit combiné avec d'autres substances, principalement avec la soude, la chaux, la magnésie, le fer, etc. ; en sorte qu'il est vrai de dire que les eaux minérales appelées par les auteurs *acidules gazeuses* doivent les propriétés qui les distinguent, bien plus aux éléments alcalins ou salins qu'elles tiennent en dissolution, qu'à l'acide carbonique même quand il s'en dégage en abondance. Ainsi, pour n'en citer qu'un exemple, qui pourra croire que c'est à l'acide carbonique et non aux autres éléments minéralisateurs qui s'y trouvent, qu'on doit réellement les vertus spéciales, d'ailleurs si différentes, des eaux du Mont-Dore et de St-Galmier ou de Châteldon, de Vic-sur-Cère et de St-Alban, de Pontgibaud ou de Montbrison, etc., sources que, cependant, malgré la différence énorme de leur minéralisation, l'*Annuaire des eaux de la France* (1853, pp. 337 et 352), englobe toutes ensemble dans la *classe des eaux acidules simples* ?

Cette simple énumération suffit pour mettre en relief les défectuosités de cette classification ; et effectivement les données de l'expérience forcent à conclure que l'acide carbonique n'est point un élément minéralisateur assez énergique pour communiquer, à lui seul, des vertus thérapeutiques identiques à des eaux minérales naturelles qui tiennent en dissolution des sels de nature diverse et en assez forte proportion. Quant aux eaux alcalines, on s'étonne que longtemps les auteurs n'en aient point établi une section particulière, mais les aient disséminées dans divers groupes avec d'autres eaux de nature différente. (Voy. *Manuel des Eaux*, par Pâtissier et Boutron-Charlard, 2ᵉ édit., 1837 ; Guibourt, *Dictionn. de médecine et de chirurgie pratiques*, t. VI; Soubeiran, *Dictionn. de médecine*, 2ᵉ édit., t. XI; Galtier, *Matière médic. et thérapeut.*, t. II, etc.) Ce n'est point à l'acide carbonique qu'on doit demander un nom pour désigner les eaux minérales gazeuses, mais bien aux sels alcalins ou autres qui dominent dans ces eaux ; faire autrement, ce serait induire presque inévitablement en erreur le médecin sur les propriétés médicales des sources qu'on énumère sous ce dernier titre.

En résumé, nous proposons d'établir les cinq classes suivantes, telles que nous venons de les définir, pour toutes les eaux minérales naturelles :

Eaux minérales naturelles
<table>
<tr><td rowspan="5">{</td><td>1re classe.</td><td>Sources alcalines.</td></tr>
<tr><td>2e —</td><td>— salines.</td></tr>
<tr><td>3e —</td><td>— sulfureuses.</td></tr>
<tr><td>4e —</td><td>— ferrugineuses.</td></tr>
<tr><td>5e —</td><td>— iodurées et bromurées.</td></tr>
</table>

Notre classification, développée dans ses détails, nous paraît devoir faciliter beaucoup l'étude des propriétés médicales des eaux minérales naturelles, ainsi que celle de leurs indications principales ; en permettant de mieux coordonner les sources diverses et en rapprochant sans effort celles qui ont entre elles le plus d'analogie, elle viendra à la fois soulager la mémoire et aider l'intelligence. La médecine, dans cette étude, devra toujours, afin de bien préciser les cas d'application, non seulement considérer les éléments minéralisateurs qui dominent, mais encore tenir grand compte des autres principes qu'on y trouve associés. Or, pour arriver à ce double résultat, il importe d'autant plus de suivre une marche rigoureuse, que d'ailleurs toutes les méthodes connues de l'histoire naturelle n'arrivent jamais qu'à une précision relative, attendu que la nature, dans ses œuvres, ne s'astreint point aux divisions tranchées de la science : *Natura non facit saltus*, disait Linnée. Quelle est donc ici la meilleure méthode à suivre ?

Il est un procédé analytique qui a pris naissance en Allemagne, qu'adopte l'Ecole des Mines de Paris et qui tend à prendre faveur dans le monde scientifique ; mais, disons-le bien haut, cette méthode, qui consiste à noter isolément les quantités des substances élémentaires découvertes par l'analyse dans les eaux minérales, sans les combiner entre elles, bonne sans doute pour la minéralogie et la chimie pure, est complètement défectueuse aux yeux de la thérapeutique. Ce mode d'analyse ne peut alors éclairer ni les conseils, ni la conduite des médecins, puisqu'il leur laisse en réalité ignorer à quelles substances les sources minérales dont ils ont à s'occuper doivent leur efficacité ; car enfin ce ne sont ni les acides, ni les bases, ni les corps simples *pris isolément*, qui agissent comme moyen thérapeutique dans les eaux minérales, mais bien le nouveau composé (sel) auquel ces diverses substances combinées donneront naissance. En hydrologie médicale, il ne suffit nullement qu'une analyse nous donne l'énumération des corps simples et des substances élémentaires qui entrent dans la composition des eaux minérales ; il

faut surtout qu'elle présente l'état des combinaisons et la proportion des
sels qui s'y rencontrent. C'est à ces corps composés qu'elles doivent leurs
propriétés médicatrices ; c'est par eux seulement qu'elles se différencient
et peuvent se classer ; voilà les notions vraiment utiles au médecin ; hors
de là, le praticien n'a pas de guide et le classificateur pas de base. Au
point de vue de l'art de guérir, l'hydrologue se trouvera peu éclairési
l'on se borne à lui faire voir d'un côté la série des acides, de l'autre
celle des bases ou de quelques corps simples. Citons des exemples : la
soude, unie à l'acide carbonique, n'a plus la même action que si elle
se combine aux acides sulfurique, chlorhydrique ou phosphorique ; les
vertus toutes particulières que nous aurons à signaler dans le sulfate de
chaux ne se retrouvent plus dans le carbonate ni dans le chlorhydrate
calciques, etc. Sans doute, dans l'état actuel de la science, il n'est pas
toujours facile de lever toutes les difficultés ; mais il est cependant
beaucoup de cas où toute incertitude disparaît ; ainsi : « L'analyse de l'eau
de la mer, disent MM. Pelouze et Frémy, démontre que cette eau contient des métaux alcalins et terreux, du chlore, de l'acide sulfurique, etc.
En supposant tous les acides de l'eau de la mer combinés avec la soude,
et tous les métaux autres que le sodium, unis au chlore, il reste encore
un excès considérable de chlorure de sodium ; on peut donc être assuré
que ce sel existe en réalité dans les eaux de la mer.»(*Abrégé de chimie*,
1856, p. 26.) Or, ce qu'on dit ici de l'eau de mer peut s'appliquer en
tous points à la plupart des eaux minérales salines, comme Balaruc,
Bourbonne, Wiesbaden, Hombourg, etc. Il faut conclure que la méthode
des analyses rationnelles (1) est indispensable non seulement pour classer convenablement les sources minérales, mais encore pour se faire
une idée exacte de leurs propriétés physiologiques et thérapeutiques.

Depuis Alibert et Is. Bourdon, il a paru en France trois livres didactiques sur les eaux minérales ; chacun d'eux a une physionomie et des
allures différentes. Le *Manuel* de MM. Pâtissier et Boutron-Charlard
est une œuvre consciencieuse et vraiment scientifique, basée sur une
classification qui constituait un progrès, et pleine de faits et d'ensei-

(1) Ces idées, que nous exposions en 1854 dans le concours sur les *eaux alcalines* ouvert devant l'Académie de médecine de Paris, commencent à prévaloir : ainsi M. Bouquet,
dans son beau travail sur les eaux de Vichy, prend soin, en regard de l'analyse élémentaire,
de placer l'analyse rationnelle ; cette marche est excellente, car elle réunit les avantages des
deux méthodes, qui se servent mutuellement de contrôle. Depuis lors, M. Lefort a adopté
aussi cette manière de faire dans ses travaux soit sur les eaux minérales de Châteauneuf, soit
sur celles de Néris, etc.

gnements précieux que nous avons été heureux plus d'une fois de mettre à profit. Nous ne voyons guère quel reproche essentiel la critique pourrait lui adresser: car si elle n'est plus au courant de l'hydrologie moderne, c'est une conséquence même du progrès auquel elle a largement contribué, et l'effet inévitable du temps qui, avec la découverte de méthodes plus précises pour l'analyse des eaux, a, sur divers points, modifié profondément l'idée qu'on s'était faite de certaines sources, et nécessité un nouveau classement; c'est aussi par suite de l'absence d'une science importante, la *Physiologie des eaux* (lacune qui, pour le dire en passant, n'a point été comblée avant nous), que les auteurs, pour ne pas rester incomplets, ont dû, à chaque eau minérale, stéréotyper les mêmes phrases et énumérer toujours à peu près les mêmes maladies, si bien que ces répétitions font naître un peu d'obscurité ou de confusion dans l'esprit du lecteur. — Le *Guide* de M. C. James se distingue par des détails et des documents qu'on chercherait vainement ailleurs ; mais malheureusement l'auteur a banni de son livre, en les condamnant, toute analyse chimique et toute classification scientifique; il décrit ainsi les eaux, sans en faire connaître la nature. Les sources sont d'ailleurs distribuées par région géographique ; or cette marche, excellente sans doute pour le touriste, est défectueuse pour le médecin et le malade; car, pour se trouver dans la même région, les eaux minérales ne sont pas identiques dans leur composition et leur thermalité, qui souvent au contraire sont essentiellement différentes. Aussi, a-t-on reproché à cette manière de procéder de détruire toute unité d'action physiologique et thérapeutique, et de constituer une sorte de labyrinthe où le praticien ne sait comment retrouver le fil conducteur qui mène aux indications et contre-indications. — Dans le *Traité* de M. Durand-Fardel, forme et fond, tout est différent. Ici la méthode suivie est complètement scientifique ; l'auteur s'adresse aux médecins. Dans la première partie de son livre, qu'il intitule *Matière médicale des eaux minérales*, il traite de la constitution organique de ces eaux, de leur mode général d'administration, et cherche à les classer d'après les éléments minéralisateurs prédominants. Dans la seconde, qu'il intitule *Thérapeutique des eaux minérales*, il traite des principales maladies chroniques qu'on a coutume d'envoyer aux eaux. La critique a reproché à M. Durand-Fardel de n'avoir pas, dans sa première section, fourni les données indispensables sur la topographie et le climat des stations thermales, et une énumération sommaire des applications spéciales de chaque source, applications dont la notion, disséminée çà et là dans l'ouvrage, reste toujours incomplète ; et, dans la seconde section, d'avoir composé un petit traité de pathologie à propos des eaux minérales, plutôt qu'une véritable thérapeutique des eaux minérales, en un mot, une série de monographies isolées sur quelques affections chroniques, au lieu d'une étude spéciale sur les effets curatifs de chaque classe d'eaux minérales ; de telle sorte que l'esprit ne découvre ni le rapport immédiat qui peut exister entre telle source et telle affection donnée, ni le lien qui devrait relier entre elles les deux sections de cet ouvrage. Aussi a-t-on dit que ce livre était formé de deux traités distincts, complètement indépendants. Quoi qu'il en soit de ces reproches, tout cela, à nos yeux, ne saurait faire nier le mérite incontestable de cet ouvrage.

Eclairés par ces critiques, nous avons cherché à éviter les écueils qu'on signalait. Notre marche, du reste, est toute différente. Notre travail a été conçu et exécuté sur un plan nouveau, non moins favorable pour la nomenclature et la clarté de l'exposition, que pour les applications thérapeutiques. Il nous sera permis d'ajouter que ce plan, qui nous est propre et que nous avons déjà fait connaître pour les *eaux alcalines*, dans le concours de 1855 où nous avons obtenu la médaille d'or, a été ensuite complètement adopté par l'Académie de Médecine de Paris pour formuler son programme sur les *eaux salines*, dans le concours de 1857, où le prix nous a également été décerné.

Il n'existe pas en thérapeutique de problème plus complexe que celui des eaux minérales ; il nous a semblé que la meilleure méthode pour démêler les éléments divers dont il se compose, consistait à en scinder les difficultés, de manière que l'examen d'un premier point servît à éclairer tous ceux qui suivent ; chaque classe d'eau minérale est étudiée dans trois chapitres spéciaux.

Dans le premier, nous cherchons, par des études qui nous sont propres, à établir la véritable détermination des sources de la catégorie, et à en formuler une classification méthodique. Au point de vue chimique, il importe de former des groupes d'eaux minérales classés d'après des principes scientifiques, en choisissant des types caractérisés par une prédominance d'éléments spéciaux qui en constituent une famille naturelle ; c'est là ce que nous nous sommes efforcés de réaliser dans le premier chapitre de chaque classe d'eau minérale.

Mais est-ce à dire qu'il y ait réellement une *médecine chimique des eaux* ? Non, sans doute ; on est allé trop loin, et nous aurons plus d'une fois occasion de le prouver dans la suite de cet ouvrage. « La chimie, dit judicieusement M. Pâtissier, nous apprend à caractériser, à classer les eaux, nous montre les analogies qu'elles ont entre elles, nous fait

pressentir quelques-unes de leurs propriétés, en nous indiquant les principes minéralisateurs prédominants. » Voilà le rôle important qu'elle est
appelée à remplir.

La chimie, du reste, il faut le reconnaître, est loin d'avoir dit son dernier mot sur les eaux minérales. Des procédés nombreux ou plus perfectionnés lui ont permis, dans ces dernières années, de saisir des substances qui n'avaient pas encore été soupçonnées ou aperçues ; mais elle
a encore bien des progrès à accomplir, et ce qu'elle ne nous apprendra
peut-être jamais, c'est leur action intime sur l'organisme, action dynamique et vitale, qui se modifie selon l'état de santé ou de maladie. « En
analysant une eau minérale, a dit Chaptal, on n'en dissèque que le ca-
davre. »

Toutefois, le praticien doit tenir grand compte des éléments qui entrent dans la constitution d'une eau minérale et en font un médicament
composé. Autrement les eaux minérales *naturelles* seraient faciles à remplacer par des eaux *artificielles*, et l'expérience a surabondamment démontré qu'il n'en est pas ainsi.

Nous avons complété ce premier chapitre par un aperçu sur la topographie et le climat de chaque station thermale, ses établissements bal-
néaires, ses sources minérales et leurs propriétés thérapeutiques, enfin
l'indication sommaire des diverses maladies qu'on y traite. Aussi ce chapitre de topographie et de chimie médicale, conçu de la sorte, pourra-t-il
tenir lieu de guide ou de manuel des eaux minérales, et parfaitement
suffire au médecin qui, comme le touriste, voudra s'en tenir à une notion générale ; mais, le praticien qui a besoin d'en acquérir une plus
complète devra étudier la deuxième et la troisième partie, où sont exa-
minées à fond les questions physiologiques et thérapeutiques concernant les eaux minérales.

Nous avons, dans le deuxième chapitre, cherché à combler une regrettable lacune, en créant, pour ainsi dire, la *physiologie des eaux
minérales* qui était à peu près méconnue avant nous, du moins comme
corps de doctrine, et dont l'intervention est pourtant si nécessaire pour
bien apprécier les effets des médications thermales. Or, au point de vue
de l'action des eaux sur l'organisme, nous avons pensé que, pour un examen méthodique et profitable, il ne fallait point confondre leurs effets dans
l'état normal et dans l'état morbide. Sur un sujet aussi difficile à explorer
il était nécessaire de bien diviser les matières d'étude. Nous n'avons pas
voulu que les réactions complexes qu'engendre l'organisme malade pussent nous exposer à des déductions erronées ou même contestables. Nous

avons cru convenable de commencer d'abord par étudier leur *action physiologique* sur l'homme sain, pour obtenir des résultats plus nets et plus saisissables, propres à servir de points de départ, en nous éclairant de toutes les lumières que pourront fournir à la fois soit l'expérimentation humaine, soit les faits de physiologie vétérinaire. Nous avons, guidés par cette pensée, passé successivement en revue les différents appareils de l'économie, et, grâce à la double clarté qui éclairait notre marche, nous avons réussi à saisir et à démontrer l'influence particulière que les diverses classes d'eaux minérales exercent sur chacun de nos organes. Nos recherches, nous croyons pouvoir le dire, en ouvrant de nouveaux points de vue, ont agrandi nos connaissances sur la matière; elles nous ont conduits à des explications inattendues et à des inductions précieuses pour le traitement. La *physiologie des eaux minérales* est devenue une utile introduction à leur thérapeutique.

L'appréciation de l'*action thérapeutique* de chaque classe d'eaux minérales est le problème à la solution duquel est consacré le troisième et dernier chapitre de chacune des sections de l'ouvrage. Nous avons, en étudiant avec soin l'ensemble des sources de chaque groupe, non seulement fait ressortir leurs propriétés communes (1), mais encore déterminé à quelles indications et contre-indications spéciales répond plus particulièrement chacune de nos sous-divisions. Le tableau comparatif et gradué que nous avons imaginé pour chaque famille d'eaux minérales pourra efficacement guider le médecin dans le choix à faire. La division nouvelle que nous avons introduite dans la détermination et le classement de la plupart des sources minérales jettera une lumière féconde sur leur mode spécial d'action et sur les ressources particulières que la médecine peut en retirer. Ce ne sont que des nuances, nous l'avouons ; mais les nuances sont tout en thérapeutique appliquée : ce sont elles qui constituent l'art des indications, ce sont elles qui font le bon praticien. Nous doutons que par une autre voie on puisse arriver à mieux résoudre le problème qui nous occupe. — Aujourd'hui, répétons-le, les procédés

______

(1) Notre méthode répond à un besoin réel de la pratique, et trouve une justification éclatante dans le jugement suivant formulé par la Société d'hydrologie de Paris sur le *Manuel de Balnéothérapie* du dr Helft de Berlin. « On regrette, en le consultant, que les attributions données à chaque source minérale en particulier soient éparses dans les divers chapitres qui traitent des maladies auxquelles elles doivent remédier : *cette dissémination des indications embarrasse les recherches et a besoin d'être reliée par une exposition d'ensemble*, qu'une table analytique ne remplace jamais qu'imparfaitement. » (*Annal. Soc. d'hydrol.*, tom. IV, 1858.)

perfectionnés de la chimie ont apporté des éléments nouveaux pour éclairer la question ; et, mieux instruits par l'étude comparative des analyses dont nous avons donné le tableau, nous pourrons mieux déterminer, suivant les divers groupes, les indications spéciales de leur emploi. A ce point de vue la chimie vient prêter à la médecine un secours efficace, sans pour cela faire perdre son indépendance à la *clinique des eaux;* c'est à elle qu'il appartient en définitive de contrôler et même de réformer les inductions de la science ; c'est à elle seule qu'il appartient de déterminer la spécialité d'action, souvent différente, des diverses sources plus ou moins semblables en apparence dans chaque station thermale.

Profondément pénétrés de l'immense avantage que présentent ces trois modes d'investigation, en se prêtant un mutuel appui, nous avons ainsi étudié sur les lieux plusieurs sources minérales ; nous en avons expérimenté quelques-unes sur nous-mêmes, et un très grand nombre sur nos propres malades. Nous avons dans tous les cas pris les plus grands soins à nous renseigner de notre mieux, tant en recueillant dans les localités des renseignements particuliers, qu'en nous entourant de tous les documents que possède la science. Nous n'avons pas avancé (disons-le une fois pour toutes) une seule opinion qui ne soit appuyée sur notre propre expérience ou sur le témoignage d'un ou plusieurs écrivains recommandables ; et si nous n'avons pas toujours et partout cité nos autorités, c'est qu'il eût fallu le faire à chaque paragraphe et que nous avons craint de faire abus de citations continuelles.

La méthode que nous avons adoptée nous semble réaliser en tout point les conditions formulées par l'Académie de médecine elle-même : « Pour se livrer à des études sérieuses sur les propriétés médicales des eaux minérales, il faut mettre à profit tous les moyens d'investigation que possèdent maintenant les sciences physiques et physiologiques ; c'est en étudiant par l'analyse chimique les modifications qu'éprouvent les sécrétions sous l'influence des eaux, qu'on peut arriver à des résultats qui pourront réellement devenir utiles à l'enseignement et à la pratique de la médecine ; car il y a beaucoup de choses inconnues encore dans l'action des eaux minérales. » (*Séance du 22 avril* 1850.)

LIVRE PREMIER.

DES EAUX MINÉRALES ALCALINES.

CHAPITRE PREMIER.

Détermination et classification des sources minérales alcalines.

Nous appelons *eaux minérales naturelles alcalines* les sources dans lesquelles l'analyse fait découvrir comme principal élément minéralisateur, des carbonates ou bicarbonates sodiques, potassiques, calciques ou magnésiques, avec ou sans excès d'acide carbonique libre ; nous en dirons autant des silicates alcalins.

D'après cette définition, les eaux minérales alcalines pourraient se diviser en quatre ordres, suivant qu'on y verrait dominer l'une des quatre substances précédentes ; mais, avec un peu d'attention, on s'aperçoit bientôt qu'il est inutile d'en conserver un aussi grand nombre, et que trois ordres principaux suffisent à toutes les exigences : et d'abord, la potasse est rarement en quantité assez notable dans les eaux pour leur communiquer, à elle seule, ses propres vertus médicinales ; celles-ci, en outre, sont fort analogues, si toutefois elles ne se confondent pas avec celles qui appartiennent à la soude : aussi, nous a-t-il paru naturel de réunir sous un même chef ces deux alcalis, comme nous l'avons fait pour l'iode et le brome. D'autre part, nous noterons que, si la baryte existe dans certaines eaux minérales, elle ne s'y est rencontrée jusqu'ici que dans des proportions trop faibles, pour qu'on lui attribue leurs propriétés thérapeutiques ; d'où il résulte que nous pouvons, sans inconvénient (jusqu'à ce jour du moins), ne point faire un ordre particulier pour les sources de cette catégorie. Nous en dirons autant de l'ammoniaque, de la strontiane, de la lithine, etc. En résumé, nous croyons devoir établir trois ordres principaux d'eaux minérales alcalines, suivant

qu'elles contiendront en prédominance des carbonates ou des bicarbonates : 1º sodiques ou potassiques ; 2º calciques ; 3º calciques-magnésiques.

Nous formerons, en outre, un quatrième ordre composé, sous le nom
d'*eaux minérales alcalines mixtes*, lorsque plusieurs de ces sels alcalins
seront associés en proportion à peu près égale, de manière que leur
somme totale prédomine sur les autres éléments minéralisateurs ; dans
cet ordre rentreront les sources alcalines silicatées. Voici la formule de
notre classification :

Eaux min. alcalines
- 1er ordre : sources alcalines sodiques ou potassiques.
- 2e ordre :   —   —   calciques.
- 3e ordre :   —   —   calciques-magnésiques.
- 4e ordre :   —   —   mixtes.

Nous allons essayer de classer les eaux minérales alcalines d'après ces
principes. Afin de procéder avec méthode dans cette énumération,
nous choisirons pour chaque ordre un type d'eau minérale autour duquel nous grouperons les autres sources minérales, suivant leurs affinités.
Ce choix principal ne sera pas toujours facile à bien déterminer ; cependant, lorsqu'une eau alcaline sera bien connue soit sous le rapport
de sa composition chimique, soit surtout sous celui de ses effets physiologiques et thérapeutiques, nous n'hésiterons pas à la placer en tête
de notre cadre. D'après ces vues, nous avons choisi pour type de notre
premier ordre, parmi les eaux *thermales*, celles de Vichy auxquelles se
rapportent celles de Châteauneuf, d'Ems, de Chaudes-Aigues, de
Tœplitz, et parmi les *non thermales* celles de Vals et de St-Alban, entre
lesquelles se placent celles de Bilin, Vic-sur-Cère, Fachingen, Andabre, etc.

PREMIER ORDRE. — EAUX ALCALINES SODIQUES.

SECTION I. — SOURCES ALCALINES THERMALES.

VICHY (ALLIER).

(A 400 kilomètres de Paris. — *Itinéraire :* chemin de fer de Paris à Clermont; station de St-Germain-des-Fossés, à 12 kilom. de Vichy ; omnibus.)

VICHY est situé sur les bords de l'Allier (à 32 lieues de Lyon, 15 de Moulins et 8 de Gannat), dans une vallée agréable, d'un climat doux et tempéré. — Vichy est sans contredit une des stations thermales les plus fréquentées et les plus importantes de la France et même de l'Europe. On y compte neuf sources minérales, auxquelles il faut rattacher celles d'*Hauterive* et de *Cusset* qui font partie du même système hydrologique : elles se divisent en *artésiennes* et en naturelles, en thermales et en froides ; elles sont toutes fortement alcalines, plus ou moins ferrugineuses, et plus ou moins riches en gaz.

Voici un tableau synoptique de leurs principales propriétés :

	Naturelle ou artésienne.	Température.	Bicarbonate sodique.	Fer.
Puits Carré	naturel.	44° c.	4 gr. 89	0,004
Puits Chomel	—	44	5 09	0,004
Grande-Grille	—	40	4 88	0,004
Lucas	—	29	5 00	0,004
Hôpital	—	30	5 02	0,060
Célestins	—	14	5 10	0,004
Nouv. source des Célestins	—	12	4 10	0,044
Source du Parc (puits Brosson)	artésien.	22	4 85	0.004
Source Lardy	—	23	4 10	0,031
Source d'Hauterive	—	14	5 46	0,017
Source de Mesdames	—	16	4 01	0,026
Cusset { Source Ste-Marie	—	16	4 73	0,053
Source Elisabeth	—	15	4 83	0,022
Source St-Yorre	naturel.	12	4 88	0,010

L'établissement thermal, un des plus considérables qui existent en Europe, doit encore recevoir de notables agrandissements. On y a établi un hôpital militaire consacré en partie aux malades de nos possessions

2

d'Afrique. Il y a deux établissements de bains qui comptent plus de
200 baignoires : l'un est alimenté exclusivement par la source de l'Hôpital,
et l'autre par le puits Carré, la Grande-Grille, la source Lucas et celle
du Parc. Les eaux de Vichy sont surtout employées en bains et en
boisson. Nous regrettons hautement, avec M. Durand-Fardel, que « les
douches ne prennent qu'une part secondaire au traitement. Il n'y a
point, et c'est à tort, de bains ni de douches de vapeur. » Il faudrait
aussi plusieurs piscines. Les sources les plus en vogue pour la boisson
sont celles de l'Hôpital, de la Grande-Grille, des Célestins, du puits
Lardy, etc. La source d'Hauterive, à 5 kilom. de Vichy, sert surtout à
l'exportation, de même que les précédentes. La source de Mesdames, à
3 kilom. sur la route de Cusset, est amenée à Vichy par des appareils
qui la mettent à la portée des malades.

Analyse chimique des principales sources minérales de Vichy.

	Grande-Grille	Hôpital	Source Lardy	Hauterive	Source de Mesdames
	(O. HENRY.)	(O. HENRY.)	(LEFORT.)	(BOUQUET.)	(BOUQUET.)
	lit.	lit.	lit.	gr.	gr.
Acide carbonique libre . .	0 251	0 280	0 519	2 183	1 908
	gr.	gr.	gr.		
Bicarbonate de soude . . .	4 900	5 150	4 461	4 687	4 016
— chaux	0 107	0 661	0 610	0 452	0 604
— magnésie	0 065	0 550	0 084	0 501	0 425
— lithine et strontiane.	traces	traces	indices	potasse 0 189	potasse 0 189
— fer, manganèse . .	0 001	0 060	0 051	0 017	0 026
Sulfate de soude	0 469	0 502	0 175	0 291	0 250
— potasse.	0 020	0 040	0 078		
Chlorure de sodium. . . .	0 558	0 460	0 667	0 554	0 555
— potassium.	0 004	0 020	traces		
Silicate de soude.	0 400	0 120	0 092	0 071	0 052
— alumine	0 250	0 120	0 017		
Matière organiq. azotée . . .	indices	indéterm.	indices	traces	traces
	6 754	7 465	6 215	6 775	5 905
	5 072	6 141	5 155	5 612	
				(1)	(1)

On voit que toutes les sources de Vichy sont fortement minéralisées, et
doivent par là même être très actives. Le bicarbonate de soude qui y
prédomine et s'y rencontre en grande abondance, peut être envisagé

(1) Dans ces chiffres, M. Bouquet comprend : 1° pour *Hauterive*, du phosphate de soude
0,046, de l'arséniate de soude 0,002 et des traces de borate de soude ; — 2° pour la *source
de Mesdames*, de l'arséniate de soude 0,005, et des traces de phosphate et de borate de
soude, etc.; et pour les deux, carbonate de strontiane 0,005.

comme l'élément essentiel de leur action : cela est vrai, surtout pour la Grande-Grille, où il forme les 5/6 de la totalité des principes fixes, à tel point qu'on peut la présenter comme un type des sources alcalines sodiques presque pures. Mais ce n'est pas là le seul élément de la médication de Vichy ; les sources naturelles sont généralement plus chaudes et moins gazeuses que les artésiennes ; ces dernières sont à leur tour plus ferrugineuses. L'arsenic paraît se trouver, comme le fer, en proportion relative avec les sulfates. M. Bouquet n'y admet pas la présence de l'iode que MM. O. Henry, Chevallier, Lefort et Chatin avaient cru reconnaître, ni celle du brome, du fluor, de la lithine et du cuivre qu'on y avait signalée. — La source de l'Hôpital est encore plus alcaline que la Grande-Grille ; mais elle renferme 1 gramme de carbonate calcique-magnésique, qui modifie et tempère son action ; elle est, de plus, moins chaude (rapport de 30 à 40) ; aussi, comme elle emprunte en outre à une plus grande proportion de glairine quelque chose de mucilagineux, est-elle la plus douce et la moins excitante des sources de Vichy. Remarquons qu'elle renferme encore un chiffre notable de carbonate de fer et de manganèse, ce qui la rend utile dans toutes les maladies où les ferrugineux unis aux alcalins sont recommandés : cette dernière remarque s'applique également aux sources Lardy, d'Hauterive, de Mesdames, etc.

L'action des eaux de Vichy est complexe : leur effet primitif est tonique ; elles modifient les sécrétions, qu'elles rendent alcalines ; elles augmentent la fluidité des liquides de l'économie et l'alcalinité du sang ; comme effet consécutif, elles ont une action résolutive et fondante. Elles sont spécialement indiquées dans l'asthénie des organes et dans les états morbides où prédomine l'acidité des humeurs. Les eaux de Vichy ont une spécialité d'action dans les maladies chroniques des voies urinaires et de l'appareil digestif, dans les engorgements du foie, de la rate, etc.

Dans la gravelle rouge d'acide urique, elles agissent non seulement sur la concrétion, mais encore sur la cause ou la diathèse qui engendre les graviers. On a supposé qu'il y a une réaction chimique dissolvante qui convertit l'élément urique en un urate de soude soluble qui est expulsé ; mais ces eaux portent aussi sur la vitalité des organes, dont elles stimulent et régularisent les fonctions. — Dans les calculs, que peut-il se produire ? Petit a prétendu que l'eau de Vichy attaque et la matière lithique elle-même, et le mucus qui fait office de ciment à l'égard de la pierre, si bien qu'elle désagrège les éléments salins, qui se séparent et sortent ensuite. Pour les pierres à base urique, ce phénomène peut s'admettre ;

mais pour celles à base phosphatique, le médecin et le malade doivent se tenir sur leurs gardes. — Dans le catarrhe vésical, l'effet des eaux est heureux si la sécrétion n'est que muqueuse et non purulente, et qu'il n'y ait ni altération organique, ni rétrécissement de l'urètre. — Dans le diabète sucré, les eaux de Vichy sont un des moyens les plus efficaces de l'art : nous n'avons pas à discuter ici les théories diverses qui ont été mises en avant sur cette maladie ; nous nous en tiendrons au fait, et nous nous bornerons à dire qu'on obtient de la médication thermale sinon la guérison, du moins une amélioration des plus satisfaisantes. — Dans ces divers cas, on recommande la source des Célestins et d'Hauterive.

Pour l'atonie digestive, les eaux de Vichy sont parfaitement indiquées quand la muqueuse n'est pas trop irritable ; aussi le résultat est-il meilleur dans la dyspepsie simple que dans la gastralgie ou gastrodynie. On débute par l'Hôpital, et il convient de boire à petites doses pour ne pas irriter l'estomac. Nous avons aussi expérimenté qu'en laissant un peu refroidir l'eau minérale, les personnes fort impressionnables la supportaient mieux et s'en trouvaient mieux également. — Les effets ne sont pas moins heureux dans l'engorgement chronique du foie ; ces eaux, par leur action tonique et désobstruante, ramènent les fonctions hépatiques à leur type normal. — Mêmes remarques pour l'engorgement de la rate.

Petit avait appelé l'attention sur leur heureux emploi dans la goutte : on sait aujourd'hui qu'elles conviennent surtout dans la goutte atonique articulaire, à accès éloignés. — Quant au rhumatisme, leur influence se fait sentir spécialement dans les rhumatismes goutteux.

M. Durand-Fardel a signalé leur efficacité dans l'état cachectique qui succède aux fièvres des pays méridionaux et notamment de nos possessions d'Afrique, et M. Willemin dans les engorgements mous de la matrice, avec ou sans déplacement de l'organe. Les leucorrhées sont amendées, comme la sécrétion muqueuse du catarrhe vésical.

On a cherché à formuler la spécialité d'action des diverses sources, en disant que la *Grande-Grille* s'administre dans les affections digestives, les engorgements du foie et de la rate, les obstructions viscérales, les calculs biliaires, la gravelle urique ; que la source de l'*Hôpital* est indiquée dans les cas analogues, mais que, moins excitante, elle convient mieux aux personnes délicates et nerveuses, et rend des services dans les métrites chroniques, les tumeurs des ovaires, etc. ; que le *puits Carré* et le *puits Chomel* se prescrivent (sulfureux ?) dans le catarrhe pulmonaire, la dyspepsie nerveuse, l'impressionnabilité morbide des bronches ; que les *Célestins* sont salutaires dans les maladies des reins et de la vessie, la gravelle, les calculs, le diabète ; que les sources *Lucas* et des *Acacias* se rapprochent de celle des Célestins ; que la source d'*Hauterive* répond à des indications analogues ; que les sources *Lardy* et de *Mesdames* sont applicables dans les cas semblables, mais que de plus, en raison de leurs principes ferrugineux, elles conviennent dans l'appauvrissement du sang, la chlorose et ses complications, les convalescences difficiles, etc.

Médecins : MM. Alquié, Willemin, Dubois, Durand-Fardel, Nicolas, Noyer, Chambard, etc.

EMS (DUCHÉ DE NASSAU).

Ems est situé sur la rive droite de la Lahn, à deux lieues de Coblentz, dans une riante vallée protégée contre les vents du nord, et d'un climat doux et égal. Les eaux d'Ems, connues depuis 1355, jouissent aujourd'hui d'une grande vogue ; les sources minérales en sont nombreuses ; on en distingue surtout quatre, qui ont été aménagées à part :

Le Kesselbrun	46° c.	assez gazeux.
Le Kranchen	29	très gaz.
Le Furstenbrun	33	moins gaz.
La source nouvelle . . .	47	

Elles alimentent trois établissements thermaux : 1° Le Kurhaus, le plus important, réunit la buvette et les bains ; 2° l'établissement des Quatre-Tours sert exclusivement aux bains ; 3° le nouvel établissement, situé de l'autre côté de la Lahn, est garni de cabinets de bains auxquels se distribue la source nouvelle.

Analyse du Kesselbrun par M. Fresenius. (*Ems, ses Eaux minérales.*)

	gr.			gr.
Acide carbonique libre.	0 882	Sulfate de soude	0	008
Bicarbonate de soude.	1 974	— potasse.	0	511
— chaux.	0 235	Bicarbonate de fer	0	004
— magnésie . . .	0 186	— manganèse. . .	0	001
— strontiane. . .	0 001	Acide phosphorique, alumine. .	0	001
— lithine.	traces	Chlorure d'iode.	peu de traces	
Acide silicique	0 042	— brome.	traces dout.	
Chlorure de sodium	1 628		4	475

Les eaux d'Ems s'administrent en bains et surtout en boisson ; les douches, selon C. James, y sont organisées d'une manière défectueuse. Les bains se prennent à 32° ou 34° c. ; les eaux se boivent à la dose de 2 à 3 verres d'abord, puis de 5 à 6 ; elles sont généralement bien supportées par l'estomac, en raison de leur degré modéré de minéralisation et de l'acide carbonique qu'elles contiennent.

On les emploie avec succès, comme les eaux alcalines, dans les dyspepsies avec rapports acides, dans les flux diarrhéiques par vice de sécrétion, dans les obstructions du foie et de la rate, les hémorrhoïdes ; elles réussissent dans le catarrhe vésical, la gravelle rouge ; autrefois elles étaient beaucoup fréquentées par les rhumatisants et les goutteux : ils s'y rendent beaucoup moins aujourd'hui , ce qu'il faut attribuer en partie au défaut de bonnes douches et à l'habitude actuelle de prendre les bains à une faible température.

M. H. Bourdon vient de signaler leur heureuse influence dans les maladies chroniques de l'utérus (*Annal. de la Soc. d'hydrologie*, t. I, p. 94) ; elles jouissent (*source aux Garçons*) d'une certaine vogue contre la stérilité, pour laquelle on y administre une douche ascendante sur l'appareil vulvo-vaginal ; il résulte des communications de MM. Otterbourg et C. James à la Société d'hydrologie (t. I, p. 113), qu'elles réussissent en effet dans quelques cas de stérilité par atonie. M. Spengler nous écrit de ne pas confondre cette médication qui est toute extérieure, avec les grandes douches intérieures qu'il a organisées contre les maladies utérines.

Les névroses y figurent en grande proportion : aussi les femmes se rencontrent-elles en majorité à Ems ; et de fait ces eaux exercent une action salutaire dans l'hystérie, les palpitations nerveuses, les spasmes, la chorée et quelques tics nerveux.

Enfin, c'est surtout dans les maladies de poitrine qu'elles commencent à être renommées : elles sont efficaces dans le catarrhe chronique, la laryngite sub-aiguë, l'enrouement, l'asthme. Doit-on croire qu'elles sont aussi efficaces dans la phthisie ? Il faut ici distinguer : elles ont une action salutaire contre les désordres bronchiques, gastriques et nerveux qui précèdent ou accompagnent la phthisie, et en ce sens elles influent heureusement sur sa marche : c'est alors, comme on l'a dit, une médication préventive plutôt que curative ; et c'est là un bienfait notable. Mais si le mal est avancé, compliqué d'hémoptysie, ou qu'il y ait déjà des cavernes, elles deviennent nuisibles. — On doit toujours procéder avec ménagement : on débutera par le Furstenbrun qui est le moins actif, et l'on n'arrivera que peu à peu au Kesselbrun qui l'est davantage. M. Spengler vante les inhalations de gaz thermal contre la pharyngo-laryngite granuleuse. — *Médecins :* MM. Spengler, Vogler, Döring et Dibbell.

ST-NECTAIRE (PUY-DE-DOME).

St-Nectaire est un bourg du Puy-de-Dôme (à 24 kilomètres du Mont-Dore, 28 d'Issoire et 40 de Clermont) situé dans un vallon resserré qu'arrose la petite rivière du Courançon ; c'est sur les bords du Courançon que sourdent toutes les sources de St-Nectaire, à travers les fissures d'un sol volcanique ; 6 sources seulement sont utilisées ; en voici le nom, la température et le débit :

	Température.	Nombre de litres par minute.		Température.	Nombre de litres par minute.
Petite source de Boëte.	44° c.	22	Source Mandon	37° c.	50
Grande source de Boëte.	40	30	Source Pauline	33	30
Source du Mont-Cornador	40	52	Source Rouge.	22	22

Ces sources alimentent trois établissements : les *bains du Mont-Cornador*, les *bains Boëte* et les *bains Mandon*, garnis chacun de 12 baignoires, la plupart avec douches.

	Source Mandon (BERTHIER.) gr.		Source du Mont-Cornador (LECOQ.) gr.		Petite source Boëte (NIVET.) gr.		Grande source Boëte (NIVET.) gr.	
Acide carbonique.	0	372	indéterm.		indéterm.		indéterm.	
Hydrogène sulfuré		sensible	sensible		traces (Bertrand)		traces	
Bicarbonate de soude	2	855	1	179	2	969	2	929
— chaux.	0	602	0	867	0	719	0	715
— magnésie	0	564	0	123	0	353	0	504
Acide silicique	0	100	0	086	0	110	0	115
Chlorure de sodium.	2	420	1	522	2	510	2	515
Sulfate de soude	0	156	0	101	0	180	0	182
— chaux	traces		traces		traces		traces	
Alumine	traces		0	086	traces		traces	
Matière organique	sensible		sensible		sensible		sensible	
Bicarbonate de fer	0	031	0	010	0	041	0	048
Perte	»		0	045	0	150	0	167
	6	606	5	819	7	114	6	975

(Les quatre lignes Bicarbonate de soude, chaux, magnésie et Acide silicique de la source Mandon sont accolées : 3 898.)

Nous ferons remarquer que les eaux de St-Nectaire renferment, comme celles d'Ems, une notable proportion de chlorure de sodium; elles ne sont guère fréquentées que par les habitants de l'Auvergne. Elles sont stimulantes et douées d'une action énergique qu'on pourrait plus largement utiliser. Elles conviennent aux constitutions molles, aux tempéraments lymphatiques et scrofuleux; on les prescrit avec succès dans la leucorrhée, la chlorose, les engorgements utérins, la sub-inflammation lente de la muqueuse urinaire, les gastro-entéralgies, les engorgements du foie et de la rate, les fièvres intermittentes rebelles, la gravelle, la goutte atonique, etc. Les eaux du Mont-Cornador, moins actives, sont préférables dans les maladies pour lesquelles les autres sources seraient trop excitantes. (Vernière, *Notice sur les eaux de St-Nectaire*, 1852.)

Médecin : M.

VIC-LE-COMTE (PUY-DE-DOME).

VIC-LE-COMTE est un bourg à 12 kilomètres d'Issoire, 24 de Clermont. Les sources dites de Vic-le-Comte sont dans la commune de St-Maurice, sur les rives de l'Allier dont les débordements les inondent. M. Nivet en énumère onze, dont la température varie de 16° à 34° c. Elles paraissent avoir été anciennement connues et fréquentées: Jean Banc y a vu, en 1605, des ruines d'un édifice important ; aujourd'hui il n'existe qu'un petit établissement, garni de 2 piscines et 2 baignoires , qu'alimente la source principale, dite de *Sainte-Marguerite*, température 32° ; après celle-ci vient en importance celle du *Cornet*, température 25°. Leur eau est gazeuse, aigrelette, alcaline et ferrugineuse.

Analyse par M. Nivet. (*Dictionn. des eaux minér. du Puy-de-Dôme.*)

	Ste-Marguerite.			Ste-Marguerite.
	lit.			gr.
Acide carbonique (Mambur) . .	0 258	Bicarbonate de fer.		0 050
		Apocrénate de fer		0 160?(1)
	gr.	Sulfate de soude.		0 201
Bicarbonate de soude	2 970	Chlorure de sodium		2 030
— chaux	0 920	Matière organique		sensible
— magnésie. . . .	0 554	Perte.		0 123
Acide silicique	» »			
Alumine, sels de potasse. . . .	traces			6 788

Cette eau renferme une notable proportion de chlorure de sodium , qui, tout en influant sur ses propriétés thérapeutiques comme à Ems et à St-Nectaire, ne saurait la faire ranger parmi les sources salines ; car , pour contrebalancer les 2 grammes de ce sel, il y a non seulement 2gr. 970 de bicarbonate sodique, mais encore un total de 4gr. 224 pour les bicarbonates. La source *du Cornet* est analogue (6,160), mais moins ferrugineuse (0,048 au lieu de 0,210).

Les eaux de Vic-le-Comte étaient renommées, du temps de Jean Banc, contre la gravelle, les fièvres quartes rebelles et les vers. M. Nivet les

(1) Cette proportion de fer (0,210) nous paraît extrême ; on lit dans l'*Annuaire des eaux de France*, p. 385 : « La composition de ces eaux est encore mal connue et mériterait d'être étudiée. »

recommande dans le pyrosis, l'embarras gastrique, la gastro-entéralgie, les engorgements du foie et de la rate, la diathèse calculeuse, la goutte, la chlorose. Les bains sont utiles dans les scrofules, le rachitisme, les engorgements articulaires. — Ces eaux purgent à haute dose.

CHATEAUNEUF (PUY-DE-DOME).

Le village de CHATEAUNEUF est situé sur les bords de la Sioule, au milieu d'un pays pittoresque, à 16 kilomètres de Riom et à 40 de Clermont; on y compte de nombreuses sources, disséminées sur le bord de la rivière; 14 d'elles sont captées; les unes, chaudes, servent pour les bains, les autres, froides, pour les buvettes. Elles alimentent plusieurs établissements distincts, munis de bains, de douches et de nombreuses piscines. — Voici un tableau où nous avons résumé les principales propriétés de ces eaux :

	Température. (NIVET.)	Total des principes fixes. (LEFORT.)
Sources des bains.		
Bain chaud. . . .	37° c.	4 gr. 54
— tempéré . . .	56	4 83
— frais (bain-julie)	51	4 98
— Auguste . . .	51	4 65
— de la Rotonde.	51	4 79
— du Petit-Rocher	50	3 96

	Température. (NIVET.)	Total des principes fixes. (LEFORT.)
Sources des buvettes.		
Fontaine Chambon-Lacroix.	12° c.	4 gr. 44
— du Pet.-Moulin	15	4 38
— Desaix	16	5 38
— du Petit-Rocher	20	4 45
— de la Pyramide	26	5 57
— Chevarier. . .	50	3 48
— de la Garenne .	19	3 57 (Nivet)

M. Lefort a trouvé des traces d'hydrogène sulfuré libre dans les sources du Bain-Chaud, du Petit-Rocher, de la fontaine Chevarier, etc.

Analyse du grand Bain-Chaud par M. Lefort. (*Annales de la Soc. d'hydrologie*, t. I, 1854.)

Acide carbonique libre	1 gr. 195		Bicarbonate de fer	0 gr. 054
			Sulfate de soude	0 470
Bicarbonate de soude.	1 gr. 296		Chlorure de sodium	0 595
— potasse. . . .	0 540		Alumine, lithine	traces
— chaux	0 514		Arséniate sodique.	
— magnésie . . .	0 204		Matière organique	indéterm.
Silice	0 101			4 549

Les eaux de Châteauneuf sont employées dans les dyspepsies, les gastro-entéralgies, les engorgements du foie et de la rate, le catarrhe pulmonaire chronique, l'inflammation lente des organes génito-urinaires, la gravelle, les engorgements utérins. Les piscines, les bains et les douches réussissent dans le rhumatisme chronique, les raideurs articulaires, les arthrites chroniques, etc.

Ces eaux sont contre-indiquées s'il y a complication de maladie du cœur, disposition fébrile, etc.

On peut dire, d'une manière plus spéciale, que les sources Lacroix et de la Garenne (fer) sont recommandées dans la chlorose et l'anhémie ; les eaux légèrement sulfurées de Chevarier, du Grand-Bain, etc., dans les maladies dartreuses ; les douches et piscines du Grand-Bain, dans le rhumatisme et les engorgements articulaires ; les bains de la Rotonde, du Petit-Rocher et le bain Auguste, dans les scrofules, le rachitisme, les engorgements utérins (Nivet, *Dictionn. des eaux minérales du Puy-de-Dôme*, 1846.) — *Médecin :* M. Pénissat.

CHAUDES-AIGUES (CANTAL).

CHAUDES-AIGUES est une petite ville du Cantal, à 6 lieues de St-Flour, à 12 de Rhodez et 15 d'Aurillac (à 450 kilomètres de Paris) ; elle doit son nom à ses sources, dont les principales sont :

1° Source du Par. . . . 81° c. gaz.	4° Source Fulgère. 57 et 70° c. gaz.	
2° du Moulin ou de l'Estende 72 gaz.	5° Du Remontalou ⎫	froides, ferrugineuses.
3° Grotte du Moulin . . 62 gaz.	6° La Condamine ⎭	

La source du Par a un débit par minute, qui varie de 160 litres (Chevallier, 1827) à 260 (Blondeau, 1850); les cinq sources thermales réunies donnent 599,880 litres par 24 heures ; leur composition chimique est presque identique. La source du Par est la plus chaude de France; les habitants s'en servent pour préparer leurs aliments, faire cuire des œufs, chauffer leurs appartements, etc.

Ces eaux sont onctueuses au toucher, laissent échapper beaucoup de gaz acide carbonique, et déposent un sédiment ocracé ; M. Blondeau y a trouvé de l'arsenic.

Analyse de la source du Par, par M. Blondeau. (*Annuaire des eaux de France.*)

	lit.			gr.
Acide carbonique. . . .	0 405	Sulfate de soude	0	045
	gr.	— chaux	0	014
Carbonate de soude. . . 0 471 ⎫		— magnésie.	0	006
— chaux. . . 0 050 ⎪		Chlorure de sodium	0	063
— magnésie . 0 010 ⎬ 0 651		— magnésium	0	007
Silicate de soude . . . . 0 082 ⎪		Bromure de sodium.	0	020
Acide silicique . . . . . 0 015 ⎭		Iodure de sodium	0	018
Oxyde de fer. 0 001		Alumine	0	001
Sulfure de fer et d'arsenic traces		Matière organique.	0	010
			0	811

Les sources de Chaudes-Aigues s'emploient plutôt comme eaux thermales que comme alcalines, en bains, douches et étuves ; on les donne aussi en boisson. On les reconnaît surtout efficaces dans les cas où conviennent les eaux thermales, notamment le rhumatisme chronique, les rétractions musculaires, les ankyloses incomplètes, certaines paralysies, quelques maladies de la peau, etc.—Ces eaux étaient célèbres dans les premiers siècles de notre ère : elles pourraient récupérer leur ancienne vogue si l'on sait convenablement utiliser leur thermalité, leur minéralisation et leur abondance. — *Médecin :* M. Chevalier.

ST-LAURENT (ARDÈCHE).

Le village de ST-LAURENT est situé près d'Arès, arrondissement de l'Argentière (Ardèche), à 882 mètres au-dessus de la Méditerranée, dans une vallée ouverte seulement au midi, que traverse la route de Montpellier à Clermont. On y trouve plusieurs sources qui donnent 54,000 litres par 24 heures : la première marque 53° c., la deuxième 48°, etc. Elles alimentent trois établissements de bains, garnis de douches, d'étuves, de piscines et de plus de 40 cabinets. Les eaux s'administrent aussi en boisson.

Analyse par M. Bérard, de Montpellier. (*Annuaire des Eaux de France.*)

Carbonate de soude.	0 505	} 0 557
Acide silicique et alumine	0 052	
Sulfate de soude.	0 040	
Chlorure de sodium	0 085	
	0 682	

Les eaux de St-Laurent, comme celles de Chaudes-Aigues, s'emploient moins comme sources alcalines que comme sources thermales : on les vante dans les rhumatismes, la sciatique, les tumeurs blanches, certaines paralysies partielles, le rhumatisme goutteux et quelques maladies de la peau, comme les dartres, etc.; on cite aussi des guérisons de gastralgie. — Elles paraissent nuisibles aux phthisiques.

Le pays est salubre ; la saison des eaux dure de juillet à septembre. Alibert demandait qu'on y établît un hôpital militaire. *Médecin :* M. Coulet.

TŒPLITZ (BOHÊME).

(*Itinéraire :* chémin de fer de Forback et Francfort, ou de Bruxelles et Cologne, jusqu'à Leipsick, Dresde et la station d'Aussig ; de là, 15 kilomètres en diligence.)

TOEPLITZ est un bourg de Bohême, dans une belle vallée, à 6 lieues de Leitmeritz. Alibert y distingue 7 sources (MM. Pâtissier et C. James

n'en nomment que 5) : 1º celle du *bain des hommes*, la plus considérable de toutes, qui fournit 200 litres à la minute; 2º le *bain des
dames*, qui en donne 100 ; 3º le *Furstenbad* ou bain des pauvres ;
4º le *bain des Juifs ;* 5º la *source du jardin* de l'hôpital ; 6º le *bain des
dames* hors du bourg ; 7º le *Gutlerbad*. — L'eau minérale est limpide,
inodore, d'une saveur salée ; la température des sources varie de 60º à
65º c. On les administre en boisson, et surtout en douches, bains et
piscines.

Analyse par Berzelius.

Carbonate de soude. . .	0 348		Sulfate de soude	0 071
— chaux. . .	0 063		— potasse	0 001
— magnésie .	0 037	0 500	Phosphate de soude.	0 003
Silice	0 042		Sous-phosphate d'alumine . . .	
Chlorure de sodium. . .	0 055		Oxyde de fer.	0 003
				0 625

Ces eaux, on le voit, sont faiblement minéralisées : Hufeland regardait
comme héroïque la réunion des éléments alcalins, salius et ferrugineux
qu'elles renferment. On les conseille dans l'atonie de l'estomac, de l'intestin et du système lymphatique, notamment dans les flatuosités, les
obstructions abdominales, l'hypochondrie, la céphalée liée à un trouble
de la digestion, les calculs biliaires, les désordres de la menstruation,
les fièvres quartes rebelles, les névralgies, la sciatique, les anciennes
blessures, la goutte atonique et le rhumatisme : les rhumatisants et les
goutteux forment les deux tiers des baigneurs.

Ces eaux sont excitantes du système sanguin et nerveux, et paraissent
contre-indiquées pour les tempéraments irritables et sanguins, dans les
cas d'anévrysmes du cœur, d'hydropisie, de syphilis, de phthisie, etc.

SECTION II. — SOURCES ALCALINES NON THERMALES.

BILIN (BOHÉME).

BILIN, surnommé par les Allemands *Vichy froid*, est célèbre par une
source alcaline dite *source de Joseph*, qu'on trouve à une demi-lieue de
la ville. Bilin lui-même est situé sur la Bila, à 2 lieues de Tœplitz, dans
une plaine fertile. On y trouve une deuxième source alcaline un peu
moins minéralisée, connue sous le nom de *Caroline*.

Analyse des sources de Bilin par Rauf. (Herpin, *Etudes sur les eaux minérales*, 1855.)

	Source de Joseph. gr.	Source Caroline. gr.		Source de Joseph. gr.	Source Caroline. gr.
Carbonate de soude .	9 234	7 378	Fer.	traces	0 041
— magnésie .	0 173	0 130	Sulfate de soude. . .	1 861	1 804
— chaux. . .	0 507	0 277	Chlorure de sodium .	0 380	0 570
Silice, silicate. . . .	0 068	0 052	Matière organique . .	indéterm.	indéterm.
				12 025	10 055

On voit que les eaux de Bilin sont fortement minéralisées, surtout la source de Joseph : c'est la plus alcaline de toute l'Allemagne et peut-être de l'Europe. Son eau froide (11° c.), piquante, saturée d'acide carbonique, est douée de propriétés fondantes et résolutives ; on l'emploie beaucoup pour combattre les engorgements glanduleux, les affections acides, etc.; en somme elle a beaucoup d'analogie avec Vichy, ou mieux avec Vals, et peut se prescrire dans les mêmes circonstances; mais peut-être est-elle trop fortement minéralisée pour convenir aussi généralement.

Elle se transporte et s'expédie dans toute l'Allemagne, où l'on en fait un grand usage.

VALS (ARDÈCHE).

Le bourg de VALS est situé au milieu d'un pays montueux et pittoresque, dans une vallée fertile qu'arrose la Volane, un des affluents de l'Ardèche, à 3 kilomètres d'Aubenas, 24 de Privas et 32 du Puy. — Des six sources minérales de Vals, mentionnées par MM. Alibert et Pâtissier, deux paraissent avoir tari depuis 40 ans, celles de *St-Jean* et de *la Magdeleine*. Les sources les plus connues sont *la Chloé*, dont nous donnons l'analyse ; *la Marquise*, la plus abondante et la plus alcaline de toutes, au point que Berthier proposait d'établir à Vals une fabrique de soude ; *la Camuse*, analogue aux précédentes ; *la Dominique*, qui a des propriétés vomitives et même, à ce qu'il paraît, toxiques ; *la Marie*, qui fournit une eau de table, etc.

Source Chloé. (Analyse par Dupasquier, de Lyon.)

	lit.			gr.
Acide carbonique libre.	1 070	Bicarbonate de fer.		0 021
	gr.	— manganèse.		0 001
Bicarbonate de soude	5 289	Sulfate de soude.		0 175
— chaux.	0 169	Chlorure de sodium.		0 189
— magnésie	0 166	— potassium		0 045
— strontiane	trace s			6 159
Acide silicique.	0 099			
Alumine	0 004			

Les eaux de Vals se prennent surtout en boisson ; on les administre aussi en bains et en douches. « L'établissement thermal, dit M. Durand-Fardel, a peu d'importance. » Ces eaux s'emploient dans les débilités de l'estomac, l'ictère, les obstructions du foie et de la rate. Elles réussissent dans la chlorose, la leucorrhée, la gravelle rouge, le catarrhe de la vessie. Alibert cite la guérison d'une hématurie ancienne ; il les recommande dans le scorbut et les hémorrhagies passives. M. Tourette en a retiré de bons effets dans les vomissements chroniques, l'aménorrhée par atonie, les fièvres intermittentes rebelles, et certaines maladies de la peau comme l'acné, l'impétigo. M. Durand-Fardel formule au sujet de leur forte minéralisation un reproche et un aveu que nous devons enregistrer : « Peut-être même cette richesse ne serait-elle pas sans inconvénient, dans beaucoup de cas où les eaux bicarbonatées sodiques se trouvent indiquées. Nous inclinons d'autant plus à le penser, que *les eaux de Vichy nous ont paru, dans plus d'une circonstance, trop minéralisées elles-mêmes.*» (*Traité thérapeut. des Eaux minérales*, p. 165.) M. Chabanne insiste sur l'avantage qu'on a, à Vals, de pouvoir graduer l'énergie de la médication alcaline en variant les sources, dont la minéralisation est très-différente (la Marquise 7 gr. 80 ; la Chloé 6 gr. 15 ; la Victorine 3 gr. 62 ; la Marie 1 gr. 40).

Ces eaux paraissent contre-indiquées pour les constitutions irritables, les femmes hystériques, les personnes qui ont la poitrine délicate, etc.

Médecins : MM. Chabanne, Tourette.

VIC-SUR-CÈRE (CANTAL).

VIC-SUR-CÈRE, situé dans une riche vallée, à 16 kilomètres d'Aurillac (Cantal), possède 4 sources ; l'eau en est froide (12° c.), acidule, riche en gaz acide carbonique, et agréable à boire, bien que d'une saveur alcaline ; elle laisse un arrière-goût atramentaire. —Ces sources, connues depuis longtemps, ont été analysées d'une manière complète en 1839 par M. O. Henry. M. Soubeiran a repris cette analyse en 1857 (*J. de pharmacie*, tom. XXXII) ; c'est cette dernière que nous donnons ici, en faisant remarquer que les deux analyses ne présentent que de légères différences.

	cc.			gr.
Acide carbonique libre	766		Chlorure de sodium	1 237
Air atmosphérique	18 4		Bicarbonate de fer.	0 050
		gr.	Arséniate de soude.	0 0005
Bicarbonate de soude	1 860		Phosphate de soude.	0 060
— potasse	0 004		Iode et brome.	traces
— chaux	0 668		Silice et alumine	0 054
— magnésie	0 601			
Silicate de soude	0 160		Total des sels :	5 559
Sulfate de soude	0 865			

Les habitants de Vic-sur-Cère font un usage presque habituel de l'eau minérale, qu'ils boivent pure ou coupée avec du vin. — D'après M. Cavaroc (*Compte-rendu* 1852), elle est utile dans les troubles des voies digestives (dyspepsie), les engorgements des viscères, les flux atoniques et la convalescence des fièvres intermittentes. — Comme alcaline, elle accroît la sécrétion urinaire et facilite l'expulsion de la gravelle. — Comme ferrugineuse, elle est efficace dans la chlorose ; elle le serait, sans doute, aussi dans certaines aménorrhées ou dysménorrhées, et même dans certaines métrorrhagies avec atonie et diminution des globules sanguins. Enfin, comme elle est en même temps un peu chlorhydratée-sodique, en agissant par tous ces éléments à la fois, elle doit être essentiellement restauratrice. — *Médecin :* M. Cavaroc.

BARD ou BOUDES (PUY-DE-DOME).

Au sud de Boudes et près de Bard, on trouve, dans une vallée, trois sources dont l'eau froide (17° c.) est aigrelette et pétillante ; la plus abondante, qui est la seule usitée, se rapproche chimiquement des sources de Vic-sur-Cère.

Analyse par M. Nivet. (*Dictionn. des eaux du Puy-de-Dôme.*)

				gr.
Acide carbonique. . . . indéterm.			Bicarbonate de fer	0 041
Bicarbonate de soude . .	2 454		Sulfate de soude	0 080
— chaux . . .	0 977	3 768	Chlorure de sodium.	0 951
— magnésie. .	0 227		Matière organique.	traces
Acide silicique	0 110		Perte	0 109
Sels de potasse.	traces			4 949

LE BOULOU (PYRÉNÉES-ORIENTALES).

(*Itinéraire :* de Perpignan au Boulou, diligence, 3 heures de route.)

La source du BOULOU se trouve à 1 kilomètre du village, dans la montagne des Albères ; l'eau en est froide (17° c.), aigrelette et piquante ; elle est limpide, mais à l'air elle se recouvre d'une pellicule de carbonate ferro-calcaire.

Analyse par Anglada.

	lit.		gr.
Acide carbonique libre. . . .	0 611	Bicarbonate de fer	0 032
		Sulfate de soude	traces
	gr.	Chlorure de sodium.	0 852
Bicarbonate de soude.	2 431	Matière organique.	indéterm.
— chaux.	0 741		
— magnésie	0 215		4 405
Acide silicique.	0 134		

Anglada recommande la source du Boulou dans l'inappétence, la langueur des organes digestifs, l'obstruction du foie, les vomissements nerveux, la néphrite calculeuse, le catarrhe de la vessie, la chlorose, les flueurs blanches, les hémorrhagies passives, les longues convalescences, les fièvres intermittentes rebelles, les pollutions nocturnes par débilité nerveuse, etc.

ST-MYON (PUY-DE-DOME).

La source de St-Myon jaillit sur la rive droite de la Morge, au nord-est du village, à 8 kilomètres de Riom ; elle fournit une eau froide (14° c.), gazeuse, d'une saveur aigrelette et ferrugineuse.

Analyse par Nivet. (Dictionn. des eaux minér. du Puy-de-Dôme.)

				gr.
Acide carbonique. . . .	indéterm.		Bicarbonate de fer.	0 076
	gr.		Sulfate de soude	0 185
Bicarbonate de soude . .	2 115		Chlorure de sodium.	0 409
— chaux . . .	0 841	3. 278	Matière organique.	traces
— magnésie. .	0 273		Perte.	0 091
Acide silicique. . . .	0 050			
				4 040

Hoffmann a parlé des eaux de St-Myon ; Colbert y avait beaucoup de confiance, et Guy-Patin nous apprend qu'on en avait prescrit l'usage au cardinal Mazarin, contre la goutte. Ces eaux se prennent en boisson ; il n'y a pas d'établissement. Raulin les conseillait dans les flueurs blanches, les hémorrhoïdes, les cacochymies, la goutte et les affections calculeuses. Selon M. Nivet (*Dictionn.* cité) on les donne avec avantage dans la chlorose, l'anhémie, les digestions laborieuses, les engorgements du foie et de la rate, les fièvres intermittentes rebelles au quinquina.

Médecin: M. Désauges.

FACHINGEN (DUCHÉ DE NASSAU).

La source de FACHINGEN jaillit sur la rive gauche de la Lahn, à 11 ou 12 lieues de Francfort; elle fournit une eau froide (10° c.), gazeuse, alcaline et légèrement ferrugineuse.

Analyse par Kastner. (Herpin, *Etudes sur les Eaux minérales*, 1855.)

	gr.			gr.
Acide carbonique. . . .	1 24			
Carbonate de soude. . .	2 213		Fer	0 010
— magnésie. . .	0 201		Sulfate de soude	0 017
— chaux	0 262	2 710	Phosphate	0 006
— strontiane . .	0 001		Chlorure de sodium.	0 593
— lithine, alumine	traces		Fluor	traces
Silice, silicates	0 033			3 336

On a comparé à tort la source de Fachingen à celle de Seltz, qui est saline; elle a beaucoup d'analogie avec Camarès, Montbrison, Saint-Alban, etc.

ANDABRE ou CAMARÈS (AVEYRON).

CAMARÈS est une petite ville de l'Aveyron, près de Sylvanès, à 3 lieues de St-Gervais, 4 de St-Affrique et de Roquefort, et 7 de Lodéve. A 2 kilomètres de Camarès est l'établissement d'ANDABRE, où l'on trouve 2 sources, celle d'*Andabre* et celle de *Prugnes*. L'eau d'Andabre est froide (12° c.), gazeuse, inodore, alcaline; celle de Prugnes est moitié moins minéralisée. — *Médecin*: M. Calvet.

Analyse par M. Limousin-Lamothe. (*Annuaire des Eaux de la France*, 1855.)

	Source d'Andabre.		Source d'Andabre.
	lit.		gr.
Acide carbonique libre . . .	1 13	Bicarbonate de fer	0 065
		Sulfate de soude	0 698
	gr.	Chlorure de sodium.	0 079
Bicarbonate de soude	1 828	— calcium	0 015
— chaux	0 285	— magnésium	0 015
— magnésie	0 254	Matière organique	0 020
Acide silicique, alumine . . .	0 0005		5 649

L'eau d'Andabre est utile dans l'atonie digestive, la constipation, l'engorgement du foie, la leucorrhée, les maladies des voies urinaires, etc.

CHABETOUT (PUY-DE-DOME).

Le hameau de CHABETOUT est situé dans une vallée pittoresque qu'arrose la rivière de l'Evêque, dans le canton d'Ardes-sur-Couze, près d'Issoire. Il possède cinq sources qui sortent d'une roche micaschisteuse : elles fournissent par 24 heures 180,000 litres d'eau et environ 1,125 litres de gaz acide carbonique ; c'est une eau froide (14° c.), gazeuse, d'une saveur acidule, alcaline et ferrugineuse.

Analyse par O. Henry. (*Annal., Soc. d'hydrologie*, t. IV.)

	gr.		gr.
Acide carbonique libre.	1 vol.	Fer carbonaté et crénaté.	0 047
Bicarbonate de soude.	1 886	Manganèse	sensible
— potasse	0 096	Sulfate anhydre de soude et chaux	0 055
— chaux	0 278	Chlorure de sodium	0 225
— magnésie.	0 180	— potassium	0 095
Acide silicique, silicates. . . . } Alumine . . . . }	0 197	Phosphate, borate, iodure alcalin . } Lithine silicatée, arsenic(uni au fer) } Matière organiq. de l'humus . . . }	0 048
			5 105

Ces eaux, encore peu étudiées, paraissent convenir dans les affections chroniques de l'estomac et du foie. M. O. Henry fils a publié en 1858 une notice intéressante sur leur emploi dans quelques maladies des yeux, notamment dans l'ophthalmie scrofuleuse.

SAUXILLANGE (PUY-DE-DOME).

A 1 kilomètre N.-O. de SAUXILLANGE, près du chemin de Flat, on trouve une source acidule froide, appelée *source de la Réveille*.

Analyse par M. Nivet. (*Annuaire des Eaux de la France.*)

Acide carbonique . . .	indéterm.		Bicarbonate de fer.		traces
Bicarbonate de soude. .	2 058 }		Sulfate de soude		0 020
— chaux . . .	0 345 } 2 499		Chlorure de sodium.		0 060
— magnésie . .	0 091 }		Perte.		0 130
Acide silicique.	0 035 }				2 759

ST-ALBAN (LOIRE).

ST-ALBAN est sur la rive gauche de la Loire, à 8 kilomètres de Roanne. On distingue trois sources : 1° le *Puits-Rond*, qui sert pour la boisson ;

2º le *puits des Gâteux*, pour les lotions ; et 3º le *Grand-Puits*, pour les bains. C'est une eau froide (18º c.), piquante, saturée de gaz acide carbonique (il s'en échappe 30 mètres cubes en 12 heures, selon M. Goin), au point qu'on en alimente des bains, des salles d'inhalation, et, après la saison des eaux, une fabrique d'eaux gazeuses ; l'eau de St-Alban est ferrugineuse et donne lieu à un dépôt ocracé.

Analyse par MM. Orfila, Barruel et Soubeiran. (*Annuaire des Eaux.*)

	lit.		gr.
Acide carbonique (Cartier et Barbe)	0 403	Bicarbonate de fer	0 058
	gr.	Chlorure de sodium	0 052
Bicarbonate de soude	1 213		2 600
— chaux	0 894		
— magnésie	0 423		

Les eaux de St-Alban se prennent en boisson, en bains et lotions ; on les conseille dans l'atonie de l'estomac, la jaunisse, les diarrhées anciennes, les flueurs blanches, la chlorose, les dermatoses, comme les dartres, etc. Le gaz des sources sert à des inhalations dans les maladies de poitrine, comme le catarrhe pulmonaire, l'asthme, etc. (Nepple, de Lyon, *Des eaux minérales de St-Alban*, 1843.) Voyez p. 74.

Médecins : MM. Gay, Gourraut, Goin.

JENZAT (ALLIER).

L'eau minérale de JENZAT sort d'un terrain composé de micaschiste, près des bords de la Sioule. Elle est fournie par trois sources (de *droite*, de *gauche* et du *milieu*), qui paraissent appartenir à la même nappe d'eau, et possèdent une composition à peu près identique, si ce n'est que celle de droite contient moins de fer. Leur débit est de 5 à 600 litres à l'heure. L'eau en est froide (21º c.), acidulée, limpide ; dans son parcours elle abandonne un dépôt ocracé.

Analyse de la source du Milieu par M. Lefort. (*Annuaire des Eaux de France.*)

	c c			gr.
Acide carbonique libre .	0 052		Sulfate de soude.	0 371
	gr.		— potasse	0 095
Bicarbonate de soude . .	0 601		Chlorure de sodium	0 291
— chaux . . .	0 147	0 805	— potassium	0 059
— magnésie . .	0 027		Bromure, iodure	traces
Acide silicique	0 030		Arséniate de chaux.	traces
Alumine	0 008		Matière organique.	indéterm.
Bicarbonate de fer . . .	0 007			1 654

SOULTZMATT (VOSGES).

Analyse par Béchamp. (Bach, *Eaux gazeuses de Soultzmatt*, Paris, 1853.)

	lit.			gr.
Acide carbonique libre ou à l'état de bicarbonate.	2 472	Alumine	0	065
	gr.	Sulfate de potasse.	0	147
Carbonate de soude. . . 0 677		— soude.	0	022
— chaux 0 299		Chlorure de sodium	0	070
— magnésie. . . 0 206 } 1 194		Acide phosphorique . . . . . . }	0	008
— lithine 0 012		Peroxyde de fer. . . . . }		
Borate de soude 0 065			1	569

DEUXIÈME ORDRE. — EAUX ALCALINES CALCIQUES.

Les eaux minérales alcalines, dans lesquelles domine le carbonate de chaux, contiennent généralement moins de substances solides que dans l'ordre des sodiques ; et, tandis que nous avons vu la proportion des divers sels s'élever dans ces dernières à 6 (Vichy, Vals), 7 (Hôpital) et même 12 grammes (Bilin) par litre , nous ne constaterons guère un chiffre aussi élevé pour les eaux alcalines calciques ; ces eaux, pour la plupart, sont plus faiblement minéralisées et sont en général bien supportées. Le carbonate de chaux y est assez souvent accompagné d'une petite quantité de fer; la majeure partie des sources sont froides.

Nous plaçons en première ligne les eaux de Condillac et de Châteldon, parce qu'elles représentent un type assez pur, puisque, pour Condillac, sur 2$^{gr.}$19 de principes fixes il y a 1$^{gr.}$35 de bicarbonate de chaux (non compris 0,24 de silicate de chaux).

CONDILLAC (DROME).

Le village de CONDILLAC est à 12 kilomètres de Montélimar, 30 de Valence et 2 seulement de la station de la Coucourde sur le chemin de fer de Marseille à Lyon. Condillac possède 2 sources (*Anastasie* et *Lise*) découvertes en 1845 ; ces eaux sont froides, 13° c. ; elles se boivent peu sur place; il n'y a pas d'établissement thermal; elles s'exportent dans la France, l'Algérie, l'Italie, l'Angleterre. — *Médecin :* M. Pize.

Analyse par M. O. Henry, 1852. (Socquet, *Mémoire sur les eaux de Condillac*, 1856.)

	Source Anastasie.			Source Lise.
	lit.			lit.
Acide carbonique libre.	0 548			0 550
Oxygène	indéterm.	Hydrogène sulfuré libre.		sensible à la source
	gr.			gr.
Bicarbonate de chaux	1 359			0 954
— soude anhydre	0 166	1 805		0 155
— magnésie	0 035			peu
Silicate de chaux et d'alumine	0 245			0 715
Chlorure de calcium et de sodium.	0 150			0 170
Sulfate anhydre de soude.	0 175			0 090
— de chaux	0 055			»
Iodure, azotate, sel de potasse	sensibles			sensibles
Oxyde de fer crénaté et carbonaté.	0 010			0 031
Matière organique.	indéterm.			indéterminé
			Manganèse, arsenic (dans le dépôt ocracé) traces	
	2 195			2 115

1° « L'eau de la *source Anastasie*, dit M. O. Henry, est agréable à boire…. et elle peut remplacer l'eau de Seltz naturelle. » « Il se dégage, ajoute-t-il, beaucoup de gaz acide carbonique aux sources de Condillac : aussi est-il probable que l'eau prise au bouillon est *sensiblement plus gazeuse* (que ne l'indique l'analyse), ce qui a presque toujours lieu en pareil cas. » Cette eau a une saveur acidule, piquante et agréable : M. Dupasquier l'a surnommée *la reine des eaux de table*. Elle excite l'appétit et facilite la digestion ; c'est à la fois une eau médicinale et une eau de table hygiénique. Rognetta la recommande comme une boisson extrêmement salutaire dans les gastralgies, les flatuosités, l'embarras gastrique ; et il ajoute qu'elle lui a paru d'une grande efficacité dans les irritations du col de la vessie, les maladies chroniques du foie, les pâles couleurs. M. Sauvet signale ses bons effets dans la convalescence des maladies aiguës et des fièvres typhoïdes. M. Duval l'a proclamée la tisane des malades et convalescents. M. Bouchardat la recommande dans la gravelle et les dyspepsies.

2° *Source Lise.* C'est une eau médicinale. C'est à l'heureuse combinaison d'iode, de soufre, de fer, de manganèse et même d'arsenic qu'elle contient avec ses sels alcalins, qu'elle doit l'action curative que lui attribuent M. Tampier dans les scrofules, M. V. Duval dans la chlorose, l'aménorrhée et certaines formes de phthisie, M. Blanc dans la stérilité, M. Sauvet dans le catarrhe chronique de la vessie et dans les convales-

cences laborieuses, M. Socquet dans les bronchites chroniques et les affections de la peau.

CHATELDON (PUY-DE-DOME).

CHATELDON se trouve dans une vallée d'un climat doux et tempéré, arrosée par un ruisseau torrentueux, à 18 kilomètres de Vichy, 56 de Clermont, 150 de Lyon et 370 de Paris. On y trouve trois sources, nommées
sources des Vignes, qui alimentent l'établissement garni de quelques
baignoires et d'une buvette ; la première, qui est la plus ancienne (*Puits-
Carré*), découverte en 1778 par le docteur Desbrets, a un débit d'environ 4,000 litres par 24 heures ; la deuxième (*Petit-Puits-Rond*), un
de 5,000 ; et la troisième (*Nouvelle Source* ou *source Sainte-Eugénie*),
découverte en 1853 par le docteur Desbrets, inspecteur actuel, en donne
6,000.

L'eau de Châteldon est froide (13° c.), gazeuse, d'une saveur piquante
et agréable, et faiblement ferrugineuse. Depuis 1778 elle a conquis une
réputation qui n'a fait que s'accroître : s'il est vrai, comme l'affirme M. C.
James, qu'il ne s'en consomme pas à Paris, on peut dire qu'il s'en fait un
assez grand usage dans le centre et le sud-est de la France.

Analyse du Puits-Carré par M. Bouquet. (*Annuaire des Eaux de France*, 1854.)

	gr.			gr.
Acide carbonique libre .	2 429	Sulfate de soude	0 ·055
		Phosphate de soude.	0 281
Bicarbonate de chaux. .	0 912	Arséniate de soude	traces
— magnésie . .	0 247	Chlorure de sodium	0 008
— soude . . .	0 237	Strontiane, manganèse, borax .	indices
— potasse . . .	0 048	Matière organique.	indéterm.
Acide silicique	0 062		
Carbonate de fer	0 026		1 856

(Bicarbonate de chaux, magnésie, soude, potasse, Acide silicique : 1 506)

L'eau de Châteldon active la digestion et l'hématose ; on la conseille
dans l'atonie du tube digestif, l'embarras gastrique, les dyspepsies avec
éréthisme, les flueurs blanches, la chlorose, les phlegmasies chroniques
des voies urinaires, la gravelle, et la stérilité liée à une leucorrhée, à un
engorgement utérin ou à un état chlorotique. On la prescrit en bains ,
injections et boisson. M. Desbrets administre avec succès les bains dans
la couperose et certaines dartres. — *Médecin :* M. Desbrets.

FONCAUDE (HÉRAULT).

La source de FONCAUDE est à 3 kilomètres de Montpellier, près de Caunelles, dans un vallon que traverse la Mosson. L'eau en est onctueuse au toucher, tiède (25° c.). L'établissement thermal est pourvu de 40 baignoires, de douches. — *Médecin :* M. Bertin.

Analyse par M. Bérard. (Bertin, *Mémoires de l'Acad. de Montpellier*, 1852.)

	gr.		gr.
Carbonate de chaux	0 880	Alumine et carbonate de fer . .	0 067
— magnésie	0 165	Sulfate de chaux	peu
Chlorure de magnésium	0 589	Mat. organ. analogue à la barégine	indéterm.
— sodium	0 162		
			1 861

Ces eaux s'emploient en boisson, bains et douches. Les médecins de Montpellier les recommandent dans les maladies de la peau, les douleurs rhumatismales, la sciatique. « Elles ne renferment pas de bicarbonate de soude, remarque M. Durand-Fardel ; elles sont donc, sauf un peu de fer et de chlorure de sodium, exclusivement calcaires et magnésiques.... Ces eaux sont en général remarquablement douces et calmantes, et ainsi se prescrivent avec avantage dans les maladies de matrice. »

ST-MORITZ (SUISSE).

Le village de ST-MORITZ, situé dans un vallon de la haute Engadine, est le seul de toute l'Europe qui offre encore des lieux habités à une hauteur de 1,856 mètres au-dessus du niveau de la mer. A 2 kilomètres du village, on trouve deux sources minérales, au pied du mont Rosatsch, dans la chaîne des Alpes : 1° la *Grande-Source* donne une eau très froide (4°5 R.), gazeuse, acidule et agréable quoique d'une saveur astringente. Cette source, connue depuis longtemps, a été préconisée par Paracelse, Conrad Gesner, etc. ; 2° la *Source-Nouvelle* n'est exploitée que depuis 1853 ; elle est également acidule et gazeuse, plus froide encore (3°5 R.) et plus ferrugineuse. Elle sert à la boisson et l'autre aux bains.

Analyse par A. de Planta et Kekulé, 1855.

	Grande Source.		Grande Source.
Acide carbonique libre	2 548		gr.
	gr.	Chlorure de sodium	0 058
Bicarbonate de chaux.	1 046	Sulfate de soude.	0 272
— magnésie.	0 191	— potasse	0 046
— soude	0 269	Acide phosphorique, fluor, alumine, brome, iode	traces
Acide silicique.	0 058		
Carbonate de fer.	0 052		1 911
— manganèse.	0 005		

Dieu-le-Fit ou Pont-de-Barret (DROME).

Analyse par O. Henry, 1851. (*Annuaire des Eaux*.) — *Médecin :* M. Crozat.

	lit.			gr.
Acide carbonique libre.	0	554	Oxyde de fer, carbonaté et crénaté ? 0	009
	gr.		Sulfate de chaux et de soude . . . 0	060
Bicarbonate de chaux	1	494	Chlorure de sodium et magnésium. 0	090
— magnésie	0	147	Matière organique azotée. . . . . inappr.	
— soude.	0	045		
Sel de potasse	0	020	1	905
Acide silicique, alumine. . . .	0	040		

Cette source acidule est froide ; nous manquons de renseignements médicaux à son égard, ainsi que pour Celles (1) et pour Renaison.

CELLES (ARDÈCHE).

Le village de CELLES, près de La Voulte, possède cinq sources qui sourdent, dans une vallée étroite, près du ruisseau de Chapet : 1° le *Puits-Artésien*, source intermittente, température 25° c. ; débit par 24 heures, 100 mètres cubes d'eau et 40 mètres cubes d'acide carbonique ; 2° la *Bonne-Fontaine*, froide ; débit, 10 à 12 litres par minute ; 3° la *fontaine Ventadour* qui est abondante ; 4° la *fontaine des Yeux* ; 5° la *fontaine Lévy*. — *Médecin:* M. Frachon.

Analyse du Puits-Artésien par M. Balard. (*Annuaire des Eaux.*)

	lit.			gr.
Acide carbonique	1	208	Strontiane, fluorure de calcium. traces	
	gr.		Oxyde de fer. 0	004
Bicarbonate de chaux	0	905	Sulfate de soude 0	037
— soude.	0	531	Chlorure de sodium 0	208
— potasse	0	106	Phosphate de chaux et d'alumine traces	
— magnésie	0	061		
Acide silicique	0	035	1	887

RENAISON (LOIRE).

Le bourg de RENAISON, situé dans le bassin houiller de la Loire, à 10

(1) Le d^r Barrier a publié deux volumes sur les eaux de Celles, dont il était inspecteur ; on y cherche en vain des indications sur leurs propriétés thérapeutiques ; il traite de tout autre chose, et s'occupe surtout du *traitement des maladies scrofuleuses et cancéreuses par des méthodes iatraleptiques*, ce qui fait le sujet et le titre d'un troisième volume qu'il a édité en 1856. L'un de nous, qui a visité ces sources en 1849, n'a pas obtenu plus de lumière sur la question pratique qui les concerne.

ou 12 kilomètres de St-Alban et de St-Galmier, possède une source acidule, gazeuse, froide, agréable à boire.

Analyse par M. O. Henry, 1851. (*Annuaire des Eaux de France.*)

	lit.			gr.
Acide carbonique libre.	0 .560	, Sulfate de soude et de chaux. .	0	020
		Chlorure de sodium et de potass.	0	103
	gr.	Fer, manganèse, matière organ.	0	009
Bicarbonate de chaux	0 663	Azotate.	traces	
— magnésie	0 135			
— soude.	0 240		1	541
— potasse	0 171			
Silicate alcalin et alumineux. .	0 200			

USSAT (ARIÉGE).

Les sources d'UssAT sont situées sur les bords de l'Ariége, à une demi-lieue de Tarascon, à 3 d'Ax, et non loin de Foix. Autrefois (1822,
voy. Alibert, *Eaux minérales*) l'établissement n'offrait que 26 baignoires
ou cuves enfoncées dans le sol ; aujourd'hui il existe un vaste établissement qui renferme 40 baignoires en marbre, 2 piscines et des douches
variées. Les sources sont réunies dans un conduit qui permet, à la fois,
d'établir un courant continu dans les bains et d'en varier la température
de 32° à 40° c.

Analyse par M. Filhol, 1856. (Durand-Fardel, *Traité des Eaux minérales.*)

	lit.			gr.
Acide carbonique	0 354	Sulfate de chaux	0	192
		— magnésie	0	179
	gr.	— soude.	0	058
Carbonate de chaux.	0 699	— potasse.	0	020
— soude.	0 058	Matière organique et perte. . .	0	047
— magnésie	traces			
— fer.	traces		1	276
Chlorure de magnésium	0 042			

Ces eaux sont sans odeur ni saveur, onctueuses au toucher, faiblement
gazeuses ; on les prend peu en boisson, mais beaucoup en bains et piscines. Elles ont une action adoucissante et sédative, fort salutaire dans
les maladies nommées autrefois *vapeurs*, aujourd'hui *névroses*. Elles réussissent dans les spasmes nerveux, l'hystérie, la chorée, le rhumatisme
nerveux, les affections utérines avec sensibilité morbide, la menstruation douloureuse, la surexcitation nerveuse qui succède aux excès ou aux
travaux de cabinet exagérés. — *Médecins:* MM. Vergé et Bonnaus-
Martial.

RIEU-MAJOU (HÉRAULT).

La source de RIEU-MAJOU, petit bourg de l'arrondissement de St-Pons, à 2 kilomètres de La Salvétat et 8 myriamètres de Montpellier, fournit une eau froide (16° c.), gazeuse, d'une saveur agréable.

Analyse par MM. Mialhe et Figuier. (*Journ. de Pharmacie*, t. xx, 1847.)

	lit.			gr.
Acide carbonique libre......	0 739	Sulfate de soude........		0 029
	gr.	Chlorure de sodium......		0 007
Carbonate de chaux.......	0 770	Oxyde de fer.........		0 031
— soude.......	0 214	Alumine...........		traces
— magnésie......	0 060	Matière organique et perte...		0 048
Acide silicique........	0 071			1 250

On attribue à cette eau des propriétés antigraveleuses ; on la conseille dans les obstructions viscérales, le catarrhe vésical, les fièvres intermittentes rebelles, les pâles couleurs.

AIX (BOUCHES-DU-RHONE).

AIX est à 20 kilomètres de Marseille, 60 d'Avignon et 700 de Paris. Il y existe deux sources minérales. L'établissement, fondé en 1705, est alimenté par la *source de Sextius*, température 34° à 36° c. ; — la *source de Barret*, à 1 kilomètre de la ville, est froide, 20° c. — L'eau minérale est sans odeur, onctueuse au toucher ; on l'emploie en boisson, bains, douches, lotions, etc.— *Médecins :* MM. Goyrand et d'Astros.

Analyse par M. Robiquet, 1837. (*Annuaire des Eaux.*)

	Source de Barret.	Source de Sextius.
Acide carbonique...........	indéterm.	indéterm.
	gr.	gr.
Carbonate de chaux..........	0 241	0 107
— magnésie...........	0 108	0 041
Acide silicique, matière organique....	0 021	0 017
Chlorure de sodium..........	0 007	0 007
— magnésium.........	0 028	0 012
Sulfate de soude...........	0 088	0 032
— magnésie...........	0 025	0 008
Fer.................	traces	traces
	0 517	0 225

Quoique faiblement minéralisée, on a reconnu cette eau utile dans les dartres, la couperose, les engorgements abdominaux, les flueurs blanches, les désordres de la menstruation, la gravelle, les rétractions musculaires, les paralysies récentes, etc. Toutefois ces eaux ont beaucoup perdu de la vogue dont elles jouissaient sous les Romains et même au commencement du XVIIIe siècle.

FONCIRGUE (ARIÉGE).

FONCIRGUE, situé dans le canton de Mirepoix, près de Pamiers, est à 304 mètres au-dessus du niveau de la mer ; le climat en est tempéré. L'établissement, fondé en 1824, est alimenté par une source abondante (température 20° c.), qu'on emploie en boisson et en bains.

Analyse par M. Fau. (*Annuaire des Eaux.*)

	lit.			gr.
Acide carbonique	0 027	Chlorure de calcium	0	005
		— magnésium	0	001
	gr.	Magnésie combinée à la mat. organ.	0	007
Carbonate de chaux	0 189	Matière organique et alumine	0	032
— magnésie	0 011	Oxyde de fer et phosphate de chaux	0	007
Acide silicique	0 002	Perte	0	007
Sulfate de chaux	0 033			
— magnésie	0 012		0	313
— soude	0 001			

On recommande cette eau minérale dans les maladies nerveuses, les gastro-entéralgies, la jaunisse, les diarrhées opiniâtres, les hémorrhoïdes, le catarrhe de la vessie, les troubles des règles, certaines ophthalmies rebelles, etc.

MONTÉGUT-SÉGLA (HAUTE-GARONNE).

A 25 kilomètres de Toulouse. — Eau alcaline; température, 12° c.

Analyse par M. Filhol, 1848. (*Annuaire des Eaux.*) — *Médecin :* M. Camparan.

	gr.			gr.
Acide carbonique	0 071	Sulfate de magnésie	0	013
Carbonate de chaux	0 274	Chlorure de magnésium	0	017
— magnésie	0 002	Alumine et oxyde de fer	0	002
Bicarbonate de soude	0 019	Matière organique	0	001
Bisilicate de soude	0 031			
— potasse	0 006		0	436

ROSHEIM (BAS-RHIN).

A 24 kilomètres de Strasbourg, et 28 de Schélestadt. — Eau froide (15° c.), d'une saveur astringente.

Analyse par MM. Coze, Persoz et Fargeaud. (*Annuaire des Eaux.*)

	lit.				gr.
Acide carbonique. . . .	0 015		Sulfate de lithine		0 002
			— magnésie		0 017
	gr.		Azotate de magnésie.		0 009
Carbonate de chaux . .	0 159		— potasse		
— magnésie . .	0 075				0 008
— lithine	0 011	0 252	Chlorure de sodium		
— soude	traces		Matière organique.		0 001
Acide silicique	0 009				0 291

Terminons par l'étude des deux sources les plus minéralisées de cet ordre ; on remarquera que ce ne sont plus des types purs.

ST-ALLYRE (PUY-DE-DOME).

M. Nivet, dans son excellent *Dictionnaire des eaux minérales du Puy-de-Dôme*, décrit 6 sources comme appartenant au système hydrologique de St-Allyre ; toutes sourdent dans un faubourg de Clermont. L'une d'elles (*Grande-Source incrustante*) sert à une industrie très productive pour le pays, celle des incrustations. « L'eau minérale de cette fontaine, dit M. Nivet, est tonique et stimulante ; un préjugé ridicule empêche les Clermontais de s'en servir comme remède : *ils craignent qu'elle incruste leurs intestins.* » Une seule des sources est utilisée en médecine, c'est la source des Bains, qui alimente l'établissement thermal, où elle arrive avec une température de 20° c. Cet établissement, créé en 1826, renferme 19 cabinets de bains dont 1 avec douche. On réchauffe l'eau pour les bains et surtout pour les douches : on prend les premiers à 36° ou 38° c. pour les rhumatismes, à 35° c. et au-dessous dans les scrofules, le rachitisme, les leucorrhées, les engorgements utérins, la chlorose, les gastro-entéralgies. Cette eau a une action stimulante ; M. Bertrand, du Pont-du-Château, en a retiré de bons effets dans les entorses négligées, les tumeurs blanches.

Analyse par M. Girardin, 1854. (*Annuaire des Eaux.*)

	lit.				gr.
Acide carbonique libre .	0 710		Sulfate de soude		0 289
			Carbonate de fer		0 141
	gr.		Crénate de fer.		
Carbonate de chaux . .	1 654		Phosphate de manganèse. . . .		0 046
— magnésie . .	0 585	2 897	Carbonate de potasse		
— soude	0 488		Matière organique azotée . . .		0 015
Acide silicique.	0 390				4 640
Chlorure de sodium. . .	1 251				

Les bains de St-Allyre, fréquentés surtout par les habitants du pays, sont en général visités par les touristes plus que par les malades.

RIPPOLDSAU (DUCHÉ DE BADE).

Les sources de RIPPOLDSAU, à 8 milles de Bade et 6 de Strasbourg, sont froides (9° 9 c.) et fortement gazeuses.

Analyse par M. Will, de Giessen, 1847.

	gr.			gr.
Acide carbonique. . . . indéterm.		Sulfate sodique.	0	247
Carbonate de chaux. . . 1 118		— magnésique	0	258
— magnésie. . . 0 024		— calcique	0	084
Silice . . . . 0 051 } 1 193		— potassique	0	051
Alumine. 0 090		Chlorure magnésique	0	079
Carbonate de fer 0 040			5	022

Ces eaux, par leur composition chimique, pourraient se classer parmi les salines presque aussi bien que parmi les alcalines, s'il n'était à remarquer que 1gr. 118 de carbonate de chaux possède une action spéciale bien supérieure à celle des sulfates et des chlorhydrates de soude et de magnésie, qui, à faible dose, ne peuvent lui être ni préférés ni assimilés.

D'après M. Saverbeck, médecin de l'établissement, on conseille ces eaux avec avantage dans la gastralgie, la gastro-entéralgie, la constipation, etc.

TROISIÈME ORDRE. — EAUX ALCALINES CALCIQUES, MAGNÉSIENNES.

Il n'existe presque point d'eaux minérales alcalines naturelles que l'on puisse exclusivement appeler *magnésiennes ;* la magnésie, en effet, bien qu'elle soit très commune dans les sources minérales, n'y joue presque jamais le rôle de principal élément minéralisateur ; elle s'y trouve constamment unie à d'autres substances qui, par leurs proportions et leur propre influence, modifient ses effets thérapeutiques : telle est la chaux carbonatée.

Les eaux alcalines calciques-magnésiennes sont froides, gazeuses, et, comme elles ne sont pas fortement minéralisées, elles sont en général bien supportées, privilége qu'elles partagent avec les eaux alcalines calciques. D'ordinaire elles contiennent moins de fer que ces dernières.

Elles conviennent spécialement dans les affections du foie et dans les maladies des voies urinaires. D'après Brandes, la magnésie serait la médication héroïque de la gravelle. Le carbonate de chaux se retrouve aussi dans tous les remèdes les plus célèbres contre cette maladie : les coquilles d'escargot vantées par Pline, l'eau de chaux de Whytt, le fameux spécifique de mademoiselle Stevens n'agissaient guère que par leurs principes calcaires.

POUGUES (NIÈVRE).

Pougues est dans une vallée à 10 kilomètres de Nevers et de La Charité-sur-Loire, sur la grande route de Paris à Lyon par le Bourbonnais. On y trouve 2 sources : 1º la première, qui est la plus ancienne, dite de *St-Léger*, sert à la buvette, et 2º la seconde, découverte en 1833, alimente l'établissement pour les bains et les douches. — L'eau de la source St-Léger est froide (12º c.), gazeuse, aigrelette, limpide ; à l'air elle laisse déposer quelques flocons ocracés. « Elle peut être considérée, dit M. Durand-Fardel, comme une eau notablement calcaire et magnésique.»

Analyse par MM. Boullay et O. Henry, 1857. (*Annuaire des Eaux.*)

	lit.				gr.
Acide carbonique libre .	0	55	Sulfate de soude	0	270
	gr.		— chaux	0	190
Bicarbonate de chaux. .	1	526	Chlorure de magnésium	0	550
— magnésie. . . .	0	976	Phosphate de chaux et d'alumine		traces
— soude, avec traces de potasse	0	656	Matière organique soluble . . .	0	050
Acide siliciq. et alumine.	0	055		5	855
Bicarbonate de fer . . .	0	020			

(Accolade sur Bicarbonate de chaux et magnésie : 2 502.)

L'eau de Pougues a eu jadis beaucoup de vogue. Elle est utile dans les désordres de la digestion, les engorgements du foie et de la rate, et les coliques hépatiques causées par des calculs biliaires. Elle est particulièrement recommandée dans le catarrhe vésical, la gravelle, les coliques néphrétiques; on les conseille aussi dans les engorgements utérins et la stérilité qui en dépend, la leucorrhée, la chlorose, les fièvres intermittentes. (Decrozant, *Des Eaux de Pougues*, 1846.) On l'emploie à la dose de 2 à 4 verres dans les affections digestives, de 4 à 6 verres et plus dans celles des voies urinaires. A haute dose elle devient purgative.

Médecin : M. Decrozant.

ST-GALMIER (LOIRE).

St-Galmier est à 12 kilomètres de Montbrison et de St-Étienne, près de la petite rivière de Coise, non loin de la Loire et du chemin de fer de Roanne. On y trouve trois sources : 1° la source ancienne, ou la *Fonfort ;* 2° la *source André* découverte en 1845 ; 3° la *source Badoit* découverte en 1846. Elles ont toutes les trois beaucoup d'analogie, et paraissent émaner de la même nappe souterraine. — Leur eau est froide, limpide, gazeuse, d'une saveur acidule, fraîche et agréable ; l'absence presque complète, surtout dans les deux dernières sources, de matière organique, lui permet de se conserver longtemps.

Analyse de *la Fonfort* par M. O. Henry, 1859. (*Annuaire des Eaux.*)

	lit.			gr.
Acide carbonique libre.	1 20	Sulfate de soude	0	079
Bicarbonate de chaux . . . . . ⎫	gr.	— chaux.	0	180
— magnésie . . . . . ⎬ 1 057		Azotate de magnésie.	0	060
— soude.	0 258	Chlorure de sodium	0	216
— strontiane.	0 007	Phosphate soluble.		traces
Acide silicique et alumine . . .	0 036	Matière organique non azotée .	0	024
Carbonate de fer et manganèse.	0 009		1	886

Les indications pour les eaux de St-Galmier sont à peu près les mêmes que pour les eaux de Pougues, à part toutefois les affections utérines.

Médecin : M. Ladevèze.

CONTREXEVILLE (VOSGES).

(*Itinéraire :* chemin de fer de l'Est ; station de Commercy (à 19 lieues de Contrexeville), ou de Donjeux (à 17 lieues), ou de Nancy (à 18 lieues). — Ligne de Mulhouse : station de Chaumont, — ou par Bourbonne (à 20 lieues).

Contrexeville est dans une vallée de l'arrondissement de Mirecourt. Il existe trois sources aménagées dans l'établissement thermal, à savoir celles : 1° *des Bains ;* 2° *du Quai,* pour l'usage externe, et 3° *du Pavillon* pour la buvette ; son débit est de 52,000 litres.

C'est une eau alcaline, froide (12° c.), d'une saveur fraîche, acidule et légèrement ferrugineuse. A l'air, elle laisse former à sa surface une légère pellicule cristalline blanche.

Analyse de l'eau *du Pavillon*, par O. Henry. (*Annuaire des Eaux*.)

	lit.				gr.
Acide carbonique libre .	0 019		Chlorure de sodium et potassium	0 140	
	gr.		— magnésium.	0 040	
Bicarbonate de chaux. .	0 675		Sulfate de chaux	1 150	
— magnésie . .	0 220	1 212	— magnésie	0 190	
— soude . . .	0 197		— soude.	0 150	
Acide silicique, alumine.	0 120		Iodure, bromure	indices	
Strontiane, sulfate de potasse, azotate	indices		Phosphate de chaux ou d'alumine		
			Principe arsénical (uni au fer?)	0 070	
Bicarbonate de fer et de manganèse	0 009		Matière organiq. azotée perte. .		
				2 941	

Contrexeville est une nouvelle preuve des difficultés que présente la classification de quelques sources : certainement, dans une minéralisation aussi modérée (2^gr. 94), la proportion de 1,21 d'alcalins est un chiffre important, mais elle ne devient décisive qu'autant que d'ailleurs elle se classe déjà, par ses propriétés thérapeutiques, comme ici Contrexeville relativement aux sources calciques-magnésiennes.

Cette eau est amie de l'estomac et se supporte bien ; elle est modérément laxative et éminemment diurétique. M. Baude la recommande dans la goutte, comme dans la gravelle, en faisant observer que sur 50 goutteux traités en 1852, tous, sauf deux ou trois, ont obtenu une grande amélioration. Elle jouit surtout d'une spécialité d'action dans les affections lithiques et catarrhales des voies urinaires. Ces eaux, dit M. C. James, doivent peut-être à l'heureuse association de la magnésie et de la chaux une partie de leurs bons effets : elles paraissent agir sur la matière lithique elle-même, et exercer une action désagrégeante sur le mucus des concrétions urinaires qu'elles attaquent plutôt qu'elles ne dissolvent les calculs eux-mêmes. Elles diffèrent de Vichy en ce que, de la sorte, elles peuvent convenir à toutes les espèces de gravelle. — On les conseille surtout dans le catarrhe vésical, la néphrite, l'hématurie passive, les engorgements de la prostate, ceux du foie, les calculs biliaires, ainsi que dans la métrite chronique et la dysménorrhée. La dose est de 2 à 4 ou 6 verres, et jusqu'à 8 ou 10, et même plus.

Médecins : MM. Baude, Mamelet, Le Grand du Saule.

GRANDRIF.

Le village de GRANDRIF, situé à 2 lieues d'Ambert, sur la route de Montbrison à Ambert, possède une source, récemment mise en relief, qui sourd d'une roche de gneiss. C'est une eau froide (10° c.), gazeuse, d'une saveur agréable. — *Médecin :* M. Maisonneuve.

Analyse par M. Baudin. (Lecoq, Recherc. sur l'eau de Grandrif, 1854.)

Acide carbonique . . .   1 vol.

	gr.			gr.
Bicarbonate de chaux .	0 2308 }		Sulfate de soude	0 0051
— magnésie. .	0 1005 } 0 33		Chlorure de sodium	0 0058
— soude . . .	0 0993		Oxyde de fer	0 0050
Silice.	0 0453		Manganèse. . . . . . } O. Henry	traces
			Iodure, mat. organiq. }	
				0 4900

ST-SIMON PRÈS D'AIX (SAVOIE).

L'eau de ST-SIMON, source Raphy, à 1 kilomètre d'Aix (Savoie), est froide (19° à 20° c.), faiblement gazeuse ; c'est un type assez pur d'eau calcique-magnésienne ; il n'y a pas de carbonate de soude, et sur 0,323 de principes fixes, il y a 0,266 de sels de chaux et de magnésie.

Analyse par M. de Kramer, de Milan, 1853. (Notice sur l'eau de St-Simon.)

Acide carbonique. . .   indéterm.

	gr.			gr.
Carbonate calcique. .	0 235217)		Sulfate magnésique	0 011241
— magnésique	0 016162) 0 266		— potassique.	0 005914
Oxyde magnésique. .	0 014797)		— sodique	0 008899
Acide silicique	0 008256		Alumine, fer	0 001722
Chlorure magnésique.	0 000298		Matière organique	0 020626
			Perte.	0 002626
				0 325750

Cette eau minérale est légère et se supporte facilement : elle conviendra chez les personnes délicates, dans les affections gastralgiques, les catarrhes vésicaux, les complications graveleuses et goutteuses.

C'est en effet dans ces cas que MM. Despine, Guilland et Vidal, médecins à Aix, les ont reconnues salutaires. — L'un de nous (M. Pétrequin) y a constaté des traces d'iode.

BULGNEVILLE (VOSGES).

Village à 4 kilomètres de Contrexeville. L'eau minérale est fournie par un puits artésien foré à 34 mètres.

4

Analyse par M. Braconnot. (*Annuaire des Eaux.*)

	lit.				gr.
Acide carbonique. . . .	0 480		Sulfate de chaux	0 0127
	gr.		— magnésie.	0 0112
Carbonate de chaux . .	0 1310 } 0 29		— soude	0 0757
— magnésie. . .	0 1560		— potasse	traces
— strontiane . .	0 0075		Chlorure de sodium	0 0065
Acide silicique	0 0150			
Alumine	0 0117			0 4263

QUATRIÈME ORDRE. — EAUX ALCALINES MIXTES.

Nous avons réservé pour ce dernier ordre les sources de la classe qui nous occupe, dans lesquelles plusieurs des sels alcalins se trouvent associés en proportion à peu près égale et de façon, à la fois, que leur somme totale prédomine sur les autres éléments minéralisateurs, et qu'elle vienne imprimer à l'eau des propriétés médicales surtout alcalines : de là l'importance toute particulière de ces sources en thérapeutique. Nous trouverons dans un petit nombre d'entre elles un nouvel alcali, l'ammoniaque. Quelques-unes tiennent en dissolution une assez notable proportion de fer pour emprunter à cet agent une partie de leur action thérapeutique; en sorte qu'elles pourraient jusqu'à un certain point se placer dans la classe des eaux ferrugineuses; mais nous avons dû les conserver parmi les alcalines, parce que c'est aux carbonates et aux silicates alcalins réunis qu'elles doivent spécialement les propriétés curatives qui leur sont propres. — A part quelques rares exemples (Royat, Médague, Courpière), elles ont généralement une minéralisation faible, et ce sont les meilleurs types (Néris, Evian, La Malou, Avène, Schlangenbad, etc.); on en rencontre presque autant de froides que de thermales. — Nous trouverons deux sources qui forment chacune un type à part, le Mont-Dore et Neyrac.

NÉRIS (ALLIER).

NÉRIS est un bourg de 1,700 âmes, sur la route de Bourges à Clermont, à 8 kilomètres de Montluçon et 322 de Paris. Son élévation au-dessus du niveau de la mer est de 260 mètres. On y trouve six sources qui sourdent d'un sol granitique et dont le débit total est d'environ 900 mètres cubes par 24 heures; la principale, nommée *Grand-Puits* ou *puits de César*, a une température de 52° c. ; le *puits de la Croix* marque 51° c., et sert à la buvette; les quatre autres sont sous la dépendance du puits de César et ont à peu près la même composition.

Il y a deux établissements thermaux : 1° le *petit*, alimenté par un cinquième de l'eau minérale, contient 5 cabinets de douches, et 4 piscines dont deux à 43° c. et deux à 34° ou 35° c. — 2° le *grand établissement*, livré au public en 1838, renferme une buvette, 56 baignoires, 2 piscines tempérées, 2 piscines chaudes à 38° et à 44° c., des étuves, etc. — L'eau de Néris est limpide, sans odeur, d'une saveur presque nulle, douce au toucher plutôt qu'onctueuse.

Analyse du puits de César par Lefort, 1858. (*Annal. de la Soc. d'hydrologie*, t. iv.)

Azote	13 cc		Bicarbonate de fer	lit. 0	0042
Acide carbonique libre .	0	049	— manganèse		traces
			Sulfate de soude	0	5896
Bicarbonate de soude .	0 gr.	4169	Chlorure de sodium	0	1788
— chaux . . :	0	1455	Iodure de sodium		traces
— potasse . .	0	0129	Matière organique azotée. . .		traces
— magnésie .	0	0057		1	2657
Silice	0	1121			

Bicarbonate de soude, chaux, potasse, magnésie, Silice : 0 6951.

Quelques auteurs paraissent douter (C. James) de la réalité des vertus de ces eaux ; nous ne sommes pas de cet avis : faiblement minéralisées, elles s'adressent aux personnes délicates et impressionnables. Quand on veut les administrer comme eaux calmantes, il faut les employer à 35° et au-dessous ; autrement elles deviendraient stimulantes. Prises en boisson, elles sont d'une digestion facile : dans les cas d'indigestion ou de coliques nerveuses, les habitants du pays en usent en guise de thé (Pâtissier, 1837). Elles poussent aux urines; Richond-Desbrus avait prétendu que, continuées plusieurs jours à la dose de 4 verres, elles rendaient les urines alcalines (*Notice*, 1855, p. 60) : le fait a été contesté par MM. de Laurès et Becquerel. — C'est à leur mode de minéralisation et au limon qu'elles contiennent, qu'elles doivent la vertu de calmer les douleurs dans les maladies qu'elles ne guérissent point, et d'être efficaces dans les affections nerveuses (névralgie, sciatique, gastralgie), les désordres de la menstruation, la leucorrhée, les maladies avec éréthisme (Pâtissier), dans les dermatoses caractérisées plutôt par le prurit que par de véritables éruptions (C. James), dans le prurigo (E. Lee, 1854). Elles conviennent dans l'hystérie, certaines chorées, les engorgements utérins, dans le rhumatisme et la goutte avec surexcitabilité nerveuse.

Elles paraissent contre-indiquées dans les maladies de poitrine, les engorgements abdominaux. — *Médecins :* MM. de Laurès, Faure, Maurin.

LA MALOU (HÉRAULT).

La Malou se trouve dans l'arrondissement de Béziers. On y trouve deux sources : 1º la *grande source*, température 35º, très-gazeuse, alimente l'établissement ; 2º la *petite source*, température 32º, sert à la buvette. L'établissement renferme 2 piscines, 2 chauffoirs, 6 baignoires et 2 cabinets de douches. — L'eau est claire, d'une odeur presque nulle, d'une saveur acidule, et donne lieu à un dépôt ocracé. — *Médecin :* M. Privat.

A 300 mètres, on trouve l'établissement de Villecelle, dit de *Capus*, garni de deux piscines.

A 1 kilomètre, on rencontre l'établissement de *La Malou-le-Haut*, pourvu de deux piscines et alimenté par une source à 30º. *Médecin :* M. Bourdel.

	Grande Source de la Malou. (BÉRARD.)	La Malou-le-Haut. (AUDOUARD, BERNARD, MARTIN.)	Source de Capus. (O. HENRY.)
Acide carbonique.	abondant	abondant	1/2 volume
Carbonate d'ammoniaque	»	0 0044	»
	gr.	gr.	
Bicarbonate de soude	0 7711	0 5653	0 420
— potasse	0 1242	»	
— chaux	0 4528	0 4000	0 678
— magnésie	0 1865	0 0667	
Acide silicique	0 0658	0 0180	
Alumine	0 0502	0 0050	0 025
Phosphate d'alumine	»	0 0027	
Carbonate de fer	0 0251	crénaté 0 0221	0 031
— manganèse	»	0 0060	sensible
Sulfate de soude	traces	0 0458	0 065
— chaux	»	0 0270	
Chlorure de sodium.	0 0187	0 0085	0 010
Principe arsénical.	»	»	sensible
Matière organique	indéterm.	0 0599	indéterm.
	1 6.722	1 0270	1 229

La clinique de ces eaux n'est pas faite. On conseille celles de La Malou dans le rhumatisme, les engorgements articulaires, certaines paralysies, les névropathies, etc. (Privat, *Notice*, 1858.)

GEILNAU (SEIGNEURIE DE SCHAUMBOURG).

L'eau est froide (9° 6) ; sur une livre de Prusse (7,680 grains) on trouve en grains :

Analyse par Liebig. (*Journ. de Pharmacie*, 1842, p. 157.)

Acide carbonique	24	700	Carbonate de fer	0 545
Carbonate de soude	6	671	Chlorure de sodium	0 316
— chaux	2	757	Sulfate de potasse	0 015
— magnésie	1	991		grains
Silice	0	179		12 472

Ces eaux conviennent dans les cas où les sources faibles de cet ordre sont indiquées.

AVÈNE (HÉRAULT).

Village à 16 k. de Lodève et de Bédarieux. La source, température 28°7, donne une eau limpide, incolore, d'un goût fade, un peu onctueuse au toucher. Elle alimente 2 piscines et 2 petits bassins.

Analyse par M. Bérard, de Montpellier. (*Annuaire des Eaux.*)

	gr.			gr.
Carbonate de soude	0 1028	Sulfate de magnésie		0 0687
— chaux	0 0995	Chlorure de sodium		0 0462
Acide silicique	0 0045	Oxyde de fer		traces
Alumine	0 0062			0 5279

L'eau d'Avène se prend surtout en bains et douches ; des bulles de gaz éclatent à sa surface, et un sédiment terreux garnit le fond des bassins ; elle est sédative et employée surtout dans les maladies cutanées avec irritabilité des téguments. — *Médecin :* M. Lapeyre.

SCHLANGENBAD (DUCHÉ DE NASSAU).

(*Itinéraire de Paris :* chemin de fer de Forbach et Mayence jusqu'à Biebrich ; de là, omnibus.)

SCHLANGENBAD est situé dans une vallée entourée de forêts, à une lieue de Swalbach. On y trouve 8 sources minérales, dont la température varie de 27° à 32° c. ; elles alimentent deux établissements thermaux, le *supérieur* et l'*inférieur;* l'eau en est limpide, sans odeur ni saveur prononcée, onctueuse au toucher et ne déposant pas de glairine.

Analyse par Fresenius. (Herpin, *Etudes sur les eaux minérales.*)

	lit.			gr.
Acide carbonique	0 056	Chlorure de sodium	0 257
	gr.	— potassium	0 005
Carbonate de chaux.	0 032	Phosphate de soude	traces
— soude	0 010		0 322
— magnésie	0 006		
Silice, silicate.	0 052		

On vante les sources de Schlangenbad comme un type d'eau sédative : elles tempèrent la suractivité du système nerveux et de l'appareil circulatoire ; on les recommande dans les névroses, l'hystérie, les douleurs qui compliquent la menstruation, certaines migraines, les dermatoses avec irritabilité des téguments, comme le psoriasis, l'acné. Hufeland les préconisait pour rétablir l'équilibre des fonctions et retarder les progrès de la vieillesse.

ÉVIAN (SAVOIE).

Altitude : 1,150 pieds.

EVIAN est situé sur les bords du lac Léman, à 8 lieues de Genève, sur la route du Simplon. L'eau minérale est froide (12° c.), limpide, légèrement onctueuse, d'une saveur fraîche.

Analyse par Barruel, 1844.

	mm.			
Acide carbonique	24	Chlorure de sodium	traces
Bicarbonate de soude	0 157	Glairine	indéterm.
— chaux.	0 101	Phosphate de soude	0 001
— magnésie	0 017	Fer (traces dans le dépôt) . . .	?
			0 259

Cette eau (dont l'analyse a été répétée à l'École des Mines en 1851, avec les mêmes résultats) est faiblement minéralisée ; elle est douce, sédative et généralement bien supportée. On l'emploie en boisson et en bains ; elle convient, selon MM. Andrier (1845) et Dupraz (1854), dans les affections chroniques des voies urinaires et du tube digestif, notamment quand il existe une hypersensibilité.

Les sources de La Veyrasse, du Chambon, de Tessière et de Pont-Gibaud ont plus d'une analogie avec celles de Néris ; une différence principale vient de ce qu'elles sont froides. Nous appelons l'attention sur leur étude clinique, qui est à faire.

LA VEYRASSE (HÉRAULT).

Analyse par M. O. Henry. (*Annuaire des Eaux.*) — *Médecin :* M. Privat.

Acide carbonique libre. . .	1/5 du volume.		Strontiane	indices
Bicarbonate de soude . . .	0 562		Bicarbonate de fer	0 008
— chaux	0 523		Sulfate alcalin et terreux . . . }	
— potasse.	0 186		Chlorure alcalin et terreux . . }	0 104
— magnésie. . . .	0 174		Iodure et bromure	traces
Acide silicique, alumine . . }				
Matière organ., arsenic dans }	0 090			1 647
le dépôt ocracé . . . . . }				

LE CHAMBON (PUY-DE-DOME).

Commune de l'arrondissement d'Issoire; cinq sources acidules. La plus connue est celle de *la Pique*, près de Vouassière, qui fournit une eau limpide, froide (12°, selon Lecoq), aigrelette et gazeuse.

Analyse par M. Nivet.

Acide carbonique	indéterm.		Bicarbonate de fer.	tracés
	gr.		Chlorure de sodium.	0 050
Bicarbonate de soude	0 571		Sulfate de soude	traces
— chaux.	0 589		Perte.	0 066
— magnésie	0 182			
Acide silicique	0 060			1 518

Tessière-les-Bouliès (CANTAL).

A TESSIÈRE-LES-BOULIÈS, arrondissement d'Aurillac, on a récemment découvert une source minérale acidule, froide, très-gazeuse, d'une saveur aigrelette et agréable.

Analyse par M. O. Henry. (*Annuaire des Eaux.*)

	lit.			gr.
Acide carbonique libre.	1 50		Bicarbonate de fer.	0 001
	gr.		Sulfate de magnésie . . . . . . }	
Bicarbonate de soude	0 471		— soude. . . . . }	0 185
— chaux . . . . . . }			Chlorure de magnésium	0 055
— magnésie . . . . . }	0 402		Mat. organ. non azotée (géine?)	0 060
Acide silicique, alumine . . . }				
Phosphate . . . . }	0 040			1 214

PONT-GIBAUD (PUY-DE-DOME).

PONT-GIBAUD, petite ville, à 12 kilomètres de Riom et 16 de Clermont, possède 2 sources (la *Javelle* et *Châteaufort*) froides, gazeuses, limpides, d'une saveur aigrelette et agréable.

Source de Javelle. — Analyse par MM. O. Henry et Blondeau.

	lit.			gr.
Acide carbonique libre .	0 128			
Bicarbonate de soude . .	0 879		Sulfate de soude	0 152
— chaux . . .	0 449		Chlorure de sodium et potassium.	0 120
— magnésie . .	0 169	1 582	Oxyde de fer	traces
Acide silicique	0 085		Matière organique azotée . . .	0 105
				1 959

L'eau de *Javelle* s'emploie dans la gastralgie, la céphalée, l'aménorrhée, la chlorose, la leucorrhée, etc. Mais on lui préfère l'eau de *Châteaufort*. (Nivet, *Dict. des eaux minérales du Puy-de-Dôme.*)

Pont-Gibaud forme une transition aux sources de Sail, du Monestier, de Rouzat, de Courpière et de Royat, qui sont plus fortes.

Sail-sous-Couzan (LOIRE).

Village de l'arrondissement de Montbrison. L'eau minérale est froide, limpide, inodore, d'une saveur piquante avec un arrière-goût ferrugineux, et dépose un sédiment jaunâtre. — *Médecin :* M. Lenfant.

Analyse par M. O. Henry, 1842. (*Annuaire des Eaux.*)

	gr.		gr.
Acide carbonique	1/4 du volume	Carbonate de fer avec manganèse	0 008
Bicarbonate de soude	0 557	Sulfate de soude	0 140
— potasse	0 257	— chaux.	0 012
— chaux.	0 589	Chlorure de sodium et potassium	0 120
— magnésie	0 511	— magnésium.	0 050
— strontiane, lithine .	traces		2 159
Silicate de soude, de chaux, d'alumine	0 185		

Le Monestier-de-Clermont (ISÈRE).

LE MONESTIER-DE-CLERMONT, à 24 kilomètres de Grenoble, possède une source froide (12° c.), limpide, piquante et agréable au goût ; elle n'est pas exploitée.

Analyse par M. Leroy, de Grenoble. (*Annuaire des Eaux.*)

	lit.			
Acide carbonique libre.	0 492		Bicarbonate de fer	traces
			Chlorure de sodium.	0 · 050
	gr.		Sulfate de soude	0 333
Bicarbonate de chaux.	0 886		— chaux.	0 015
— soude.	0 794		— magnésie	0 016
— magnésie	0 547			
Silicate d'alumine.	0 033			2 674
— de chaux et de soude. .	traces			

Rouzat ou Beauregard-Vandon (PUY-DE-DOME).

Il existe sur le territoire de BEAUREGARD-VANDON, arrondissement de Riom, deux sources acidules, dont l'une, moins abondante, est froide; l'autre, très abondante, chaude (31º c.), gazeuse, fournit une eau louche quand on la voit en masse, et alimente un établissement garni de 8 cabinets de bains, avec douches. — *Médecin:* M. Mosnier.

Analyse par M. O. Henry, 1845. (*Annuaire des Eaux.*)

				gr.
Acide carbonique. . . .	indéterm.	Sulfate de chaux	0 225
	gr.	— soude.	0 700
Bicarbonate de soude. .	0 959	Chlorure de sodium.	0 350
— chaux et magnésie	0 610	Iodure, lithine	indices
— potasse	0 012	1 774 Fer et matière organique. . . .	0 037
Silicate de soude	0 215		
			3 066

COURPIÈRE (PUY-DE-DOME).

Près de COURPIÈRE, sur la rive gauche du Couzon, on trouve plusieurs sources froides, limpides, aigrelettes; la principale et la plus froide (13º) est la *fontaine du Salé.*

Analyse par M. Nivet. (*Dictionn. des Eaux minérales du Puy-de-Dôme.*)

				gr.
Acide carbonique	indéterm.	Sulfate de soude	0 059
	gr.	Chlorure de sodium	0 057
Bicarbonate de soude	2 615	Matière organique.	traces
— chaux et magnésie .	1 417	Perte.	0 177
Acide silicique	0 075		
Bicarbonate de fer	0 042		4 442

ROYAT (PUY-DE-DOME).

ROYAT est à 3 kilomètres de Clermont, dans la belle vallée de Tiretaine, largement ouverte du côté de l'orient et protégée contre les vents d'ouest

et de nord-ouest par les montagnes de Chateix et de Gravenoire. On y
trouve plusieurs sources minérales que M. Nivet suppose, d'après les découvertes faites dans les fouilles de 1843, avoir été en vogue à l'époque
gallo-romaine. Elles ont une température un peu différente, mais toutes
à peu près la même composition chimique. Leur débit total, jaugé en 1845
par M. Nivet, était de 280 litres par minute ; il serait en 1857, selon
M. Homolle, de près de 1,000 litres. L'établissement bâti en 1845, étant
devenu insuffisant, a été remplacé en 1854 par des thermes plus complets et plus spacieux, qui renferment 50 cabinets de bains, 18 cabinets
de douches munis de baignoires, 2 piscines, 2 salles d'aspiration, et 6
cabinets pour bains de vapeur. — Voici la nomenclature et la thermalité des sources.

Source de la buvette	54° c.	Filets divers	32 à 34*
— de la piscine	34 à 35°	Puits de César	32
Grande source	35°		

Nous avons rattaché aux thermes de Royat le *puits de César*, dont l'é-
tablissement (8 cabinets, 1 douche, 1 piscine) a joui, il y a quelques
années, de la faveur publique.

Grande source de Royat, 55° ; analyse par M. Lefort, 1856.

	gr.				gr.
Acide carbonique	0 748		Sulfate de soude		0 185
Bicarbonate de soude . . }	1 784 }		Phosphate de soude		0 018
— potasse . . . }			Chlorure de sodium		1 728
— chaux . . .	1 000 } 5 617		Bicarbonate de fer		0 040
— magnésie . .	0 677		Matière organique		indéterm.
Silice	0 156 }				5 956

M. Lefort a reconnu en outre dans les eaux de Royat la présence d'un
arséniate de soude déjà signalé par MM. Thénard et Chevallier, des traces d'iodure et de bromure, et un peu d'alumine et de manganèse.

Les eaux de Royat peuvent remplir deux indications : à dose modérée,
elles sont toniques ; à haute dose, elles deviennent purgatives. Comme
agent de médication tonique, elles conviennent dans les maladies chroniques apyrétiques, entretenues par un état local ou général ; exemple :
le rachitisme, les scrofules, la cachexie rhumatismale. Elles sont efficaces
dans la chlorose, l'anhémie, l'asthénie des convalescents. — Comme
agent de la médication purgative, elles sont indiquées dans l'embarras
gastrique et bilieux, quelques hydropisies, le pyrosis, certaines gastralgies. — La douche et le bain chaud réussissent dans les engorgements

articulaires, les rhumatismes chroniques, les ankyloses incomplètes. — Les salles d'aspiration de vapeurs minérales ont produit des cures dans le catarrhe pulmonaire chronique, l'asthme humide et, dit-on, la phthisie asthénique au début.

Ces eaux paraissent contre-indiquées s'il existe un anévrysme du cœur, des tubercules, une syphilis larvée, une disposition aux hémoptysies, à la fièvre, etc. — *Médecin des eaux de Royat :* M. Nivet.

M. Nivet a prescrit avec succès les eaux et les bains de César aux personnes affectées de gastro-entéralgie simple ou rhumatismale et aux malades lymphatiques, scrofuleux ou rachitiques. (*Dictionn.* cité, p. 220.)

MÉDAGUE (PUY-DE-DOME).

Les eaux de MÉDAGUE sourdent dans une prairie, sur les bords de l'Allier, près du bourg de Jose, à 3 lieues de Clermont. On compte trois sources, dont la température varie de 15° à 16° c. : 1° le *Gros-Bouillon ;* 2° le *Petit-Bouillon,* et 3° la *source des Graviers,* la seule qui soit fréquentée.

Analyse par M. Bouquet. (*Annuaire des Eaux.*)

	gr.			gr.
Acide carbonique libre .	1 356	Bicarbonate de fer.	0 015
Bicarbonate de chaux . .	1 918	— manganèse, borax .	?
— soude . . .	1 290	Sulfate de soude	0 548
— magnésie . .	0 942	Arséniate de soude	0 002
— potasse . . .	0 290	Chlorure de sodium	1 116
— strontiane. .	?	Matière organique.	traces
Acide silicique	0 065	Phosphate de soude	
	4 505		5 982

L'eau de Médague est employée avec succès par les habitants des localités marécageuses de l'Auvergne, pour combattre les engorgements du foie et de la rate, et les hydropisies qui succèdent aux fièvres intermittentes ; elle triomphe souvent de fièvres qui ont résisté au quinquina. On la conseille dans les gastro-entéralgies, les affections du tube digestif qui rendent les digestions laborieuses, la chlorose, les maladies chroniques des voies urinaires (Bertrand) ; Massillon en fit usage pour des coliques néphrétiques. On les donne dans la leucorrhée, les engorgements utérins (Parrot), la goutte, la gravelle (Nivet). On les administre surtout en boisson ; la dose est de 2 à 4 et progressivement 6 ou 8 verres ; à trop haute dose, elles donneraient lieu à des superpurgations.

Médecin : M. Parrot.

MONT-DORE (PUY-DE-DOME).

Altitude : 1,052 m. — Température : 38 à 45° c.

(*Itinéraire :* de Paris et de Lyon, chemin de fer jusqu'à Clermont ; de là, trajet par diligence en 6 à 7 heures.)

Le MONT-DORE est distant de Paris de 400 kilomètres, de Lyon de 90, et de Clermont de 53 par la route impériale et de 43 seulement par la route qui traverse les montagnes. C'est un village situé dans une vallée étroite d'un demi-kilomètre, longue de 5 du sud au nord, traversée par la Dordogne qui y prend naissance, et entourée de hautes montagnes dont la principale est le pic de Sency, élevée de 1,889 mètres. Il existe 7 sources minérales, dont 1 froide et 6 thermales.

	Tempéra-ture.	Débit par minute.		Pesanteur spécifique.		Total des principes fixes.	
Bain de César.	45° c.	41	décim. cub.	1	00100	2	194 (BERTHIER.)
Fontaine Caroline	45	43	—	1	00218		
Bain Ramond	42	13	—	1	00190		
Bain Rigny	42	12	—	1	00220		
Magdeleine	45	120	—	1	00170	1	260 (BERTRAND.)
Grand-Bain ou bain St-Jean. .	58	58	—	1	00190	1	557 (BERTRAND.)
Ste-Marguerite	12	50	—	1	00055		

Ces sources alimentent deux établissements : 1° le *nouveau,* consacré aux bains, douches et inhalations de vapeur ; 2° l'*ancien* (commencé en 1817 et achevé en 1827), pour les bains, douches, pédiluves, pisci-nes, etc. — L'eau du Mont-Dore est limpide, onctueuse, sans odeur, ga-zeuse, d'une saveur acidule, puis salée ou styptique ; à l'air, elle se re-couvre d'une pellicule irisée.

	Bain de César. (BERTHIER.)	Magdeleine (BERTRAND.)	Grand-Bain. (BERTRAND.)
		lit.	lit.
Acide carbonique	indéterminé	0 155	0 067
	gr.	gr.	gr.
Carbonate de soude.	0 655	0 586	0 409
— chaux	0 160	0 257	0 282
— magnésie.	0 060	0 077	0 096
Acide silicique	0 210	»	0 079
Chlorure de sodium	0 580	0 296	0 500
Sulfate de soude	0 065	0 116	0 102
Alumine	»	0 126	0 061
Oxyde de fer	0 010	0 022	0 008
	1 518	1 260	1 557

La réputation des eaux du Mont-Dore, commencée en 1810 par M. Bertrand père, est aujourd'hui bien établie. Leur composition chimique éclaire peu sur leurs vertus, et nous croyons que l'analyse en est à refaire. M. Bertrand fils y a découvert de l'arsenic en 1850, et l'un de nous (M. Pétrequin) a assisté sur les lieux à une partie des expériences de M. Thénard, en 1853, pour constater la présence de ce corps dans les vapeurs des salles d'inhalation, où ce chimiste pense qu'il se trouve à l'état d'arséniate sodique. Mais il y aurait exagération à prétendre que ces eaux doivent leurs propriétés principales à l'élément arsénical. — Quoi qu'il en soit, voyons dans quels cas elles conviennent : nous avons constaté leurs heureux effets dans le catarrhe pulmonaire chronique, la pharyngite et la laryngite sub-aiguës, avec ou sans enrouement, l'asthme humide, et notamment chez les enfants lymphatiques ou scrofuleux disposés aux rhumes et aux maux de gorge ; ces petits malades sont incontestablement la classe de baigneurs à laquelle ces eaux réussissent le mieux : plusieurs nous semblaient menacés de phthisie. Cette dernière maladie peut-elle se guérir au Mont-Dore ? MM. Bertrand répondent par l'affirmative et prétendent en avoir obtenu au début de nombreuses cures ; le fait est contesté et contestable ; mais ce résultat ne nous paraît pas impossible, surtout chez les enfants et les femmes à fibres molles, à circulation languissante. — Il y aura contre-indication s'il y a des hémoptysies actives, si le cœur est gros, s'il y a tendance congestive vers le cerveau, etc.

Après les maladies de poitrine, viennent les affections rhumatismales, la sciatique, les névralgies ; on doit ajouter les gastralgies rhumatiques, les arthrites, les entorses négligées, etc. On peut dire d'une manière générale que MM. Bertrand avaient organisé au Mont-Dore un sytème d'hydrothérapie chaude assez bien entendu pour satisfaire aux principales indications des eaux thermales.

Parmi les maladies des femmes qu'on y traite avec quelque succès, nous mentionnerons la leucorrhée, la chlorose, les engorgements utérins, les désordres de la menstruation.

Le Mont-Dore a contre lui l'inclémence de son climat, où les vicissitudes atmosphériques, la fréquence des pluies, la fraîcheur du matin et du soir constituent des conditions peu hygiéniques. Il faut se munir de vêtements d'hiver. La saison des eaux commence fin juin et finit en août ; la durée du traitement est de 15 à 20 jours.

On exporte surtout les eaux de la Magdeleine. Nous ne pouvons croire avec M. James, que, loin de la source, leur action soit insignifiante ; trop de praticiens ont constaté le contraire.

Médecins: MM. Vernière, Goupil, Chabaury. etc.

NEYRAC (ARDÈCHE).

NEYRAC est situé sur les bords de l'Ardèche, à 15 kilomètres d'Aubenas, dans une vallée pittoresque, d'un climat doux et tempéré. Les sources minérales en sont nombreuses ; on en distingue 7, qui sourdent toutes au pied d'une roche de granit porphyroïde rose, dans un segment de cercle d'environ 30 mètres de rayon : 1º la *source des Lépreux* est froide (18º), gazeuse, d'un goût nauséeux, limpide, abondante et laissant peu de dépôt. 2º La *source Jaune* (source Dupasquier) est froide (20º c.), gazeuse, assez abondante, d'un goût salin, mais pouvant se boire aux repas avec du vin : « Elle est, dit l'*Annuaire des Eaux*, destinée aux scrofuleux. » — Vue en masse, cette eau a une couleur jaune fauve. 3º Les *sources des Bains*, au nombre de deux, réunies dans un seul réservoir par un nouveau captage en 1851, sont thermales (27º c.), extrêmement abondantes, très gazeuses, d'un goût salin métallique ; l'eau, vue en masse, a une couleur jaune foncée ; elle donne un abondant dépôt ocracé, jaune nankin, qui, recueilli dans les réservoirs, sert à composer des bains de Neyrac artificiels, et des pommades anti-herpétiques. — Ce sont ces deux sources qui alimentent l'établissement thermal, et dont on fait usage pour les bains, bains de siége, pédiluves, douches, injections, etc. 4º Près des sources des Bains, il en existe une petite (source O. Henry), également gazeuse, thermale (27º c.), offrant les mêmes caractères physiques ; elle n'est ni utilisée ni captée. 5º Il y a aussi près de la source des Lépreux, une petite source (source Mazade) qui sourd à la surface du sol, et fournit un dépôt orange considérable ; un captage bien entendu pourrait bien accroître et largement utiliser ces deux dernières sources. 6º Neyrac possède une source alcaline (source Célestine) froide (14º c.), gazeuse, limpide, abondante, formant une eau de table agréable, analogue à la source Marie, de Vals. 7º Enfin il existe dans le lit de l'Ardèche, à 400 mètres de là, d'autres petites sources alcalines, également froides, gazeuses et donnant un dépôt ocracé, dont l'une près du pont sera facile à capter.

Les eaux de Neyrac forment un type intéressant dans l'ordre des eaux alcalines mixtes. Leur débit total est considérable ; enfin, comme il s'échappe beaucoup d'acide carbonique soit des diverses sources, soit des fameuses mofettes de Neyrac, MM. Mistcherlich, de Berlin, et Herpin, de Paris, ont pensé non sans raison que, en le recueillant dans des gazomètres spéciaux, on pourrait l'utiliser à la fois pour créer un établissement complet de bains, de douches, d'étuves et d'inhalations gazeuses, et pour gazer les eaux destinées à l'expédition.

Analyse de la source des Bains par M. O. Henry, 1852. (*Annuaire des Eaux de France.*)

	lit.			gr.
Acide carbonique libre.(Lefort.)	1 812	Bicarbonate de fer.		0 014
	gr.	Manganèse, iodure		traces
Bicarbonate de chaux	0 847	Oxyde de titane (uni au fer ?) . .		
— soude.	0 466	Arsenic (uni au fer ?).		
— magnésie	0 285	Nickel et cobalt (carbonatés ?) . .	0 110	
— potasse	0 150	Phosphate terreux		
Silicate de soude et de potasse .	0 038	Matière organiq. bitumineuse . . .		
— d'alumine, de zircone .				
Sulfate de chaux et de soude. .	0 150			
Chlorure alcalin	0 039		2 099	

Les eaux de Neyrac sont devenues un sujet de litige pour les chimistes : M. Lefort nie qu'elles renferment non seulement les éléments que M. Mazade y avait annoncés, mais encore ceux qu'indique l'analyse précédente (zircone, titane, nickel, cobalt, etc.). Pourtant la commission de l'Académie avait procédé avec soin (1); M. O. Henry a repris cette étude en sous-œuvre ; il est allé sur les lieux, et de nouveaux essais (nov. 1858) ont tranché affirmativement pour lui la question du molybdène, du tantale, du titane, etc. On a fait valoir que les circonstances géologiques semblaient déjà le faire présumer. Quoi qu'il en soit, il est évident que toutes ces discussions chimiques ne sauraient rien ôter aux propriétés médicales déjà connues des eaux de Neyrac, et qu'au contraire ces divers corps, mieux étudiés cliniquement, pourront encore en ajouter d'autres.

Il est de notoriété que les eaux de Neyrac ont une spécialité d'action dans les maladies de la peau. M. Lefort lui-même a constaté sur les lieux que : « Les ruines de l'ancienne maladrerie que l'on trouve à Neyrac avec ses croisées orientales, son chemin couvert, son enceinte fortifiée et crénelée de meurtrières, le rocher où les lépreux allaient se sécher au so-

____

(1) M. Pâtissier s'exprime ainsi : « Après des essais variés, répétés et entrepris comparativement avec des mélanges connus, M. O. Henry est arrivé aux mêmes résultats que M. Mazade, c'est-à-dire à constater dans les eaux de Neyrac, ou les produits de leur concentration en grand, l'existence du titane, du nickel, du cobalt, et même de la zircone quoique moins bien définie. » (*Rapport*, 1854, p. 220.) — Remarquons que le cobalt a déjà été signalé, en 1855, par M. Poggiale, dans l'eau d'Orezza. (*Bullet. de l'Acad. méd.*, t. xix, p. 518.) — Voyez plus haut, *Introduction*, p. 2.

leil et qui porte encore dans le pays le nom de *ban dei ladres*, attestent assèz que ces eaux jouissaient autrefois d'une certaine réputation *pour la guérison des maladies de la peau ;* cette réputation n'est nullement démentie, nous pouvons même dire qu'elle a été vérifiée par les différents praticiens qui ont eu occasion de les conseiller à leurs malades. » (*Journ. de pharmacie et de chimie*, octob. 1857.) MM. C. James et Durand-Fardel reconnaissent également leur efficacité dans ce cas, et les médecins de l'Ardèche sont unanimes sur ce point. Elles conviennent surtout dans les dartres, la teigne, la gale, les ulcères chroniques, les vieilles plaies d'armes à feu, certaines syphilis invétérées, etc.

Les médecins du pays s'accordent pour les recommander aussi dans les maladies des femmes, notamment dans les pertes blanches, la dysménorrhée (MM. Tailhand ont observé qu'elles réussissent dans les flux leucorrhéïques, qu'ils soient essentiels ou liés à un engorgement ou à des granulations ou à des ulcérations de la matrice); dans le catarrhe de la vessie ; dans les névroses, comme l'hystérie, l'hypochondrie, la danse de St-Guy ; dans les névropathies des organes digestifs, comme la dyspepsie, la gastralgie, la gastro-entéralgie, et ces désordres de l'innervation qui se compliquent d'étouffements, de palpitations, de vertiges et de défaut d'aptitude à tout travail physique et intellectuel ; dans les névralgies, la sciatique ; dans le rhumatisme et dans la goutte (M. Delaygue, médecin à Thueyt, cite des guérisons de goutte dans sa propre famille ; MM. Tailhand notent que les eaux de Neyrac réussissent surtout quand le rhumatisme et la goutte sont entés sur des constitutions nerveuses et très irritables); dans les engorgements des glandes lymphatiques du cou, de l'aine, de l'aisselle ; dans les entorses négligées ; dans les tumeurs blanches (le docteur Saléon en cite de nombreux exemples); enfin, M. Ceysson s'en est bien trouvé dans les affections catarrhales des muqueuses du pharynx, du larynx et dès bronches, etc.

Médecins : MM. Tailhand, Saladin.

APPENDICE. — EAUX ALCALINES MIXTES SILICATÉES.

On a vu, dans les divers chapitres qui précèdent, la silice ou les silicates figurer dans l'analyse de la plupart des sources alcalines ; mais, si cet élément n'était point à dédaigner comme venant augmenter le chiffre effectif des alcalins, il s'est jusqu'ici rencontré en proportion absolue ou relative trop minime pour réclamer une mention à part. Toutefois cette observation ne nous a pas échappé, et maintenant nous allons citer des cas où il se montre en quantité assez notable pour réclamer une attention spéciale et constituer un sous-ordre que nous nommerons *eaux alcalines mixtes silicatées*. Personne avant nous n'y avait songé, bien qu'on arrive à cette conclusion chimique par l'examen attentif des analyses de MM. O. Henry, Lhéritier, Barruel, etc. Quant à la question physiologique, nous l'avons créée et démontrée par les expériences que l'un de nous a exécutées sur lui-même. Enfin l'étude thérapeutique ressortira de ce qui va suivre. En somme, si les silicates sodiques tenus en dissolution dans les eaux minérales naturelles se décomposent avec une grande facilité au contact de l'air (1) pour se transformer en carbonates,

(1) En raison de la nouveauté de cette question et de son importance, nous allons rapporter les réflexions suivantes d'un homme fort compétent sur ces matières : « J'avais remarqué, dit M. O. Henry, pendant l'évaporation de l'eau minérale d'Evaux, que, vers la fin de l'opération, il se sépare une grande quantité de silice qui apparaît sous la forme gélatineuse ; le produit fait aussi alors une forte effervescence avec les acides, et est d'une *forte alcalinité* : j'avais vu, en outre, qu'en ajoutant dans l'eau d'Evaux un certain excès d'acide sulfurique, on n'obtient en acide carbonique qu'un dégagement peu abondant même après avoir chauffé longtemps, et qu'en même temps il se sépare une proportion fort notable de silice très hydratée qui nage au fond du liquide, et se sépare en gelée après l'évaporation. Enfin, en chauffant longtemps (ce point est nécessaire) un poids connu d'eau minérale avec l'acide sulfurique, dans un ballon convenable, et recueillant tout le gaz puis l'analysant, je n'ai eu en acide carbonique qu'un volume dont le poids dépassait à peine celui qui constitue les carbonates terreux, supposés bicarbonates, comme cela doit être dans l'eau intacte.

« Je pensai donc, et ce fait me paraît s'appliquer à *beaucoup d'eaux minérales alcalines*, ainsi que j'ai eu plusieurs fois occasion de le remarquer, que la majeure partie du carbonate de soude obtenu dans le produit de l'évaporation, provenait de la décomposition d'un silicate primitif à base de soude, altéré plus tard par l'acide carbonique de l'air extérieur. La proportion de silice séparée de l'eau est bien supérieure à celle que ce liquide peut en dissoudre même à l'état gélatineux, ce qui suppose aisément une combinaison soluble, un silicate.

nous pouvons établir que le même fait de décomposition se passe dans l'économie, et que les eaux silicatées à base de soude, de chaux ou de magnésie agissent comme eaux alcalines. Nous choisirons pour type de ce genre les eaux de Plombières, auxquelles se rapportent celles d'Evaux, Sail-lès-Château-Morand, etc.

PLOMBIÈRES (VOSGES).

« PLOMBIÈRES est un bourg d'environ 1,400 âmes, situé dans une vallée étroite et profonde, à l'extrémité méridionale du département des Vosges (à 6 lieues d'Epinal, 12 de Vesoul, 18 de Lunéville, 22 de Nancy). — La vallée est arrosée par la petite rivière de l'Eau-Gronne, qui roule sur un lit hérissé de quartiers de grès ou de granit. — Le bourg étant situé au fond d'une gorge fermée par deux montagnes, il en résulte que la disposition au nord-ouest et au sud-est de ces énormes masses retarde pour le fond de la vallée de près d'une heure le lever du soleil et avance d'autant l'heure de son coucher, ce qui diminue notablement la longueur du jour et favorise la production du froid, en abrégeant la durée de la présence de cet astre sur l'horizon.... Il est utile de prévenir les baigneurs qu'il fait froid à Plombières le matin et le soir, tandis que, dans les jours sereins, le soleil, dardant d'aplomb, occasionne des chaleurs excessives : on a de sorte, pour ainsi dire, l'hiver et l'été dans la même journée. — J'ai remarqué que les brouillards sont fréquents dans la vallée, et que la rosée du soir commence de très bonne heure, ce qui rend alors les promenades dangereuses pour les malades, dont l'impressionnabilité est augmentée. —On emploie les eaux de Plombières en bains, demi-bains, pédiluves, douches ascendantes et descendantes, bains de vapeurs, étuves ; deux sources (le *Crucifix* et la *fontaine des Dames*) sont spécialement prises en boisson. » (Pétrequin, *Voyage médical;* voy. *Annal. de Gynécologie,* juillet 1841.)

Plombières possède 3 sources *froides*, dont deux dites *savonneuses* et une *ferrugineuse*, et 15 sources *thermales*, parmi lesquelles on distingue les sources *Simon, Muller*, des *Dames* (52°), de *Bassompierre*, du *Crucifix* (48°), du *bain Romain* (60°), de l'*Enfer* (60°), des *Capucins* (52°). Elles alimentent cinq établissements : 1° le *bain Romain* contient

---

« L'existence d'un silicate de soude, à côté des bicarbonates de chaux, de magnésie et de strontiane, n'a rien d'incompatible : si l'on mêle, en effet, un silicate de ce genre avec une solution étendue de bicarbonate de chaux, il ne se fait aucune précipitation. » (*Journal de Pharmacie,* 1844, p. 128.) Voyez plus loin (*Physiologie*) les expériences de M. Pétrequin.

24 cabinets garnis chacun d'une baignoire et d'une douche; dans l'un d'eux, il y a une douche écossaise ; 2° le *bain des Dames* se compose d'un rez-de-chaussée où l'on voit 2 piscines (temp. 34° à 35°), 5 baignoires, 2 cabinets de douches descendantes et 1 de douches ascendantes (le tout est destiné aux malades de l'hôpital); et d'un premier étage garni de 14 cabinets de bain, avec 18 baignoires et 15 douches; 3° le *bain tempéré* contient 4 piscines (temp. 33° à 34°), 2 pour les hommes et 2 pour les femmes ; 4° le *bain des Capucins* présente un bassin, subdivisé en deux compartiments, l'un à 37° 50, l'autre 40° à 41°; 5° le *bain Impérial* contient 1 piscine à deux compartiments (tempér. 35° à 36°) qu'entourent 14 baignoires et 3 douches, plus 40 baignoires, 1 douche écossaise et des douches vaginales ; un pavillon renferme le *bain des Princes*, qui consiste en 2 vastes baignoires. — Enfin il existe 2 étuves, celle de Bassompierre et celle d'Enfer.

Les eaux thermales et savonneuses de Plombières sont limpides, onctueuses, incolores et sans odeur. M. Chevallier a constaté la présence de l'arsenic dans les sources du Crucifix, des Dames, d'Enfer, du bain Romain, et M. Caventou, en 1848, dans l'eau ferrugineuse; résultats confirmés depuis par MM. V. Duval, Hutin, Bouquet, Pommier, etc.

Analyse par MM. O. Henry et Lhéritier. (*Hydrologie de Plombières*, 1855.)

	Source du Crucifix 48° à 49°	Source d. Dames 52°	Bain Romain 59° à 60°	Source Savonneuse 15° et 16°
	gr.	gr.	gr.	gr.
Silicate de soude	0 0512	0 0818	0 0690	0 0270
— potasse	0 0080	0 0040		
— chaux				
— magnésie	0 0454	0 0520	0 0590	0 0065
Silice (acide silicique)	0 0200	0 0116	0 0210	0 0180
Lithine (silicatée?)	sensible	sensible	indices	sensible
Alumine	0 0120	0 0100	0 0130	0 0140
Chlorure de sodium				0 0040
— potassium	0 0450	0 0560	0 0500	»
— calcium et magnésium	»	»	»	0 0171
Sulfate de soude (anhydre)	0 0810	0 0820	0 0510	chaux 0 0220
Arséniate de soude	0 0006	0 0007	supposé	0 0004
Sesquioxyde de fer	sensible	sensible	présumés	indices
Iodure	indices	indices	par	présumé
Phosphate	très sensible	très sensible	analogie	sensible
Fluor ou fluate				
Acide borique ou borate	indic. dout.?	?	?	?
Matière organique azotée	0 0200	0 0200	indéterm.	0 0100
	0 2858	0 2781	0 2250	0 1289

(Crucifix et Dames : accolade commune, 0 1566.)

Ces diverses sources, surtout les thermales, offrent une grande analogie de composition : remarquons que les chlorhydrates (soude et potasse)
s'y trouvent en très faible proportion, de même que les sulfates, et
que ce sont les alcalins (silicates) qui prédominent. MM. O. Henry et
Lhéritier professent que la base de leur minéralisation est un silicate alcalin ; que les carbonates (trouvés par Vauquelin, et en 1847 par M. O.
Henry lui-même) n'y préexistent pas, mais sont le résultat de l'altération
des silicates primitifs, par le contact de l'air ; que la présence d'un arséniate de soude explique en partie l'action thérapeutique de ces eaux;
enfin, que les vapeurs des étuves entraînent, d'après l'analyse, des substances salines et des vapeurs organiques.

Les sources de Plombières sont un type d'eau minérale alcaline mixte
silicatée. Ces eaux deviennent alcalines si elles restent quelque temps exposées à l'air ou si elles sont soumises à l'ébullition ; on voit alors se pré-
cipiter la silice qui s'y trouvait combinée à l'état de silicate de soude.
Nous ne discuterons pas la question de savoir si c'est ce silicate ou le
carbonate qui en dérive qui est exclusivement l'agent de leur efficacité,
ou s'il faut en faire honneur soit aux faibles doses de chlorhydrate et de
sulfate de soude qu'on y trouve, soit à l'arséniate sodique qu'on y a signalé, etc. ; nous croyons que c'est par tous ces éléments à la fois qu'elles
peuvent, selon l'expression de Bordeu, *frapper à toutes les portes* et devenir utiles dans diverses maladies. M. Edwin Lee compare Plombières à
Tœplitz : « L'action de ces eaux; dit-il, est diurétique même en petite
quantité. Malgré leur faible minéralisation, elles produisent un premier
effet excitant, ce qui tient sans doute à leur température élevée. L'excitation est remplacée par un état de sédation et de relâchement chez ceux
qui restent longtemps dans le bain. » (E. Lee, *The baths of France*,
1854.) A la dose de 2 à 4 verres par jour, elles réveillent l'appétit, facilitent la digestion et activent la sécrétion urinaire ; elles ne sont point
laxatives, et même les premiers jours elles sont souvent constipantes.—
Elles sont sédatives dans les maladies nerveuses, l'éréthisme, les convа-
lescences avec irritabilité. M. Turck (*Des Eaux de Plombières*, 4ᵉ édit.,
1847) les recommande dans la gastralgie, l'entéralgie, quelques affections chroniques des reins et de la vessie, la polysarcie ou obésité, l'hystérie, la catalepsie, etc. M. Lhéritier a signalé leurs bons effets dans le
rhumatisme fixé sur divers organes (*Clinique de Plombières*, 1853), et
dans certaines paralysies comme la paraplégie, l'irritation spinale, la myé-
lopathie (*Clinique de Plombières*, 1854). L'un de nous, M. Pétrequin, a
pu constater sur les lieux l'ensemble de ces résultats, et il a personnel-

lement étudié l'action des eaux de Plombières dans les maladies de l'appareil génito-urinaire, en montrant que les auteurs s'accordent à les conseiller dans la dysménorrhée (Martinet), l'engorgement de l'utérus et de ses annexes (Jacquot), les névroses de la matrice (Turck), la stérilité qui est liée à l'un de ces états (Guersant), l'eczéma de la vulve et des grandes lèvres (Biett), les pâles couleurs (Ph. Hutin), les grossesses laborieuses (Toignart). Quant aux engorgements des ovaires et aux tumeurs fibreuses utérines, elles n'ont sur ces maladies qu'une action palliative. (Pétrequin, *Voyage médical.*; voy. *Annal. de Gynécologie*, 1841.)

Médecins: MM. Sibylle, Lhéritier, Garnier, Turck, Grillot.

ÉVAUX (CREUSE).

La petite ville d'ÉVAUX est à 36 kilomètres de Guéret et à 310 de Paris. L'*Annuaire* indique 8 sources, dont la température varie de 26° à 55° c. A part celle du *Petit-Cornet* (51°), qui est sulfureuse, toutes les autres sont alcalines et d'une composition assez analogue : sur un total de 1,35 à 1,95 de principes fixes, elles offrent 0,18 à 0,20 de silicates pour 0,20 à 0,25 de carbonates alcalins. L'eau est limpide, faiblement odorante, d'un arrière-goût saumâtre, et dépose un limon (conferves). — Ces sources alimentent trois établissements thermaux, dont le principal renferme 25 cabinets de bain, 14 à 15 douches et 1 étuve ; les deux autres (dont l'un est affecté au service des indigents) contiennent quelques baignoires et 1 douche.

Analyse, sur les lieux, de la source César (tempér. 55°) par M. O. Henry. (*Annuaire.*)

	gr.			gr.
Silicate de soude.	0 1170	Sulfate de soude.	0	7170
— lithine	0 0013	— potasse.	0	0050
Silice, alumine (silicate). . . .	0 0700	— chaux	0	0200
Bicarbonate de soude.	0 0500	Chlorure de sodium	0	1674
— chaux	0 1520	— potassium.	0	0060
— magnésie	0 0450	Sulfure, iodure, bromure. . .		traces
— strontiane	0 0040	Phosphate, matière organ. azot.		traces
— fer et manganèse .	0 0005			
			1	3552

Ces eaux silicatées s'emploient en boisson et surtout en bains et en douches. On les recommande dans le rhumatisme chronique, les raideurs articulaires, quelques maladies cutanées, les vieux ulcères, la gravelle ; ainsi que dans les engorgements abdominaux, quelques névroses, la gastralgie. — *Médecins:* MM. Tripier, Darchis.

Sail-lès-Château-Morand (LOIRE).

Le bourg de SAIL-LÈS-CHATEAU-MORAND est à 9 kilomètres de La Palisse et 16 de Roanne. Il est entouré de prairies. L'établissement comprend un hôtel et le bâtiment des bains. Il existe 5 sources, dont 2, qui seules doivent nous occuper ici (*source des Romains* et *source d'Urfé*), sont alcalines, thermales (34° c.) à peine gazeuses ; 2 autres (*source du Saule*, 34°, et deuxième source, 32°) sont sulfureuses, et la dernière est ferrugineuse, 12° c.

Analyse de la source d'Urfé par O. Henry, sur les lieux, en 1850. (*Annuaire.*)

	gr.			gr.
Acide carbonique.	peu		Sulfate de soude.	0 1440
Silicate de soude et potasse. .	0 1001		Chlorure de sodium et magnés.	0 0400
— lithine et alumine. . .	0 0500		Iodure alcalin.	sensible
Bicarbonate de soude et potasse	0 1557		Matière organique.	»
— chaux et magnésie.	0 0700			0 5198

Les eaux silicatées de Sail sont recommandées dans l'asthénie de l'estomac et des intestins, les obstructions abdominales, les calculs biliaires, les coliques néphrétiques, la leucorrhée, le catarrhe vésical, les fièvres quartes rebelles, le rhumatisme, la goutte atonique.

Médecin : M. Bellety.

ARLANC (PUY-DE-DOME).

La source minérale d'ARLANC se trouve à 1 kilomètre de la ville d'Arlanc (à 2 lieues d'Ambert et 12 de Clermont), sur la route de Marseille à Paris. L'eau s'administre en boisson, bains et fumigations.

Analyse par Barruel. (Bravard-Deriols, *Eaux minérales d'Arlanc*, 1855.)

	lit.			gr.
Acide carbonique.	1 787		Carbonate de fer	0 055
	gr.		Chlorure de sodium	0 044
Silice (silicate?).	0 250		Matière organique.	traces
Carbonate de soude	0 272			0 892
— chaux	0 146			
— magnésie	0 125			

M. Bravard-Deriols attribue à l'eau silicatée d'Arlanc des propriétés apéritives, toniques, diurétiques et dissolvantes. Il dit s'en être bien trouvé dans les affections chroniques du tube digestif, comme le pyrosis, la dyspepsie, les vomissements, la diarrhée atonique ; dans les engorgements du foie et de la rate ; dans la leucorrhée, le catarrhe vésical, les coliques néphrétiques. Il l'a employée avec succès, en raison de sa composition ferrugineuse, dans la chlorose, le scorbut, les hémorrhagies passives, les fièvres intermittentes rebelles. — *Médecin :* M. Bravard.

TABLEAU COMPARATIF ET GRADUÉ

DES

EAUX MINÉRALES ALCALINES

DISTRIBUÉES EN QUATRE GROUPES NATURELS
D'APRÈS NOTRE CLASSIFICATION

AVEC L'INDICATION DE LEUR TEMPÉRATURE, DES PROPORTIONS DE FER ET D'ACIDE CARBONIQUE QU'ELLES CONTIENNENT, ET DE LEURS PRINCIPALES QUALITÉS CHIMIQUES.

———

L'essentiel, pour ordonner les eaux minérales, c'est de savoir à quelle classe elles appartiennent, et si elles sont fortes ou faibles dans leur classe.

Dès qu'on pourra avoir cette **classification** et ces **échelles**, il ne s'agira, pour se déterminer entre celles qui sont de même force (et il y en a plusieurs), que de consulter les circonstances du malade et la façon dont on est aux eaux.

Tissot (*Maladies des nerfs*, § 145).

PREMIÉR ORDRE. — EAUX ALCALINES SODIQUES.	Température.	Acide carbonique.	Fer fer et mangan.	TOTAL DES Carbonates sodiques.	Carbonates alcalins.	Substances fixes.
Hôpital	30° c.	0 lit. 28	0 gr. 060	5 gr. 02	6 gr. 14	7 gr. 46
Grande-Grille	40	0 25	0 004	4 88	5 07	6 75
Puits Chomel	44	0 gr. 76	0 004	5 09	6 25	7 19
Puits Carré	44	0 87	0 004	4 89	6 03	6 95
St-Nectaire	37	0 57	0 051	2 85	5 89	6 60
Vic-le-Comte	32	indéterm.	0 21 ?	2 97	4 82	6 78
Ems (*Kesselbrun*)	37	0 88	0 005 f.m.	1 97	2 39	4 47
Châteauneuf	37	1 19	0 054	1 29	2 55	4 54
Chaudes-Aigues	81	0 lit. 40	0 001	0 47	0 63	0 81
St-Laurent	55	indéterm.	»	0 50	0 55	0 68
Tœplitz	60 à 65	indéterm.	0 001	0 54	0 50	0 62
Bilin	11	indéterm.	traces	9 25	9 78	12 02
Vals (*Chloé*)	14	1 lit. 07	0 022 f.m.	5 28	5 72	6 15
Célestins	14	1 gr. 04	0 004	5 10	6 21	7 19
Hauterive	14	2 18	0 017	4 68	5 61	6 77
Lardy	23	0 lit. 51	0 051	4 46	5 15	6 21
Mesdames	16	1 gr. 90	0 026	4 01	5 23	5 90
Fachingen	10	1 lit. 24	0 010	2 21	2 71	3 35
Camarès	12	1 15	0 06	1 82	2 54	3 64
Chabetout	14	1 »	0 04	1 88	2 63	3 10
Sauxillange	froide	indéterm.	traces	2 05	2 49	2 73
St-Alban	18	0 lit. 40?	0 05	1 21	2 55	2 60
Jenzat	21	0c. 05c.	0 007	0 60	0 80	1 65
Soultzmatt	»	1 vol.	0 004 ?	0 67	1 19	1 56

Vichy (Hôpital, Grande-Grille, Puits Chomel, Puits Carré). — SOURCES THERMALES. — SOURCES NON THERMALES ; *Vichy* (Vals, Célestins, Hauterive, Lardy).

DEUXIÈME ORDRE. — EAUX ALCALINES CALCIQUES	Température.	Acide carbonique.	Fer fer et mangan.	TOTAL DES Carbonates calciques.	Carbonates alcalins.	Principes fixes.
Condillac	15° c.	0 lit. 54	0 gr. 01	1 gr. 35	1 gr. 80	2 gr. 19
Châteldon	14	2 gr. 42	0 02	0 91	1 50	1 85
Foncaude	25	indéterm.	0 06	1 88	2 04	2 86
St-Moritz	4° 5 R.	2 54	0 05 f. m.	1 04	1 50	1 91
Dieu-le-Fit	froide	0 55	0 009	1 49	1 74	1 90
Celles	25° c.	1 lit. 20	0 004	0 90	1 65	1 88
Renaison	froide	0 56	0 009 f.m.	0 66	1 40	1 54
Ussat	52	0 55	traces	0 .69	0 .75	1 27
Rieu-Majou	16	0 75	0 05	0 77	1 11	1 25
Montégut-Sécla	12	0 07	0 002	0 27	0 43	0 46
Foncirgue	20	0 02	0 007	0 18	0 20	0 31
Aix (*Sextius*)	34	indéterm.	traces	0 10	0 16	0 22
Rosheim	15	0 01	»	0 15	0 25	0 29
St-Allyre	20	0 71	0 14	1 65	2 89	4 64
Rippoldsau	9	gaz.	0 14 ?	1 11	1 28	5 02

TROISIÈME ORDRE. — EAUX ALCALINES CALCIQUES-MAGNÉSIENNES.	Température.	Acide carbonique.	Fer.	TOTAL DES		
				Carbonates calciques ma- gnésiques.	Carbonates alcalins.	Principes fixes.
Pougues.	12° c.	0 55	0 02	2 gr. 30	2 gr. 97	5 gr. 85
Contrexeville	12	0 01	0 005 ?	0 89	1 21	2 94
St-Galmier.	froide	1 20	0 009	1 08	1 51	1 58
Grandrif.	10	1	0 005	0 55	0 47	0 49
Bulgneville	»	0 48	»	0 28	0 50	0 42
St-Simon	19	indéterm.	0 001	0 26	0 27	0 52

QUATRIÈME ORDRE. — EAUX ALCALINES MIXTES.		Température.	Acide carbonique.	Fer. fer, manganèse	TOTAL DES	
					Carbonates alcalins.	Principes fixes.
SOURC. THERMAL.	Néris (*César*) . .	52° c.	0 04	0 004	0 gr. 69	1 gr. 26
	La Malou	35	gaz.	0 02 f. m.	1 62	1 67
	Avène	27	»	traces	0 21	0 32
	Schlangenbad . .	27 à 52	0 03	»	0 10	0 32
	Royat	35	0 gr. 74	0 04	5 61	5 93
	Mont-Dore. .) types à part	45	indéterm.	0 010	1 06	1 51
	Neyrac . . .)	27	1 lit. 81	0 01	1 78	2 09
SOURCES NON THERMALES.	Evian	12	24mm	traces	0 15	0 25
	Geilnau	10	24 ?	fer	(11 grains)	(12 grains)
	Tessière	froide	1 lit. 50	0 001	0 91	1 21
	Le Chambon . . .	12	indéterm.	traces	1 40	1 51
	Laveyrasse. . . .	froide	1/5 vol.	0 008	1 44	1 64
	Pont-Gibaud . . .	froide	0 12	traces	1 58	1 95
	Sail-sous-Couzan .	froide	1/4 vol.	0 008	1 85	2 15
	Le Monestier. . .	12	0 lit. 49	traces	2 26	2 67
	Rouzat.	froide	indéterm.	0 05	1 77	3 06
	Courpière	13	indéterm.	0 04	4 14	4 44
	Médague.	15 à 16	1 gr. 33	0 015	4 50	5 98

APPENDICE AU 4e ORDRE. — EAUX ALCALINES MIXTES SILICATÉES.	Température.	Acide carbonique.	Fer.	TOTAL DES		
				Silicates alcalins.	Carbonates et silicates.	Principes fixes.
Plombières	54 à 60	»	traces	0 156	0 156	0 285
Evaux.	55	»	0 0005	0 188	0 419	1 555
Sail-Château-Morand .	54	peu	»	0 13	0 25	0 51
Arlanc.	froide	1 lit. 78 ?	0 05	0 25	0 80	0 89

SUPPLÉMENT.

ST-ALBAN (LOIRE).

Nous recevons, au moment de mettre sous presse, une analyse nouvelle des eaux de St-Alban, qui vient compléter l'article que nous avons consacré (p. 34) à cette intéressante station thermale.

Analyse par M. Lefort (communiqué par le d^r Gay, janvier 1859).

Oxygène	} 2 centièmes.		Température.	17° 2/10
Azote.			Densité	1 0012

	gr.					gr.
Acide carbonique libre	1 9499			Carbonate de protoxyde de fer	0 0255
				Chlorure de sodium	0 0591
Bicarbonate de soude.	0 8561			Arséniate de soude.	traces
— potasse. .	0 0854			Matière organique	traces
— chaux . .	0 9582	2 5805			
— magnésie .	0 4577			Total des principes fixes :	2 4558
Silice	0 0451				

NOTE SUPPLÉMENTAIRE DES SOURCES MINÉRALES ALCALINES.

Nous donnons ici l'indication sommaire de quelques sources alcalines peu connues ou mal étudiées, dont l'analyse n'a pas été faite, ou reste insuffisante et a besoin d'être complétée.

Sodiq.
- **Ternant** (*Puy-de-Dôme*), gazeuse. — 1 gr. 49 carbon. sodiq. sur un total de 5 gr. 55.
- **Augnat** (*Puy-de-Dôme*), froide, gazeuse. — 1 gr. 35 carb. sodiq. sur 3,16.

Calciques.
- **Gabian** (*Hérault*), bitumineuse.
- **Aleth** (*Aude*), thermale, 28° c.
- **Lavardens** (*Gers*), froide, 19° c. — 0 gr. 19 carbon. calciq. sur total 0,46.
- **Sorède** (*Basses-Pyrénées*), gazeuse, froide, 20° c. — 0 gr. 60 carb. calciq. sur 0,96.
- **Laroque** (*Basses-Pyrénées*), froide, 15° c. — 0 gr. 15 carb. calciq. sur 0,56.
- **Barbotan** (*Gers*), thermale, 51 à 56° c. — 0 gr. 02 sur 0,15; type faible.

Mixt. Calciq. magnés.
- **Rebenac** (*Basses-Pyrénées*), froide, 17° c. — total 0,97.
- **Lachaldette** (*Lozère*), thermale, 50 à 51° c.

Besse (*Puy-de-Dôme*), froide, 9 à 10° c. — total 1 gr. 55.
St-Parize (*Nièvre*).
Langeac (*Haute-Loire*).
St-Martin-Valmeroux (*Cantal*), froide.
Ste-Marie (*Cantal*), froide, gazeuse.

Études médicales

sur l'action physiologique des Eaux minérales alcalines.

Inductions thérapeutiques.

Rien n'est plus utile, pour bien diriger la thérapeutique, que la connaissance exacte des effets physiologiques que produisent les eaux alcalines ; on peut même dire qu'elle est indispensable. Cependant nous ne connaissons jusqu'ici aucun travail d'ensemble sur ce sujet important ; il n'existe que des faits épars dans les auteurs, et plus d'une fois, dans les généralités auxquelles ils se livrent, l'hypothèse se substitue à la vérité, et l'imagination à l'expérience.

Il faut sans doute attribuer cette regrettable lacune à l'introduction toute récente des eaux *alcalines* dans la nomenclature des eaux minérales, au désaccord qui règne encore sur ce point parmi les auteurs qui en traitent, et notamment aux classifications incomplètes ou fautives, qui ont le triple inconvénient de ne pas comprendre l'ensemble des sources alcalines, d'en composer, sous des noms différents, des groupes séparés, ce qui déroute les observateurs, et enfin de ranger parmi elles des sources étrangères, salines ou autres, qui réellement ne leur appartiennent pas.

Pour nous, dans le but d'éviter, autant que possible, ces causes d'erreur, nous avons fait tous nos efforts pour préparer convenablement le terrain à étudier, et en déterminer exactement la nature et les limites. Nous n'avons pas commencé par des considérations générales, afin de procéder du connu à l'inconnu, et de laisser à l'hypothèse et aux interprétations théoriques moins de chance pour prendre la place de la réalité et de l'expérimentation. Nous nous en tiendrons à l'observation rigoureuse des faits. Nous allons passer successivement en revue les divers systèmes organiques, et indiquer au fur et mesure, autant que l'état de la

science et nos propres recherches peuvent le permettre, l'influence spéciale des eaux minérales alcalines suivant la prédominance sodique, calcique ou magnésienne.

Nous choisirons Vichy pour type des premières, Châteldon et Condillac pour les secondes, Pougues, Contrexeville et St-Galmier pour les troi-
sièmes, Plombières et Néris pour les mixtes, en ayant soin de comparer
sous ces divers chefs tout ce que nous savons des sources alcalines.

§ I. Système cutané.

Le premier effet du bain alcalin, c'est de débarrasser la peau des écail-
les épidermiques et des débris de sécrétions qui s'y accumulent; il lui
donne de la souplesse et de l'onctueux. Tempéré, il développe un sentiment de force et de bien-être; en général, les bains alcalins, pris ainsi,
n'affaiblissent pas. (Pâtissier, *Rapport à l'Académie*, 1854.)

En même temps, la peau en reçoit une excitation particulière qui y appelle le sang; sa calorification en est augmentée; elle devient ainsi le
siége d'une fluxion sanguine modérée, qui opère une sorte de révulsion physiologique du centre à la périphérie. Elle peut rougir, si l'eau
alcaline est pure; on voit parfois survenir une démangeaison passagère;
mais en général (sauf quelques rares exceptions), on n'observe pas de
poussée, comme cela a lieu dans d'autres eaux minérales (1).

L'eau alcaline irrite les plaies et les dartres; dans le groupe des sources *sodiques*, à Vals comme à Vichy, un bain d'eau minérale pure
est excitant; il est préférable de le mitiger. (Pâtissier, 1854.) Cette
précaution est superflue dans quelques eaux alcalines *mixtes*, comme
Néris, etc.

Les bains alcalins seront efficaces contre l'affaiblissement morbide des
fonctions cutanées; ils constituent un excitant physiologique de ce système, bien propre à en réveiller la vitalité. On les emploie dans quelques
dermatoses chroniques, auxquelles les alcalins s'adressent plus particulièrement, comme certains cas de lichen et de prurigo. (Dupraz, à Evian.)
Mais en général, suivant la remarque judicieuse de M. Pâtissier, ils impriment une marche favorable surtout aux affections cutanées qui s'accompagnent d'une irritation des voies digestives, qu'ils modifient avanta-

---

(1) A St-Alban, Nepple remarque que la *poussée* n'est qu'une exception, malgré ce qu'a pu
écrire à cet égard le d[r] Goin. Il n'en est pas de même à Neyrac, etc.

geusement. M. Ladevèze a fait la même observation pour l'eau alcaline calcique-magnésienne de St-Galmier.(*Essai sur les Eaux de St-Galmier*, 1823, p. 30.)

Mais nous ne devons pas nous borner à cette appréciation générale ; nous allons pénétrer plus avant dans l'étude de l'action alcaline, et dans les modifications qu'elle apporte aux fonctions de la peau, *sécrétion* et *absorption*.

1° *Sécrétion cutanée.* — La quantité de la sueur augmente généralement, ce qu'on attribue, en partie du moins, soit aux doses qu'on ingère, soit à celles qui pénètrent par le derme. La qualité de la perspiration change aussi, et l'on a fait grand bruit de son *alcalisation*, comme symptôme de saturation de l'économie.

Or, quelle est la signification réelle de ce phénomène ? et d'abord quel est le caractère ordinaire de la sueur ? c'est ce qu'il faut commencer par établir. Il existe sur ce sujet une grande divergence parmi les auteurs : M. Baldou dit qu'elle est tantôt acide, tantôt alcaline (*Instruction pratique sur l'hydrothérapie*); M. Donné professe qu'elle est acide, mais non pas sur tous les points du corps, et qu'elle est notamment alcaline à l'aisselle, à l'aine, aux orteils(*Cours de Microscopie*); M. Andral, tout en disant qu'il l'a trouvée le plus ordinairement acide, quelquefois neutre et *jamais alcaline*, incline néanmoins à croire que la matière sébacée peut donner une réaction alcaline (*Acad. des Sciences*, juin 1848); la sueur deviendrait alcaline dans quelques maladies nerveuses, dans certaines fièvres, selon Nauche et Lhéritier (*Chimie pathologiq.*), etc. Or, M. Ch. Robin a contredit formellement l'assertion de M. Donné, en faisant voir que la *sueur de l'aisselle est plus acide* que celle des autres régions (*Annales des Sciences naturelles*, 1845), et tout le monde a pu le reconnaître sur ses propres vêtements. M. Gillebert d'Hercourt a constaté que la matière sébacée donne toujours une réaction acide au moment de sa sortie; et M. Scoutteten, révoquant en doute l'alcalinité de la perspiration, l'attribue « aux *altérations promptes* que la sueur est susceptible d'éprouver par le seul contact de l'air atmosphérique. » (*De l'Eau*, pag. 508.) Nous pouvons ici nous appuyer sur d'intéressantes expériences faites par M. Gillebert d'Hercourt, au nombre de 587, sur 105 individus des deux sexes et tous atteints (sauf 5) de maladies très diverses, soit aiguës soit chroniques. Il a trouvé la sueur presque toujours acide, très rarement et par exception neutre, et *jamais alcaline*, soit qu'il expérimentât sur la perspiration dite insensible, soit pendant la sudation du maillot hydrothérapique. (*Recherches pour servir à l'histoire de la sueur*, 1853, p. 17.) — Ces résultats, qui concordent avec nos propres remarques, doivent nous faire considérer la sueur comme acide. Il est notoire qu'elle devient alcaline par l'emploi des eaux minérales, surtout du genre sodique comme Vichy, Vals, et elle peut rester telle tout le temps de la cure. — On se demande si la température de l'eau et la durée de la transpiration ne sont pas pour quelque chose dans la production de ce phénomène; d'intéressantes expériences de M. Favre tendraient à le faire croire; il résulte de ses analyses :

1° Que la matière minérale prédominante dans la sueur est le chlorure de sodium;

2° Que la proportion des sulfates alcalins et des phosphates alcalino-terreux est très faible;

3° Que l'acide lactique s'y présente à l'état alcalin;

4° Qu'il y existe de l'urée;

5° Qu'on y trouve un acide azoté (qu'il nomme *acide sudorique*) à l'état de sudorate alcalin, et dont la formule se rapproche de celle de l'acide urique, qui ne se rencontre pas dans la sueur. — Le sujet de l'expérience était soumis à une transpiration forcée provoquée par une étuve chaude. La sueur recueillie pendant la 1re demi-heure était toujours acide; pendant la 2me, elle devenait neutre et parfois alcaline; celle de la 3me aurait été, selon M. Favre, toujours alcaline. (*Sur la Composition chimique de la sueur*, in-8°, 1853. — Voyez aussi *Archives de médecine*, juillet 1853.)

Ces conclusions ne concordent pas de tout point avec celles de M. Gillebert d'Hercourt qui, après une pratique de dix ans dans les établissements hydrothérapiques, établit que : « L'acide ou les acides libres de la sueur, en général très sensibles au début de la transpiration, diminuent ensuite, cessent même peu à peu d'être saisissables; et, quand la sueur est devenue très abondante ou qu'elle se prolonge, elle passe à l'état neutre. — « Examinée, *au moment de sa production*, elle est plus ou moins acide et jamais alcaline, soit dans l'état physiologique soit dans l'état pathologique. Si quelques auteurs y ont constaté une réaction alcaline, celle-ci doit être attribuée à une altération du produit de l'exhalation cutanée par une cause étrangère. » (*Op. cit.*, p. 38.)

Dans le sujet qui nous occupe, l'alcalisation de la sueur suit l'emploi des eaux. MM. Favre et Gillebert d'Hercourt s'accordent à reconnaître que l'acidité de la sueur va en s'affaiblissant, et que l'état neutre lui succède. MM. Scoutteten, Andral et Gillebert pensent que la transformation alcaline tient à une cause étrangère; cette cause ici c'est l'eau minérale. C'est

donc bien et dûment un de ses effets spéciaux. — Mais, est-ce à dire
que cette alcalisation soit un symptôme de saturation de l'économie,
comme on l'a prétendu ? Nous dirons ici, comme pour l'urine (voyez plus
loin *Appareil urinaire*), que pour nous c'est un simple phénomène d'élimination. Nous pouvons en donner de nombreux exemples : on a
retrouvé dans la sueur les principes odorants du musc, de la valériane,
de la térébenthine, etc. A l'hôpital St-Louis, M. Biett a vu l'élimination du mercure se faire par la peau chez les doreurs affectés de
tremblement mercuriel, et qui étaient soumis à l'usage des bains de vapeur; M. Schedel raconte que Priessnitz lui a affirmé qu'il avait observé
un phénomène semblable; Kramer et M. Bonnet ont démontré que l'iode
était éliminé aussi par la peau; M. Chatin a fait la même démonstration
pour l'arsenic. — Ces faits puisent leur raison d'être dans la loi de solidarité qui lie entre eux les différents systèmes de l'économie animale.
L'exhalation cutanée est un acte essentiellement éliminateur, et les
sympathies de la peau étant très intimes avec beaucoup d'autres organes, il n'y a rien de surprenant que, pour maintenir l'équilibre fonctionnel, la surface cutanée rejette de l'organisme des principes qui lui
sont étrangers (1) ou qui accidentellement ne peuvent pas être suffisamment expulsés par leur émonctoire naturel. (Gillebert d'Hercourt.)
Voyez les intéressantes expériences assemblées par M. Brachet dans sa
Physiologie (1855, t. 1, p. 800).

2° Voyons maintenant ce qu'il en est de l'*absorption*. Il paraît que la
quantité d'eau minérale absorbée est assez considérable; mais aucun des
auteurs qui ont écrit sur les eaux ne l'a évaluée; M. Barthez dit formellement qu'il y a renoncé à cause des difficultés du problème.(*Guide aux
Eaux de Vichy*, 1851, p. 116.) Nous pouvons toutefois citer quelques
chiffres comparatifs pour l'exhalation et pour l'absorption. Ainsi, M. Gillebert a expérimenté que, dans une forte sudation au maillot, la perte

(1) Les expériences récentes de M. Orfila neveu ont fait justice de l'opinion erronée qu'on
s'était faite sur la permanence du séjour des poisons, comme des médicaments, dans le corps
de l'homme; il a démontré que le temps nécessaire à l'élimination varie pour chaque corps :
par exemple, l'arsenic est éliminé au bout de quinze jours ; le mercure, au bout d'un mois ;
l'émétique, de quatre mois; l'argent, de sept à huit mois; le plomb et le cuivre, après huit
mois. (*De l'Elimination des poisons*, thèse, 1852.) Pour l'iode, l'élimination commence vite,
comme pour les alcalins, et elle est terminée en huit à neuf jours. M. Bonjean (*Eaux de
Challes*, 1843), en expérimentant sur lui-même, a reconnu que les urines commencent à
éliminer l'iode et le brome des eaux de Challes six à sept heures après l'ingestion, et n'en
contiennent plus deux jours après, quand on n'en prend que quelques doses coup sur coup,
sans continuer.

du corps en sueur s'élève à 800 ou 850 grammes, estimation concordante avec celle de M. Halman qui donne 845 grammes pour deux heures de sudation. (Voyez *Gazette médicale de Berlin* 1848.) Par contre, la peau, dans un bain *tiède* d'eau simple, peut absorber jusqu'à 1,400 grammes d'eau, selon Falconet. (Voyez Londe, *Traité d'hygiène*.)

Le bain minéral suffit seul pour alcaliser l'urine, comme l'ont expérimenté, à Vichy, MM. Darcet, Chevalier, Petit; à Châteauneuf, M. Salneuve; à Vals, M. Ruelle, etc. Cet effet peut même se produire après 30 à 40 minutes de bain (Chevalier), ce qui démontre la rapidité de l'absorption. Voici, sur les conditions qui facilitent ou contrarient soit l'exhalation soit l'absorption, voici d'intéressantes recherches de M. Kuhn, jusqu'ici peu connues, et qui méritent de l'être davantage : « En théorie, dit-il, on devrait croire que l'eau tiède ou modérément chaude est plus facilement absorbée que l'eau fraîche; c'est précisément l'inverse qui a lieu. D'après les expériences de Kahtlor, faites à Vienne en 1822, le séjour d'une heure dans un bain de 12° 50 à 18° 75, fait augmenter le corps de 2 1/2 à 3 1/3 kilog. — Si la température est de 27° 50, il n'y a plus que 1/2 kilog. d'augmentation. — A 32° 50 et 33° 75, il n'y aurait presque aucune augmentation de poids. A 36° 25, le poids du corps éprouve déjà une diminution d'un kilog.; en portant le degré de température jusqu'à 56° 25, le même expérimentateur est parvenu à faire diminuer le corps de 4 1/4 kilogramme. — Tout en reconnaissant que ces chiffres peuvent varier suivant les individus, il faut avouer que c'est là une base fort utile. L'expérience a appris à M. Kuhn, que pour activer l'absorption cutanée il faut donner des bains au-dessous de 30°, tout comme pour activer l'exhalation il faut dépasser 35°. — Dans un bain de 30° et au-dessous, l'exhalation cutanée diminue, puis s'arrête; l'absorption au contraire commence, et augmente à mesure que le bain devient plus tempéré. — Dans un bain au-dessus de 35°, l'absorption diminue, et l'exhalation augmente en raison de la chaleur du bain. — En résumé, au-dessus de 30°, le mouvement des liquides se fait de l'extérieur vers l'intérieur; au-dessus de 35°, il a lieu en sens inverse. (Voyez Pâtissier, *Rapport à l'Académie*.)

Les effets du bain varient suivant la nature des eaux minérales et suivant leur température; les sources alcalines *sodiques* sont plus stimulantes, comme Vichy, Vals, Châteauneuf, etc.; les sources calciques *magnésiennes* le sont moins, comme St-Galmier, Contrexeville; pour les sujets nerveux on peut choisir des sources *mixtes*, comme Néris, Evian, Plombières, ou *calciques* comme Châteldon, Ussat, etc.; sinon il convient de les mitiger et de faire prendre des bains tempérés.

Pour les sujets à constitution molle et lymphatique, pour ceux dont l'appareil circulatoire a peu d'activité, il faut plus de calorique et des eaux minérales plus toniques ou plus pures ; pour les individus nerveux, sanguins et pléthoriques, il faut des eaux plus douces ou plus mitigées, et des bains plus tempérés. Pour les personnes impressionnables, le bain minéral trop chaud devient trop stimulant, en ce que, faisant perdre au sang une partie de ses éléments aqueux, il le rend plus excitant : « L'accroissement de la perspiration cutanée a pour effet, dit M. Andral, d'enlever au sang proportionnellement plus d'eau que d'autres principes. »

Nous ferons remarquer que, toutes les fois qu'on voudra maintenir l'équilibre entre les deux fonctions de la peau (exhalation et absorption), on devra faire prendre des bains de 30° à 34°.

Finalement, pour signaler tout le parti qu'on peut tirer de ces recherches physiologiques, nous terminerons en insistant sur une des ressources thérapeutiques qu'elles présentent : chez les graveleux, les goutteux, dans les catarrhes de la vessie et des reins, et dans tous les cas où il importe de ménager les viscères et de ne pas surcharger l'estomac, le bain alcalin *tempéré* sera un moyen des plus efficaces pour faire absorber beaucoup d'eau minérale et agir largement sans fatiguer aucun organe.

A un point de vue plus général, on doit considérer la peau non pas seulement comme un agent d'absorption alcaline ou d'exhalation, mais comme un organe dont les fonctions sont importantes à relever, pour la solidarité qui l'unit à celles des autres appareils et spécialement aux fonctions digestives, et enfin comme une large surface de révulsion où se développe une suractivité physiologique qu'on peut utiliser dans la thérapeutique des eaux.

§ II. Appareil digestif.

L'eau minérale alcaline imprime à la muqueuse digestive de profondes modifications physiologiques. M. Pâtissier, à propos de Vals, en retrace en quelques lignes les traits principaux : « Dans l'état de santé, l'eau de Vals, prise en boisson, augmente l'appétit, rend la digestion plus facile, régularise les évacuations alvines, et produit parfois un effet purgatif ; la circulation devient plus active, la peau plus chaude ; il se manifeste un sentiment de force et de bien-être inaccoutumé. Quelques verres de cette eau suffisent pour rendre alcalines les sueurs et les urines qui sont naturellement acides. » (*Rapport*, 1854.) — Ce tableau s'applique assez bien à l'ensemble des eaux minérales alcalines, à quelques différences près.

C'est un fait général d'observation, que la plupart des eaux minérales, *quand elles sont bien supportées par l'estomac*, stimulent sa vitalité et augmentent sa faculté digestive, comme l'un de nous, M. Pétrequin, a pu sur les lieux l'expérimenter sur lui-même successivement pour les eaux sulfureuses d'Allevard, d'Aix (Savoie) et d'Uriage ; pour l'eau sulfureuse iodurée de Marlioz (Savoie); pour l'eau sulfureuse iodurée et bromurée de Challes ; pour l'eau saline de La Motte (Isère), de Luxeuil et de Bade, et enfin plus spécialement encore pour les eaux qui nous occupent, comme celles de Plombières, du Mont-Dore, de Condillac, de St-Simon, etc.— Cette influence, remarquons-le, est particulièrement l'apanage des eaux minérales alcalines : elles réveillent et augmentent l'appétit, et il est bon de se défendre contre cette sensation trop vive, surtout s'il y a eu de sérieux malaises gastriques ; un régime sévère et la sobriété sont un excellent préservatif contre des rechutes qui aggraveraient beaucoup l'état du baigneur en ranimant la maladie primitive. Il importe de se tenir dans les limites de l'excitation physiologique. — L'appétit ne tarde pas à se régulariser ; les eaux alcalines dissipent les flatuosités et les aigreurs, non seulement en neutralisant les gaz et l'excès d'acide, mais en agissant sur la vitalité de l'estomac ; nous devons prendre garde de tomber dans l'exagération des iatro-chimistes, qui ne voient qu'un côté de la question : « L'économie animale, dit Liébig, ne peut pas être considérée comme un simple laboratoire de chimie. » (*Chimie organique.*)

Au début, les eaux alcalines constipent assez communément ; c'est un phénomène qu'on observe à Vichy, comme à Vals, à St-Alban, à Châteauneuf, à Evian, etc. On l'a expliqué par la diminution de la sécrétion muqueuse. (Voyez *Appareil urinaire.*) S'il n'y a pas tolérance de l'eau minérale ou si l'on en prend une trop haute dose, il peut survenir de la diarrhée : on l'a constaté dans la plupart des eaux. Les auteurs s'accordent à regarder ce phénomène comme une sorte d'indigestion. La tolérance est une question pratique utile pour le choix de la source et pour la dose de l'eau. Il suffit, pour la diarrhée, de suspendre ou de modérer la boisson. — Dans la constipation habituelle et la paresse intestinale, on peut tirer un grand parti des douches ascendantes ; elles agissent non seulement comme évacuant, mais encore elles excitent et tonifient la partie inférieure du tube digestif.

On peut dire en général que les eaux alcalines sont spécialement avantageuses contre l'atonie des voies digestives et la débilité intestinale.

M. Pâtissier formule ainsi ce résultat : « Leur efficacité se déploie particulièrement dans toutes les maladies sous-diaphragmatiques, pourvu
qu'elles ne présentent point de symptômes de phlogose aiguë. » *(Rapport à l'Académie.)* M. Prunelle à Vichy était arrivé à la même conclusion.

Il se présente ici une question importante, c'est le choix des eaux : la
division nouvelle que nous avons introduite nous permettra d'établir
quelques règles générales, que viennent corroborer les appréciations de
la chimie ; en général, les sources *sodiques* (toutes choses égales d'ailleurs) sont plus stimulantes ; quand elles sont bien appropriées, elles
déterminent une amélioration prompte : nous en avons vu un exemple
chez le docteur Dupasquier, qui alla en 1848 analyser à Vals la source
Chloé. (*J. de Médecine de Lyon*, 1845, t. 8.) Par contre, et en raison
même de ces qualités stimulantes, les eaux alcalines *sodiques* sont plus
difficiles à tolérer ; nous avons vu plusieurs de nos malades ne pouvoir
supporter ni la Grande-Grille, ni l'Hôpital, et se trouver forcés de quitter
Vichy. — M. Pâtissier remarque judicieusement, pour l'eau de St-Alban,
que chez quelques personnes « *son usage prolongé peut amener une
irritation des voies digestives.* » (*Rapport.*) Quand il y a plusieurs sources
sur les lieux, on peut comme à Vals se borner alors à l'eau de la source
Marie, qui est moins minéralisée que les sources *Chloé* et la *Marquise.*

On peut, dans tous les cas, se rabattre sur les eaux alcalines *calciques*
parmi lesquelles on aura à choisir entre Condillac, Rieu-Majou et Châteldon, généralement faciles à supporter. C'est ainsi que « la Commission
de l'Académie a pensé que *les eaux de Châteldon sont préférables à
celles de Vichy* toutes les fois qu'il reste quelque trace d'irritation sub-
aiguë dans les organes et que le malade est d'un tempérament irritable. »
(Pâtissier, *Rapport*, 1854, p. 77.)

On peut encore avec avantage recourir à l'eau *calcique-magnésienne*
de St-Galmier : « Aucune boisson n'est plus convenable dans l'irritation
chronique des voies digestives. Elle remplace la potion de Rivière dans le
vomissement spasmodique. Elle réussit avec un merveilleux succès dans
la boulimie, le pica, le pyrosis et la diarrhée atonique. » (Ladevèze, *Eaux
de St-Galmier*, 1825.) Nous pouvons confirmer la plupart de ces faits
par une expérience personnelle. On en peut dire autant de Pougues et
de Contrexeville.

Enfin on aura la faculté de choisir avec non moins d'avantage parmi
les eaux alcalines *mixtes* : Evian, Néris, La Malou, etc.,sont dans cette catégorie. Nous pourrions citer plusieurs de nos confrères qui n'avaient pu

supporter les eaux de Vichy ou à qui elles avaient mal réussi, et qui se sont bien trouvés, les uns de celles d'Evian, les autres de Châteldon, de Condillac, d'autres enfin des eaux alcalines silicatées de Plombières, etc. On trouvera dans notre *Tableau comparatif et gradué* des sources alcalines, un guide qui pourra servir dans le choix à faire.

On a essayé de donner, d'après leur composition chimique, une interprétation raisonnée de leurs principaux effets; et, sans exclure l'influence vitale, nous croyons devoir y insister un instant, parce que l'application en sera générale pour les quatre ordres que nous avons établis: les eaux alcalines doivent surtout leur propriété digestive à l'acide carbonique dont elles sont plus ou moins saturées, à la proportion considérable de bicarbonate de soude qu'elles contiennent, ainsi qu'aux bicarbonates de magnésie et de chaux, auxquels il faut ajouter quelques sels alcalins. Passons en revue ces divers éléments : «L'action, dit M. Dupasquier, l'action stimulante et digestive de l'*acide carbonique* en solution dans les eaux potables est bien connue par l'emploi général qu'on fait des eaux gazeuses..... Les eaux potables où ce gaz est le plus abondant doivent être placées parmi les meilleures. » (Dupasquier, *Eaux de source*, 1840.) Les mêmes considérations s'appliquent *aux eaux alcalines*. En voici une démonstration directe : « L'eau alcaline de St-Alban ne produit plus le même effet lorsqu'elle est plus ou moins privée de son gaz acide carbonique. On en a la preuve dans les temps d'orage ;... le gaz de la source, se trouvant alors moins comprimé, s'échappe à gros bouillons, ce qui a pour effet de désacidifier l'eau en partie, de la rendre plus saline et de lui donner un goût saumâtre *dont l'estomac ne se trouve pas aussi bien.* » (Nepple, *J. de Médecine de Lyon*, 1843, IV, 34.) Le docteur Lucas avait fait pour Vichy la même observation que Nepple pour St-Alban: « Dans les temps d'orage, dit-il, il faut boire les eaux de Vichy avec précaution, car elles sont d'une digestion laborieuse ; elles causent un ballonnement du ventre incommode. »

Pour le *bicarbonate sodique*, le fait est généralement admis ; il est beaucoup moins connu pour les deux autres : « Le *carbonate de magnésie* est préférable à la magnésie dans les cas de troubles gastriques, d'anorexie, de rapports aigres, à cause du dégagement de gaz acide carbonique. » (Orfila.) — « Le *carbonate de chaux* à faible dose et tenu en dissolution par un excès d'acide carbonique, passe à l'état de bicarbonate: il agit alors sur l'estomac comme le bicarbonate de soude des eaux de Vichy, qu'on place au premier rang parmi les substances propres à exciter l'action digestive. » (Dupasquier, *Eaux de source.*)

Peut-être ne doit-on pas omettre l'*hydrochlorate de soude*, dont l'adjonction aux alcalins, à petite dose, favorise la digestion. (Boussingault.)

Le *sulfate de soude* et les autres *sels neutres* y sont en trop petite quantité pour provoquer une médication purgative, et ont surtout pour résultat de concourir à exciter la sécrétion urinaire. — Le *carbonate de fer* s'y rencontre en proportion suffisante pour combattre la débilité générale et relever les forces. (Dupasquier, *Eaux de Vals.*)

Enfin, au-dessus de tout cela, il y a une réaction vitale et dynamique dont l'essence intime nous échappe, mais dont l'influence se manifeste par des effets saisissables et qui dominent toute question de thérapeutique.

Abordons maintenant l'étude du *régime alimentaire* pendant la cure des eaux alcalines, ce qui renferme un double problème d'hygiène et de physiologie. —On est allé, à Vichy, jusqu'à proscrire les acides, les fruits et le vin, et jusqu'à défendre même l'eau minérale au repas, sous le prétexte que l'effet des eaux serait paralysé par ce régime. Nous pourrions citer ici de nombreux et curieux passages écrits d'hier par des auteurs contemporains qui soutiennent cette thèse. Mais nous n'afficherons aucun nom ; car nous ne faisons pas une guerre de personnes : nous ne voulons combattre que les paradoxes ou les erreurs. La chose importante, c'est de savoir ce qu'il y a de vrai dans ces théories; on comprend, en effet, que la question du régime est capitale en fait de thérapeutique.

Et d'abord à l'égard des acides minéraux, Berzélius a démontré qu'ils ne passent ni purs ni indécomposés dans les urines et ne les rendent jamais plus acides ; et l'on a ajouté que, s'il en pénétrait une faible quantité dans la circulation, elle serait neutralisée par les alcalis du sang.

C'est surtout pour les acides végétaux que la proscription a été formulée, et c'est là qu'est la difficulté réelle. Or, citons encore Berzélius : il a fait voir que les sels végétaux qui proviennent de fruits tels que les citrates, les malates, etc., sont décomposés par l'action digestive et qu'ils rendent finalement les urines alcalines. Liébig professe la même opinion. M. Bouchardat a expliqué de la sorte l'action bienfaisante des jus d'herbes et de certains sucs de plantes, dans les calculs biliaires, dans la gravelle, etc. Ainsi l'on peut dire que l'usage des fruits et des acides végétaux présente une utilité réelle, et concourt au même but que les eaux alcalines, notamment dans les affections calculeuses. Nous administrerons plus loin une preuve nouvelle à un autre point de vue.

Que dire maintenant de la proscription du vin ? L'eau alcaline et le vin seraient choses incompatibles, selon quelques écrivains ; on a même prétendu que l'introduction du vin n'était qu'un des abus de la civilisation, et que l'homme pourrait parfaitement s'en passer !... Toutefois jusqu'ici, il faut bien l'avouer, la pratique journalière a considéré le vin comme d'une importance majeure dans le régime pour les chloroses, pour les cachexies paludéennes, pour le diabète, etc., et elle ne s'en est pas mal trouvée ; avait-elle donc tort? Voyons ce que devient le vin mêlé à de l'eau alcaline ! Sa matière colorante verdit sous l'influence des sels alcalins ; la partie astringente se combine avec le fer de l'eau minérale, dont une portion de l'acide carbonique cède la place aux acides du vin (tartrique, malique, acétique) pour faire des tartrates, des malates et des acétates de soude ; que le vin soit mêlé à de l'eau pure ou alcaline, on sait que les alcalis minéraux combinés aux acides organiques se convertissent dans l'économie en carbonates alcalins. Il n'y a donc là rien de contraire à l'action des eaux minérales. M. Durand-Fardel a expérimenté sur lui-même que l'urine s'alcalise aussi vite avec de l'eau de Vichy mêlée d'un quart de vin, que si on la boit pure. Nous pouvons aussi invoquer nos propres expériences sur les eaux alcalines *silicatées*.(Voir plus loin.)

Enfin on est encore tombé dans une erreur que nous devons relever: on a prétendu qu'il ne fallait pas boire de l'eau alcaline aux repas, dans la crainte de voir neutraliser l'acidité du suc gastrique qui est nécessaire au travail digestif. On insiste surtout sur cette prohibition quand le baigneur fait usage de viande. — Mais est-il donc admis aujourd'hui que les agents de la digestion stomacale et duodénale n'opèrent exclusivement que par leurs acides? Les derniers travaux de M. Magendie et de M. Corvisart sur les ferments ne sont pas favorables à cette théorie exclusive.

Quoi qu'il en soit,les alcalins sont loin de paralyser l'action du suc gastrique et de nuire à la digestion de la viande. Voici à ce sujet une expérience intéressante de M. Cl. Bernard : on donne à deux chiens une même quantité de viande, en la mêlant, pour l'un d'eux, d'un peu de bicarbonate de soude ; on les sacrifie ensuite au même moment, et l'on trouve que la digestion est beaucoup plus avancée chez celui qui a pris le sel alcalin. — Il y a plus: l'ingestion d'un alcalin a pour effet d'activer la sécrétion du suc gastrique. Ainsi M. Cl. Bernard a constaté sur des chiens porteurs d'une fistule gastrique que, lorsqu'on introduit des alcalins dans l'estomac, ceux-ci neutralisaient d'abord les acides qu'ils rencontraient; mais presque immédiatement, il se faisait une réaction, et les acides affluaient en plus grande abondance.

On est donc autorisé à conclure expérimentalement, contre l'exclusi-

visme de ces doctrines iatro-chimiques, que les eaux alcalines, loin de
nuire à la digestion, la favorisent au contraire en stimulant la vitalité de
l'estomac et augmentant la sécrétion du suc gastrique. Lors même que
ces expériences si probantes n'auraient point été accomplies, il n'est pas
de praticien qui n'ait constaté que l'eau alcaline, loin d'entraver la digestion de la viande par exemple, la facilite au contraire et l'accélère;
cette observation vaut toutes les théories, quand on peut la vérifier et
la généraliser pour l'ensemble des eaux alcalines soit *sodiques* (comme
Vichy, Vals, St-Alban), soit *calciques* (Condillac, Châteldon), soit *calciques-magnésiennes* (Pougues, St-Galmier), soit enfin *mixtes* (Néris,
Plombières).— On pourrait ajouter qu'en général les sécrétions alcalines
des organes digestifs paraissent surtout excitées par les acides, et les sécrétions acides par les alcalis; et que, tandis que celle du suc gastrique
est augmentée par les alcalins, elle est au contraire diminuée par le vinai-
gre et les fruits acides. (Mialhe.)

Jusqu'ici nous avons surtout examiné l'influence des eaux minérales
alcalines sur la partie *membraneuse* de l'appareil digestif; nous allons
procéder au même examen pour la partie *glandulaire*.

La plupart des sécrétions de cette catégorie, le suc gastrique excepté,
sont alcalines, et leurs organes se trouvent plus ou moins profondément
cachés dans l'économie : double cause de difficulté pour l'étude qui nous
occupe. Toutefois voici les lumières que nous avons tirées de nos recherches : « Dans l'état sain, écrivait en 1853 M. Vidal d'Aix, l'estomac supporte avec une facilité merveilleuse l'eau de St-Simon (source Raphy); elle
augmente légèrement l'appétit, aide la digestion, et paraît rendre les déjections alvines plus faciles; elle produit une diurèse assez sensible (docteur Guilland); *elle augmente aussi la sécrétion de la salive,* phénomène
que M. le docteur Pétrequin a le premier noté et que j'ai eu souvent
occasion d'observer.» (*Eau de St-Simon,* Chambéry 1853, p. 40.) La même
remarque s'applique à plusieurs des eaux alcalines; celles qui sont suffisamment minéralisées la rendent alcaline, comme la sueur et l'urine;
nous dirons en passant que, pour l'eau alcaline sulfureuse iodurée de
Challes, M. Bonjean a parfaitement constaté ce caractère alcalin de la sécrétion et y a retrouvé par l'analyse des traces sensibles d'iode.

L'acidité de la salive, de même que les aigreurs stomacales, peuvent
conduire à appliquer avec succès les eaux alcalines dans ce cas. Toutefois nous devons remarquer que l'acidité salivaire et l'excès d'acide dans
l'estomac, considérés en eux-mêmes, ne sont pas toujours une indication
certaine de la médication alcaline lorsqu'il existe, par exemple, un état
trop inflammatoire des premières voies.

A l'égard du *foie*, l'influence physiologique des eaux alcalines, surtout sodiques, comme Vichy, est des plus remarquables : au bout de quelques jours, plusieurs malades éprouvent une sensation de plénitude et même de ballonnement dans l'hypochondre droit ; la bile est sécrétée plus abondamment et colore davantage les matières fécales ; ce qui contribue à améliorer la digestion et à rendre les selles plus faciles. Les eaux alcalines sont un excellent remède hépatique ; et ce n'est pas sans raison que l'expérience pratique leur octroie la qualité de *cholalogues*.— Or la physiologie nous apprend que presque toute l'eau alcaline prise en boisson traverse le foie : on sait aujourd'hui, depuis les belles expériences de Panizza (*Archiv. de Médec.*, 4e série, II-85) et celles de M. Chatin (*Acad. des Sciences*, t. XVIII), que l'absorption des sels solubles pris en boisson se fait, au moins en plus grande partie, par les veines de l'estomac et de l'intestin grêle, lesquelles, venant aboutir aux radicules de la veine-porte, transmettent au foie la totalité du sang qu'elles renferment et des substances qui y ont été introduites. — Ainsi un des premiers effets de l'ingestion des eaux alcalines, comme à Vichy, doit être une action directement exercée sur le foie ; car il serait difficile d'admettre que la quantité d'eau et de substances minérales qui traverse cet organe dans un court espace de temps, restât sans influence sur la formation et la sécrétion de la bile (Durand-Fardel) ; ce que nous avons démontré pour la sueur et l'urine ne laisse pas de doute à cet égard. (Voyez *Peau* et *Appareil urinaire.*)

Maintenant nous ne trancherons pas la question de savoir si c'est par une action vitale ou bien par une action chimique, à l'aide de la soude et des alcalins qu'elles renferment, que les eaux minérales dont il s'agit influent sur les fonctions du foie. Nous croyons que c'est là une action complexe, et qu'il faut ici tenir compte, outre l'influence dynamique, non seulement de la soude (Barthez, Petit, James), comme on s'est borné à le faire trop exclusivement, mais encore des sels alcalins et des autres principes minéralisateurs, tels que le fer et le manganèse (1) ou les différents sels que nous avons appréciés. On sait avec quel succès les eaux de Vichy par exemple réussissent dans les engorgements hépatiques et

----

- (1) Ce dernier mode d'action n'est pas en général celui qu'on peut attribuer aux médicaments qui présentent au plus haut degré l'aptitude à solliciter l'action du foie et la sécrétion de la bile : ce serait à l'action combinée des sels de manganèse sur le foie et ses sécrétions que, d'après les expériences de Gmelin et ses propres observations, M. Ure attribue l'action de certaines eaux minérales d'Allemagne, en particulier de celles de Carlsbad et de Marienbad, sur les fonctions du foie. (Durand-Fardel, *Eaux de Vichy*, 1851.)

dans certains vices de la sécrétion biliaire qui prédisposent à la formation de calculs.

Il est probable que l'action physiologique du pancréas est modifiée
comme celle du foie et des glandes salivaires, et qu'elle contribue aussi
à améliorer le travail digestif.

Nous possédons pour la rate quelques observations dont plus loin nous
tirerons parti pour la thérapeutique.

§ III. Appareil urinaire.

L'appareil urinaire est un de ceux qui reçoivent des eaux minérales
alcalines les modifications les plus profondes.

Voici les phénomènes que nous avons observés sur l'urine : elle tend
d'abord à augmenter ; la plupart des eaux alcalines sont plus ou moins
diurétiques, comme on l'a constaté à Vals, St-Alban, St-Galmier, Contrexeville, Evian, etc. L'urine tend aussi à devenir plus limpide ; on y
remarque la diminution et souvent la disparition plus tard du dépôt
muqueux que le refroidissement ou le repos y développent, surtout dans
la sub-inflammation lente de l'appareil urinaire. On voit aussi disparaître
plus ou moins vite le sédiment briqueté qu'elle présente, lorsqu'elle est
fortement acide. Enfin elle perd son principe colorant, ne dépose plus
ni mucus ni acide, passe à l'état neutre, et finit même par devenir alcaline, par exemple, à Vichy, Vals, St-Alban, Châteauneuf, Pougues, etc. ;
—à Vichy notamment, elle s'alcalise vite : M. d'Arcet a expérimenté, et
M. Petit a constaté après lui que trois verres par jour d'eau de Vichy
(ce qui représente en bicarbonates 3 $^{gr.}$ 60 pour la soude ; 0 $^{gr.}$ 60 pour
la chaux, et 0 $^{gr.}$ 40 pour la magnésie) suffisent parfois pour maintenir
les urines alcalines pendant la cure. (*Annal. de chim. et physiq.*, 1826.)
— Le bain seul peut également alcaliser l'urine ; il aide beaucoup aux
boissons pour continuer cet effet. Nous en avons indiqué plus haut les
conditions. (Voyez *Peau.*)

On a attribué la disparition du dépôt muqueux dans les urines à la
diminution de la sécrétion muqueuse dans l'appareil urinaire, comme
nous l'avons déjà vu pour le tube digestif, comme nous le verrons pour
l'appareil génital, etc. La plupart des écrivains inclinent pour cette opinion ; nous croyons qu'il faut peut-être tenir compte aussi des qualités
dissolvantes d'une urine devenue alcaline et plus abondante ; quant à la
diurèse qui est un fait assez général, elle se rapporte sans doute non seulement à l'action spéciale des sources alcalines, mais encore à la quantité

d'eau qui est absorbée dans le bain (voyez *Système cutané*) et ingérée
en boisson. De ces faits divers ressort l'utilité particulière des eaux alcalines dans le catarrhe chronique des reins et de la vessie.

L'alcalisation de l'urine peut-elle servir de thermomètre pour la direction du traitement thermal? On l'a prétendu. Il est vrai qu'au lieu d'être
acide, l'urine peut rester alcaline sans inconvénient pendant un certain
temps. Mais nous verrons plus loin qu'on n'arrive pas toujours à cet
état; et même il faut bien se garder de forcer la dose pour l'obtenir, car
il y aurait du danger chez les individus réfractaires : M. Prunelle parle
d'un graveleux à qui l'on crut devoir prescrire jusqu'à 18 verres d'eau
de Vichy par jour et qui finit par pisser le sang; triste exemple de l'abus
des systèmes !... Il est bien des cas où, au lieu de produire cette *satura-*
tion prétendue de l'organisme, on n'aboutirait qu'à une *satiété* morbide.
— Car enfin qu'est au fond l'alcalisation de l'urine ? C'est un simple phénomène d'élimination en vertu d'une loi de l'organisme par laquelle les
principes non assimilables, introduits dans nos organes, sont rejetés au
dehors par des voies dont les reins sont les organes les plus actifs. Nous
l'avons déjà fait voir plus haut pour l'iode (Bonjean); c'est ce qu'on observe journellement pour le principe odorant des asperges, c'est enfin ce
qui arrive pour beaucoup de remèdes, et ce que nous avons démontré surabondamment pour la sueur (voyez *Système cutané*). En définitive cette
saturation de l'économie, si elle existait telle qu'on l'annonce, serait-elle
compatible avec la vie ? n'y aurait-il pas là une sorte d'empoisonnement
alcalin, comme on le voit pour la *saturation iodique* par les eaux de
Coise, selon les remarques de MM. Dubouloz, Caffe et Rilliet? et d'ailleurs cette théorie est en pleine contradiction avec les effets qu'en retirent
la chlorose, la cachexie paludéenne et les débilités organiques.

Peut-on soutenir, comme on l'a fait, que l'alcalisation de l'urine est le
fait capital et essentiel de la cure? Nous ne le pensons nullement; pour
nous ce phénomène dépend de trop de circonstances, et il est trop variable, non seulement suivant les sujets, mais encore chez le même individu. — Et d'abord il est loin d'être constant pour les eaux alcalines : « A
Evian on obtient rarement l'alcalisation ; les eaux se bornent à ramener
les sécrétions à l'état neutre, *et cependant on ne peut leur nier des pro-*
priétés curatives. » (Dupraz, *Eaux d'Evian*, 1854.) L'a-t-on obtenue?
une diarrhée qui survient rend de nouveau les urines acides. (Petit, Barthez, etc.) — Il est d'observation qu'elles s'alcalisent moins facilement
dans les engorgements du foie ou de la rate, que dans les dyspepsies.(Durand-Fardel.) — Il faut tenir grand compte de l'empire du régime et de

la diète : les expériences de M. Cl. Bernard ont montré quelle influence exerce sur leur acidité l'état d'une personne à jeun ou qui vit pour ainsi dire de sa seule substance.(Voyez expériences analogues de Millon, dans Brachet, *Physiologie*, t. I, p. 274.) Enfin on a remarqué aussi qu'elles perdent quelquefois de leur alcalinité à mesure que le traitement avance ; il est même des sujets chez qui elles redeviennent acides.

Il résulte d'intéressantes recherches statistiques faites par M. Durand-Fardel sur 87 malades, dont on examina avec soin, le matin, l'urine de la nuit, il résulte que cette urine fut :

1º plus ou moins alcaline	42 fois	
2º neutre.	4 —	
3º alternativem. alcaline et neutre	14 —	Total : 87 malades.
4º acide	6 —	
5º alternat. alcaline, neutre et acide	21 —	

L'alcalisation n'a donc eu lieu que dans la moitié des cas. Enfin, pour examiner ses rapports avec la cure, il a noté que sur 54 améliorations, l'urine se montra alcaline 26 fois, et fut alternativement alcaline, neutre ou acide 23 fois, sans que ces variations fussent de mauvais augure pour le succès.

Il faut donc conclure que la signification de ce fait a été exagérée par les iatro-chimistes, et que ce n'est qu'un des symptômes que le clinicien doit recueillir pour diriger sagement ses malades. Certes il y a dans l'appareil urinaire quelque chose de mieux à étudier que la simple alcalisation de l'urine, et personne à notre connaissance ne l'a jusqu'ici entrepris pour les eaux alcalines, où il eût été pourtant de la plus haute importance de le faire. Nous allons l'essayer : les reins ne sont pas de simples filtres ; quelques médecins s'imaginent que ces organes, semblables à des cribles, laissent passer l'eau en excès sans que la quantité des matières, dont la dissolution aqueuse constitue l'urine, en soit augmentée. M. Becquerel a démontré que c'est le contraire qui a lieu, et que les reins sécrètent alors une somme plus considérable d'éléments chimiques : il a vu que le chiffre de matières autres que l'eau sécrétées en 24 h. pouvait monter de 33 gr. 853 à 37 gr. 209 sous la seule influence de l'ingestion d'un litre d'eau de plus, et que pour un litre et demi en sus, ce chiffre s'est élevé à 42 gr. 688. (*Séméiotique des urines.*)

Toutes nos sécrétions ont une analogie fondamentale, et il importe de comparer ici la sueur avec les urines : dans la sudation par l'enveloppement hydrothérapique, il est d'observation que, tandis que l'acidité, qui est due aux acides *organiques*, va en diminuant jusqu'à disparaître, la saveur salée au contraire, qui dépend des sels *minéraux*, persiste jusqu'au bout, bien que moins prononcée qu'au début.

En comparant la composition chimique de la sueur et de l'urine, on voit que les sels minéraux ne sont pas également et indistinctement éliminés par les divers émonctoires de l'économie. La matière minérale prédominante dans les deux cas est l'hydrochlorate de soude; pour les sulfates et les phosphates, ils sont beaucoup plus abondants dans l'urine que dans la sueur, comme on peut en juger d'après le tableau suivant, dressé par M. Favre :

		Sueur, sur 14 litres.	Urine, sur 14 litres.
Chlorures.	gramm.	34,639	57,018
Sulfates.	—	0,160	21,769
Phosphates	—	traces	5,381

Maintenant, au point de vue des sels alcalins organiques, M. Favre a trouvé :

		Sueur, 14 litres.	Urine, 14 litres.
Alcalis exprimés en soude réelle.	gramm.	4,183	2,494
Matières organiques	—	22,920	139,650

Il fait remarquer que les 139$^{gr.}$ 650 de matières organiques contenues dans l'urine ne comprennent ni l'urée ni l'acide urique. — Il ressort de tout ceci que le rapport entre les sels *minéraux* et l'alcali combiné aux acides *organiques* est dans la sueur comme 34,80 : 4,18$^{gr.}$ (soit : : 100 : 12,01), et dans l'urine comme 84,17 : 2,49 (soit : : 100 : 2, 95). — (Voyez Favre, *Composition chimiq. de la sueur*, 1853, p. 21.)

Ainsi la diurèse et la sudation constituent uue médication *spoliative* des plus puissantes; pour la diurèse en particulier, elle suscite un mouvement actif de décomposition organique; nous espérons avoir ainsi mis en évidence pour tout le monde le parti immense qu'on pourra en tirer, en la dirigeant convenablement, pour fondre les engorgements divers, pour prévenir ou résoudre les concrétions phosphatées, uratées ou autres, en un mot pour agir contre les obstructions, la gravelle, la goutte, etc. Les recherches que nous ferons plus loin sur le sang compléteront cette étude.

Il nous reste pour le moment à apprécier à ce point de vue la spécialité d'action des trois ordres d'eaux alcalines que nous avons établis. — Les propriétés spéciales des sources *sodiques* sont ici un fait aujourd'hui vulgaire, et qui ressort de la pratique générale à Vichy, comme à Vals, à

Châteauneuf, à St-Alban, etc. Leur action dissolvante se trouve augmentée par les doses qu'on fait pénétrer soit par le bain soit par la boisson.

Quant aux propriétés des sources *calciques*, elles ne sont pas (tant s'en faut !...) aussi bien étudiées : il y a plus, la présence des carbonates calciques a beaucoup embarrassé jusqu'ici la plupart des observateurs ; quelques hydrologues, n'en connaissant pas la vertu, sont allés jusqu'à écrire : « Substances qui sont loin d'être avantageuses dans les eaux minérales. » Les plus réservés les ont traités de « substances insignifiantes. » — Nous avons déjà mis en évidence leur influence sur le tube digestif ; pour l'appareil urinaire, les recherches de Robert Whytt ont depuis longtemps démontré l'action dissolvante des préparations calciques sur la pierre et sur la gravelle. La chaux faisait la base du fameux remède lithontriptique de Madame Stephens ; et nous ferons remarquer que cette propriété spéciale est nettement signalée pour les eaux alcalines *calciques* de Condillac, de Châteldon, de Rieu-Majou, etc.

A l'égard des sources *calciques-magnésiennes*, l'embarras des auteurs n'a pas été moins grand ; dans l'impossibilité de s'en expliquer les propriétés, la plupart ont considéré les carbonates de chaux et de magnésie comme n'étant « nullement avantageux dans les eaux minérales. » Pour nous, nous pouvons, après avoir démontré toute leur influence sur le tube digestif, citer des résultats non moins précis pour l'appareil urinaire. Voici d'abord ce qu'on lit dans le *Dictionnaire en 30 vol.* (1838, t. XVIII, p. 155) : « Les succès obtenus par Home et Brande ne laissent aucun doute sur l'avantage qu'on peut retirer de la magnésie pour combattre les calculs vésicaux d'acide urique, et même pour en prévenir la formation.» — M. Orfila écrit aussi : « L'expérience a prouvé que les boissons alcalines, surtout l'eau acido-carbonique et la magnésie, étaient les remèdes les plus efficaces pour faire cesser la disposition calculeuse et rendre solubles les graviers qui auraient pu se former d'acide urique (ce qui arrive le plus communément). Nous croyons que ces médicaments agissent à la fois en facilitant la dissolution des petites concrétions et en modifiant les propriétés vitales des reins. » (Orfila, *Eléments de chimie.*) — Or nous pouvons produire à l'appui les résultats très probants obtenus aux eaux *calciques magnésiennes* de Pougues, de Contrexeville, de St-Galmier, de St-Simon (Savoie), etc. «*Jamais de mémoire d'homme*, dit le docteur Ladevèze, *on n'a vu d'habitant de St-Galmier souffrir de la pierre dans la vessie ;* jamais aucun d'eux n'a été dans l'obligation de se soumettre à l'opération de la taille. » (Ladevèze, *Eaux de St-Galmier*, 1823, p. 26.) Or cette affirmation a une certaine valeur, car elle repose sur une expérience de 160 ans, de père en fils.

Nous remarquerons, à propos des eaux alcalines *mixtes*, que celles qui se rapprochent le plus du 2e ordre (calciques) et du 3e (calciques-magnésiennes) de notre classification, sont aussi celles où les propriétés diurétiques et dissolvantes sont le plus tranchées, comme Sail, Celles, Evian, etc.

Enfin, quant à l'influence des sources mixtes *silicatées*, c'est un sujet entièrement neuf à étudier ; voici les expériences que l'un de nous (dr Petrequin) a exécutées sur lui-même pour élucider la question. — Il s'est mis à l'usage de l'eau de St-Galmier, à la dose de quatre verres par jour ; après cinq jours, elle n'avait pas alcalisé les urines. Avant l'expérience, elles étaient fortement acides, et déposaient, par le refroidissement, un sédiment rougeâtre et briqueté. Par l'effet de l'eau de St-Galmier, elles s'éclaircirent et ne déposèrent plus, mais elles ne devinrent pas alcalines, ni même neutres. — L'expérimentateur prit alors, à déjeûner, 25 centigrammes de silicate de soude dans deux verres d'eau de St-Galmier, qu'il coupa avec du vin. Dans la journée, les urines furent sensiblement moins acides ; le lendemain, même dose ; trois heures après, l'urine parut ramener au bleu le papier de tournesol rougi par un acide. — Le troisième jour, malgré une dose de 25 centigrammes à déjeûner et à dîner, le même effet n'eut pas lieu : le froid était devenu très vif, et les fonctions de la peau, qui en souffraient, pouvaient peut-être réagir sur l'état des urines, en contrariant l'élimination acide de la perspiration cutanée. — Le quatrième jour, 50 centigrammes à déjeûner et 25 à dîner ; l'urine devient légèrement alcaline, 3 heures après le repas du matin. — Le cinquième jour, pas de silicate de soude ; retour de l'urine à l'état acide. — Le sixième, 50 centigrammes à déjeûner, toujours dans deux verres d'eau de St-Galmier qu'on coupe avec du vin ; alcalinité des urines 3 heures après. — Le septième, même dose ; même résultat. — Le huitième et le neuvième, même action alcalisante. — Le dixième, on cesse le silicate ; les urines restent claires, mais elles ne tardent pas à redevenir neutres d'abord, puis acidules.

Ainsi l'eau de St-Galmier, qui était impuissante pour alcaliser l'urine par elle-même, produit ce résultat quand elle est silicatée ; preuve manifeste de l'influence des eaux alcalines *silicatées*. Sous leur empire, nous avons noté que l'urine devient plus limpide, le besoin d'uriner plus fréquent, et la quantité excrétée plus grande ; elles sont, en un mot, diurétiques. — Elles ont paru aviver l'appétit, activer la digestion, augmenter les selles, mais sans dévoiement, et donner, malgré le froid, un sentiment de bien-être. — D'après ce que nous savons (voy. 1er chapitre, 4ᵉ ordre), nous pensons que les eaux alcalines *silicatées* sont digestives, toniques, diurétiques et probablement fondantes et résolutives. — Un phénomène nous a frappés : quand l'urine ne devenait que faiblement alcaline, le papier réactif, resté à l'air, finissait par donner des marques plus prononcées d'alcalinité, comme s'il se fût opéré peu à peu quelque réaction nouvelle.

§ IV. Appareil génital.

L'appareil génital se compose : 1º d'organes qui lui sont communs avec l'appareil urinaire, et qui viennent d'être étudiés ; et 2º d'organes qui lui sont propres, et dont nous allons nous occuper.

Il reçoit des modifications spéciales : on a observé que les sources sodiques, qui sont stimulantes, comme à Vichy, peuvent réveiller le sommeil des organes génitaux ; mais cette excitation n'est que passagère, le plus souvent. — Chez la femme, les eaux alcalines exercent une action physiologique complexe sur le système utérin : — nous avons démontré qu'elles diminuent les sécrétions catarrhales (voy. *Appareil digestif* et *urinaire*); nous trouvons le même résultat généralement signalé pour la leucorrhée, et cela spécialement dans les sources sodiques ferrugineuses, comme Vals, St-Alban, Châteauneuf, l'Hôpital, etc., et surtout dans les sources *calciques*, comme Condillac, Châteldon, Rieu-Majou, et celles qui s'en rapprochent le plus, telles que Pougues, Arlanc, etc. — Les douches vaginales dans ce cas aident beaucoup à l'action des bains et des boissons. — Quant aux troubles de la menstruation qui se lient soit à une chlorose, soit au catarrhe utéro-vaginal, soit à quelque engorgement de la matrice (engorgements mous, Willemin), ils sont avantageusement combattus aux mêmes sources. — Enfin, il est reconnu que les eaux alcalines modifient heureusement, comme résolutrices, les engorgements chroniques de l'utérus et même des ovaires.

C'est, sans doute, par cet ensemble de circonstances, qu'elles peuvent favoriser la fécondation : c'est à ce point de vue qu'on a pu les préconiser contre la stérilité. Nous devons spécifier que c'est en raison de leur influence sur la chlorose et la menstruation, comme sur les obstructions de l'appareil utérin, et enfin des modifications qu'elles font subir à la sécrétion vaginale qui, devenue trop fortement acide, paraîtrait douée de propriétés pernicieuses pour le sperme. (Donné.)

L'analogie fait présumer que la sécrétion du lait est influencée par les eaux alcalines, comme nous l'avons vu pour celles de la peau, des reins et du tube digestif. Le lait dans l'état de santé est plus ou moins alcalin : M. d'Arcet a fait voir que, chez les vaches de Paris, qui sont nourries à l'étable, le lait est souvent acide, parfois neutre ou peu alcalin, tandis que l'alcalinité en est prononcée chez celles de la campagne, qui paissent à l'air : les dernières se portent bien, les premières meurent fréquemment phthisiques, et fournissent un assez mauvais lait. Ce fait de physiologie vétérinaire peut être utilisé pour la santé des nourrices et de leurs nourrissons. Les qualités chimiques du lait devront, comme le galactomètre, diriger dans le choix à faire, et mettront sur la voie d'y porter remède. Ainsi, il est d'expérience que le lait alcalin est mieux supporté par l'enfant, mieux digéré et plus rarement vomi ; tandis au contraire que, s'il est acide, il est fréquemment rejeté : le nourrisson alors profite peu, et même dépérit. Les eaux alcalines pourraient être utiles dans ce cas. On pourra y suppléer avec une dose de bicarbonate de soude dans le biberon : M. Ch. Petit insiste sur ce moyen ; M. Trousseau conseille le saccharate de chaux (surtout s'il y a diarrhée) ; la pratique populaire a sanctionné la magnésie. On voit que ces trois ordres de moyens concordent précisément avec les trois espèces principales que nous avons distinguées dans les sources alcalines (*sodiques, calciques* et *magnésiennes*).

Nous ferons remarquer que le saccharate de chaux jouit d'une propriété précieuse (Bobière, 1852, *Journ. de Pharmacie*, t. xxxviii) jusqu'ici peu connue, dont on pourra tirer un heureux parti pour la thérapeutique, c'est de rendre soluble le phosphate de chaux et le carbonate de chaux. — Or, le lait n'a pas seulement l'inconvénient d'être acide, et il ne suffira pas toujours de le rendre alcalin ; il peut, en outre, n'offrir que des proportions insuffisantes de phosphate calcaire, dont la présence est nécessaire à la santé de la nourrice comme à la vie et au développement de l'enfant. Ainsi, M. Mouriès, dans d'intéressantes expériences mises en relief par M. Bouchardat (*Annuaire* pour 1854, p. 292), a constaté que, chez 17 nourrices de la campagne, le lait, sur 1 litre ou 1,000 grammes, donne en moyenne de 2,4 à 1,2 minimum de phosphate calcique, tandis que chez 17 nourrices de Paris, il n'y avait plus que 0,9 à 0,1. M. Mouriès, poursuivant ses études, a expérimenté cliniquement, sur 12 nourrices de la ville dont le lait n'avait que 0,7 à 0,5 et dont les nourrissons souffraient et dépérissaient, que l'administration du phosphate de chaux a élevé peu à peu la moyenne à 2,1 ; en même temps, la santé des nourrices s'est améliorée et celle des enfants s'est rétablie. Nous pensons qu'en rendant soluble le phosphate calcique à l'aide du saccharate, on obtiendra plus facilement le même résultat,

résultat fort avantageux, non seulement pour diminuer la mortalité des nouveaux-nés, mais encore pour prévenir les scrofules, le rachitisme et les diverses cachexies de l'enfance.

Les sources alcalines *calciques* pourront rendre des services dans les cas de ce genre.

§ V. Système nerveux.

Les effets sur les nerfs sont variables suivant les susceptibilités individuelles. Quelques baigneurs ressentent au début des pesanteurs de tête, une sorte d'enivrement que les dames comparent aux fumées du vin de Champagne. (Barthez.) C'est surtout aux eaux alcalines gazeuses que ce phénomène a lieu ; tous les observateurs l'ont noté à Vichy. Les docteurs Nepple et Goin l'ont éprouvé eux-mêmes à St-Alban. (*Journ. de Médec. de Lyon*, 1843, iv-342.) — Cet effet est généralement attribué au gaz acide carbonique des sources minérales ; ce gaz est loin d'être aussi dangereux pour la santé qu'on l'a prétendu : « Comme cet acide, écrivait en 1839 M. Galtier, *est toxique même appliqué à l'extérieur*, il faut que la durée du bain ne soit pas trop prolongée.»(*Mat. médicale*,t. ii, p.1134.) Respiré à petite dose, il n'offre pas de danger; nous verrons même, plus loin, qu'on en a tiré un grand parti en thérapeutique. — Ces phénomènes d'ivresse sont prononcés surtout pendant la première semaine : ils se dissipent ensuite ; il s'établit une sorte de tolérance. M. James, à propos de la *Grotte du Chien*, près de Naples, parle d'un chien qu'on soumet journellement depuis trois ans à l'influence de l'acide carbonique pur qu'elle renferme, et cela sans inconvénient pour sa santé. (*Guide aux eaux minérales*, 1851, p. 477.)

Vers la fin de la cure, surtout si le traitement a été énergique ou la source trop stimulante pour le baigneur, il se développe une surexcitation du système nerveux : il y avait d'abord tendance au sommeil; il y a au contraire moins de sommeil, et il est agité; les nerfs sont agacés; on devient plus sensible à l'influence des orages (Barthez); il y a agitation générale. Ce n'est pas la *fièvre thermale* dont nous parlerons plus loin (voy. *État général*), mais c'est une indication de modifier le traitement, ou de le suspendre; il peut convenir de changer d'eaux minérales, et notre *Tableau gradué* pourra fournir de précieuses lumières pour le choix à faire. — La conclusion de cette étude, c'est qu'en général les eaux alcalines ne sont pas spécialement indiquées pour les affections du centre encéphalique; il n'en est pas de même pour celles du système ganglionaire : la plupart d'entre elles guérissent ou s'amendent.

Plaçons ici cette remarque de M. Prunelle, que la propriété fondamentale des eaux alcalines, et notamment de Vichy, paraît être d'accroître l'innervation dans tous les organes situés au-dessous du diaphragme; que ces eaux exercent une action spéciale sur le nerf grand-sympathique par l'entremise de la peau et surtout de la muqueuse gastro-intestinale; que c'est à proprement parler une action révulsive, mais douée d'un caractère spécifique (Durand-Fardel); que cette influence se déploie sur tout le système abdominal, qu'il s'agisse de l'inertie du foie, de l'estomac, de l'intestin, de la vessie ou de tout autre organe ; qu'enfin ces eaux (Vichy) peuvent réussir même contre l'inertie de l'appareil reproducteur. » (James.)

Les eaux alcalines offriront donc une précieuse ressource pour combattre les diverses névroses qui compliquent d'ordinaire les obstructions et maladies chroniques des viscères abdominaux. L'art consistera à choisir la source la mieux appropriée à la fois à l'organe souffrant et à l'espèce morbide ; c'est ce que nous avons cherché à apprécier dans les pages qui précèdent et qui vont suivre.

§ VI. Appareil vasculaire sanguin.

Nous allons rechercher quelle est l'action physiologique des eaux alcalines : 1º sur la circulation capillaire ; 2º sur la circulation générale; 3º enfin sur le sang lui-même.

Nous avons vu qu'un bain d'eau alcaline, surtout pure, stimule la peau et y appelle une sorte de fluxion sanguine qui peut la faire rougir; s'il y a des dartres et des plaies, elles sont irritées (Neyrac fait exception). Le microscope nous révèlera plus loin les mouvements intimes qui se passent dans le réseau capillaire et dans le parenchyme de nos organes. L'observation médicale suffit pour démontrer que les eaux alcalines augmentent l'activité du système capillaire, et ce phénomène sera encore plus prononcé si on les emploie sous forme de traitement thermal, comme douches, etc. La conclusion pratique, c'est qu'elles pourront être avantageusement utilisées contre l'affaiblissement de la circulation capillaire, qui languit généralement dans les maladies chroniques; c'est là, en effet, une indication essentielle à remplir dans la chlorose, les obstructions viscérales, les cachexies, etc. —Aussi, seront-elles contre-indiquées dans tous les cas où cette surexcitation capillaire est incompatible avec la cure de la maladie, comme l'hémoptysie, la phthisie, les maladies du cœur, le catarrhe pulmonaire fébrile (voyez toutefois nos remarques sur l'*Emploi thérapeutique du gaz acide carbonique*), et dans toutes les affections aiguës.

Voyons maintenant ce que devient la circulation générale. De grandes divergences existent sur ce point : au lieu d'opinions, citons quelques expériences. M. Barthez a fait les suivantes sur 25 malades, pour juger les effets des bains de Vichy à 34° : sur 90 observations, le pouls, après trois heures, s'est trouvé plus élevé qu'auparavant 50 fois, c'est à dire dans plus de la moitié des cas ; il a été moins élevé 30 fois, c'est à dire dans un tiers des cas. — Avec de l'eau refroidie, le pouls, dans 30 expériences, a été élevé 20 fois, c'est à dire dans les deux tiers des cas, et moins élevé 8 fois (environ le quart) ; ces conclusions formulées par l'auteur lui-même ne semblent pas rendre complètement le sens des expériences. Voici le tableau qui concerne l'eau thermale :

Action de l'eau minérale pure, administrée sous la forme de bains de piscine, la température du bain étant de 34° centig. en entrant, et de 30° en sortant, après un séjour d'une heure et demie.

N° d'ordre des malades.	Le malade au lit avant de partir pour le bain.	En arrivant au bain.	En sortant du bain.	Au lit une heure après.	Au lit deux heures après.	Au lit trois heures après.	OBSERVATIONS.
							Nous n'avons fait d'autre changement à ce tableau que de ranger les malades suivant la fréquence des pulsations, afin qu'on pût mieux, d'un seul coup d'œil, saisir la série des modifications.
1	56	80	84	64	52	56	
2	60	80	64	72	68	68	Voici nos conclusions :
3	64	72	64	64	68	68	1° L'excitation a lieu dans la majorité des cas ;
4	64	84	80	76	68	72	
5	68	80	70	64	68	68	2° Tantôt, plus ou moins prononcée au sortir du bain, elle est terminée 1 h. après (n° 12) ou 2 h. après (n°s 1 et 4) ;
6	68	80	80	80	78	72	
7	68	84	56	68	67	76	3° Tantôt elle n'arrive qu'une heure après le bain (n° 2) ou 2 h. après (n° 5) ou 3 h. après (n° 7), et se montre tardive mais prolongée (n° 8) ;
8	68	96	80	88	100	100	
9	70	68	60	64	68	68	
10	72	68	64	68	64	64	4° Parfois aussi elle est peu sensible (n°s 5 et 9), et même cause une sédation hâtive (n°s 10, 11 et 13).
11	72	72	64	64	68	68	
12	72	80	80	56	58	56	
13	84	104	84	80	72	76	

The NOMBRE DE PULSATIONS PAR MINUTE spans the six numeric data columns.

Nous voyons, dans des expériences que l'un de nous, M. Pétrequin, a exécutées sur lui-même, en 1851, que l'exercice thermal en bains, douches, bains de vapeur, etc., a toujours élevé le pouls et excité l'ensemble de l'organisme, pour un temps après lequel un état plus ou moins calme est revenu. (Pétrequin, *De l'Action des eaux d'Aix*, 1852, p. 35.) Nous constatons donc que les eaux minéro-thermales ont un effet primitif qui est l'excitation, et un effet consécutif qui est la sédation ; et nous commençons à saisir ainsi la nature de leur mode d'action. M. Durand-Fardel a fort bien observé que, si la circulation peut baisser dans quelques cachexies mêmes fébriles alors que le traitement est bien approprié, en général elle devient plus fréquente sur la fin de la cure. Au reste ce n'est pas là un résultat exclusif des eaux minérales ; une large part en revient à la température de la source. M. Londe professe que le bain chaud est excitant. (*Eléments d'hygiéne*, 3e édit., 1847, t. II.) M. Durand-Fardel a remarqué qu'à Vichy le bain *tempéré* tend à ralentir la circulation, tandis que le bain *chaud* l'accélère, de même que la piscine à cause de l'agitation à laquelle on s'y livre. Nous reviendrons plus loin sur cette étude. (Voyez *Etat général*, p. 106.)

Mais il ne faut pas méconnaître toutefois l'influence excitante des eaux alcalines, indépendamment de leur température ; elle existe même pour les sources froides. Voici ce que M. Dupasquier a constaté sur lui-même à Vals : « Prise à doses modérées, l'eau minérale de Vals (source Chloé) imprime à la circulation un surcroît d'énergie et d'activité remarquables. Sous son influence, et tant qu'on n'en fait pas abus, il se manifeste une légère excitation générale : le pouls s'élève et s'accélère ; la chaleur de la peau augmente sensiblement ; on éprouve comme un sentiment de force et de bien-être inaccoutumé. » (Dupasquier, *Journ. de Médecine de Lyon*, 1845.) MM. Nepple et Goin font la même remarque pour Saint-Alban ; M. Desbretz, pour Châteldon ; M. Ladevèze, pour St-Galmier.

Un premier corollaire physiologique à formuler ici, c'est qu'il ne faut jamais pousser trop loin l'action excitante des eaux alcalines, sous peine de provoquer une irritation ou même une sub-inflammation dont la conséquence est des plus fâcheuses pour l'estomac, l'intestin ou autres organes ; la cure des eaux se trouverait compromise. — Second corollaire, c'est que, répétons-le, les eaux alcalines ne conviennent que dans les affections chroniques, qu'elles ne doivent jamais dépasser le degré de stimulation nécessaire pour résoudre les engorgements, et qu'il y a péril dans leur usage pour les affections qui conservent de la tendance à reprendre une forme fébrile. — Dans tous les cas, si l'on continue la médication alcaline, elle a pour inconvénient, non seulement de provoquer le retour acide des sécrétions, mais encore d'aggraver l'état morbide lui-même.

Sang. — Maintenant pénétrons plus avant dans le cœur de la question : en présence de cet effet des eaux alcalines tant sur la circulation capillaire que sur la circulation générale, cherchons si elles exercent aussi une action sur le sang lui-même. Certes, il n'est pas douteux que le système sanguin ne renferme quelques éléments nouveaux chez ceux qui sont soumis à la médication des eaux. Quelques auteurs, partant de ce principe que les eaux qui nous occupent sont de nature alcaline, ont prétendu que le sang se trouvait fluidifié. Les anciens redoutaient beaucoup l'abus des alcalis par rapport au sang ; Cullen partage cette crainte, et M. Magendie a fait des expériences qui paraissent assez probantes dans ce sens. C'est ce que les modernes ont appelé la *dissolution du sang*. On en a fait le tableau suivant : cachexie avec pâleur, bouffissure, infiltration œdémateuse, hémorrhagie passive, asthénie, dépérissement, etc. MM. Trousseau et Pidoux remarquent que l'abus des alcalis entraîne plus de dangers que l'abus de l'iode, etc. Nous croyons que ces auteurs sont dans la vérité ; mais cette comparaison est-elle juste ? Disons plus : est-il permis de confondre l'abus des alcalis avec l'usage des eaux minérales (1) alcalines ? Eh quoi ! on ne verrait qu'une fluidification du sang à Vichy, comme à Vals, à St-Alban, etc. ? Certes, si cette hypothèse pouvait, à certains égards, se comprendre pour quelques graveleux et goutteux qui seraient pléthoriques et auraient le sang riche, elle serait tout à fait inadmissible dans la majorité des autres cas qu'on envoie aux eaux alcalines et qui s'en trouvent bien ! Ici l'observation médicale se révolte contre les paradoxes de l'iatro-chimisme exclusif. Et, en effet, quelles déplorables conséquences n'aurait pas cette prétendue fluidification du sang dans la chlorose, la dyspepsie, la cachexie paludéenne, le diabète et la plupart des maladies chroniques ? Si cette hypothèse chimiatrique était vraie, la pratique serait irrationnelle et meurtrière. Mais on n'a jamais rien vu de semblable ni à Vichy, ni ailleurs.

(1) Quelques auteurs semblent s'être laissé égarer par une fausse interprétation de ces paroles, d'ailleurs vraies, de M. Trousseau, relatives aux moyens capables de produire une modification dans la crase du sang plus ou moins analogue à celle de la saignée : « Quand il s'agit d'une maladie chronique du foie, ou d'une affection diathésique avec prédominance d'acide dans les sécrétions, telle que la goutte, c'est par les alcalis qu'il convient d'agir. » (*Journ. de Médecine*, 1846.)

Faisons ici cette distinction : on a comparé les eaux minérales à un instrument à deux tranchants ; il est vrai de dire que les eaux alcalines, en particulier, ont un double effet, savoir : une action *chimique* qui s'exerce à la fois sur les solides et les liquides, et une action *dynamique* qui a un caractère stimulant.

Nous avons mis en relief ce double effet par une série d'exemples physiologiques ; plus loin nous en fournirons d'autres au point de vue thérapeutique. — On a cru devoir attribuer leur vertu tonique surtout à la présence du fer en dissolution et à son état d'extrême division, ainsi qu'à sa combinaison avec d'autres principes minéralisateurs qui ajoutent beaucoup à sa puissance, à quelque faible dose qu'il s'y trouve. Parmi ces principes on signale le manganèse, dont l'efficacité spéciale comme adjuvant du fer a été mise en évidence surtout par les travaux de l'un de nous, M. Pétrequin (voyez *Gazette médicale*, sept. 1849 ; *Bulletin thérapeutique*, mars 1852), aujourd'hui sanctionnés par la pratique d'un grand nombre de médecins. M. Durand-Fardel a compté que le fer se rencontre dans beaucoup d'eaux alcalines, tandis que, sur 30 sources sulfureuses dont M. Pâtissier (*Manuel des Eaux*, etc.) fait l'énumération, il ne se rencontre que 9 fois. (Durand, *Eaux de Vichy*, p. 13.) Nous pouvons aller plus loin : sur 67 sources, dont nous donnons l'analyse, nous avons supputé que le fer ne manque que dans 5 à 6 ; il y est au moins 60 fois, soit seul soit associé au manganèse. Peut-être des analyses mieux faites augmenteront-elles encore cette proportion (1). Il paraît établi aujourd'hui que l'adjonction du manganèse au fer ajoute beaucoup à l'action physiologique et thérapeutique des ferrugineux. Pour les eaux alcalines, M. Prunelle constate, comme nous l'exposerons plus loin, qu'on guérit mieux, à Vichy, les obstructions de la rate, depuis qu'on peut joindre l'effet de la source Lardy, qui est ferro-manganifère.

Pour nous, nous croyons aussi que l'association du bicarbonate de chaux au fer aide puissamment à la médication martiale. Nous sommes frappés de voir que, dans les eaux *sodiques*, cette association est si fréquente, qu'elle constitue une subdivision (*sodiques ferrugineuses et calciques*) plus considérable que la division des sodiques pures (dans la proportion de 18 contre 6), qu'elle est à peu près constante dans les eaux

(1) « Je suis convaincu, écrit M. Pétrequin, que partout où le fer se montre en quantité notable, le manganèse y existe aussi ; et qu'*en le cherchant mieux* on le rencontrera dans plusieurs parties où il n'a pas encore été soupçonné. » (*Bulletin thérapeutique*, mars 1852.) Cette prévision s'est déjà vérifiée pour plusieurs eaux minérales.

alcalines *calciques* (14 sur 15), et de même dans les *calciques-magné-siennes* (5 sur 6), et qu'enfin ce sont précisément ces sources qui ont le plus d'efficacité dans les maladies chroniques qui s'accompagnent ou se compliquent d'une altération du sang. Ces considérations ne sont pas moins saisissantes pour les eaux alcalines *mixtes*. (Voy. notre *Tableau comparatif et gradué*.)

Mais enfin le fer n'existe pas dans toutes les eaux alcalines, et il ne serait pas logique de tout lui rapporter. Nous pensons que dans cette appré-ciation il ne faut pas omettre le chlorure de sodium, dont on a signalé l'influence, à petite dose, soit sur la digestion (Boussingault), soit sur le sang lui-même (Denis), et dont M. Bouchardat a pu écrire : «Le chlorure de sodium dans la constitution du sang est d'une importance de premier ordre ; il contribue pour une large part à lui donner une densité qui est intimement liée avec les phénomènes d'endosmose qui sont continuelle-ment en activité chez les animaux. Aussi ne peut-il faire défaut sans un dommage extrême, et les sels qui peuvent tenir sa place (phosphate de soude ou de potasse) sont-ils très restreints. » (Bouchardat, *Annuaire* pour 1854, p. 296.) — Il faut encore faire intervenir les autres éléments minéralisateurs dont nous avons déjà cherché à apprécier la portée. (Voy. *Appareil digestif*.) Mais après tout, lors même qu'on ne pourrait pas formuler des explications suffisantes, le fait est là ; il subsiste, et il suffit d'autant mieux ici, qu'il est concordant à la fois avec les inductions chi-miques et l'observation médicale.

De tout ce qui précède, il résulte que les eaux alcalines ont une action incontestable sur le sang et sur son mouvement, qu'elles activent la cir-culation, et favorisent la résolution des engorgements et obstructions de nos organes ; elles combattent les fluxions atoniques et les congestions sanguines lentes, par une sorte de contro-stimulisme, par le fait de la sé-dation qui succède à l'excitation minérale et qui constitue les effets secondaires des eaux, après que la réaction et la fièvre thermale sont tombées : de là cette action lente des eaux minérales ; de là ces gué-risons qui n'ont lieu qu'à la longue ; de là, enfin, ces cures qui s'opèrent même plus ou moins longtemps après le séjour des eaux. — Il n'est pas nécessaire, pour interpréter ces faits, de se lancer dans des théories aven-tureuses ni dans des hypothèses contestables ou erronées.

Nous compléterons notre démonstration par une série d'arguments qui pourront paraître à quelques personnes plus saisissants peut-être, non pas tant parce qu'ils sont en quelque façon neufs dans cette question, mais surtout parce qu'ils révèlent les mouvements intimes de décomposition qui s'accomplissent dans le parenchyme de nos organes; nous voulons parler de l'application des recherches microscopiques. Voici ce qui résulte de l'ensemble des études contemporaines sur cette matière : dans l'inflammation, la circulation est d'abord activée, mais peu à peu elle se ralentit; puis le sang éprouve des oscillations de va-et-vient; il finit par s'arrêter; il engorge les capillaires; il forme des stases dans les vaisseaux; les globules deviennent frangés et s'accolent par petites masses; le sang se coagule, et ses caillots obstruent le réseau vasculaire; en même temps il s'opère des extravasations sanguines. — Il y a, en outre, exhalation d'une lymphe plastique, liquide fibrino-albumineux qui s'épanche ou s'infiltre dans les tissus, et s'y organise; de là l'épaississement des membranes, les obstructions des viscères, les engorgements et les indurations de nos organes. (Brachet, *Études physiologiques sur la théorie de l'inflammation*, Lyon, in-8°, 1851.)

Or, voici ce que le professeur Bérard écrit sur l'influence des excitants dans la phlogose « Wilson Philips mit un excitant sur la membrane enflammée, et, chose remarquable! le sang recommença à se mouvoir là où il stagnait, le calibre des vaisseaux se rétrécit, la membrane pâlit, et les interstices des vaisseaux devinrent moins opaques, en proportion de la vitesse du mouvement. — Thompson a vu aussi qu'après l'application d'un irritant (il se servait de l'hydrochlorate de soude), le premier effet était le plus souvent une augmentation de vitesse du cours du sang dans les vaisseaux artériels, branches, rameaux et capillaires. Il a reconnu encore que, par l'application trop réitérée du sel, la circulation capillaire éprouve un prompt ralentissement..... D'autres fois, pendant toute la durée de l'application d'un stimulant (convenable), la suractivité du cours du sang peut persister sans stase consécutive. » (Bérard, *Dictionn.* en 30 vol., art. *Inflammation.*) — Ce sujet est trop important pour ne pas continuer à suivre cet auteur dans son intéressante exposition : « Charles Hastings, dit-il, a consigné dans sa dissertation inaugurale une série d'expériences qui viennent concilier celles de Wilson Philips et de Thompson. C'est ainsi que, certains stimulus étant appliqués, on voit le cours du sang s'accélérer et les vaisseaux se contracter : alors, comme l'a remarqué Wilson Philips, la partie, loin de rougir, pâlit; mais, si l'action du stimulus est trop continuée ou trop activée, on voit les petits vaisseaux se dilater à tel point, qu'ils reçoivent une grande quantité de sang qui perd son apparence globuleuse et finit par stagner... Enfin, Hastings a vérifié encore ce qu'avait constaté Wilson Philips, à savoir que souvent le sang arrêté dans les capillaires à la suite d'un stimulus *est remis en mou-*

vement après l'application d'un stimulus différent, en même temps que les capillaires se rétractent. » Le prof. Bérard ajoute : « Comme tous les expérimentateurs qui l'ont précédé, Kaltenbrunner a vu d'abord le cours du sang s'accélérer ; mais il a constaté mieux qu'aucun autre combien la nature des excitants peut apporter de différences dans l'afflux du sang. » (*Loc. cit.*, p. 414.) Il a vu aussi des stases se dissiper après une nouvelle stimulation : toutefois, il est de rigueur que l'excitation soit appropriée à la sensibilité de la partie malade, et qu'elle ne soit jamais ni trop énergique, ni trop répétée ou trop prolongée, sous peine d'aggraver l'inflammation. — Il n'y aura, sans doute, personne qui ne soit, comme nous, frappé de l'importance de ces révélations, et qui ne veuille conclure avec Bérard : « On saisira aisément tout ce que ces résultats peuvent fournir de données, non seulement à l'interprétation des phénomènes locaux, mais encore à la théorie générale de l'inflammation.» Nous ajouterons pour notre compte qu'ils répandent de précieuses lumières sur la théorie du traitement lui-même et sur l'intelligence du mode d'action des eaux alcalines.

Ces corollaires thérapeutiqnes n'ont pas échappé à Bérard ; cet habile physiologiste termine ainsi : « Lorsque, dans l'inflammation, la stase du sang prolongée a fixé ce fluide dans les capillaires fortement dilatés, il ne suffit plus seulement de modérer son afflux pour que les vaisseaux recouvrent immédiatement leur action et la circulation son cours moral. C'est alors qu'un *traitement tonique* peut devenir nécessaire pour ranimer les capillaires (Th. Pridgin Teale, 1827) et qu'on voit réussir jusqu'aux stimulants diffusibles contre l'inflammation ; c'est le moment de l'application des topiques résolutifs, et les expériences microscopiques viennent nous donner l'explication de ces succès, en découvrant à Wilson Philips, Hastings et Kaltenbrunner, *les effets d'agents irritants variés, sous l'application successive desquels le sang était alternativement arrêté et remis en mouvement* dans les capillaires. » — « Une autre indication du traitement, celle d'aider par les ressources de la thérapeutique à la disparition des produits des sécrétions accidentelles, n'est souvent encore remplie que par des moyens que fournissent les médications excitantes. » (Bérard, *loc. cit.*, p. 428.)

Or, toutes ces considérations, vraies pour l'inflammation aiguë, le sont encore davantage pour les inflammations chroniques qui nous occupent ; en somme, ces vues nouvelles, que nous croyons devoir appliquer à la médication stimulante des eaux alcalines, nous semblent, en présentant cette question sous un jour nouveau, jeter une vive lumière sur leur opportunité et leur mode d'action dans les maladies chroniques, surtout si l'on veut bien, comme on le doit, tenir compte en outre de leurs propriétés spéciales (dynamiques et chimiques), apéritives, diurétiques, fondantes et résolutives.

§ VI. ETAT GÉNÉRAL.

Nous avons jusqu'ici examiné l'action spéciale des eaux alcalines sur chaque appareil séparément, et cette marche était nécessaire pour procéder à une étude plus approfondie de chaque partie du problème ; mais toutes ces modifications physiologiques ne sont ni indépendantes ni successives ; plus ou moins simultanées, elles portent ainsi, par leur résultante, sur l'ensemble de l'économie. Il nous reste donc à en retracer le tableau par rapport à l'*état général*.

Bordeu a peint ces résultats en traits pittoresques : « Ce remède, dit-il, pris intérieurement, travaille peu à peu, agit sur les humeurs, heurte à toutes les portes, dégage tous les sécrétoires. » — En effet nous avons vu que les eaux alcalines stimulent la peau, ainsi que la muqueuse digestive et génito-urinaire (1) ; de là, leur utilité dans quelques dermatoses, dans l'atonie et les troubles gastriques (dyspepsie, gastralgie, aigreurs, vomissements, etc.), et dans certains catarrhes (diarrhée atonique, leucorrhée, catarrhe vésical). — Elles activent ou modifient la sécrétion de la bile, de la salive, de l'urine, de la sueur, du lait, etc. ; de là la médication spoliative et fondante qu'elles procurent, par le mouvement de décomposition organique, à l'aide de la diurèse et de la diaphorèse (calculs biliaires, engorgements du foie, gravelle, goutte chronique, rhumatisme goutteux, etc.), et leur importance spéciale dans l'ictère, les coliques hépatiques ou néphrétiques, dans l'acidité de la salive, dans l'asthénie de la peau, dans l'allaitement, etc.

Elles modifient l'appareil nerveux surtout dans sa portion sous-diaphragmatique, et exercent une puissante intervention dans les névroses dont se compliquent les obstructions abdominales. — Elles ont une influence particulière sur la vitalité et les fonctions utérines (engorgement utérin mou, dysménorrhée, stérilité, etc.). — Enfin elles tonifient la circulation

____

(1) « Les eaux minérales agissent principalement sur deux vastes surfaces (la muqueuse gastro-intestinale et tout l'appareil tégumentaire) ; elles excitent ces deux membranes, qui, à leur tour, réagissent sur les autres organes liés avec elles par de nombreuses sympathies, activent leurs fonctions et modifient leur vitalité. » (Pâtissier, *Recherches sur l'action des eaux minérales*, 1859.)

soit capillaire soit générale et la vitalité du sang lui-même ; de là leur efficacité à la fois pour résoudre les obstructions et inflammations chroniques, et pour remédier aux maladies générales, comme les cachexies, la chlorose, l'atonie, la cachexie paludéenne, etc.

C'est donc là évidemment une médication générale ; c'est ce qui a fait dire à deux habiles hydrologues : « Qu'est-ce que les eaux minérales ? une médication excitante, qui, pénétrant par toute l'économie, se mettant en rapport avec tout l'organisme, ranime les fonctions languissantes, surexcite les fonctions physiologiques, tantôt agent de révulsion, tantôt rappelant l'équilibre, *le balancement des forces,* entre les fonctions troublées. » (Durand-Fardel.) Ou en d'autres termes : « Elles constituent une médication puissante, se traduisant à l'intérieur par l'augmentation d'action et la modification humorale de tous les sécréteurs, et extérieurement par des crises ou réactions vitales très marquées. » (Finot, *Observations sur les eaux de Vichy,* 1850.) Nous pensons avoir mis cette doctrine en évidence, et elle aura ses applications spéciales dans notre 3ᵉ chapitre (*Thérapeutique*).

Il y a une grande vérité d'observation dans ces paroles de Bordeu qui résument la théorie des eaux minérales : « Il est souvent moins essentiel de songer à la partie affectée, qu'aux autres sécrétoires qui sont oisifs ; aussi n'est-il pas étonnant de voir des récidives et des suites fâcheuses quand on ne s'attache qu'à des remèdes locaux qui n'opèrent pas sur toute la machine. » — En effet, que trouve-t-on dans les maladies chroniques ? On observe généralement un affaiblissement tant des fonctions du tube digestif et de la peau, que de la tonicité générale et de la circulation capillaire, ainsi que de la nutrition. Or nous venons précisément de voir que les eaux alcalines présentent l'avantage d'agir sur l'universalité des fonctions, et que, en stimulant les divers appareils organiques, elles développent des phénomènes communs d'excitation, précieux pour la cure des maladies chroniques, où il importe tant de modifier l'ensemble des fonctions. Si en effet elles peuvent améliorer des affections chroniques très diverses, c'est qu'elles s'adressent à la condition générale qui les domine, c'est à dire qu'elles ont la vertu de remonter le ton physiologique de nos organes et de leurs fonctions qui languissent.

Il faut discerner dans les eaux leur action chimique et leur action dynamique ; il faut, à côté de leurs propriétés apéritives, diurétiques et fondantes, faire aussi la part de leurs propriétés excitantes, toniques et révulsives. — Ce n'est pas tout. Il faut encore distinguer deux phases dans leur effets, à savoir des effets primitifs et des effets consécutifs. Les

eaux alcalines, comme la plupart des eaux minérales, guérissent lentement, et souvent même elles préparent la guérison plutôt qu'elles ne la
donnent. Cette doctrine se trouve mise en lumière par « ces deux faits
importants : l'ordre suivant lequel la santé se rétablit ; en premier lieu,
retour ou amélioration des fonctions générales, ensuite retour de l'organe essentiellement malade ; second fait : phénomènes de guérison plus
prononcés après que pendant la cure. » (Durand-Fardel.) « Il est à remarquer que, dans les cas d'engorgements du foie ou des autres organes,
on ne voit l'engorgement lui-même se dissiper, qu'après le retour des
forces. » (Prunelle.) — C'est toujours par l'excitation de l'ensemble des
fonctions de l'organisme que les eaux alcalines agissent d'abord sur les
conditions morbides soit locales soit générales auxquelles on les oppose ;
il en résulte secondairement une modification dans l'état matériel ou
fonctionnel de l'organe affecté ; c'est à dire qu'elles commencent par ramener la santé générale, et finissent par rétablir l'organe malade, en
faisant passer l'économie par une période d'excitation avant d'arriver au
calme. Ce double effet, très prononcé pour les eaux fortement minéralisées comme Vichy, Vals, Châteauneuf, St-Alban, etc. , ne laisse pas
que d'être noté par les observateurs attentifs, même pour les eaux alcalines *mixtes ;* en voici un exemple pour celles d'Evian : « Leur action
physiologique se traduit par la stimulation générale des fonctions de l'organisme. » (Dupraz, *Sources d'Evian*, 1854, p. 60.) Voici pour les détails : « Dans les premiers jours du traitement on remarque souvent, sous
l'influence de l'excitation produite par l'usage des eaux, une recrudescence des symptômes morbides ;... peu à peu on voit les fonctions reprendre une activité inaccoutumée : la circulation, ralentie sous l'empire
des affections chroniques, semble se ranimer ; l'appétit devient plus vif,
les digestions plus promptes, l'assimilation plus complète, et tous les organes sécréteurs reçoivent un grand degré d'activité. » (*Ibid.*, p. 52.)
— A la longue, elles agissent sur l'économie à la manière des altérants
(*Ibid.*, p. 60), et finalement elles procurent le calme et le sommeil, et
modèrent la surexcitation nerveuse. (*Ibid.*, p. 44.)

Cette peinture peut s'entendre de l'ensemble des eaux alcalines (à la
différence près de leur température et de leur degré de force et de minéralisation), quand toutefois elles sont convenablement administrées.

L'abus des eaux alcalines produit chez les animaux des effets particuliers : « Les ruminants, dit M. Galtier, en sont très partisans ; *ils maigrissent beaucoup* quand ils en prennent en trop grande quantité. »
(Galtier, *Matière médicale*, 1839, p. 1133.) M. Pâtissier a fait la même

remarque. Petit a cherché à tirer parti de ce fait pour la cure de l'*obésité* :
il cite le cas d'une personne pesant 124 kilog. et qui du 12 juin au 4 septembre perdit 11 kilog. par l'emploi des eaux de Vichy. Il ajoute, en faveur de ce traitement, qu'en 1757 Flemyng conseilla avec succès le savon contre l'obésité; que M. Mélier a réussi avec le bicarbonate de soude, et qu'on trouve quelques observations probantes dans le journal de Grœfe.

Un fait général qu'amène l'usage abusif ou intempestif des eaux alcalines, c'est l'*intolérance* ou la *satiété morbide* (nous n'osons dire la *saturation*). En voici des exemples pour les divers ordres de notre classification :

Sources sodiques non thermales : « Si la dose est portée au-delà de certaines limites que l'expérience démontre qu'il ne faut pas dépasser, l'eau de Vals détermine bientôt de la pesanteur de tête, une céphalalgie plus ou moins intense, de la disposition au sommeil, un sentiment de plénitude générale, un malaise indéfinissable, phénomènes qui indiquent une sorte de pléthore. » (Dupasquier, *J. de médecine de Lyon*, 1845.)

Sources sodiques thermales : « On se plaint que ces eaux (Vichy) portent à la tête ; qu'elles échauffent et causent de la diarrhée, des pesanteurs d'estomac suivies de crampes; qu'elles affaiblissent le cœur ; qu'elles déterminent des gonflements du ventre avec irritation de l'estomac et des intestins, accompagnés de chaleur à l'anus avec démangeaison à la peau. » (Barthez, *Guide à Vichy*, p. 252.)

Sources calciques-magnésiennes : « Une anxiété générale, des pesanteurs d'estomac, une céphalalgie violente, parfois divers mouvements convulsifs, des irritations gastriques, même des phlegmasies plus ou moins graves se développent par l'emploi à trop haute dose des eaux minérales (de St-Galmier), dont l'action sur l'organisme est salutaire lorsque la prudence préside à leur administration. » (Ladevèze, *Eaux de St-Galmier*, 1823.)

Sources alcalines mixtes : « Chez ceux qui font un usage intempestif ou immodéré de la boisson, des bains et des douches (Evian), on voit survenir des dérangements d'estomac, des pertes d'appétit, du dévoiement, et autres symptômes. » (Andrier, *Eaux d'Evian*, 2e édit., 1848.)

On sera frappé, comme nous, de ces divers tableaux qui démontrent toute la puissance des sources alcalines par le fait même de ces accidents ; il importe d'en prévenir la production par un usage méthodique des eaux, afin de ne point dépasser l'excitation physiologique. Quant à cette dernière, c'est à nos yeux un effet complexe; en analysant ce phénomène d'une manière plus intime (afin de pénétrer plus avant dans cette question), nous pouvons la diviser en deux formes, l'excitation *minérale* et l'excitation *thermale*. Quand elles se réunissent, elles impriment une modification plus prononcée ; aussi ne faut-il jamais négliger l'influence de la thermalité des eaux pour la boisson, les bains et les douches. Passons rapidement en revue ces différents exercices : « L'ingestion d'une grande quantité d'eau chaude, lorsqu'en même temps le sujet est tenu bien couvert et dans une températeure élevée, est le moyen le plus certain qu'on possède pour activer l'exhalation cutanée. Parmi les sudorifiques les plus vantés, il n'y en a pas un seul qui ait des effets aussi constants et aussi faciles à vérifier.» (Ratier, *Dictionn.* en 15 vol., vi-428.) L'eau chaude a une action tonique sur l'estomac : « Tout le monde sait que les boissons aromatiques, dont on se sert pour aider la digestion, doivent être prises presque bouillantes ;.... il est douteux que, tempérées, elles eussent la même efficacité. » (Guérard, *Dictionn.* en 30 vol., xi, *Eau.*) Il ne faut pas oublier que l'abus peut énerver nos organes, et qu'à la longue, la tonicité de l'estomac et des intestins en recevrait une atteinte fâcheuse : « Undè et medici toties observant insuperabiles ventriculi languores in illis qui tepidis aquosis istis potibus abutuntur. » (Van Swieten.) — Sous forme de bains et de douches, l'eau chaude exerce une action non moins énergique, comme le prouvent les expériences de Rathor et de Kuhn. (Voy. *Peau.*) Souvent « nos eaux (Plombières) n'ont agi que par leur température et non par leur minéralisation..... Je crois devoir recommander à tous les praticiens qui auront occasion de les prescrire, de tenir un grand compte de leur température élevée. » (Turck, *Eaux de Plombières*, 4e édit., 1847, *Du bain chaud.*) On voit (Pâtissier, *Rapport*, 1854, p. 143) que la même eau minérale produit, avec les mêmes principes minéralisateurs, des effets diamétralement opposés suivant sa température : stimulante à 40° et 38° c., elle est sédative à 34° et au-dessous. Quelle conclusion tirer de ces rapprochements, si ce n'est que la température à laquelle on administre une eau minérale, en modifie profondément l'action thérapeutique, et qu'il est de la plus haute importance d'en tenir compte pour les malades?

Voyons maintenant quels sont les effets de l'eau froide : « Modérément froide, l'eau cause une sensation de fraîcheur agréable, délasse et restaure. » (Mérat et Delens, *Dictionn. de thérapeutiq.*, art. *Eau.*) — « C'est un fait bien connu de tout le monde, que l'eau fraîche en été, en même temps qu'elle plaît au palais et à l'estomac, apaise la soif, procure instantanément un sentiment de bien-être, et ranime les forces soit par son action tonique sur l'estomac et sa réaction sur tout l'organisme, soit en modérant, par sa fraîcheur, la transpiration trop active de la peau. » (Dupasquier, de Lyon, *Eaux de source et de rivière*, 1840, p. 82.) — « L'eau froide ou même à la glace agit comme excitante et tonique, et porte son impression principalement sur les parois de l'estomac ; c'est un moyen salutaire dans divers cas de gastralgie et même de gastrite aiguë ou chronique. » (Ratier, *ibid.*) « Froide et sous forme solide, l'eau est très tonique : c'est ce qui la fait rechercher par beaucoup de personnes, dont la digestion, privée de ce secours, serait longue et pénible. » (Guérard, *loc. cit.*) L'excitation qui succède à l'ingestion de l'eau froide peut devenir funeste, quand on en boit à haute dose et que le corps est en sueur. Alexandre, dit Quinte-Curce (l. vii, § 19) perdit plus d'hommes sur les rives de l'Oxus, que ne lui en avait coûtés aucune bataille. Boerhaave et Zimmermann signalent des faits analogues. Concluons donc que « la température est une circonstance qui influe peut-être plus sur les effets de l'eau, que les diverses substances qu'elle peut contenir. » (Ratier, *ibid.*) Or « résumons-les rapidement : l'eau à l'état de glace agit comme astringente, répercussive, tonique, résolutive ; l'eau froide est rafraîchissante, calmante et diurétique ; l'eau tiède est relâchante, calmante et vomitive, suivant les cas ; l'eau chaude est excitante, sudorifique, expectorante ; et l'eau bouillante est rubéfiante, vésicante et même escharotique. Nous nous exprimons ainsi pour abréger les médications diverses que l'on peut exercer avec l'eau à diverses températures. » (Ratier, *ibid.*) De pareilles notions ne doivent pas être négligées pour la théorie et la pratique des eaux alcalines thermales et non thermales.

Ainsi, la température modifie grandement l'action d'une eau prise en boisson ou administrée en bain, qu'elle soit minérale ou non. La même source pourra devenir stimulante ou sédative suivant sa température ; dans les deux circonstances, la peau se comportera d'une façon toute différente : l'exhalation ou l'absorption cutanée seront augmentées ou diminuées suivant le plus ou moins de calorique, indépendamment de la composition chimique de l'eau. Le célèbre Tissot, qui avait parfaitement compris ces différences, attribuait aux bains, jusqu'à 35° Réaumur, « l'augmentation sensible de la transpiration, » laquelle lui était démontrée « par la diminution du poids que l'on observe souvent après le bain. » Il ajoute, à propos des bains chauds au-dessus de 35° R. : « Je remarquerai que leur effet est une transpiration excessive et une fréquence très grande du pouls : on peut donc compter que l'action sera très grande, même dans les plus petits vaisseaux, et que la diminution dans la masse des humeurs sera très considérable. M. Lemonier, en se baignant pendant demi-heure au 34ᵉ degré, perdait depuis 11 jusqu'à 14 onces ; et, dans un bain plus chaud, il perdait 20 onces et 2 gros en huit minutes. » (Tissot, *Maladies des nerfs*, dans l'*Encyclopédie médicale*, 1840, pp. 244 et 249.)

En thérapeutique les bains chauds ont été employés avec avantage dans les cas suivants, dont nous empruntons la nomenclature à M. Pereira, professeur de matière médicale en Angleterre ; cet auteur les conseille :

1º Pour produire une excitation générale et locale des systèmes nerveux et vasculaire, dans le but de régulariser la distribution du sang, de réprimer un afflux anormal dans d'autres parties, comme dans quelques maladies internes paraissant se lier à la disparition d'une affection cutanée, dans la gastrite, l'entérite, la cystite, la néphrite ;

2º Pour provoquer la diaphorèse, en rétablissant les fonctions cutanées, par exemple dans le diabète, les affections rhumatismales ;

3º Pour déterminer un relâchement dans les tissus tendus, rigides ou spasmodiquement convulsés, comme dans les raideurs articulaires, les contractions musculaires, les coliques produites par le passage de calculs biliaires ou urinaires ;

4º Pour adoucir les douleurs, quelle que soit leur nature, par exemple dans les névralgies dysménorrhéiques, les douleurs articulaires, les coliques néphrétiques (1), etc. (*Bibliothèq. du médec. praticien*, 1850, t. xiv, p. 81.)

Ainsi le bain, par cela seul qu'il est chaud, pourra contribuer à la cure d'un grand nombre de maladies fonctionnelles et autres, notamment pour les appareils digestif et biliaire (gastralgie, coliques hépatiques, calculs biliaires), ou l'appareil urinaire (cystite, diabète, coliques néphrétiques), etc.

En résumé, nous sommes autorisés à établir que, dans l'action excitante des eaux alcalines, il y a deux origines qu'il importe de distinguer, à savoir l'*excitation thermale*, l'*excitation minérale*. Il est évident que, lorsque ces deux influences se trouvent réunies, leur résultante sera

____

(1) L'auteur place en regard quatre contre-indications importantes, savoir : 1º grande excitation vasculaire (pléthore, anévrysme, dilatation du cœur) ; 2º grand relâchement ou flaccidité, spécialement dans les organes superficiels ; 3º sécrétions et exhalations abondantes ; 4º grande excitabilité nerveuse, avec peu de force. — Nous ferons observer qu'avec les eaux alcalines, il y a moyen de tourner heureusement les trois dernières difficultés, en modifiant le mode d'administration.

plus prononcée ; c'est ce qu'on peut observer dans les eaux alcalines thermales.

Il convient, pour étudier à fond ce sujet, d'analyser à fond tous les éléments qui le composent : nous venons de mettre en évidence l'*excitation* minéro-thermale ; c'est le premier phénomène dans l'ordre des symptômes.

Pour nous, les effets des eaux se subdivisent en plusieurs phases ou périodes ; l'*excitation* constitue la *première*.

La *seconde* est la *réaction*, qui succède plus ou moins vite à l'excitation : tantôt elle est presque simultanée ; tantôt elle n'apparaît qu'après une heure ou deux, et même plus tard. C'est une sorte de fièvre éphémère, dont la durée et l'intensité paraissent en proportion directe de l'excitation minéro-thermale d'une part, et de la sensibilité individuelle de l'autre.

La *troisième* phase commence au moment où la réaction, en se dissipant, laisse un état général plus ou moins calme : c'est la *sédation*, qui est d'autant plus prononcée que les eaux sont mieux appropriées au mal. C'est peu à peu un prodrome de la convalescence, dont elle donne un avant-goût ; et, sous certains rapports, c'est une image des mouvements intimes que les eaux minérales impriment successivement à l'organisme pour le conduire à la guérison dans nombre de maladies chroniques.

La *quatrième* phase a lieu lorsque le traitement a été énergique, ou la cure longue, et le sujet impressionnable : ainsi, quand l'influence minéro-thermale a surexcité l'économie, et que la répétition quotidienne de cette excitation tend à créer une habitude morbide (voy. Th. Perrin, *De la Périodicité dans les maladies*), il se développe une fièvre qu'on a appelée *fièvre thermale ;* tantôt c'est une fièvre rémittente, avec des exacerbations plus ou moins régulières ; tantôt c'est une fièvre intermittente, à paroxysmes quotidiens. Dans les deux cas, elle peut s'éteindre par le seul fait du changement d'air, par le voyage et la cessation des exercices minéro-thermaux ; si elle résiste, les préparations de quina, convenablement administrées dans l'apyrexie ou du moins dans la rémittence, ne tardent pas à en faire justice.

Tout ce tableau est décrit, si l'on peut s'exprimer ainsi, d'après nature. L'un de nous, M. Pétrequin, a pu sur les lieux constater ces quatre phases, non seulement chez nombre de malades dans divers établissements thermaux, mais encore sur lui-même, ayant personnellement éprouvé deux fois la fièvre thermale à des eaux alcalines d'abord salines, puis sulfureuses.

EXPÉRIENCES DU DOCTEUR PÉTREQUIN

FAITES SUR LUI-MÊME

TOUCHANT L'INFLUENCE DES EAUX D'AIX SUR LA CIRCULATION ET LA CALORIFICATION.

DATE Juin 1851	NATURE de L'EXERCICE.	TEMPÉRATURE.		DU CORPS		NOMBRE DES PULSATIONS.	Après			TEMPS.	OBSERVATIONS.
		Extérieure.	de la salle ou du bain	Avant.	Après.	Avant.	Bain	Ecoss.	Réact.		
10	grand bain.	24	34	»	»	»	»	»	»	électrique.	grand bain mal supporté.
11	bain vap. s.	22	34	37	38	120	120	»	84	beau.	maillot demi-h.; sudation médiocre
12	id.	23	34	37	39	86	118	»	70	id.	id.
13	id.	24	36	37	»	80	116	»	68	id.	id. sudation abondante.
14	id.	22	36	37	$39\frac{1}{2}$	84	128	»	70	électrique.	maillot pénible ; sudation très abondante.
15	grand bain.	22	35	37	37	74	72	»	»	beau.	grand bain bien supporté.
16	bain vap. s.	19	35	$36\frac{1}{2}$	$39\frac{1}{2}$	74	112	»	60	id.	sudation abondante.
17	id.	23	35	36	38	75	128	»	70	couvert.	maillot pénible.
18	douch. prin.	18	32	36	38	72	100	»	60	beau.	réaction douce.
19	id.	17	33	36	36	*88	140	»	60	id.	* venu très vite au bain.
20	bain vap. s.	20	36	37	$39\frac{1}{3}$	80	128	»	70	id.	réaction et sudation convenables.
21	id.	20	$35\frac{1}{4}$	$36\frac{1}{3}$	$39\frac{1}{4}$	76	132	»	68	id.	id.
22	piscine.	24	35	»	»	»	»	»	»	couvert.	bain bien supporté.
23	douch. écos.	21	32	36	39	76	120	144	66	pluie.	raideurs ; 4 paniers à 24, 21, 18 et 16°.
24	id.	17	31	$35\frac{3}{4}$	$38\frac{2}{3}$	76	120	144	62	frais, incert.	raideurs ; 4 paniers à 24, 20, 18°.
25	id.	16	30	$35\frac{1}{2}$	$38\frac{2}{3}$	74	126	140	60	beau.	5 paniers à 24, 22, 20, 18°.; raideurs moindres.
26	id.	18	31	36	39	74	126	124	66	id.	6 paniers; pas de raideurs.
27	id.	22	30	36	38	72	126	92	62	chaud.	8 paniers; peu de réaction.
28	id.	22	36	$37\frac{1}{4}$	39	76	140	126	70	id.	6 paniers; réaction douce.
29	id.	22	33	$37\frac{1}{2}$	$39\frac{1}{2}$	76	140	125	70	id.	7 paniers; sudation modérée.

Pour l'intelligence de ce tableau, il faut connaître les antécédents que voici : préexistence de douleurs rhumatismales vagues dans les mains, les deltoïdes, le scapulum, etc.; divers lombagos ; plusieurs torticolis passagers ; fluxion rhumatismale pleurodynique aiguë, en 1850 ; sciatique à droite, en mars 1851, etc. ; — disposition aux refroidissements.

Pendant toute la durée du traitement, on a bu deux ou trois verres d'eau de soufre, coupée avec un peu de lait, et prise à dose fractionnée, dans le maillot et durant la réaction, c'est à dire le matin, avant déjeûner.

Nous terminerons en rapportant ici les expériences que M. Pétrequin a accomplies sur lui-même (1851), touchant l'action des eaux thermales sur la circulation et la calorification, et qu'il a résumées dans un tableau synoptique, le premier à notre connaissance sur ce sujet intéressant. (Pétrequin, *De l'Action des eaux d'Aix*, Chambéry, in-8°, 1852.)—On y distingue parfaitement les quatre phases : ainsi on voit l'*excitation* minéro-thermale provoquer la *réaction*, et amener, après chaque exercice, une *sédation* (qu'on augmente avec 5 à 6 paniers de douche écossaise); enfin, dans les deux dernières expériences, la *fièvre thermale* (1) commence à s'allumer; elle survécut dix à douze jours au traitement des eaux; elle était rémittente, avec des exacerbations irrégulières.

Ces faits viennent compléter l'étude que nous avons entreprise sur la partie physiologique de la question. Nous n'avons rien négligé pour pouvoir, selon l'expression d'un hydrologue (Durand-Fardel), démontrer par nos propres recherches « l'ensemble des changements physiologiques, chimiques et vitaux que la médication alcaline peut apporter dans l'organisme. »

Si nous avons insisté sur ces points, c'est afin d'établir une base solide pour la thérapeutique, dont la théorie et l'application se trouveront ainsi toutes préparées et simplifiées.

(1) A propos de la *réaction*, nous ferons observer, sans adopter toute la doctrine de l'école de Montpellier sur la force *récorporative* de la fièvre, qu'il y a là cependant plus d'une donnée à utiliser pour la théorie des eaux minérales.

CHAPITRE TROISIÈME.

***

Etudes médicales
sur l'action thérapeutique des Eaux minérales alcalines.
Indications et contre-indications de leur emploi.

Parmi les moyens employés pour la guérison des maladies chroniques, il n'en est point qui comptent autant de succès que les eaux minérales naturelles. Une foule de malades, dont les affections avaient résisté pendant des années aux traitements les plus rationnels et suivis avec le plus de constance, ont trouvé souvent la guérison, presque toujours du soulagement, aux sources minérales. Sans doute les nouvelles conditions hygiéniques auxquelles les sujets viennent alors se soumettre, réagissent favorablement sur leur physique et sur leur moral, et doivent beaucoup contribuer à cet heureux résultat. Bordeu a fait très bien ressortir tous les avantages de ces nouvelles circonstances, dans son *Traité des maladies chroniques*. (Paris 1775.) Mais, d'un autre côté, il faut avouer que l'administration des eaux elles-mêmes a la plus large part à tous ces changements heureux, puisque, transportées à de grandes distances, elles ont encore opéré des cures merveilleuses.

Les eaux minérales naturelles alcalines ont pour leur part une incontestable efficacité pour la guérison d'un grand nombre de maladies chroniques. Ces eaux méritent donc une attention spéciale pour les services signalés qu'elles peuvent rendre lorsqu'elles seront convenablement administrées.

Nous allons dans ce chapitre rechercher, avec tout le soin dont nous sommes capables, quelles maladies en réclament l'emploi, et quelles précautions il faut prendre dans leur choix, comme dans leur administration. Les recherches physiologiques que nous venons d'exposer nous faciliteront beaucoup cette étude : nous suivrons, dans cet examen thérapeutique, l'ordre même que nous avons adopté dans notre premier chapitre ; ainsi, nous étudierons successivement l'action des eaux alcalines suivant qu'elles seront sodiques, calciques ou calciques-magnésiennes, ou, enfin, mixtes.

PREMIER ORDRE. — EAUX ALCALINES SODIQUES.

SECTION I. — SOURCES ALCALINES THERMALES.

VICHY (ALLIER).

S'il fallait traiter ici de toutes les maladies chroniques dans lesquelles on dit avoir vu réussir les eaux minérales alcalines sodiques, il serait nécessaire de passer en revue tout le cadre nosologique. Un tel examen étant inutile à notre but, nous examinerons surtout celles dans lesquelles l'expérience a prouvé que les eaux alcalines ont le plus communément guéri ou soulagé : nous pourrons ainsi mieux préciser quelles sources sont préférables dans telles ou telles maladies, quelles indications en commandent ou en défendent l'usage.

Nous rangerons ces maladies sous les cinq chefs suivants :

1º Maladies de l'appareil digestif, y compris l'appareil biliaire ;

2º Maladies de l'appareil urinaire ;

3º Maladies de l'appareil de la locomotion ;

4º Maladies de l'appareil sexuel ;

5º Maladies générales que l'on pourrait appeler *totius substantiæ*, qui comprendront les cachexies, l'atonie, la chlorose, la cachexie paludéenne, l'engorgement de la rate et l'affection scrofuleuse.

§ I. Maladies de l'appareil digestif.

Nous nous occuperons, dans deux paragraphes distincts, des maladies 1º de l'appareil digestif proprement dit, 2º de l'appareil biliaire. Les principales affections de cet ordre que l'on peut traiter aux eaux minérales alcalines, sont, pour l'estomac : la dyspepsie, la gastralgie, le pyrosis, le pica, les vomissements et la gastrite chronique ; pour l'intestin : les entéralgies, l'entérite chronique, la diarrhée, la constipation.

Maladies de l'estomac.

Voici les symptômes par lesquels M. Durand-Fardel distingue la dyspepsie des autres affections de l'estomac, surtout de la gastralgie. (*Des
eaux de Vichy*, par Durand-Fardel, 1851, p. 58 et suivantes.)

« Les digestions sont lentes, difficiles, pénibles; l'épigastre est
souvent le siége de douleurs plus ou moins intenses, souvent continues, se montrant surtout après le repas, ou redoublant d'intensité;
il y a presque toujours *sensibilité à la pression*. Ces douleurs revêtent
souvent un caractère particulier, que l'on a distingué sous le nom
de *pyrosis*; il s'y joint parfois des pulsations qui sont évidemment
artérielles. » (P. 59.) Il se développe aussi des gaz, des aigreurs,
accompagnés de vomissements (p. 60); appétit nul ou diminué,
rarement conservé (p. 61), avec constipation habituelle; langue le
plus souvent normale, parfois blanche, piquetée de points rouges et
saillants (p. 61).

Telle est la description abrégée de la dyspepsie, que nous avons
rapportée en employant presque les mêmes termes que M. Durand-
Fardel.

Or, pour cet honorable médecin, cette affection n'est autre chose
qu'une diacrise, c'est à dire une lésion de sécrétion (p. 80). — Pour
nous, nous ne pouvons souscrire à cette opinion exclusive. En effet,
une lésion de sécrétion suppose toujours une altération quelconque dans
les tissus solides chargés de cette sécrétion, c'est à dire dans les dernières ramifications du système capillaire; et tantôt cette lésion est matérielle, sensible, et s'accompagne d'un épaississement léger ou considérable des parois stomacales, tantôt cette lésion de sécrétion dépendra
primitivement d'un trouble de l'influx nerveux (lésion fonctionnelle).Dans
le premier cas, nous avons sous les yeux une maladie qui n'est qu'une
phlogose sub-aiguë; dans le second cas, une affection que l'on peut appeler
nerveuse (névrose-gastrique). — L'étude des causes, toutes les fois que
celles-ci pourront être connues, sera d'un grand poids pour le diagnostic,
surtout dans le principe. Quant aux signes donnés par M. Durand-Fardel, il n'est pas un médecin qui ne les ait rencontrés plus ou moins
réunis dans des affections, non seulement nerveuses, mais aussi matérielles, de l'estomac. Pour nous, chaque jour nous avons l'occasion de
faire cette observation dans les hôpitaux : c'est pour cela que nous avons
réuni la dyspepsie, le pyrosis, la gastralgie et la gastrite chronique.

plusieurs eaux alcalines ont acquis une grande réputation pour la cure de ces maladies : beaucoup de médecins seraient tentés de regarder quelques-unes d'entre elles comme spécifiques, prises en boisson et en bains. — Voici un relevé statistique que nous empruntons à MM. Durand-Fardel et Barthez.

Sur un total de 250 malades, fournis par leurs tableaux statistiques, nous trouvons :

Affection de l'estomac (dyspepsie, vomissements, gastrite chronique, gastralgie). 250
   Guéris ou considérablement améliorés ou en voie de guérison   158
   Améliorés faiblement, ou sans résultat 92

Ainsi les affections chroniques de l'estomac comprises sous les noms de dyspepsie, de gastrite chronique, gastralgie, vomissement, ont été guéries ou considérablement améliorées dans les 2/3 des cas environ (158 sur 250); résultat assurément très remarquable, surtout si l'on fait attention que la plupart de ces malades avaient déjà essayé des traitements antérieurs longs et bien dirigés. Ce chiffre, déjà bien encourageant, doit s'augmenter certainement d'un certain nombre de malades, comptés seulement parmi les améliorés considérablement ou en voie de guérison. L'on sait, en effet, que plusieurs d'entre eux guérissent complètement dans l'intervalle d'une saison des eaux à une autre, parfois même sans prendre aucun remède, lorsque leurs affections ont commencé à rétrograder sous l'influence du traitement thermal. Voici, en effet, ce que l'observation médicale enseigne : « Quand la maladie remonte à une date éloignée, qu'il existe depuis longtemps un épaississement ou une induration des tissus malades, on ne peut espérer un résultat prompt. Ce n'est même souvent que plus ou moins longtemps après la cure, que les malades commencent à en ressentir les bons effets. Et encore, pour compléter la guérison, est-il presque toujours nécessaire qu'ils reviennent prendre les eaux plusieurs années de suite. » (Ch. Petit, *Eaux de Vichy*, 1850, p. 74.)

En tenant compte de toutes ces circonstances, l'on voit que la thérapeutique est très favorable à l'emploi des eaux alcalines sodiques dans le traitement des diverses affections chroniques de l'estomac. Un tel résultat peut passer certainement désormais comme un fait acquis à la thérapeutique.

Voici les indications spéciales pour l'emploi de ces eaux :

« Toutes les fois qu'il n'existe plus, depuis un certain temps, des sym-

ptômes aigus, que la sensibilité du ventre est nulle ou peu prononcée,et
que les malades ne se plaignent plus de fièvre, mais seulement de digestions lentes et difficiles, de constipation, de crampes ou pesanteurs d'estomac, de flatuosités de l'estomac ou des intestins, l'usage des eaux de
Vichy est parfaitement indiqué, et l'on en obtient ordinairement d'excellents résultats. » (Ch. Petit, *loc. cit.*, p. 71.) — Les eaux alcalines
sodiques doivent être prises, dans la dyspepsie, à faibles doses d'abord,
1/4 de verre ou un demi verre : l'on augmente ensuite graduellement
cette quantité jusqu'à un verre ou deux au plus dans la journée ; d'un
autre côté, il est utile le plus souvent de choisir au début des eaux peu
chargées en carbonate de soude, et sous ce rapport, les eaux de Vichy
présentent un inconvénient réel, signalé même par M. Durand-Fardel
lorsqu'il dit : « Il ne manque qu'une chose à Vichy, ce sont des sources
faiblement minéralisées. » (*Traité thérapeutique des eaux minérales*,
p. 540.) Cependant la source l'Hôpital (qui est tiède, 31°) paraît mieux
supportée par les dyspeptiques que les autres sources : on la combine
assez fréquemment avec les sources froides et ferrugineuses de Lardy
ou de Mesdames, qui semblent la faire mieux passer.

« En règle générale, dans les dyspepsies, il est préférable de choisir,
parmi les eaux, celles qui sont *prises en bains*, en douches principalement ou mieux exclusivement, qui, par conséquent, n'imposent pas un
nouveau travail aux organes digestifs déjà fort empêchés dans le travail
de la digestion. On s'abstient de celles qui sont prises en boisson, sauf
indications particulières ; rarement, en effet, dans la dyspepsie, l'estomac
peut recevoir et digérer sans fatigue une grande quantité d'eau comme
celle que l'usage a consacrée à Ems, à Vichy et dans la plupart des eaux
en réputation. » (*De la dyspepsie*, par Chomel, 1857, p. 238.) — « Les
eaux de Vichy, de Carlsbaden, sont plus particulièrement indiquées soit
contre la dyspepsie acide..., soit dans le cas de coïncidence d'affection
du foie. » (*Id., ibid.*, p. 240.)

Les douches rendent aussi, aux eaux alcalines thermales (Vichy), de
grands services dans la dyspepsie. *On les promène sur les régions dor-
sale* ou lombaire, lorsque ces parties sont douloureuses et que le malade est affaibli. La stimulation apportée par ce moyen à la moëlle
épinière, n'est sans doute pas étrangère au retour de la calorification et
de l'amélioration générale, chez les dyspeptiques, et par suite à la disparition des phénomènes morbides du côté des organes digestifs.

Maladies des intestins.

Ce que nous venons de dire à propos des affections chroniques de l'estomac, s'applique de tous points aux maladies intestinales (diarrhée, entérite chronique, entéralgie) : tantôt elles dépendent principalement d'un trouble dans l'influx nerveux, telles sont, par exemple, les diarrhées qui succèdent à une émotion vive, une frayeur, etc.... ; tantôt, au contraire, primitivement ou consécutivement, les tissus qui forment les intestins sont matériellement altérés. Dans le premier cas, il existe une affection purement nerveuse ou fonctionnelle ; dans le second cas, une lésion anatomique. Les causes et les phases du mal, et le genre de vie habituel des malades, serviront au médecin à établir son diagnostic.

Comme pour les affections de l'estomac, nous nous appuierons de statistiques indiquant le nombre des guérisons et des insuccès ; en face du doute et de l'incrédulité, ce sera la meilleure preuve que nous puissions donner touchant l'efficacité ou l'inutilité relatives des eaux alcalines sodiques dans le traitement de ces maladies. Nous aurons soin ensuite d'en préciser les indications et les contre-indications.

Sur un total de 74 maladies chroniques des intestins (gastro-entérites, entérites, diarrhées, entéralgies) fourni par les tableaux statistiques de MM. Durand-Fardel et Barthez, nous constatons :

Malades guéris, ou considérablement améliorés, ou en voie
de guérison   38
   Améliorés faiblement, ou résultats nuls.   36

La proportion des malades guéris, ou presque guéris, s'élève à la moitié, chiffre inférieur à celui que nous avons trouvé pour les affections de l'estomac (1/2 au lieu de 2/3) ; mais elle est encore assez satisfaisante et prouve évidemment combien sont utiles les eaux alcalines sodiques dans les maladies des intestins. Toutefois, si nous nous rappelons que ces malades s'astreignent ici à un régime diététique sévère avec bien plus de difficulté que dans les cas où l'estomac lui même est affecté, l'on pourra comprendre pourquoi en apparence les maladies des intestins sont plus rebelles à l'action des eaux alcalines sodiques, et qu'il est réellement étonnant de leur devoir, malgré cela, d'aussi beaux résultats.

Dans les affections chroniques de l'estomac et de l'intestin, que nous venons de passer en revue, l'on emploie de préférence les eaux de la

Grande-Grille, si l'on veut fortement stimuler, surtout lorsque les malades se plaignent de pesanteurs d'estomac, d'inappétence, de borborygmes s'accompagnant d'un état de faiblesse du tube digestif ; en un mot, comme l'a dit le d^r Desbret, cette source doit être préférée toutes les fois « qu'on a besoin d'*agiter* et de *remuer plus fortement* la machine et mettre ses organes dans le plus grand feu. » La Grande-Grille sera indiquée « chez les malades dont les voies digestives ne sont pas très susceptibles. » (Durand-Fardel.) — Mais lorsqu'on juge nécessaire de procéder avec ménagement (et c'est la méthode la plus sûre), la source de l'Hôpital semblerait préférable ; elle possède, en effet, les mêmes propriétés curatives que les autres dans les mêmes cas ; seulement, comme nous l'avons fait observer, elle paraît un peu moins stimulante que celle de la Grande-Grille, et généralement mieux supportée. Aussi beaucoup de praticiens conseillent-ils de débuter par la source de l'Hôpital, avant de passer à celle de la Grande-Grille. — Lucas la recommandait surtout lorsqu'il existait des flatuosités et des malaises intestinaux dus à un principe goutteux.

« Règle générale, dans toutes les affections de l'estomac et des intestins, les eaux de Vichy ne doivent jamais être administrées à haute dose en boisson, et quelquefois même on rencontre de telles susceptibilités, qu'on est obligé d'y renoncer tout à fait, et de se borner à faire prendre des bains qui, heureusement, peuvent encore avoir une puissante et salutaire action. » (Ch. Petit, *ibid.*) — Nous avons, plus haut, cité l'opinion imposante de Chomel, qui est complètement conforme à celle de Petit.

Maladies du foie. — Dans les engorgements du foie avec ou sans ictère, qu'ils aient ou non succédé à une hépatite aiguë ; dans les coliques hépatiques simples, c'est à dire dues à une obstruction du canal cholédoque par suite de l'inflammation de ses parois, ou bien reconnaissant pour cause la présence de calculs biliaires, les eaux alcalines sodiques sont très efficaces.

« C'est surtout dans les inflammations chroniques de cet organe (le foie) avec augmentation plus ou moins considérable de son volume, dans l'ictère avec ou sans coliques hépatiques, et dans les embarras des conduits biliaires, que l'on peut véritablement dire qu'elles font des miracles. » (Ch. Petit, *Du mode d'action des eaux minérales de Vichy,* 1850, p. 81.)

« L'engorgement simple du foie, qu'il soit la suite d'une hépatite aiguë, ou qu'il se soit développé lentement, réclame à un égal degré les eaux de Vichy.

« Les coliques hépatiques calculeuses sont une des maladies dans lesquelles on peut le plus sûrement compter sur les eaux de Vichy. Une guérison complète est souvent le résultat d'une ou plusieurs saisons thermales. Dans tous les cas, il est très rare de ne pas obtenir une atténuation considérable des accidents.» (Pâtissier, *Rapport sur le service médical des établissements thermaux*, 1854, p. 90.)

« L'efficacité incontestable des eaux de Vichy, dans les diverses maladies qui peuvent intéresser le foie, troubler la sécrétion biliaire, ou porter obstacle à son libre cours, est connue depuis si longtemps, qu'il serait superflu, je pense, d'insister sur cette vérité. » (Barthez, *Guide pratique aux eaux de Vichy*, 1851, p. 161.)

Ces paroles concordantes de médecins recommandables, et qui n'ont fait qu'exprimer ce qu'une observation clinique soutenue leur avait enseigné, prouvent toute la puissance curative des eaux alcalines sodiques, comme celles de Vichy, dans les maladies diverses du foie. En consultant les tableaux statistiques présentés, en 1852, à l'Académie impériale de Médecine, par MM. Durand-Fardel et Barthez, nous voyons que sur 135 maladies du foie , il y a eu 82 guérisons ou améliorations sensibles ou en voie de guérison.

On a avancé d'une manière générale : « Dans tous les cas de jaunisse et de coliques hépatiques liées à la présence d'un calcul biliaire, les eaux de Vichy sont certainement le remède le plus efficace que l'on puisse employer. »(Ch. Petit, *Eaux de Vichy*, p. 119.)Nous croyons cependant devoir faire ici une distinction : certains calculs biliaires étant formés , du moins en grande partie , de cholestérine qui n'est ni saponifiable, ni attaquable par les alcalis, les malades peuvent voir se renouveler leurs crises hépatiques tant qu'il reste quelque calcul ancien à expulser. Les eaux de Vichy peuvent même quelquefois provoquer ces crises, en sollicitant les canaux biliaires à se débarrasser des concrétions qu'ils contiennent, ou en rendant les mêmes canaux plus libres, par suite de la guérison de la phlogose de leur membrane interne. Leur effet curatif, dans ces cas, sera de modifier la sécrétion de la bile, d'en favoriser le cours, de la ramener à son état normal, et d'empêcher ainsi la formation de nouveaux calculs, ce qui est un point très important dans ce genre d'affection. — Les eaux de Vichy sont donc plutôt prophylactiques que curatives dans cette espèce de calculs biliaires ; elles seraient peut-être à la fois curatives et prophylactiques dans l'espèce suivante : — « La matière colorante de la bile, dit M. Fauconneau-Dufresne , dissoute dans une liqueur alcaline , en est précipitée par les acides; on sait que quelques gouttes d'acide ajoutées à la bile en séparent au bout de quelques heures de la cholestérine et des acides gras. D'après cela, on se demande si l'on ne pourrait pas expliquer, par une réaction acide que la bile aurait prise, le dépôt d'une petite quantité soit de matière colorante, soit de matière grasse, et, en définitive, le commencement de la formation des calculs. » Or, cette réaction acide de la bile a été constatée par M. Bouchardat (*Annuaire*, 1845), sur un malade du service de Chomel. Il serait superflu d'insister davantage sur les services que vient rendre dans ce cas la médication alcaline, dont l'observation médicale a démontré d'ailleurs l'utilité.

La source de l'Hôpital (Barthez) et celle de la Grande-Grille (Durand-Fardel) paraissent le mieux appropriées à ces divers états morbides de l'appareil biliaire ; quand cette dernière source est bien supportée, on la combine souvent en l'alternant avec les Célestins. (James.) Disons en terminant que, malgré quelques rares succès, les eaux de Vichy sont contre-indiquées dans l'engorgement hépatique avec ascite. « Le plus souvent alors l'hydropisie continue ses progrès, qui paraissent même quelquefois favorisés par l'action des eaux, et entraîne la mort avant qu'on ait pu obtenir la résolution de l'engorgement du foie. » (Ch. Petit, *op. cit.*, p. 91.) — Du reste, une fois les calculs biliaires expulsés, il est bon de suivre pendant plusieurs années un traitement aux eaux alcalines, afin de prévenir la formation de nouveaux calculs. Nous ne pouvons ne pas mentionner ici l'opinion émise par M. Pâtissier, au sein de la Société d'hydrologie médicale de Paris, dans le cours d'une discussion sur l'emploi des eaux minérales dans le traitement des maladies du foie, et il nous paraît d'autant plus utile de la reproduire, qu'elle émane de l'un des praticiens qui ont le mieux compris l'emploi des eaux minérales ; elle vient, du reste, confirmer ce que nous avons dit sur les maladies du foie, dans leur rapport avec les eaux alcalines sodiques.

« Les maladies chroniques du foie, comme celles de tous les autres organes, peuvent être *fonctionnelles*, c'est à dire sans lésion matérielle appréciable ; ou bien *organiques*, c'est à dire avec altération de structure ; c'est en général dans les lésions fonctionnelles, que les eaux minérales comptent le plus de succès. Ces lésions peuvent être idiopathiques ou métastatiques. Dans le premier cas, le médecin doit se guider dans le choix d'une source d'après l'état de l'organe souffrant, ainsi que d'après la constitution et le tempérament du malade. S'il reste quelques traces d'*irritation* vers le foie et vers les organes digestifs, les eaux acidules *froides* légèrement alcalines de St-Galmier, de Condillac, de

Châteldon (ces eaux sont alcalines calciques et sodiques), en boisson et en bain, sont indiquées ; si l'état phlegmasique est complètement éteint, les eaux alcalines sodiques de Vichy en boissons et en bains réussissent parfaitement dans le plus grand nombre de cas. (Il faut toujours, en débutant, les prendre à faibles doses, comme nous l'avons dit.) Si le sujet est nerveux, irritable, les eaux d'Ems, de Plombières, doivent être préférées. »

Lésions métastatiques du foie. — Bien qu'aujourd'hui la doctrine des métastases soit tombée en discrédit, M. Pâtissier n'hésite pas à l'admettre avec les grands maîtres, Stoll, Barthez, Corvisart, Pierre et Joseph Franck : « Quand on est appelé, dit-il, pour traiter une maladie chronique du foie, il est très essentiel, pour le succès du traitement, de s'enquérir soigneusement si le sujet que l'on a sous les yeux est travaillé par des rhumatismes, la goutte, ou un vice herpétique. Les troubles fonctionnels déterminés par la métastase de ces principes sont caractérisés non par un état phlegmasique bien prononcé, mais par un état de congestion, de sub-inflammation, qui s'exaspère par la médication antiphlogistique et ne cède généralement que par le retour du principe morbide à son siége primitif. »

§ II. MALADIES DES APPAREILS URINAIRE ET LOCOMOTEUR.

Nous avons réuni sous un même titre les maladies de l'appareil urinaire (gravelle, coliques néphrétiques, calculs, catarrhe vésical, diabète) et celles qui affectent les organes de la locomotion (goutte, rhumatisme, sciatique), parce que quelques-unes (la goutte et la gravelle) ont entre elles de telles analogies de causes et de nature, qu'on ne peut, pour ainsi dire, pas les séparer quand il s'agit de leur traitement (1).

Dans les maladies que nous venons d'énumérer, les eaux de Vichy ont acquis une réputation extraordinaire ; et tous les médecins qui ont écrit sur ces eaux, s'ils diffèrent dans l'explication de leurs effets curatifs, sont d'accord pour en proclamer les vertus thérapeutiques. Nous avons étudié avec assez de détails (voy. *Physiologie*) les faits qui se rattachent à la pathogénie de ces affections et à l'action physiologique des eaux

---

(1) « Depuis que l'usage de ces médicaments (alcali minéral, alcali végétal) est devenu commun dans *la néphrétique* et *le calcul*, il est souvent arrivé qu'on les a donnés à ceux qu; étaient en même temps sujets à *la goutte*, et l'on a observé que les goutteux étaient alors plus longtemps exempts de leurs accès. » (Cullen, *Méd. prat.*, trad. Bosquillon, 1789, p. 556.)

alcalines sur l'appareil urinaire, sur le sang et sur la peau, pour qu'il soit inutile d'y revenir. Nous nous contenterons ici d'examiner les faits purement au point de vue de la thérapeutique. — Quelles que soient les théories que l'on adopte au sujet de la cause première et de la nature de ces maladies, il reste un fait clinique acquis à la science depuis longtemps, savoir, que toutes les eaux alcalines sont des agents thérapeutiques avec lesquels le médecin a obtenu le plus de guérisons ou d'améliorations dans ces cas.

Maladies des voies urinaires.

En réunissant les chiffres que l'on trouve dans les comptes-rendus de MM. Durand-Fardel et Barthez (1852) sur chacune de ces maladies, nous formerons les deux tableaux statistiques suivants :

Gravelle, néphrite calculeuse		80
Guérisons, améliorations considérables, ou en voie de guérison	54	
Améliorations faibles	11	80
Résultats inconnus	15	
Cystite, catarrhe vésical, dysurie, affections diverses de la vessie.		46
Guérisons, améliorations considérables, ou en voie de guérison.	25	46
Améliorations faibles	21	
Diabète.		12
Guérisons, améliorations considérables, ou en voie de guérison.	7	12
Améliorations faibles, ou résultats nuls.	5	

On voit d'après les chiffres de ce tableau, que les affections nombreuses qui peuvent atteindre l'appareil urinaire sont guéries ou considérablement améliorées dans plus de la moitié des cas.

Gravelle. — On a dit d'une manière générale que les eaux de Vichy conviennent dans *la gravelle :* cela est fort inexact pris dans un sens absolu. Deux cas peuvent se présenter : elles sont appropriées dans l'un, et contre-indiquées dans l'autre.

La gravelle d'acide urique, ou gravelle rouge, est la plus commune de toutes. Comme les alcalis possèdent la propriété de dissoudre cet acide, et que l'urine, à Vichy, devient promptement alcaline, on comprend tout le parti qu'on peut tirer des combinaisons chimiques dans le traitement de cette espèce. L'acide urique se combine avec la soude pour former un urate de soude, lequel, plus soluble que cet acide, se dissout dans les urines, et est ensuite expulsé avec elles. C'est contre cette gravelle que les eaux de Vichy possèdent une incontestable efficacité ; souvent même l'action dissolvante de ces eaux est tellement rapide, que dès les premiers jours les malades n'aperçoivent plus dans leurs urines de traces de graviers.

Quelquefois l'eau de Vichy agit moins comme agent chimique que comme stimulant de l'appareil rénal : les graviers au lieu de se dissoudre sont expulsés en substance de l'intérieur du rein, et charriés ensuite par les urines. Alors les malades les rendent plutôt à la fin de la cure.

Dans cette gravelle on emploie souvent les eaux de la Grande-Grille; mais ce sont les eaux non thermales des Célestins qui offrent le plus d'avantage. Telle est d'ailleurs l'opinion de presque tous les praticiens : « Son efficacité (Célestins) dans les trois premières maladies (affections des reins, de la vessie, gravelle) n'est aujourd'hui contestée par personne. » (Barthez.)

Passons maintenant aux cas de contre-indications :

Il paraît constant que, dans la gravelle blanche formée de phosphate de chaux et surtout de phosphate ammoniaco-magnésien, les graviers reconnaissent principalement pour point de départ une urine trop peu acide pour tenir en dissolution les éléments salins qui les constituent. Prescrire dans ces cas les eaux de Vichy, serait peu rationnel : loin de dissoudre les concrétions existantes, ces eaux, en neutralisant par leur alcalinité les acides libres de l'urine, favoriseraient la précipitation de nouveaux graviers. C'est dans cette gravelle que les malades semblent rendre d'autant plus de graviers, qu'ils boivent davantage d'eau de Vichy, « à tel point, dit Prunelle, que, si vous supposiez que ces graviers fussent déjà tout formés dans le rein, il faudrait que celui-ci eût une capacité plus grande que celle de l'estomac. »

Ce que nous venons de dire de la gravelle blanche (la plus commune de toutes après la gravelle rouge) peut s'appliquer soit à la gravelle *grise* (Magendie) qui se compose spécialement de phosphate ammoniaco-magnésien, soit à la gravelle *pileuse* (Magendie) qui est formée de poils mêlés de phosphate de chaux, de phosphate de magnésie et d'acide urique, soit, enfin, à la gravelle d'oxalate de chaux, qui est jaune (Magendie) ou plutôt noirâtre (Proust, J. Cloquet, Ch. Petit), etc. — Mais faire disparaître ainsi, chimiquement pour ainsi dire, la gravelle, ou éviter les substances qui peuvent, dans certaines variétés, en favoriser la formation, ce n'est point la guérir. Suspendez, en effet, après l'alcalisation des urines, l'administration de l'eau alcaline, et, quelques jours à peine écoulés, la maladie va de nouveau se montrer. C'est qu'il existe trop souvent une modification dans l'ensemble de la constitution, qui, soumise à l'influence d'une habitude maladive invétérée, devient, pour ainsi dire, alors une seconde nature.

En un mot, il existe une diathèse *graveleuse* (urique) que les eaux alcalines seules ne sauraient complètement faire disparaître, et dont l'atténuation dépend surtout du régime diététique. Aussi d'autres sources (chlorhydratées sodiques, ou chlorhydratées sodiques et alcalines, Carlsbad, Ems, etc.), comme nous le verrons, ont-elles dans ces cas une grande valeur thérapeutique, parce qu'en modifiant profondément la nutrition générale, elles modifient, sans doute, la diathèse graveleuse. « Une guérison réelle et plus ou moins durable peut-elle se concevoir ici sans une modification générale, profonde, de tout l'organisme, en un mot, sans une influence du remède *sur la diathèse* morbide elle-même?» (Trousseau et Pidoux, *op. cit.*, t. i, p. 378.)

Quant à la gravelle phosphatique, elle est, comme nous venons de le dire, une affection non plus générale, diathésique comme la précédente, mais à peu près toute locale, et dépendant d'une morbidité de la vessie. Cet organe, en effet, lorsqu'il est le siége d'un catarrhe, retient l'urine, parce que ce liquide trouve dans l'engorgement de la muqueuse un obstacle à son libre écoulement ; elle devient alors ammoniacale et peut favoriser la précipitation des phosphates. Ici, les eaux alcalines sodiques pourraient cependant être encore utiles en modifiant l'affection catarrhale, cause principale de la formation du calcul phosphatique. Mais avec quelle circonspection ne faudrait-il pas les administrer !

Calculs urinaires. — Les indications et les contre-indications que nous venons d'établir avec soin pour la gravelle peuvent s'entendre *a fortiori* selon nous pour les *calculs urinaires*. On a fait de ces deux questions le sujet d'une polémique ardente et passionnée : nous ne croyons point devoir entrer dans ces débats ; nous nous en tiendrons surtout aux résultats de l'observation médicale.

Voici le jugement porté par l'Académie de médecine, après une sérieuse enquête : « Il n'est pas prouvé que ces concrétions urinaires, d'un volume assez considérable pour constituer de véritables calculs, aient été entièrement guéries par les eaux de Vichy. » (*Rapport* du 9 avril 1839, par MM. Husson, Bricheteau, O. Henry, Blandin, Bérard rapporteur.)

En effet, si les différentes couches des calculs n'étaient formées que d'acide urique, les eaux alcalines pourraient chimiquement agir sur elles, sauf la différence de volume, comme pour la gravelle rouge. Mais telle n'est pas d'ordinaire leur composition : au lieu d'être uniforme, elle représente une série de couches très différentes, combinées souvent d'une manière si variée et si intime, qu'il est impossible de savoir quel en est l'élément prédominant. Si donc on a recours aux eaux alcalines, n'est-il pas à craindre que, rencontrant une couche de phosphate au lieu d'acide urique, on ne précipite de nouveaux phosphates, et qu'on n'augmente ainsi le volume du calcul au lieu de le diminuer? Voici, en effet, une statistique, féconde en enseignements, que nous tirons des travaux de Proust sur l'examen de 776 calculs. Nous avons pris soin d'en former les tableaux suivants :

1º Calculs à base d'acide urique 294

Acide urique presque pur 98
   —   et oxalate de chaux . . . . . 151 Total égal :   294
   —   et phosphate 45

A part les calculs à base d'acide urique, les autres sont des mélanges assez réfractaires aux alcalins. Ils le sont encore davantage, quand les calculs sont formés alternativement de couches de nature différente, comme dans notre 2ᵉ tableau qui suit :

2º Calculs composés de couches de différente nature . . . 231

Acide urique et oxalate de chaux 55
   —   et phosphate . . . . 51 Total égal :   231
   —   phosphate et oxalate 12
Oxalate de chaux. 113

Les calculs urinaires suivants seront encore plus réfractaires :

3º Calculs phosphatiques 251

Phosphate de chaux presque pur 8
   —   ammoniaco-magnésien 19
   —   —   mêlé d'acide urique 84 Total égal :   251
   —   —   phosphate de chaux 91
Phosphate et oxalate 49

Nous voyons, sans pousser plus loin ces recherches de statistique, que la seule partie qui soit efficacement accessible aux eaux alcalines (et encore l'Académie a prononcé qu'il n'est pas prouvé qu'un seul calcul de ce genre ait été entièrement guéri), nous voyons, disons-nous, que l'acide urique n'a constitué la concrétion urinaire que dans le 1/8 environ des cas (98 sur 776). Dans la majorité des autres cas, nous croyons sage de tenir le plus grand compte des conclusions du rapport fait à l'Académie des Sciences, le 21 mars 1842, par MM. Gay-Lussac et Pelouze, à savoir « que l'usage des boissons alcalines peut, en neutralisant les acides libres de l'urine, favoriser la formation de calculs de phosphate et de carbonate de chaux et de magnésie. » (Pelouze.) — Or, on peut constater que, tout compte fait, les phosphates divers (1) composent presque la moitié des calculs (359 sur 776).

Tout cela ne doit pas faire méconnaître les services signalés que les eaux alcalines peuvent, comme à Vichy, rendre dans les diverses complications de la pierre, comme catarrhes du rein et de la vessie, etc.

Catarrhes de la vessie. — Dans les catarrhes chroniques de la vessie, les eaux de Vichy sont employées avec succès : leur efficacité est subordonnée à l'ancienneté de ces affections et à leur degré de gravité, qui dépend souvent de certaines complications qui peuvent exister. Pour obtenir alors un succès réel, il faut avant tout s'occuper de faire disparaître, s'il est possible, ces complications. (Ch. Petit, *Eaux de Vichy*, ibid., 1851.)

Lorsque le catarrhe est encore à l'état muqueux, et les conduits excréteurs libres, on voit ordinairement la sécrétion devenir promptement moins abondante, se modifier grauellement, et revenir enfin à l'état normal, en même temps que les besoins d'uriner deviennent moins fréquents. Il suffit quelquefois, dans ce cas, d'une seule saison à Vichy pour amener une guérison complète.

Lorsque la cystite chronique est à l'état mucoso-purulent, et l'affection déjà ancienne, il faut un temps plus long pour modifier l'état de la muqueuse et ramener la sécrétion à l'état normal. Il faut souvent alors un traitement de plusieurs années. (*Id., ibid.*)

Les eaux peuvent être employées en bains, en boissons et en injections. Ce dernier mode d'administration doit être surveillé avec soin, et M. Barthez, qui l'a beaucoup employé, a souvent été obligé d'en adoucir l'action : « Seules, les injections seraient insuffisantes, dit-il, et elles

(1) Nous sommes frappés de cet aveu de l'un des partisans les plus distingués de la valeur absolue des eaux de Vichy contre la pierre : « Dans la diathèse *urique*, l'urine est acide ; dans la diathèse *phosphatique*, elle est au contraire plus ou moins alcaline. » (Ch. Petit, *Des Eaux de Vichy*, p. 176.) — Or, de quelle utilité pourront être alors les eaux alcalines de Vichy ?

doivent être secondées par l'eau prise en boissons et en bains. »(Barthez, p. 220.) — L'eau est prise à dose modérée ; on en diminue, ou l'on en augmente la quantité suivant les effets observés.

Diabète. — Le *diabète* seul, dans le tableau cité, n'offre point de guérison ; mais, lorsque dans une maladie dont le pronostic est aussi fâcheux, on obtient sur 12 cas, 7 améliorations considérables, il faut avouer que la médication par les eaux de Vichy est une des meilleures qu'on ait encore trouvées jusqu'ici.

L'action des eaux de Vichy aurait-elle pour effet de restituer au sang l'alcalinité que, dans la théorie de M. Mialhe, il a perdue par le fait de l'affection diabétique ? C'est là une hypothèse et rien de plus : le sang conserve son alcalinité. Ne doit-on pas croire aussi qu'elles agissent surtout sur le foie qui, d'après les expériences de M. Cl. Bernard, est l'organe où se forme le sucre ? Nous ne pouvons rien affirmer à ce sujet. Quelle que soit la théorie qu'on adopte, il est constant que les diabétiques se trouvent très bien des eaux de Vichy, surtout lorsque, selon le précepte de M. Bouchardat, on combine avec l'eau minérale un régime fortement animalisé, à l'exclusion des substances sucrées ou féculentes.

Notre observation personnelle est à peu près conforme à celle de M. Petit. « J'ai vu, dit-il, disparaître à Vichy les symptômes de la glucosurie en peu de jours ; mais il n'en est pas toujours ainsi. Chez quelques-uns et surtout chez ceux qui sont depuis longtemps diabétiques, on retrouve pendant longtemps encore, bien qu'à un degré plus faible, du sucre dans l'urine. Il en est même, lorsque la santé était déjà profondément altérée, chez lesquels, malgré la continuation du traitement pendant plus d'un mois, l'urine étant alors presque constamment alcaline, je n'ai pas pu voir cesser entièrement le passage du sucre dans l'urine.» (Ch. Petit, *ibid.*, p. 460.)

Mais on obtient au moins d'excellents effets palliatifs ; nous disons palliatifs, car, il faut l'avouer, trop souvent, lorsque après un traitement par les eaux alcalines de Vichy, le malade se croyait guéri, il a vu réapparaître après quelques mois le terrible diabète.

§ III. Maladies de l'appareil locomoteur.

Nous avons formé le tableau suivant avec les chiffres réunis de MM. Barthez et Durand-Fardel : les résultats veulent être discutés, chacun séparément en raison de leur importance.

Goutte chronique, rhumatisme goutteux.	Guérisons, ou améliorations considérables, ou en voie de guérison . 26 Améliorations faibles, résultats nuls 22	48
Goutte aiguë	Améliorations considérables . . . 8 En voie de guérison. . . . . . . 6 Améliorations faibles, résultats nuls 13	27
Rhumatisme, sciatique.	Guérisons, ou améliorations considérables, ou en voie de guérison. . 14 Amél. faib., rés. inconnus ou nuls. 16	30

Goutte. — On voit de prime abord que la goutte chronique et le rhumatisme goutteux obtiennent à Vichy soit la guérison, soit une amélioration considérable dans la moitié des cas.

Dans la goutte aiguë, on ne trouve plus que des améliorations, et cela seulement dans le tiers des cas environ, pas une seule guérison et deux résultats fâcheux. On est conduit logiquement à cette conclusion pratique, c'est que, si le traitement de Vichy paraît généralement avantageux dans la goutte chronique, on doit être très réservé à l'égard de la goutte aiguë, contre laquelle il est plus prudent de n'y pas recourir.

La goutte peut-elle se guérir ? « J'avoue qu'il est fort probable que la goutte, qui est une maladie de toute l'habitude du corps, et qui très souvent dépend d'une conformation originelle, ne peut se guérir par les médicaments, dont les effets sont toujours très passagers et produisent rarement un changement considérable dans toute l'habitude du corps. Je suis très disposé à croire qu'il est impossible de guérir la goutte par les médicaments. » (Cullen, *Méd. prat.*, 1789, p. 343.) — Mais, ajoute son savant traducteur : « Si les médicaments sont sans effet, le régime peut, au moins, rendre la maladie plus supportable. » (*Ibid.*, note de Bosquillon.) Telle est aujourd'hui l'opinion de la plupart des médecins. « Il semble qu'une maladie dont les indications thérapeutiques et prophylactiques peuvent s'établir avec quelque précision devrait être facile à guérir, et cependant il est loin d'en être ainsi de la goutte. » (Durand-Fardel, *op. cit.*, p. 141.)

Il résulte de ces observations que, lorsque l'on prescrit dans la goutte les eaux de Vichy, il ne faut pas leur demander plus qu'elles ne peuvent donner. Elles soulageront beaucoup, parfois à tel point que les malades se croiront guéris ; mais il peut arriver que plus tard de nouveaux accès leur prouvent que c'était là une illusion. — A quelle époque de la goutte et comment faut-il administrer les eaux de Vichy ? Pour Ch. Petit, cette question est oiseuse. La goutte étant uniquement due à la présence de l'acide urique dans le sang, il suffit de saturer cet acide avec un alcali, et tout sera dit. Peu importe alors l'époque à laquelle sera faite cette saturation. « En appliquant les eaux de Vichy au traitement de la goutte, je ne me suis jamais beaucoup occupé des accès, qui ne sont à mes yeux que des symptômes plus ou moins prononcés de cette affection..... Le traitement alcalin n'est pas un moyen perturbateur, et il ne peut déplacer la goutte : si, en atténuant cette affection, il peut abréger la durée des accès, il n'a pas pour effet de les faire avorter. » (Ch. Petit, *loc. cit.*, p. 359.)

M. Barthez exprime à peu près le même sentiment : « Le traitement de la goutte par les eaux de Vichy n'est pas un traitement perturbateur; il ne peut par conséquent la déplacer ni la faire avorter d'emblée. » (*Op. cit.*, p. 186.) Mais cette manière de voir est loin d'être partagée par d'autres médecins aussi recommandables.

On éprouve quelque embarras à aborder et à juger ces questions, qu'une polémique brûlante a rendues difficultueuses pour tout le monde. Voici, à l'appui de notre manière de voir, l'opinion détaillée de M. Prunelle, telle qu'il l'a formulée lui-même dans les lignes suivantes écrites vers 1850 sous sa dictée par M. C. James : « Quand la goutte a de la tendance à se porter à l'intérieur, sur l'estomac par exemple, l'eau de Vichy sera utile en fortifiant ce viscère ; elle agira de la même manière que le vin de Bordeaux ou le vin de Madère que vous faites boire en pareil cas aux malades. Il y a une autre espèce de goutte qu'on peut appeler la *goutte molle*. Ici la nature n'a pas assez de force pour opérer une véritable crise ; les malades ont des attaques incomplètes, c'est plutôt un état d'endolorissement ; ils marchent, comme ils disent, sur des éponges : dans ce cas l'eau de Vichy sera un des meilleurs toniques. Car, venant en aide à la nature, elle favorisera la manifestation de l'accès et débarrassera d'autant l'individu ; mais, si la goutte se traduit par des symptômes franchement *inflammatoires*, en quoi l'eau de Vichy, même en l'absence de crises, pourra-t-elle être avantageuse ? Les organes ne sont déjà que trop surexcités par le principe goutteux, sans encore y joindre la stimulation minérale. Ce serait travailler dans le sens de la maladie. De même vous respecterez la goutte, surtout chez les vieillards, quand elle se porte sur les extrémités supérieures et inférieures, car c'est là qu'elle est le moins à redouter. L'intervention de l'eau de Vichy produirait des phénomènes de perturbation qui pourraient amener le déplacement du principe goutteux, et par suite de dangereuses métastases. C'est surtout dans des cas semblables qu'on a vu l'emploi intempestif de l'eau minérale causer l'apoplexie. » On a reproché à cette opinion, d'ailleurs fort sage, d'être trop restrictive ; et, en effet, il semble qu'on peut tirer un plus large parti des eaux de Vichy, d'après le tableau suivant, que nous avons dressé sur le rapport de l'Académie elle-même en 1840, et sur une deuxième statistique de M. Ch. Petit en 1842.

	1re Statistique.		2me Statistique.	
Goutte articulaire plus ou moins ancienne	80			89
Goutte présumée héréditaire	34			60
— — acquise	46			29
Coexistence de la gravelle	20	Gravelle plus ou moins sensible		47
1° Guérison des accès pendant deux ans	19	1°		25
2° Accès rendus moins fréquents moins longs et m. douloureux.	51	2°		59
3° Effets nuisibles des eaux de Vichy	10	3° Insuccès		5

Il s'agit ici seulement de la goutte *articulaire*. Notons que, sur 169 cas, il y a eu 44 guérisons plus ou moins prolongées (près de 1/4), 110 améliorations (2/3) et 15 insuccès ou résultats fâcheux. Nous croyons devoir ici extraire comme conclusion les passages suivants du rapport de l'Académie elle-même, en 1840 : « Les eaux de Vichy ont la même puissance curative, que la goutte soit héréditaire ou acquise. — Il paraîtrait que la goutte coexistant avec la gravelle est atténuée plus facilement. Le pouvoir médicinal des eaux de Vichy diffère peu dans la goutte ancienne ou récente (p. 154). Chez tous les malades la santé générale s'est améliorée. Malgré la disparition ou la diminution de leur goutte, 70 sur 80 n'ont éprouvé aucun accident consécutif (p. 155). Quant aux accidents (1), de quelque manière qu'on les envisage, ils démontrent que les eaux de Vichy sont un remède actif qu'il faut administrer avec modération et discernement. L'œdème qu'on remarque aux pieds, aux jambes, quelquefois aux genoux (comme cela avait lieu chez 8 sujets), depuis

---

(1) Nous trouvons parmi ces accidents : douleurs de tête 5 cas, apoplexie 1, pneumonie 1, gastralgie et crampes d'estomac 2, diarrhée 2, dyssenterie 1, ictère 1, irritation intestinale 1, etc., etc.

l'emploi des eaux de Vichy, a disparu chez eux..... La contracture qui consiste dans une rigidité des muscles et des tendons sur lesquels a séjourné plus ou moins longtemps l'irritation goutteuse, peut céder aux eaux de Vichy quand elle est récente ou d'un faible degré (p. 157)..... Les ankyloses incomplètes qui existaient chez 10 goutteux ont disparu ou diminué chez 8 (p. 158)..... Quant aux nodosités ou tumeurs tophacées, elles ont disparu ou diminué chez quelques goutteux. Mais en général les eaux de Vichy n'ont qu'un pouvoir très limité pour faire disparaître les altérations que la goutte chronique occasionne sur les articulations (p. 159). » (*Rapport* du 24 mars 1840, par MM. Guéneau de Mussy, Delens, et Pâtissier rapporteur.) L'eau de Vichy réussit mieux contre la goutte articulaire que contre les autres formes.

Ces opinions de la Commission académique semblent aller peut-être au-delà de la vérité. Oui, sans doute, les eaux alcalines sodiques de Vichy auront le pouvoir de diminuer l'intensité des accès goutteux, d'en éloigner le retour, et de produire même un commencement de diminution des dépôts tophacés ; mais, de cette amélioration à une guérison complète, il y a loin encore, surtout lorsque la goutte n'est que l'expression d'une diathèse, d'un état morbide enraciné dans l'économie. Nous pensons aussi que la goutte, déjà si difficile à guérir, est bien plus réfractaire lorsqu'elle est héréditaire.

Rhumatisme. — A l'égard des rhumatismes et de la sciatique, on constate une amélioration dans la moitié des cas environ, d'après notre tableau : « Les résultats favorables que j'ai observés concernant le rhumatisme musculaire, sciatique ou articulaire, me permettent d'exprimer aujourd'hui, d'après les relevés que j'en ai faits, que les rhumatisants trouveront dans les sources de Vichy un puissant moyen de secours dont les effets peuvent être rapportés non seulement à leur thermalité, qui dans la plupart des établissements est la seule force curatrice des eaux, mais encore à la nature particulière des éléments minéralisateurs qu'elles renferment, avec d'autant plus de raison, que le bicarbonate de soude est aujourd'hui généralement employé par la plupart des médecins. » (Barthez, *Guide pratique*, 1854, p. 196.)

Cependant nous ferons observer que le tableau précité n'offre pas une seule guérison complète. Les eaux de Vichy ne possèdent qu'une action curative faible dans le rhumatisme : ce sont les eaux thermales salines, disons-le en passant, et les eaux thermales sulfureuses, qui lui conviennent particulièrement. Nous pouvons opposer à M. Barthez le propre témoignage de Ch. Petit, et le rapport précité de l'Académie : « J'ai vu

des rhumatisants qui se louaient beaucoup du bon effet qu'ils avaient
éprouvé à Vichy, tandis que d'autres avaient eu des retours de douleurs.»
(Ch. Petit.) — Et plus loin : « Les eaux de Vichy ne peuvent être d'aucune utilité contre la goutte sciatique, qui n'est qu'une névralgie. »
(Ch. Petit.) — La Commission de l'Académie ajoute : « Ce qui s'oppose
à ce que, à Vichy, les eaux soient employées avec succès contre le rhumatisme, c'est que les douches y sont mal disposées et qu'il n'existe pas
de bains de vapeur. » (*Rapport* précité, p. 186.) Il ne faut pas confondre le rhumatisme chronique avec le rhumatisme goutteux. Je crois que
ce qu'on appelle rhumatisme goutteux, n'est autre chose qu'une variété
de goutte....., que cette maladie est de même nature que la goutte, et
que les eaux de Vichy peuvent être employées avec avantage pour la
combattre. (Ch. Petit, *ibid.*, p. 187.)

Les indications et contre-indications peuvent être ainsi résumées :

« 1° Les eaux de Vichy ne doivent pas être administrées à l'époque
des accès de goutte, soit pendant leur durée, soit dans leur immi-
nence, soit après leur terminaison, lorsqu'on n'est pas assuré que leur
solution soit complète.

« L'existence déjà constatée d'accidents quelconques vers la tête ou la
poitrine, l'âge avancé, sont des conditions qui nous paraissent contre-in-
diquer l'emploi des eaux de Vichy.

« 2° Le moment le plus favorable pour prescrire aux goutteux (dans
la goutte régulière) les eaux de Vichy, est l'époque la plus éloignée possible des accès. » (Durand-Fardel.)

Quant à la dose, Petit (*loc. cit.*, p. 367) prescrit les eaux de Vichy
en bains, et en boissons de 6 à 15 et même 20 verres par jour progressivement. Cette dose aussi élevée est inutile. M. Barthez se règle sur l'alcalinité des urines, que les malades constatent eux-mêmes au moyen du papier réactif : cette méthode n'est point un critérium très exact, puisque
nous avons vu (p. 91) que sous ce rapport les sujets présentaient de
grandes différences. Cependant elle peut encore servir approximativement
à mieux déterminer la dose des eaux à boire. Il n'est pas facile, du reste,
de fixer *a priori*, avec une rigoureuse exactitude, les limites qu'il ne faut
pas dépasser ; mais l'on peut dire que le médecin doit se tenir dans un
juste milieu convenable ; « car on obtient des effets thérapeutiques aussi
prononcés en les employant à dose modérée, et l'on se met ainsi à l'abri
des inconvénients que peut occasionner l'administration d'une trop
grande quantité d'eau minérale. » (Durand-Fardel, *op. cit.*, p. 166.)

Dans la goutte chronique, Petit administrait les eaux de Vichy en bains et en boissons. Ces deux modes d'administration sont également suivis par M. Durand-Fardel comme le prouvent les observations qu'il rapporte, ainsi que par M. Barthez. Ce dernier recommande de se borner à boire les eaux et avec modération, si un accès venait à se déclarer pendant la cure, et à ne prendre des bains que lorsque l'attaque serait entièrement dissipée, afin de ne pas réveiller ni entretenir la douleur des parties souffrantes. (*Op. cit.*, p. 88.) Cette apparition des accès est due souvent à l'excitation produite par les eaux sous forme de bains (*ibid.*); aussi faudra-t-il ne les conseiller que dans la forme atonique de la goutte, et en surveiller attentivement les effets.

Il ne suffit pas de prendre les eaux sur les lieux, « il faudra encore les administrer pendant longtemps même après la saison, mais avec des intervalles de repos. Car les remèdes, dans les affections constitutionnelles ou invétérées, n'agissent qu'autant qu'ils sont pris en petite quantité et continués longtemps. » (*Id.*, p. 186.)

§ IV. Maladies de l'appareil sexuel.

Maladies de l'utérus. — Les eaux de Vichy sont indiquées dans la métrite chronique avec tuméfaction et induration, « que l'induration soit bornée au col ou qu'elle s'étende à tout le corps de l'organe, que l'inflammation ait débuté par la muqueuse du col ou qu'elle se soit développée dans le tissu même de la matrice. » (Ch. Petit, p. 132.)

Les conditions essentielles de leur emploi sont que la métrite ne soit plus à l'état aigu, et qu'il n'y ait point de dégénérescence organique.

S'il existait sur le col utérin de ces simples ulcérations superficielles qu'on y trouve souvent surtout dans les cas de leucorrhée, il faudrait les faire disparaître soit par la cautérisation, soit par d'autres moyens, avant d'avoir recours à l'emploi des eaux.

On peut aussi y avoir recours contre quelques accidents de l'âge critique.

« J'ai employé ces eaux avec un plein succès chez quelques femmes qui, arrivées à l'âge critique, se plaignaient de pesanteur à la matrice, d'irrégularités dans le retour des règles, et d'avoir souvent un écoulement muqueux et sanguinolent, et quelquefois même des pertes plus ou moins abondantes, mais chez lesquelles je m'étais assuré auparavant qu'il n'existait aucune affection organique. » (Ch. Petit, *ibid.*, p. 185.)

Les affections de l'appareil utérin sont traitées en général avec succès à diverses stations thermales, et les eaux alcalines sodiques de Vichy revendiquent, pour leur part, un certain nombre de guérisons. Mais, pour être utiles, ces eaux doivent s'adresser à certaines formes d'engorgements utérins. M. Willemin, qui a publié une bonne monographie sur l'emploi raisonné de ces thermes dans les affections chroniques de l'utérus, a cherché à bien fixer ces distinctions. Nous emprunterons à ce travail les principales indications et contre-indications de ces sources dans les maladies qui nous occupent. (*De l'emploi des eaux de Vichy dans les affections chroniques de l'utérus*, 1857.)

Lorsque l'engorgement est symptomatique d'une métrite aiguë ou subaiguë, auquel cas il est plus ou moins douloureux, il faut ajourner l'emploi des eaux de Vichy, jusqu'à l'époque où l'on aura fait disparaître par des moyens appropriés cet état sub-inflammatoire. « Avant donc d'opposer à ces états morbides la médication de Vichy, il faut commencer par en combattre la nature phlegmasique; quand cet élément aura été écarté, s'il reste un engorgement qui est fréquemment la conséquence de la métrite, alors les eaux de Vichy trouveront une application avantageuse. » (Willemin, *loc. cit.*, p. 158.) Sur ces faits tout le monde est d'accord: mais comment reconnaître que toute trace de phlegmasie a disparu? D'après M. Willemin on pourrait souvent s'en assurer par les observations suivantes. Quand il existe un état phlegmasique chronique, l'on trouve pour signes principaux :

« 1° La sensibilité du col utérin développée au toucher;

« 2° Une induration générale ou partielle du tissu de la matrice;

« 3° Assez fréquemment la dilatation de l'orifice externe du col. » (*Loc. cit.*, pp. 119-120.)

Si la phlegmasie a disparu et qu'il ne reste plus que l'élément engorgement, cette phase de la maladie se reconnaît à ce que « le col a conservé sa consistance normale ou est devenu plus mou. » (P. 62.) « En général, l'*induration* est un des symptômes de la métrite sub-aiguë ou chronique (p. 63); » tandis que « la consistance du tissu simplement engorgé est *normale* ou *molle*. » (P. 62.) Or, les cas de simple engorgement sont le triomphe des eaux de Vichy, qui ont, au contraire, bien moins d'efficacité dans ceux d'induration.

Cette distinction importante pour le traitement par les eaux de Vichy, basée sur l'état physique du col utérin, mou dans un cas, induré dans l'autre, avait, du reste, été bien mise en relief, en 1843, par le docteur Nepple, pour les eaux de St-Alban. (*Journ. de Médec. de Lyon*, 1843.)

Nous verrons plus loin, en parlant des eaux de St-Alban, avec quelle précision et quelle justesse de vue ce médecin avait, dès cette époque, su fixer d'après l'état *mou* du col l'heureux emploi de ces eaux. C'est une autorité qui ne fait qu'ajouter, à nos yeux, plus de valeur au signe clinique annoncé et prouvé par M. Willemin dans son travail.

Mais si les eaux de Vichy sont plus spécialement appropriées à l'engorgement mou de l'utérus, nous ne pensons pas devoir en exclure tout à fait l'usage, même dans les cas où il existe une métrite chronique avec induration. Ici, il faudra mitiger l'action trop stimulante de l'eau minérale, et avoir égard, surtout, à leur température. Administrées chaudes, elles seraient nuisibles en réveillant le point phlegmasique encore existant; mais, données en bains à une température tiède, elles pourront rendre de grands services. Aussi, les bains de piscine, fournis par la source l'Hôpital à 30°, ont-ils été pour M. Willemin le meilleur mode d'administration des eaux de Vichy dans ces cas, ainsi qu'en bains de baignoires de 32° à 34° c.

Tumeurs ovariques et utérines. — « Ce n'est que dans les cas d'engorgement des ovaires avec simple hypertrophie, que l'on peut espérer des eaux de Vichy, sinon toujours au moins quelquefois, ainsi que j'en ai recueilli quelques exemples, *leur entière résolution*. Mais, si l'on n'obtient qu'assez rarement un résultat aussi complet, on arrive du moins très ordinairement, avec de la persévérance, à amener une diminution notable du volume des tumeurs et à en empêcher l'accroissement. » (Ch. Petit, p. 137.) Les eaux sont contre-indiquées dans l'hydropisie des ovaires et dans les diverses dégénérescences organiques. (*Id.*, p. 155.) M. Barthez (p. 173) insiste sur les mêmes contre-indications.

« La guérison des engorgements est toujours subordonnée à l'ancienneté ainsi qu'à l'étendue du mal. Ceux qui se sont développés sous une influence diathésique cancéreuse ou squirrheuse, sont généralement réfractaires à l'action des eaux. » (Barthez, *loc.cit.*, p. 172.) Nous avons vu nous-mêmes des tumeurs ovariques anciennes et volumineuses considérablement améliorées et diminuées par l'emploi des bains tempérés de 4 à 6 heures.

§ V. Maladies générales.

Nous résumons dans le tableau suivant les statistiques de MM. Durand-Fardel et Barthez.

Durand-Fardel.	Atonie	21
	Guérison ou amélioration considérable . . . . . 7)	21
	Amélioration faible ou résultats nuls . . . . . . 14)	
	Chlorose.	6
	Amélioration considérable. . . . . 3)	6
	— faible . . . . 3)	
Barthez.	Cachexie avec splénite.	9
	Guérison . . . . 4)	
	Amélioration . . . . 4)	9
	Sans résultats. . . . . 1)	

Atonie. — Dans l'atonie les eaux de Vichy amènent d'heureux effets:
les succès s'élèvent aux 2/3 des cas, 14 sur 21 ; il est à regretter que
M. Durand-Fardel n'ait pas donné d'autres détails dans son compte-rendu.
(Voy. Pâtissier, *Rapport*, 1854.) Heureusement ce que nous avons dit de
l'influence des eaux alcalines *sur l'appareil vasculaire et sur l'état général* (voy. 2e chap.) supplée à cette lacune et suffit pour donner la clef
de ces résultats.

Chlorose. — Pour la chlorose, le tableau n'offre que de simples
améliorations, mais nous ne croyons pas que ce soit l'expression exacte
de la vérité. Nous savons que bon nombre de chlorotiques ont été guéries par l'eau ferrugineuse de la source Lardy, et que d'autres ont obtenu
les mêmes succès. « Il est très peu d'affections contre lesquelles les eaux
de Vichy aient un effet salutaire plus assuré que contre la chlorose;
qu'elle tienne à un trouble des organes de la génération, qu'elle soit liée
à un mauvais état des voies digestives ou à d'autres complications, le
fait est que ces eaux, soit par l'influence, sur le sang des chlorotiques, de
la petite quantité de fer qu'elles contiennent, soit par l'excitation imprimée à la vitalité du système vasculaire, ou l'action combinée de tous les
éléments qui les minéralisent, la modifient de la manière la plus heureuse. » (Ch. Petit, p. 150.) Pour nous, ces eaux, bien qu'avantageuses,
n'ont rien de spécifique ; elles agissent ici, le plus souvent, comme les
eaux ferrugineuses proprement dites. Au reste, ce n'est, le plus ordinairement, que quelques semaines ou même quelques mois plus tard, que
l'amélioration commencée pendant le séjour se confirme et amène une
véritable guérison.

Cachexie paludéenne. — Cette maladie se complique habituellement d'engorgements de la rate. « L'action des eaux de Vichy sur
ces engorgements est la même qu'à l'égard de ceux du foie, c'est à dire,

fondante et résolutive, avec cette différence que les résultats de la gué-rison, toutes choses égales d'ailleurs, sont moins nombreux que pour les maladies du foie. » (Barthez, *op. cit.*, p. 166.) Nous avons ici surtout en vue les engorgements spléniques qui succèdent aux fièvres intermit-tentes, ou accompagnent l'état cachectique particulier que laissent les fièvres d'Afrique. « J'ai remarqué que, toutes les fois que des engorge-ments de la rate sont dus à une autre cause que les fièvres intermittentes, ils résistent beaucoup plus longtemps au traitement, et quelquefois même ils résistent tout à fait. » (Ch. Petit, p. 131.)

La cachexie paludéenne est caractérisée surtout « par la prostration, la faiblesse musculaire, la petitesse et la rareté du pouls, la pâleur des tissus, l'abaissement de la chaleur animale, la diminution d'énergie dans toutes les fonctions, enfin la prédominance séreuse, et la défibrination du sang. » (Durand-Fardel, *op. cit.*, p. 172.)

« L'usage des bains minéraux chauds et stimulants, d'une boisson to-nique et digestive, comme celle de la plupart de ces eaux, ne serait-il pas, dans ces cas, parfaitement approprié pour combattre avec avantage l'hyposthénie nerveuse et sanguine qui frappe les fonctions dans leurs racines? » (Dr Finot, dans Durand-Fardel, *op. cit.*, p. 175.) Cette sti-mulation imprimée à l'ensemble de toute l'économie, par les eaux ther-males, ne peut qu'être favorable à des malades débilités et profondé-ment étiolés; mais il faut surveiller cette action stimulante, afin de ne pas dépasser tout d'abord le but. Si, en effet, l'atonie est portée à un haut degré, une excitation brusque et trop vive aurait pour résultat secondaire de faire tomber les fonctions déjà languissantes dans une pro-stration encore plus profonde; c'est donc avec beaucoup de ménage-ments et de grandes précautions qu'il faut appliquer la stimulation ther-male aux individus atteints de cachexie, suite des fièvres graves inter-mittentes des climats chauds comme l'Algérie.

Sous ce rapport, nous ne pensons pas que les eaux de Vichy offrent une aptitude plus spéciale que les eaux thermales d'une autre classe : c'est ainsi que d'autres eaux salines et thermales, celles de Kissingen, de Wiesbaden, de Bourbonne, de Balaruc, comptent également des succès dans ces circonstances.

Disons pourtant que, si la cachexie s'accompagne surtout d'engorge-ments de la rate et du foie, les eaux alcalines sodiques, comme celles de Vichy, semblent alors mieux appropriées. Si l'état anémique domine la scène, c'est aux sources ferrugineuses (source Lardy à Vichy, Vals, St-Alban, Châteauneuf, etc.), qu'il faudra adresser le malade. Enfin, si l'on a sous les yeux des engorgements veineux abdominaux ou des ganglions mésentériques, ce seront les sources chlorhydratées sodiques (Bourbonne, Wiesbaden, Hombourg, Niederbronn, etc.) qui seront plus particulièrement indiquées. « Mais, avant de commencer le traitement thermal, il faut toujours que les accès de fièvre soient dissipés. Ce qui nuit surtout à la curabilité des engorgements de la rate, ce sont les retours des accès de fièvre. J'ai vu souvent les accès faire reparaître à la fin de la cure des engorgements que les eaux avaient déjà dissipés. » (Barthez, p. 165.) On administre alors le sulfate de quinine, et, une fois les accès coupés, on commence le traitement par les eaux. « Si la fièvre survient de nouveau pendant le traitement thermal, on agira de même, et on ne comptera nullement sur ce dernier pour la faire disparaître. » (Durand-Fardel, *op. cit.*, p. 178.)

Les bains, surtout ceux de piscine, offrent de grands avantages. Ils seront employés dans les cas où la fièvre sera tombée, et quand il y aura en même temps cachexie ; on y aura recours quand les signes généraux domineront sur les phénomènes locaux. « Chez les fiévreux, on ne pourra employer les bains que dans le plus petit nombre des cas, et encore avec de grandes précautions. Ici, c'est à l'usage interne qu'il faudra surtout recourir ou même se borner. La source Lardy, ferrugineuse, sera presque toujours indiquée, ainsi que la Grande-Grille chez les malades dont les voies digestives ne seront pas très susceptibles. » (Dur.-Fardel, *op. cit.*, p. 178.) Voici un fait que M. Durand-Fardel emprunte à la pratique de Prunelle : « Il y a quelques années, les engorgements de la rate, si nombreux à Vichy, dans la population indigente qui s'y presse, ne présentaient presque jamais de diminution sensible, mais les digestions des malades et leur santé se rétablissaient ; on les abreuvait de bicarbonate de soude, et leur rate ne se dissolvait pas. Depuis qu'une source ferrugineuse (Lardy) a été ajoutée à celles que possédait Vichy, on obtient des résultats beaucoup plus satisfaisants ; quant au retour de la rate vers son volume normal, j'ai assisté moi-même à ce dernier ordre de faits. » (Durand-Fardel, p. 34.) Voyez aussi ce que nous avons dit sur la physiologie du foie. (2e chap.) M. Dupraz a obtenu les mêmes résultats par l'adjonction des eaux ferrugineuses d'Amphion à l'eau alcaline d'Evian.

Nous remarquerons qu'il y a contre-indication à l'usage de ces eaux, lorsque les engorgements spléniques tiennent à un trouble permanent de la circulation, comme dans certaines maladies du cœur, lorsqu'ils sont devenus le siége d'induration ou de diverses dégénérescences toujours plus ou moins incompatibles avec la médication alcaline ou thermale quelconque : on ne peut plus compter sur le succès lorsque, déjà anciens, ils ont envahi une grande partie ou la presque totalité du ventre.

Les détails dans lesquels nous venons d'entrer au sujet des eaux thermales de Vichy nous permettront de glisser rapidement sur les autres eaux alcalines sodiques thermales, à l'exception de quelques types principaux. Ce sont, en effet, les mêmes indications et contre-indications dans leur emploi ; seulement le choix du médecin se portera sur telle ou telle d'entre elles, suivant qu'elle sera plus ou moins minéralisée par le bicarbonate de soude, se rappelant que les moins minéralisées sont mieux supportées prises à l'intérieur, toutes choses égales d'ailleurs, et s'adressent principalement aux individus à sensibilité intestinale exagérée, ou à ceux qui sont arrivés à un état de débilité trop prononcée.

EMS (DUCHÉ DE NASSAU).

Parmi les eaux alcalines, il en est quelques-unes dont les propriétés dépendent à la fois et du carbonate sodique et du chlorhydrate de soude qu'elles renferment. Aussi, jouissent-elles de vertus spéciales, qui permettent au médecin d'étendre leur cercle thérapeutique au-delà de celui des eaux alcalines presque pures. Nous prendrons pour type d'étude de cette variété d'eaux alcalines les sources d'*Ems*.

Rhumatisme, goutte. — Les eaux d'Ems ont été beaucoup recommandées dans la goutte et le rhumatisme. Le docteur Edwin Lee les croit surtout appropriées aux formes adoucies de ces maladies, chez les jeunes sujets, avec tendance à l'excitation inflammatoire, ou avec coexistence d'une irritabilité nerveuse. (*The principal Bath of Germany*, t. I, p. 57.) Cette opinion se rapprocherait de celle de MM. Trousseau et Lassègue, qui vantent les eaux d'Ems pour tempérer l'état pléthorique, et lorsque la goutte offre une trop grande activité. Ces eaux sont à leurs yeux essentiellement débilitantes. (*Loc. cit.*, p. 223.)

Cependant, il faut dire que MM. Vogler et Spengler, qui pratiquent à Ems, ne paraissent pas leur reconnaître une efficacité bien remarquable dans ces deux affections (rhumatisme et goutte). Ainsi, pour M. Vogler, les bains chauds, douches, etc., « qu'on prend à Ems, employés selon une méthode convenable, sont effectivement utiles dans les cas de ce genre, sans qu'on attache une grande attention aux propriétés spécifiques de la source dont on a fait usage. » (*De l'usage des eaux minérales, et en particulier de celles d'Ems*, 1841, p. 196.) M. Spengler, qui rejette la théorie des acides dans la goutte, la gravelle, dit que c'est surtout « comme traitement préparatoire et consécutif, que ces effets se font sentir. » (*Etudes balnéologiques sur les thermes d'Ems*, traduit par Kaula, 1855, p. 20.)

Toutefois, en raison de leur composition (alcaline et chlorhydratée sodique), nous croyons les eaux d'Ems convenables dans la goutte et la gravelle urique, surtout chez les personnes atteintes en même temps de dyspepsie. En améliorant la digestion et en modifiant la nutrition générale, ces sources doivent, peut-être plus que d'autres plus simples ou plus alcalines (Vichy), s'opposer au retour des accidents graveleux ou goutteux, et contribuer à une cure radicale, quand celle-ci est possible. Cette opinion sera développée avec détails au chapitre des eaux salines chlorhydratées sodiques.

Telle paraît être d'ailleurs, sur ce dernier point, la manière de voir du docteur Vogler : « Une faculté réelle que présentent ces eaux, en ce qu'elles rétablissent les fonctions normales des organes élaborateurs du sang et des sucs, c'est de dissiper toute *propension* à la formation de la gravelle. » (*Loc. cit.*, p. 179.) — Nous le répétons ici, et nous le prouverons (voy. *Eaux salines chlorhydratées sodiques, Physiologie*) : c'est à la présence du sel marin jointe à celle du carbonate sodique, que les eaux d'Ems doivent de pouvoir dissiper ainsi la propension à la formation de la gravelle.

Quant au rhumatisme chronique, nous pensons qu'il est parfaitement curable aux eaux d'Ems, aujourd'hui, comme il l'était autrefois : toute la différence de ces deux époques consiste, en effet, dans le mode d'administration de ces eaux. C'est, du reste, ce qui est parfaitement expliqué par MM. Trousseau et Lasségue. (*Loc. cit.*, p. 373.) — Autrefois, en effet, les bains étaient aussi chauds que possible et aussi prolongés que le malade pouvait les supporter, tandis qu'aujourd'hui, on les prend tempérés et de courte durée (1/2 heure). Cette différence essentielle dans la température rend très bien compte de leur peu de succès, de nos jours, dans le rhumatisme chronique où elles réussissaient mieux jadis.

Appareil digestif. — Les eaux d'Ems sont utiles au même titre, et dans certains cas plus utiles, que les eaux alcalines sodiques pures (Vichy), dans les affections de l'appareil digestif. Ainsi, d'après M. Edwin Lee (*op. cit.*, p. 57), elles rendent de grands services (*calculated to be of considerable benefit*) lorsqu'il existe des ardeurs brûlantes à l'estomac avec sécrétions de sucs acides abondants.

Le docteur Diel, qui a exercé pendant trente ans aux eaux d'Ems, les recommande vivement dans les empêchements de la circulation abdominale, l'affection hémorrhoïdale. (Edwin Lee, *ibid.*)

Lorsque le trouble des fonctions digestives est accompagné de torpeur du foie (*torpor of the liver*), les praticiens d'Ems vantent hautement ces sources. (E. Lee, *op. cit.*, p. 87.) Au reste, ce que nous avons dit de l'emploi des alcalins dans les maladies du foie, s'applique à l'usage des eaux alcalines et salines d'Ems; seulement leur action, semblable à celle des eaux de Vichy, est moins marquée, et par conséquent plus douce que celle des sources de cette dernière station thermale.

Maladies de l'appareil respiratoire (catarrhe, tubercules, phthisie pulmonaire).— C'est principalement dans les affections de l'appareil respiratoire, que les médecins allemands ont préconisé les eaux minérales d'Ems; ils les conseillent dans les maladies chroniques du poumon avec éréthisme, dans l'hémoptysie, la phthisie imminente ou commençante. « C'est à son caractère de bénignité, que l'eau minérale d'Ems doit sa réputation et la préférence qu'on lui accorde sur d'autres bains; elle est salutaire aux individus chez qui prédomine un vif éréthisme du système vasculaire et nerveux; mais son emploi est tout à fait contraire, lorsqu'il y a de la fièvre et que l'œuvre de destruction est constituée irrévocablement. » (Vogler, *loc. cit.*, p. 166.) Suivant le docteur Diel (*De l'usage interne des eaux thermales d'Ems*), l'eau d'Ems, coupée avec du lait, est bienfaisante dans la période de la phthisie naissante. Hufeland ne fait pas moins de cas de ces eaux dans le traitement des affections pulmonaires. « On défend, dit-il, généralement les eaux minérales aux individus atteints de ces maladies; c'est le contraire pour les seules eaux d'Ems et de Selters. » (E. Lee, *loc. cit.*, p. 62.)

Cependant, malgré tous ces éloges, il ne faudrait point regarder une cure à Ems comme spécifique dans les maladies de l'appareil pulmonaire, et ne pouvant entraîner aucun danger. « Dans la première période de la phthisie, dit M. Edwin Lee, lorsque les tubercules sont peu nombreux et à l'état latent, état que l'on peut reconnaître par l'auscultation et la percussion, lorsque le malade accuse seulement une légère toux avec

10

expectoration muqueuse dépendant d'une irritation sympathique de la muqueuse bronchique, mais sans fièvre hectique, et que l'émaciation ou la faiblesse n'est pas considérable, alors une cure aux eaux d'Ems, suivie de l'habitation d'un climat convenable pour l'hiver suivant, peut rendre de grands services... Mais si la phthisie est confirmée, ces mêmes eaux ne sont plus appropriées. Il en est de même lorsqu'à la suite d'une inflammation aiguë, il est resté une hépatisation partielle qui s'oppose à la libre circulation dans les poumons. Dans ces cas, les eaux (d'Ems) ne sont probablement pas admissibles ; que, si l'on juge cependant utile de les conseiller, il faut en surveiller de près les effets. » (E. Lee, *loc. cit.*, pp. 63-64.) — Telles sont les règles pratiques tracées par un médecin hydrologue distingué, et qui sont les seules acceptables à nos yeux ; c'est aussi à cette conduite que se range M. Pâtissier lorsqu'il dit : « Si l'irritation pulmonaire est apaisée, si les tubercules n'ont pas envahi une grande étendue, si la marche de la maladie n'est pas rapide, si l'appétit est assez bon, la soif modérée, le sommeil peu agité, la respiration assez libre, la toux humide et pas trop fréquente...; si l'amaigrissement n'est pas avancé, s'il y a peu de sueurs nocturnes et peu de mouvement fébrile, on peut concevoir de légitimes espérances de l'emploi des eaux *alcalines hyposthénisantes* de St-Laurent (Ardèche), d'Ems (Nassau), de Lippspringe (Westphalie). » (Pâtissier, *Traitement de la phthisie pulmonaire*, 1858, p. 17.)

Le docteur Döring rejette l'emploi des eaux d'Ems, lorsque la phthisie est arrivée au troisième degré. « Si la déliquescence du tubercule, dit-il, est déjà tellement avancée, que le parenchyme du poumon ait disparu dans certains points ; s'il y a des *cavernes*, Ems ne peut sauver. Au contraire, tous les symptômes *empirent* si cette eau est employée à quelque dose que ce soit. » (Rotureau, *Annal. de la Soc. d'hydrologie*, t. IV, p. 267.) — Un autre praticien aux mêmes eaux, le docteur Dibbell, en rejette aussi l'usage quand le tubercule est parvenu à la période purulente. Voici comment il s'exprime : « Quant à la tuberculisation en général, et surtout à la tuberculisation pulmonaire, si j'en crois ma propre expérience (qui remonte à 15 ans), nos thermes ne sont pas appropriés à ces altérations organiques. Aussi, ai-je adopté pour règle, qu'une fois les tubercules *développés* dans un organe et plus particulièrement dans les poumons, on ne devrait plus administrer les eaux d'Ems, qu'avec la plus grande circonspection. » — « Quand les dépôts tuberculeux passent à la fonte purulente, et qu'on a reconnu d'une manière indubitable la présence des cavernes pulmonaires, alors je crois prudent de ne pas soumettre du tout les malades à l'usage des eaux d'Ems. (*Ibid.*, p. 265.) — Enfin, M. Spengler partagerait l'opinion de M. Dibbell et croirait les eaux d'Ems simplement utiles dans les catarrhes bronchiques; il les rejetterait dans la phthisie pulmonaire. — « Nous ne guérissons pas, dit-il, les tubercules, mais nous guérissons le catarrhe chronique qui accompagne la tuberculisation et qui en favorise le développement. » (*Loc. cit.*, p. 11.)

Il résulte des faits et des autorités que nous venons d'invoquer, que les eaux alcalines sodiques et chlorurées sodiques d'Ems, dont la température est élevée, sont regardées comme pernicieuses : 1º lorsque la phthisie est arrivée à la troisième période avec fièvre hectique considérable ; 2º lorsque le tubercule est accompagné d'une inflammation aiguë ou presque aiguë du parenchyme pulmonaire environnant ; 3º elles sont, au contraire, utiles, si la phthisie est à l'état indolent ou subaigu, c'est à dire non accompagnée d'une inflammation vive du poumon. C'est là du reste un précepte général que nous verrons s'appliquer à d'autres classes d'eaux minérales. (Eaux sulfureuses et sulfatées calciques.)

Pour nous résumer dans la partie pratique de la question importante de l'opportunité des eaux d'Ems, nous dirons avec M. Vogler : « Si les tubercules sont accompagnés d'une irritation permanente ou passagère, s'il y a un travail de progression des tubercules, toutes les eaux minérales sont mauvaises..... Mais si leur marche vient à s'arrêter un peu, comme après la fonte ou le rejet des tubercules, alors le traitement thermal peut être mis en usage. » (*Op. cit.*, 1841, p. 169.)

Affections de l'appareil sexuel. — Ces eaux ont été vantées et sont employées chaque jour contre les engorgements soit du col soit du corps de l'utérus , ainsi que dans les inflammations chroniques du tissu cellulaire peri-utérin, qui succèdent souvent aux couches multipliées. Pour M. Spengler, les eaux d'Ems seraient surtout efficaces, employées *localement*, et la source aux Garçons (Bubenquelle) jouerait dans tous ces cas le principal rôle. « L'emploi des eaux d'Ems, dit-il, associé à l'usage de la douche thermale, procurera les plus heureux effets, lorsque l'engorgement et l'induration chroniques sont liés à une aménorrhée, à une dysménorrhée ou à une menstruation plus abondante... Plus la constitution est torpide, l'induration considérable, la dysménorrhée ou l'aménorrhée rebelle, plus il faut élever la température de la douche et la force du jet d'eau. » (*Loc. cit.*, p. 57.) — M. Durand-Fardel ajoute : « Le point de vue sous lequel nous envisageons en France le traitement thermal des métrites chroniques me paraît beaucoup plus rationnel et plus vrai. » (*Op. cit.*, p. 654.) — C'est prises en bains tempérés et avec les précautions que nous avons indiquées pour les eaux de Vichy, que les eaux d'Ems doivent être conseillées.

ST-NECTAIRE (PUY-DE-DÔME).

Comparées aux eaux d'Ems, les eaux de St-Nectaire sont plus alcalines et plus salines; elles présentent dans les mêmes maladies presque les mêmes résultats thérapeutiques. « Il est vraisemblable, disait M. Pâtissier (*Rapport* de 1840), que toutes les eaux minérales qui renferment une certaine quantité de bicarbonate de soude jouissent contre la goutte de la même propriété que Vichy, dont les eaux doivent être préférées aux autres remèdes anti-arthritiques. Telles sont les eaux de Vals, de St-Nectaire, etc. » Voici ce que M. Vernière consignait dans son *Compte-rendu* pour 1852: « L'effet des eaux de St-Nectaire sur la goutte et la gravelle diffère peu de celui des eaux de Vichy; je crois toutefois avoir remarqué que les eaux de St-Nectaire sont moins tolérées en boisson et ne pourraient pas être bues à si haute dose que celles de Vichy. Je pense cependant qu'à raison de leurs propriétés plus toniques elles devraient être préférées dans la goutte essentiellement atonique, lorsqu'il est utile de raviver les forces. » Cette intolérance plus marquée des eaux de St-Nectaire comparées à celles de Vichy ne serait-elle pas due à la présence du chlorhydrate de soude à dose trop élevée ? Nous pensons que cette opinion ne paraîtra peut-être pas éloignée de la vérité, si l'on réfléchit que les eaux minéralisées par le sel marin sont généralement mal supportées dès que la proportion dépasse certaines limites ; c'est encore à la présence de ce sel qu'elles doivent les propriétés toniques dont parle M. Vernière.

Les rhumatismes et les névralgies récentes sont traités avec avantage aux sources de St-Nectaire : « Les rhumatismes sont presque toujours amendés et quelquefois guéris complètement par le traitement *thermal*, et les névralgies peu anciennes cèdent promptement à l'action des eaux de St-Nectaire avec ou sans le secours de la douche. » (Pâtissier, *Rapport*, p. 97.) — Si les affections névralgiques et rhumatismales trouvent tant d'amélioration et même la guérison à ces eaux, cela nous semble être dû à ce qu'on les administre en bains et en douches à une température élevée, et qu'elles sont tout à la fois alcalines sodiques et chlorhydratées sodiques. Or, nous verrons que les eaux chlorhydratées sodiques thermales sont les mieux appropriées au traitement de ces maladies, et c'est pour cela que les eaux de St-Nectaire réussissent souvent mieux que les eaux alcalines sodiques pures, comme celles de Vichy.

ST-LAURENT (ARDÈCHE).

Ces eaux (voy. p. 27) faiblement minéralisées agissent surtout par leur thermalité ; elles peuvent être considérées comme des eaux alcalines sodiques presque pures, et représentent la Grande-Grille de Vichy considérablement mitigée. Les rhumatismes y sont ou guéris ou notablement soulagés : — « Sous l'influence de ces eaux, les goutteux ont vu leurs accès s'éloigner et devenir moins sévères. » (Pâtissier, *Rapport* cité, 1854.) Sans doute elles ont moins d'efficacité dans cette douloureuse affection, parce qu'elles contiennent une trop faible proportion de bicarbonate sodique ($0^{gr.}$ 505 par litre). On les voit donc produire surtout les phénomènes que nous avons reconnus se développer sous l'influence des bains d'eau commune à une haute température. (V. *Physiol.*) Ainsi nous remarquons que les eaux thermales développent des effets d'autant moins compliqués qu'elles sont plus faiblement minéralisées, fait clinique qu'il ne faut pas perdre de vue pour l'explication des résultats.

Maladies de l'appareil pulmonaire (bronchite chronique, phthisie). — Les eaux de St-Laurent sont recommandées par M. Bonnemare de La Blachère contre les bronchites et les pleurésies chroniques. (*Guide pratique aux eaux minérales de St-Laurent-les-Bains*, 1843.)

M. Pâtissier les recommande comme eaux *hyposthénisantes* dans la phthisie *sub-aiguë* ou *éréthistique*. (*Traitement de la phthisie*, p. 18.) D'après M. Bonnemare (*loc. cit.*), elles auraient, dans la phthisie au premier degré, procuré des guérisons auxquelles on était loin de s'attendre.

Nous pensons que, dans de telles circonstances, les eaux alcalines sodiques faibles et froides (comme Soultzmatt) sont mieux appropriées ; il faut, en effet, dans cet état d'éréthisme, éviter tout ce qui peut stimuler la circulation ; or les sources à température élevée amènent ce résultat ; il faut donc ou les boire après les avoir laissées se refroidir, ou mieux prendre celles qui sont naturellement non thermales.

SECTION II. — SOURCES ALCALINES NON THERMALES.

En regard de l'examen détaillé que nous venons de faire des eaux thermales sodiques, nous allons placer une étude analogue sur les eaux alcalines sodiques non thermales, parmi lesquelles nous choisirons comme types St-Alban et Vals. Nous suivrons du reste le même ordre pathologique que dans la section précédente.

VALS (ARDÈCHE).

Les eaux de Vals (source *la Chloé*) contiennent $5^{gr.}289$ de bicarbonate de soude sur $6^{gr.}156$ de substances fixes, proportion assez élevée qui égale celle que nous avons trouvée dans les eaux de Vichy. Mais comme leur température est froide (14° centig.), les effets qu'elles auront sur la marche des maladies dépendront presque complètement de leur composition chimique. — Nous rappellerons ici que quelques verres de cette eau suffisent pour rendre les sueurs et les urines alcalines.

En résumant les tableaux statistiques fournis par le docteur Ruelle (Pâtissier, *Rapport*, 1854, p. 96), nous voyons, pour les maladies de l'estomac (gastralgie, gastrite chronique, embarras gastrique), que, si la guérison complète n'a eu lieu que rarement, une amélioration notable a été obtenue dans la moitié des cas ; et pour les affections du tube diges-tif (diarrhée chronique, gastro-entéralgie, gastro-entérite chronique), que le chiffre des guérisons et des améliorations atteint la proportion des deux tiers ; enfin, pour les affections de l'appareil biliaire (gastro-hépa-tite chronique), que le soulagement n'a eu lieu que dans les trois septiè-mes des cas. Nous ajouterons que ce traitement doit être surveillé avec soin, car ces tableaux présentent plusieurs aggravations. Mêmes remar-ques pour les appareils urinaire, sexuel et locomoteur. — Voici mainte-tenant des détails plus circonstanciés et l'opinion d'autorités compé-tentes.

Maladies du tube digestif. — « L'action thérapeutique de la Chloé, selon M. Ruelle, s'est manifestée d'une manière formelle dans plusieurs cas d'affections gastro-intestinales qui se présentaient avec les caractères suivants : tantôt un dégoût insurmontable pour les aliments ; d'autres fois une augmentation d'autant plus fâcheuse de l'appétit, que les malades ne pouvaient s'y livrer impunément, des digestions lentes, laborieuses, accompagnées de retours acides, de vomituritions, de flatuosités abdominales ; un sentiment de malaise qui, partant de la région épigastrique, semblait s'irradier en quelque sorte sur tous les organes de l'économie ; une tristesse mélancolique habituelle ; enfin, une irritabilité nerveuse excessive : ces affections, signalées par les uns comme des gastrites chroniques, par les autres comme des gastralgies, des gastrodynies, des entéralgies, des hypocondries, etc., étaient, en général, exemptes de tout mouvement fébrile. » (Ruelle, *Journal de Médecine*, Lyon 1845, t. VIII.) Qui ne reconnaîtrait à ces symptômes la *dyspepsie* et toutes les autres affections chroniques du tube digestif que l'on traite avec succès aux eaux de Vichy? Voici comment le docteur Dupasquier décrit les effets de cette eau sur lui-même : « Depuis quelque temps, je m'apercevais d'un dérangement notable des fonctions digestives; j'avais perdu l'appétit, et, dès que je mangeais, une distension douloureuse se faisait sentir à l'épigastre; puis survenaient des éructations fréquentes et des rapports acides très désagréables; une constipation opiniâtre, en déterminant continuellement des distensions gazeuses dans différentes parties du tube digestif, donnait lieu à un état de malaise et à un endolorissement du ventre presque continuels. Grâce à l'eau minérale de la Chloé, tous ces symptômes disparurent comme par enchantement dès le jour où je commençai à en faire usage (4 à 6 verres par jour) ; en résumé, trois ou quatre jours d'usage de l'eau de la Chloé avaient complètement fait disparaître l'incommodité pénible que j'y avais apportée. » (*Ibid.*)

Engorgements des organes abdominaux. — « Les engorgements du foie, de la rate, des reins, des ganglions mésentériques, de l'utérus, des ovaires, etc., etc., éprouvent les plus heureuses modifications sous l'influence de ce même agent thérapeutique (l'eau de la Chloé). J'ai vu son action s'exercer d'une manière favorable dans plusieurs cas de colique néphrétique et de gravelle. » (Dupasquier, *ibid.*) Ne semble-t-il pas, en lisant ces faits cliniques, qu'il est question des eaux de Vichy?... « L'eau de la Chloé se recommande aussi dans les cas d'écoulements chroniques liés à un état de débilité générale ou locale, comme la leucorrhée, dans l'aménorrhée, la dysménorrhée, enfin, dans la chlorose ou pâles couleurs qui se rattachent presque toujours à un dérangement de la menstruation. » (*Id., ibid.*)

Appareil urinaire. — « Il est aussi quelques maladies du système urinaire dans lesquelles l'eau de la Chloé manifeste des propriétés, sinon toujours curatives, au moins sédatives, qui en feront une précieuse res-

source contre ces maladies ; c'est ainsi que j'ai vu son action s'exercer
d'une manière favorable dans le catarrhe de la vessie et dans plusieurs
cas de colique néphrétique et de gravelle. » (Dupasquier, *ibid.*) — Les
eaux de Vals se rapprochent, comme on le voit, dans leurs effets thérapeutiques, de la source non thermale des Célestins (Vichy). Ce résultat
avait déjà été prévu par M. Pâtissier : « Le bicarbonate de soude est
presque pur dans les eaux de Vals, qui, d'après leur composition chimique, doivent avoir la même efficacité que la source des Célestins à Vichy.
Reste à savoir si l'observation médicale sanctionnera ce que la chimie
nous fait pressentir. » (*Rapport à l'Académie*, 1840, p. 155.) L'observation a fait voir que ce pressentiment était une vérité, mais ce fait clinique va se révéler avec plus d'évidence encore dans l'étude des eaux
minérales alcalines sodiques de St-Alban.

ST-ALBAN (LOIRE).

Nous allons successivement examiner, comme précédemment, l'action
thérapeutique de ces eaux sur l'appareil digestif, l'appareil urinaire,
l'appareil utérin et les centres nerveux. Ainsi distribués, les faits que
l'étude clinique pourra révéler feront mieux apprécier les indications
et les contre-indications.

« Les lésions fonctionnelles de l'appareil digestif sont modifiées
avantageusement par les eaux de St-Alban, et c'est dans leur traitement
que l'on obtient les avantages les plus durables ; viennent ensuite les
troubles de la menstruation, puis les congestions sanguines, surtout à
l'époque critique ; la scrofule, la gravelle. » (Pâtissier, *Rapport*, 1854.)
Essayons d'analyser l'emploi des eaux de St-Alban dans chacune de ces
affections.

Maladies des organes digestifs. — « Lorsque la lésion gastro-
intestinale consiste dans l'asthénie ou l'aberration des fonctions digestives, dans la sub-inflammation chronique *catarrhale*, dans l'*engorgement* indolent *veineux* ou lymphatique de la *rate* ou du *foie*, d'où
dérivent la viciation de la sécrétion biliaire, puis secondairement les
aigreurs, les vomissements bilieux...; lorsque l'aberration des fonctions
digestives tient à un état chlorotique, à la dysménorrhée, à des calculs
biliaires ou rénaux, les eaux de St-Alban donneront les résultats les plus
satisfaisants, lors même que des douleurs vives compliqueront ces différentes nuances d'affections intestinales, lorsqu'il sera bien constaté

qu'elles sont de nature névralgique. » (Nepple, de Lyon, *Des eaux de St-Alban. Journal de Médecine de Lyon*, t. iv, 1843.)

Ici nous retrouvons soulagées ou guéries les mêmes affections du tube digestif, du foie ou des reins, dans lesquelles les eaux alcalines sont très efficaces ; et nous trouvons, faisons-le remarquer, les indications les plus précises. « En général, on doit moins chercher ici à produire une surexcitation organique, qu'à *tonifier lentement* les muqueuses gastriques, ou à modifier sans secousses leur sensibilité viciée. » (Nepple, *ibid.*)

Appareil urinaire. — « Nous n'avons vu aucun des malades affectés de douleurs néphrétiques ne pas être soulagé d'une manière prompte et remarquable sous l'influence des eaux de St-Alban. » (Nepple, *ibid.*) Cette action bienfaisante sur les affections chroniques des reins et de la vessie et sur la gravelle, avait déjà été signalée par le docteur Goin (1834, *Mémoire sur les eaux de St-Alban*), et par un grand nombre de médecins : elle est de nouveau confirmée par le docteur Gay (*Compte-rendu*, 1852.) Ainsi les eaux de St-Alban réussissent dans les affections chroniques des reins, de la vessie, et dans la gravelle. « A moins qu'il n'existe une néphrite aiguë ou une cystite de même nature, les malades affectés de toute autre lésion des voies urinaires se trouveront bien des eaux de St-Alban. » (Nepple, *ibid.*, p. 443.)

Affections utérines. — « Nous trouvons des cas fort nombreux d'affections du tissu utérin que les eaux de St-Alban combattent avec succès, tels que les *engorgements mous*, les inflammations que nous appelons *fausses* ou *bàtardes*, parce qu'au lieu d'être le produit d'une irritation vitale active, et d'être entretenues par elle, elles ne sont que le résultat de l'engorgement des capillaires, de la *perte* de leur *ressort*... Telles sont encore les ulcérations du col utérin dépendantes d'une diathèse humorale ou virulente, compliquées souvent de pertes rouges ou blanches, et simulant à s'y tromper les cancers ulcérés. » (Nepple, *ibid.*) « La dysménorrhée très douloureuse qui se manifeste chez certaines femmes à constitution lymphatique nerveuse, à idiosyncrasie utérine spasmodique, à tendance chlorotique ou gastralgique, celle peut-être qui est la plus réfractaire aux médications connues, est aussi celle qui cède le mieux sous la médication des eaux de St-Alban, lorsqu'on y joint beaucoup d'exercice à pied ou à cheval. » (Nepple, *ibid.*) « Ces eaux guérissent aussi les métrorrhagies qui surviennent chez les femmes à constitution *molle*, détériorée, veineuse ; chez celles dont la matrice a été longtemps fatiguée par des excès, des couches et fausses couches réitérées, des pertes blanches, et dont le tissu est devenu presque variqueux et sans ressort... Nous ne connaissons pas de médication plus puissante que celle des eaux de St-Alban pour combattre ce genre de pertes uté-rines... D'après ce qui précède, il est évident que ces eaux ne sauraient qu'aggraver la métrorrhagie active. » (Nepple, *ibid.*)

Affections des centres nerveux. — La pléthore active déter-mine souvent dans l'âge mûr des congestions locales, un état d'obésité graisseuse qui affaiblit les vaisseaux et dispose les organes à des fluxions sanguines mixtes et même par stagnation, contre lesquelles les saignées locales ou générales sont impuissantes. La pléthore passive générale (outre les obstacles mécaniques du centre circulatoire) peut être due à une ampliation prédominante du système veineux sur le système arté-riel ; de là, état variqueux des membres et « congestions des sinus crâniens qui tiennent les individus obèses, à col court, à respiration em-barrassée, sous le coup imminent d'une attaque d'apoplexie plutôt séreuse que sanguine... La chaleur étant essentiellement contraire à la réplétion des vaisseaux sanguins de quelque nature qu'elle soit, nous ne connais-sons que les eaux froides et, en première ligne, les eaux acidules salines (*liscz* alcalines sodiques), qui soient indiquées en pareil cas. » (Nepple, *ibid.*)

Cette action des eaux alcalines sodiques observée en 1842 paraîtra moins extraordinaire aujourd'hui que l'on sait, par les observations du dr Carrière (*Annuaire* de Bouchardat, 1855), que le bicarbonate de soude, administré à petites doses et longtemps, dissipe ou du moins di-minue cette tendance aux congestions sanguines : ce fait prouve avec quelle sagacité et quelle bonne foi Nepple avait observé les effets pro-duits par les eaux alcalines sodiques non thermales de St-Alban. Ainsi, les eaux de St-Alban réussissent dans les mêmes maladies où nous voyons réussir les eaux de Vals ; mais, en outre, les premières amendent singu-lièrement la scrofule, et guérissent bon nombre de dermatoses, lorsque celles-ci se lient surtout à un état morbide des voies digestives : à quoi tient ce privilége, que ne paraissent pas avoir les eaux de Vals ? Cette influence si marquée sur les scrofules a fait soupçonner à M. Gay (*Compte-rendu*, 1852) la présence de l'iode ou du brome dans cette source. Cela pourrait être, c'est à l'analyse chimique à nous le prouver (voy. p. 74); mais, pour notre part, nous pensons que le bicarbonate de chaux uni au fer peut contribuer à cette amélioration. Les carbonates de chaux, comme nous l'avons dit (voy. *Eaux alcalines calciques* et *Physiologie*), ont une in-fluence heureuse très marquée sur la nutrition ; or, dans la scrofule et les dermatoses, où cette fonction générale est plus ou moins pervertie, il ne serait pas impossible (et pour nous cela est très probable) que le bicarbonate de chaux uni au fer, en modifiant avantageusement la nutrition et la constitution du fluide sanguin, amenât ainsi la guérison ou un amendement notable dans ces maladies. Remarquons, en effet, que les eaux de St-Alban contiennent par litre 0 $^{gr.}$ 894 de bicarbonate calcique, tandis que celles de Vals (source Chloé) n'en renferment que 0 $^{gr.}$ 169 : toutes deux sont du reste également ferrugineuses, à un centigramme près.

Nous venons de parcourir avec assez de détails les cas dans lesquels les eaux alcalines sodiques *non thermales* ont d'heureux résultats ; il nous reste, pour compléter cette histoire, à voir dans quelles circonstances elles sont contre-indiquées.

Contre-indications. — 1º Affections du tube digestif. — « Les malades qui ont ressenti une aggravation dans leur état étaient ceux dont la membrane gastro-intestinale était atteinte d'une lésion organique ou d'une phlegmasie fébrile, ou de ce genre de phlegmasie qui conserve toujours un caractère d'acuité et de chaleur, qui est entretenue par un éréthisme des capillaires sanguins, qui s'avive sous le contact d'agents pris dans une autre classe que celle des émollients et des calmants. Elle se reconnaît au tempérament sanguin nerveux des malades, aux chaleurs épigastriques, aux agitations nocturnes, à la sécheresse de la bouche, au pointillé rouge et à la rétraction de la langue. » (Nepple, *ibid.*)

2º Organes utérins. — « Dans l'aménorrhée, les eaux de St-Alban ne conviennent pas, si elle est due à une lésion *organique* ou *inflammatoire* de l'utérus, ou qu'elle soit compliquée d'une maladie du cœur, de phthisie aiguë. » (Nepple, *ibidem.*) Il en est de même de la dysménorrhée, lorsqu'elle est le résultat « d'une fluxion sanguine des capillaires utérins avec éréthisme. » (Nepple.) « Quant aux engorgements *durs, rénitents ou douloureux* du col de la matrice avec ou sans ulcération, inflammatoires ou squirrheux, ces eaux *ne peuvent rien* contre eux, sinon leur donner plus d'intensité. C'est ce que nous avons vu plusieurs fois. » (Nepple, *ibid.*)

3º Etat pléthorique. — La pléthore active, « que nous nous représentons comme une production exubérante d'un sang éminemment plastique...... dont le tempérament sanguin exagéré est l'expression, » ne retirerait des eaux de St-Alban « qu'une aggravation qui ne serait pas sans danger. » (Nepple, *ibid.*)

Les eaux alcalines sodiques non thermales de Vals présentent aussi
les mêmes contre-indications, que nous résumerons avec M. Pâtissier par
la phrase suivante : « Son efficacité thérapeutique se déploie particulièrement dans toutes les maladies sous-diaphragmatiques, *pourvu qu'elles
ne présentent point de symptômes de phlogose aiguë.* » (*Rapport*, 1854.)

Nous pouvons, en parcourant les observations que nous venons de
présenter sur les eaux de St-Alban, les résumer ainsi : « S'il existe des
éléments pathologiques sthéniques, inflammatoires ou hypersthéniques,
contre-indication formelle ; indication dans les cas contraires.» (Nepple,
ibid.)

On ne saurait rien ajouter à ces divers tableaux saisissants de vérité (1),
et nous croyons pouvoir dire qu'il est peu de chapitres de pathologie où
les indications et les contre-indications soient plus nettement formulées.
Nous avons insisté, avec assez de détails, sur les eaux de St-Alban, parce
qu'elles forment un type bien tranché et bien connu dans ses effets thérapeutiques, comme eaux alcalines sodiques non thermales. Faire l'histoire de ces eaux, c'est faire en réalité celle des autres eaux alcalines
sodiques froides. En leur comparant, en effet, les autres eaux alcalines
sodiques connues, Soultzmatt, Le Boulou, Camarès, etc., etc., dont nous
avons parlé dans notre premier chapitre, l'on retrouve dans ces dernières
les mêmes vertus thérapeutiques, à un moindre degré seulement, qu'aux
eaux de Vals, parce que toutes sont plus faiblement minéralisées. Nous
remarquerons en effet, d'après les auteurs qui en ont parlé, que ces
eaux exigent d'autant moins de précautions et sont mieux supportées,
qu'elles renferment moins de principes minéralisateurs. Nous n'aurions
donc, à propos des autres eaux alcalines froides, qu'à répéter tout ce
que nous avons dit sur les eaux de Vals et de St-Alban ; en un mot,
comme l'a dit Tissot, « les eaux minérales se rangent sous un certain
nombre de classes, et les effets des différentes eaux de chaque classe ne
varient que du plus au moins....; et, en général, l'essentiel pour ordonner les eaux, c'est de savoir à quelle classe elles appartiennent, et si
elles sont fortes ou faibles dans leur classe : dès qu'une fois on pourra
avoir cette *classification* et ces *échelles*, il ne s'agira plus, pour se déter-

____

(1) Nous sommes heureux d'avoir pu nous appuyer sur l'autorité de médecins tels que les
docteurs Nepple et Dupasquier, dont le témoignage ne saurait être passible des reproches qu'à
tort ou à raison, on adresse souvent aux rapports formulés par les médecins inspecteurs des
établissements thermaux. En effet, Nepple et Dupasquier, médecins à Lyon, n'étant pas personnellement intéressés dans ces questions, ont parlé chacun en juge impartial, et leurs travaux
en ce genre sont remarquables à plus d'un titre.

miner sur celles qui sont de même force (et il y en a plusieurs), que de consulter les circonstances du malade et la façon dont on est aux eaux. » (*Traité des maladies des nerfs*, par Tissot, dans l'*Encyclopédie médicale*, 1840, p. 250.) C'est là ce que nous avons essayé de faire dans notre nouvelle classification, et c'est pour faciliter cette recherche de la convenance curative de telle ou telle source dans chaque ordre, que nous avons dressé notre *Tableau comparatif et gradué*.

DEUXIÈME ORDRE. — EAUX ALCALINES CALCIQUES.

D'une manière générale, les eaux alcalines calciques jouissent des mêmes propriétés thérapeutiques que nous avons reconnues aux eaux alcalines sodiques; mais nous établirons, d'après l'expérience médicale, que, toutes les fois que le carbonate calcique prédomine, elles réussissent particulièrement quand il existe des rapports acides ou nidoreux, et qu'il s'agit des affections chroniques du tube *intestinal avec tendance à la diarrhée et flatuosités*. On les a également employées avec avantage dans l'hypocondrie, maladie qui s'accompagne presque constamment de gaz dans les intestins, dans l'hystérie à forme vaporeuse et dans l'affection des voies urinaires (gravelle, catarrhe vésical, etc.).

Quant à la gravelle et aux calculs vésicaux, nous rappellerons ici une observation très essentielle dont nous avons déjà tiré parti : c'est qu'avant d'envoyer les malades à ces eaux, il faut avoir soin de reconnaître la nature du calcul ou de la gravelle. Il est évident, en effet, que si l'on conseille les eaux alcalines calciques à un individu dont la gravelle ou le calcul sera un phosphate ou un oxalate de chaux, ou dont les urines sont déjà alcalines, au lieu de soulager on augmentera les accidents ; il se déposera alors de nouvelles couches calcaires, et cet inconvénient, déjà signalé pour les eaux alcalines sodiques (Vichy, St-Alban, etc.), sera manifestement aggravé par les eaux carbonatées calciques.

CHATELDON (PUY-DE-DÔME).

Nous commencerons par les eaux les mieux connues de cet ordre, celles de Châteldon (Puy-de-Dôme), sur lesquelles le dr Desbrets a écrit une excellente monographie. (*Nouvelles recherches sur les eaux de Châ-teldon, 1857.*) Nous lui emprunterons les principaux faits cliniques, ainsi qu'à une notice bien faite, publiée sur ces eaux, en 1839, par le même auteur.

Appareil digestif. — « Elles (les eaux de Châteldon) conviennent dans les vomissements habituels, dans le dégoût, la tension de l'estomac, les flatuosités, et réussissent en général dans les maladies chroniques du tube digestif. » (Desbrets, *op. cit.*, p. 48, 1857.) « On les ordonne avec le plus grand avantage.... dans les maladies de l'estomac et dans celles des autres viscères qui concourent à la digestion, dans les diarrhées, les flux de ventre rebelles. On doit sentir que ces eaux, étant martiales et to-niques, peuvent, en rétablissant le ressort des intestins et en détruisant les embarras des glandes mésentériques, faire cesser ces déjections opiniâ-tres contre lesquelles on emploie souvent sans succès les remèdes qui pa-raissent les mieux indiqués. » (*Notice* citée, 1839, p. 29.) « L'eau de Châteldon seule ou mêlée avec le vin facilite singulièrement la digestion, et c'est surtout dans le cas de mauvaises digestions et de maladies de l'es-tomac que j'en conseille l'usage aux repas. Si, après avoir mangé, on res-sent des aigreurs, des pesanteurs à l'estomac, un verre ou deux de ces eaux bues après le dîner font disparaître tous ces accidents. » (*Loc. cit.*, 1857, p. 63.) — Ces observations cliniques sont conformes à celles que le même médecin a présentées à l'Académie dans son *Compte-rendu* pour 1852. Voici, en effet, ce que nous lisons dans le *Rapport* de M. Pâtissier à ce sujet : « Ces eaux sont très avantageuses dans les phlegmasies chroniques du tube digestif, dans les irritations nerveuses de l'estomac et des intestins, les affections hystériques et hypocon-driaques, dans les coliques néphrétiques, la gravelle, dans la chlorose, la leucorrhée, le dérangement ou la suppression des règles et dans la plupart des maladies où l'asthénie prédomine. » (P. 77.) « Votre Com-mission, dit-il, pense que les eaux de Châteldon sont préférables à celles de Vichy, toutes les fois qu'il reste quelques traces d'irritation aiguë dans les organes et que le malade est d'un tempérament irrita-ble. » (*Ibid.*)

Ainsi l'eau de Châteldon s'adresse principalement aux affections chro-niques du tube digestif accompagnées de rapports nidoreux, de gonfle-ment, de tension de l'estomac, de diarrhée et de flatuosités. Si l'on exa-mine sa composition chimique, il est facile de se convaincre qu'elle doit ces propriétés remarquables surtout au bicarbonate calcique qui la miné-ralise. En effet, chaque litre contient 0 $^{gr.}$ 94 de carbonate calcique, et si l'on réfléchit que la dose ordinaire de cette eau est d'une à deux pintes par jour (Desbrets), l'on voit que les malades absorbent souvent de 1 à 2 grammes de bicarbonate calcaire. Les effets bien connus de ce sel (V. *Physiologie*) dans les aigreurs, les vomissements, les diarrhées chroniques, ne peuvent donc manquer de se révéler lorsqu'il est donné à une semblable dose ; telle est la raison des principaux résultats obtenus par l'eau de Châteldon dans ces maladies : l'on sait, en effet, que l'eau de chaux a été conseillée avec succès par M. Bretonneau (de Tours), à l'exemple des anciens, dans les diarrhées chroniques ; et, d'après MM. Trousseau et Pidoux, l'eau de chaux est surtout préférable lorsque les troubles digestifs s'accompagnent de diarrhée. (*Traité de thérapeutique.*) Ces observations cliniques trouvent aujourd'hui leur confirmation dans les expériences de M. Mouriès touchant l'influence du phosphate calcique sur la nutrition. Si les aliments donnés à un animal ne contiennent pas une suffisante quantité de ce sel, on voit survenir un affaissement général, puis une atonie des organes digestifs, la diarrhée, l'épuisement et la mort. Ces expériences sont conformes à celles de M. Chossat (*Comptes-rendus de l'Académie des Sciences*, tome xiv, p. 447) : « C'est une diarrhée, dit M. Chossat, qu'on pourrait appeler *diarrhée par insuffisance des principes calcaires*, maladie dont on retrouve d'assez fréquents exemples chez l'homme lors du travail d'ossification, mais dont la cause a été méconnue jusqu'ici. » M. Mouriès a toujours pu faire revenir l'animal (un pigeon) à la santé en ajoutant de la craie (carbonate de chaux) aux graines qu'il mangeait, alors que la diarrhée commençait à se déclarer. » (Bouchardat, *Annuaire thérapeutique*, 1854, p. 299.) Déjà Cullen avait recommandé les sels calcaires dans la diarrhée *acide* des enfants. Voici ses paroles : « L'acrimonie acide est dans beaucoup de cas la cause de la diarrhée, particulièrement chez les enfants ; alors les terres absorbantes sont très convenables. » Et son savant traducteur Bosquillon ajoutait : « On a recommandé contre l'acrimonie la corne de cerf brûlée et la *craie*. Ces remèdes conviennent souvent chez les enfants où l'on peut généralement soupçonner qu'il domine une acrimonie acide. » (Cullen, *Médecine pratique*, tom. i, 1789, p. 439.) Van-Swiéten fait la même observation : « Sic dum in junioribus diarrhæa adest, et ructus *acidi*, fæces alvinæ virides acidum spirantes, evincunt acre irritans acidum esse, absorbentia terrestria ut cancrorum lapis, corallia, calces ossium animalium combustorum, etc., tam pulchre prosunt, ut plurimi crediderint universum hæc in omnibus diarrhæis usum habere. » (*Comment. in Aphor. Boerrhavii*, an. 1757, p. 336.)

Appareil urinaire. — Ces eaux « conviennent très bien dans les dysuries, la rétention d'urine, le catarrhe de la vessie, la néphrite calculeuse et la gravelle ; elles favorisent la descente des petits graviers qui se trouvent engagés dans les uretères, et la dissolution ou l'expulsion de ceux qui sont enfermés dans la vessie ou dans le canal de l'urètre. » (Desbrets, *loc. cit.*, 1857, p. 49.) On les donne aussi avec un grand avantage « dans le diabète et l'incontinence d'urine. » (*Id.*, *Notice* 1836). Les propriétés lithontriptiques ou antigraveleuses des eaux de Châteldon, comme de toutes les eaux calciques-magnésiennes, s'expliquent parfaitement d'après sa composition chimique : 1° La chaux qu'elle contient à l'état de bicarbonate exerce déjà une influence favorable sur ces maladies. « Après qu'elle a été absorbée (la chaux), elle augmente la sécrétion des urines, et diminue la formation excessive ou le dépôt d'acide urique et d'urate. » (Pereira, *Matière médicale*, Londres.) 2° D'un autre côté, le carbonate sodique qu'elles contiennent y joint aussi son action anti-graveleuse. (Voy. *Vichy*.)

Appareil sexuel. — On les donne avec le plus grand avantage « dans le dérangement du flux périodique des femmes, la suppression, les pertes blanches pour lesquelles elles sont spécifiques » (Desbrets, *Notice* citée, 1839.) Ainsi, dans les sécrétions exagérées des muqueuses (diarrhées, leucorrhée, catarrhes vésicaux), les eaux calciques deviennent, comme on le voit, un moyen presque spécifique de guérison. Ces eaux agissent aussi avec avantage dans quelques affections des reins et du foie, et cette action paraît d'autant plus prononcée, que l'adjonction du carbonate sodique s'y trouve en proportion plus élevée.

CONDILLAC (DRÔME).

Les eaux de Condillac, par leur composition chimique, pourraient se placer en tête des eaux calciques ; car elles contiennent, par litre, 1 gr. 359 de bicarbonate de chaux sur 2, 193 de principes fixes, et représentent ainsi un type bien dessiné pour cet ordre. (Source Anastasie.)

Dans un travail que l'un de nous (M. Socquet) a publié sur ces eaux, en 1856, nous avons essayé de faire ressortir leur aptitude dans certaines affections. (*Mémoire sur les Eaux de Condillac*, dans le *Recueil des travaux de la Société de médecine de Tours*, 1857, p. 50.) Le docteur Tempier en a fait aussi (1857) l'objet d'une Etude au point de vue médical et hygiénique.

Appareil digestif. — Ces eaux étant fortement gazeuses, acidules, sont agréables à boire et peuvent servir comme boisson de table, en remplacement de l'eau de Seltz naturelle. Elles favorisent la digestion et réveillent l'appétit. En raison du bicarbonate de chaux qu'elles renferment, les eaux de Condillac (source Anastasie) sont utiles dans les mêmes maladies que celles de Châteldon, ainsi elles ont guéri des gastralgies et des dyspepsies, accompagnées de sécrétions acides stomacales, avec développement de gaz. « Elles aident merveilleusement à la digestion chez les convalescents, chez les personnes atteintes de gastrite chronique, de gastralgies, de flatuosités. » (Vincent Duval, 1852.) Nous trouvons le même témoignage porté par Rognetta. (*Annales de thérapeutique.*) « Nous compléterons ces observations en ajoutant que les eaux carbonatées calciques de Condillac sont très avantageuses et particulièrement recommandables dans les diarrhées avec flatuosités, gonflement et tension de l'estomac.» (Socquet, *ibid.*)

Appareil urinaire. — Comme les eaux de Châteldon, les eaux de Condillac ont réussi dans les affections des organes urinaires (gravelle, catarrhe de la vessie). « C'est encore un fait d'observation clinique que le carbonate de chaux convient dans les maladies des voies urinaires; les eaux de Condillac seront donc avantageusement conseillées dans ces cas. » (Socquet, *ibid.*) « J'ai fait expulser une quantité notable de graviers à un de mes amis malade d'une néphrite sub-aiguë. » (V. Duval.) MM. Sauvet et Armand s'accordent à signaler leur utilité dans la gravelle et les maladies chroniques des reins et de la vessie.

Appareil génital. — Elles paraissent convenir dans les flueurs blanches, dans les irrégularités de la menstruation, la chlorose, etc. «Je leur ai dû, en 1852, la guérison d'une de mes jeunes malades qui était à la fois chlorotique et aménorrhéique.» (Duval.) « Les médecins de la localité les ont trouvées très salutaires contre les pâles couleurs. » (Rognetta, Sauvet, Armand.)

Il appartiendra à une expérience plus étendue de déterminer la portée thérapeutique des eaux de Condillac d'une manière plus complète; mais il nous est permis, dès aujourd'hui, de leur assigner une place à côté de Châteldon, ce que justifie du reste leur composition chimique.

Nous appliquerons d'une manière générale les mêmes conclusions aux autres sources calciques qui constituent cet ordre, et cela sans y insister davantage. Moins minéralisées que Condillac et Châteldon, elles

jouissent de propriétés analogues à un degré affaibli ; il serait donc superflu de reproduire un semblable examen : les considérations qui précèdent suffiront à l'intelligence des détails,

---

TROISIÈME ORDRE. — EAUX ALCALINES CALCIQUES-MAGNÉSIENNES.

Les eaux de cet ordre doivent leurs principales propriétés thérapeutiques à l'association des carbonates calciques et magnésiens qui s'y trouvent réunis dans une forte proportion. L'étude clinique que nous venons
de faire abrègera d'ailleurs beaucoup ce qui nous reste à dire sur les
eaux calciques-magnésiennes. Elles ont, en effet, les mêmes succès dans
les maladies analogues du tube digestif ; mais, en raison de la plus grande
quantité de carbonate de magnésie qu'elles contiennent, elles tendent à
produire un effet laxatif : elles sont, du reste, très bien supportées. Les
eaux de Pougues, de St-Galmier, de Contrexeville, peuvent être prises
en boisson à la dose de plusieurs verres par jour ; ce sont, en un mot,
des eaux très amies de l'estomac : mais, en raison de la magnésie carbonatée qu'elles contiennent, elles sont, de plus, utiles dans les affections
chroniques de l'appareil biliaire, et, sous ce rapport, elles ont un avantage sur les eaux calciques presque pures, qui conviennent moins dans ce
cas. « La boulimie, le pica, le pyrosis, toutes les irritations abdominales
chroniques, particulièrement celles du foie, cèdent à l'action de ces eaux
minérales. » (*St-Galmier*, par le docteur Ladevèze.) « Dans les embarras
gastriques, l'état saburral, le pyrosis, la gastralgie, les digestions pénibles accompagnées de distension de l'estomac...., les eaux de St-Simon
sont d'une grande efficacité. » (Dr Vidal, 1853.) Les eaux de Pougues
« sont utiles dans tous les désordres de la digestion, tels que la gastrite,
la gastro-entérite chronique, la gastralgie, etc.; dans les engorgements
du foie, de la rate, les coliques hépatiques causées par des concrétions
biliaires. » (Pâtissier, *Manuel des eaux minérales*, 1837, p. 290.) —
« Les troubles de la digestion (dyspepsie muqueuse, flatulente, gastralgie, bouche mauvaise, amère) cèdent très bien à l'usage de l'eau de Pougues, qui, suivant toute probabilité, doit son efficacité à un double mode
d'action, l'un local, l'autre général ; le premier est dû aux carbonates
de chaux et de magnésie qui, en pareil cas, jouissent d'une efficacité

réelle : c'est au moins ce qu'on observe journellement pour les remèdes dont la chaux et la magnésie font la base. » (*Notice sur les eaux de Pougues*, 1856, p. 20.) L'on voit donc que les eaux calciques-magnésiennes, outre l'avantage d'agir sur les affections chroniques du tube digestif avec éructations acides et flatuosités, comme les eaux purement calciques, sont encore employées avec succès dans les affections de l'appareil biliaire, et c'est principalement au carbonate magnésique qu'elles doivent cette dernière propriété, comme nous l'avons déjà expliqué à un autre point de vue.

Voilà pour les généralités ; descendons maintenant à quelques détails pour les principales sources de cet ordre.

CONTREXEVILLE (VOSGES).

Appareil digestif. — « Ces eaux activent l'appétit et rendent les digestions faciles ; chez quelques personnes, au lieu de selles plus ou moins fréquentes, elles produisent la constipation. » (Pâtissier, *Manuel des eaux minérales*, 1837, p. 28.) Cette constipation n'a pas lieu de nous étonner, d'après ce que nous avons dit précédemment sur les eaux minérales, où existe en certaine proportion le carbonate de chaux ; or, ce sel, dans les eaux de Contrexeville, s'élève à $0^{gr\cdot}67$, tandis qu'elles n'ont que $0^{gr\cdot}22$ de magnésie et $0^{gr\cdot}19$ de soude. (Voy. 1er chap.) C'est là une preuve de plus sur la spécialité d'action que nous avons reconnue aux sels de chaux sur la sécrétion des muqueuses.

Appareil urinaire. — C'est principalement pour les maladies de l'appareil urinaire, qu'elles ont acquis une grande réputation. « Quand on considère la faible proportion de principes actifs que recèle cette eau minérale, on est vraiment surpris de la spécialité que lui attribue, depuis 60 ans, la tradition contre les affections lithiques et catarrhales des voies urinaires. » (Pâtissier, *Rapport* cité, 1854, p. 120.) Suivant M. Baud (*Compte-rendu*, 1852), ces propriétés lithontriptiques seraient uniquement le résultat de la grande quantité d'eau que les malades peuvent boire impunément à Contrexeville (dix litres dans une matinée). Il s'opèrerait dans ce cas une sorte de lessivage, et le torrent aqueux expulserait les petits graviers. « L'eau de Contrexeville n'agit donc pas chimiquement sur la gravelle, qu'elle ne dissout pas, mais qu'elle expulse en augmentant la faculté contractile de le vessie. » (Pâtissier, 1854, p. 121.) Nous ne pouvons adopter une semblable explication, et nous croyons voir, dans cette faculté lithontriptique, autre chose qu'une expulsion toute mécanique d'un gravier ; et, d'abord, dix litres de cette eau bus dans la matinée introduisent dans l'économie 6 ^{gr} 5 de carbonate calcique, 2 ^{gr} 2 de carbonate magnésique, et 1 ^{gr} 9 de soude carbonatée. Cette somme de sels alcalins calciques, magnésiques et sodiques est une dose bien suffisante à nos yeux pour modifier l'état acide de l'urine. Or, les carbonates calcique et magnésique ont, comme nous l'avons prouvé pour les eaux de Châteldon et de St-Galmier, la propriété incontestable de détruire la gravelle et les calculs formés d'acide urique. Il est donc certain que les eaux de Contrexeville agiront sur les mêmes affections, en vertu du même principe, c'est à dire par la grande quantité de carbonate calcique et magnésique, et nous pourrions dire aussi sodique, que les malades trouvent dans dix litres d'eau minérale. L'observation suivante nous paraît fortement appuyer notre opinion. « Ces eaux dissolvent promptement les calculs vésicaux, autres que les muraux, que l'on y met digérer, surtout lorsqu'on les place dans un grand volume d'eau. » (Mamelet, *Des eaux de Contrexeville*, 1851, p. 19.)

Appareil de la locomotion. — Les eaux de Contrexeville, très salutaires dans la gravelle, ne le sont pas moins dans la goutte. « Plus de 50 goutteux qui ont suivi notre traitement en 1852 ont tous, moins deux ou trois, éprouvé, dans le cours même de la cure, une amélioration plus ou moins prononcée..... Les fonctions digestives, si désordonnées chez les goutteux, reprennent, dès le premier jour de la cure, une activité, une régularité remarquable. » (*Id.*, *Compte-rendu*, 1852.)

Appareil sexuel. — Dans le traitement de la chlorose et des maladies utérines, sans lésion organique, l'eau de Contrexeville se montre salutaire. Seulement, elle doit être bue en quantité modérée, à des doses en quelque sorte continues et non brusquées, pour améliorer sans secousses la constitution débilitée de ces malades. (Pâtissier, *Rapp.* cité, p. 122.) Cette recommandation de boire l'eau de Contrexeville à dose modérée est destinée, sans doute, à prévenir la diarrhée qu'on observe chez les goutteux qui en boivent jusqu'à dix litres dans une matinée. C'est la dose et non la qualité de l'eau qui la rend purgative. (Voyez ce que nous avons dit à ce sujet, *Physiologie des eaux alcalines*, p. 82.)

ST-GALMIER (LOIRE).

Les sources de St-Galmier présentent un type assez pur parmi les eaux minérales calciques-magnésiennes. Les propriétés thérapeutiques qu'on leur a reconnues , d'après l'observation médicale, remontent, suivant M. Ladevèze, à 160 ans. (Ladevèze, *Essai sur les eaux de St-Galmier,* 1828.)

Appareil digestif. — «La boulimie, le pica, le pyrosis, la diarrhée, toutes ces manières d'être de la gastro-entérite chronique, réclament les eaux minérales de St-Galmier. Je fais usage de ce médicament avec un merveilleux succès. » (Ladevèze, *op. cit.*, p. 25.) « Les eaux minérales de St-Galmier conviennent parfaitement dans le traitement des inflammations si nombreuses, si fréquentes, de l'estomac et des intestins, surtout lorsque la maladie n'a pas atteint ou a franchi la période aiguë. » (*Id.*, p. 25.)

Appareil biliaire. — « Toutes les irritations abdominales chroniques, particulièrement celles du foie, cèdent à l'action de ces eaux minérales, lorsque la désorganisation n'a pas fait encore de grands progrès. » (*Id., ibid.*)

Appareil urinaire. — C'est surtout dans les maladies de cet appareil (gravelle, néphrite, catarrhe vésical), que les eaux de St-Galmier paraissent le mieux indiquées. « Elles conviennent par excellence aux malades affectés de gravelle et d'irritation chronique des reins. Jamais, de mémoire d'homme, on n'a vu d'habitant de St-Galmier souffrir de la présence de la pierre dans la vessie. » (Ladevèze, *loc. cit.*)

Appareil sexuel. — Le dr Ladevèze dit qu'il a vu réussir ces eaux dans la leucorrhée, la stérilité, la dysménorrhée. Mais ce médecin ne fournit pas de détails assez circonstanciés pour éclairer ce dernier point. L'influence que ces eaux peuvent avoir sur la chlorose, en raison de la petite quantité de fer qu'elles contiennent, est à peu près nulle loin de la source, le fer se déposant et disparaissant presque en entier dans les eaux transportées. Quant à leur efficacité dans les affections des appareils digestif, biliaire et urinaire, nous avons cité M. Ladevèze, parce que ses observations ont été vérifiées par le dr Dupasquier dans un travail sur ce sujet, et nous pouvons les confirmer par notre propre expérience et par le témoignage d'un grand nombre de nos confrères; il est reconnu, aujourd'hui, que les eaux de St-Galmier ont d'heureux résultats dans ces cas.

ST-SIMON PRÈS D'AIX (SAVOIE).

Appareil digestif. — Les eaux de St-Simon (source Raphy) paraissent surtout convenir à cet état caractérisé par un embarras de la région épigastrique après l'ingestion des aliments, par des digestions pénibles accompagnées de douleur et de pesanteur, par cette distension qui oblige les malades à desserrer leurs vêtements après le repas, par des éructations acides, âcres, amères, des borborygmes; dans cet état, en un mot, auquel on a donné les noms d'embarras gastrique, d'état saburral, de dyspepsie, de pyrosis, de gastralgie, cardialgie, etc. » (Vidal fils, *Observ. médicales sur St-Simon*, 1855, p. 43.) MM. Blanc et Guilland ont fait des observations analogues.

Appareil urinaire. — « Je les ai fait prendre avec succès à quelques malades atteints de phlegmasie chronique et d'irritation de la vessie, et je les crois souvent indiquées dans les affections de cet organe.» (Vidal fils, *ibid.*) Ce praticien cite l'observation d'un malade chez lequel ces eaux furent nuisibles : mais il fait observer, avec raison, que les urines de ce sujet étaient *fortement ammoniacales*. Or, évidemment, ici les alcalins, quels qu'ils fussent, ne pouvaient point modifier favorablement un catarrhe vésical de cette nature ; loin de là, ils devaient l'aggraver. Ici nous ajouterons une observation analogue à celle que nous avons formulée pour les eaux alcalines sodiques de Vichy, à savoir: qu'il est très important de déterminer, avant de commencer un traitement *alcalin quelconque*, la nature de l'urine : si elle est acide, les eaux alcalines seront *utiles ;* mais, si déjà elle est alcaline, *ammoniacale*, il faut rejeter un pareil traitement.

Pour *Grandrif*, mêmes remarques que pour St-Simon et St-Galmier.

QUATRIÈME ORDRE. — EAUX ALCALINES MIXTES.

Les eaux alcalines mixtes participent tout à la fois des propriétés chimiques et des propriétés thérapeutiques des eaux des trois ordres précédents. Leur activité et leur action curative dépendent de la somme de leurs principes alcalins minéralisateurs et de la prédominance relative de quelques-uns d'entre eux. En consultant notre tableau comparatif et gradué, on comprendra de suite l'explication des généralités qui vont suivre ; si l'on se rappelle les indications et les contre-indications que nous avons établies pour chacun des trois premiers ordres, l'on pourra parfaitement reconnaître, parmi les eaux alcalines mixtes, celles qu'il conviendra de choisir ou de rejeter. Ainsi, veut-on vivement surexciter l'organisme en appelant en même temps à l'extérieur une puissante révulsion? c'est aux alcalines mixtes *thermales* fortement minéralisées qu'il faut s'adresser. Telles sont diverses maladies articulaires, le rhumatisme, les névralgies, la sciatique. « Les eaux de *La Malou* prises en bains, surtout en bains de piscine et en douches, possèdent une efficacité spéciale contre la diathèse rhumatismale. Ce qui le prouve, c'est que depuis longtemps les paysans en proie à des rhumatismes se font transporter à l'établissement thermal pour s'y baigner, même pendant l'hiver..... Dans les névropathies avec éréthisme ou faiblesse générale, les eaux de La Malou sont employées avec avantage. » (Pâtissier, *Rapport*, 1854, p. 42.) Si le médecin, au contraire, veut, laissant de côté l'action excitante due à la thermalité, administrer des eaux mixtes assez fortement minéralisées et par conséquent très actives, il choisira les sources de Pont-Gibaud, de Sail-sous-Couzan. Toutes ces sources contiennent par litre plus de 1 gramme de principes alcalins ; celle de Pont-Gibaud en renferme jusqu'à 1$^{gr.}$ 85 (source Châteaufort). Ces eaux seront utiles dans les diverses maladies chroniques du tube digestif dont nous avons si souvent parlé (dyspepsies, gastralgies, entérites chroniques), dans les affections de l'appareil urinaire (gravelle, catarrhe de la vessie, etc.) ; et s'il existe un état chlorotique, celles qui sont ferrugineuses, telles que Sail-sous-Couzan, conviendront principalement. Bien que mixtes, les eaux dont nous venons de parler ne peuvent encore être supportées facilement par les personnes faibles, délicates, à constitution débile ; il faut alors les couper pour en diminuer l'énergie, comme on le fait à Vichy pour les bains. Mais alors il est peut-être préférable dans ces cas de conseiller les autres eaux alcalines mixtes moins minéralisées, telles que Néris, Plombières, Evian, Jenzat, etc. « La source de Sail-sous-Couzan convient dans les maladies chroniques des voies digestives, telles que les gastrites, les entérites ; elle est propre à combattre les calculs biliaires, la gravelle. » (Lenfant, *Eaux de Sail-sous-Couzan*.) D'après le docteur Bonnefoy, elles sont efficaces dans ces maladies que l'on attribue aux dépôts laiteux. (Pâtissier, *Manuel*, p. 110.) Enfin, comme elles sont aussi un peu ferro-manganiques, nous nous expliquons facilement leurs succès dans la chlorose.

Comme type des eaux alcalines mixtes faiblement minéralisées, nous choisirons Néris.

NÉRIS (ALLIER).

Rhumatisme. — A Néris, on traite avec avantage le rhumatisme musculaire et articulaire, les contractures, la raideur de la hanche et de l'épaule ; c'est aux bains de piscine prolongés que l'on a recours pour ce traitement. (De Laurès, *Annal. d'hydrol.*, tom. I, p. 24.) Ce serait surtout, d'après M. Durand-Fardel, dans le rhumatisme nerveux, que les eaux thermales faiblement minéralisées, comme Néris, Plombières, seraient applicables. Nous dirons qu'en règle générale, si le rhumatisme est chronique, non accompagné d'un état fébrile ou d'une grande activité de la circulation, c'est aux bains chauds, aux bains de vapeur ou aux douches, qu'il faut recourir ; dans les circonstances contraires, les bains tièdes peuvent seuls convenir.

Goutte. — Comme les eaux alcalines en général, celles de Néris comptent aussi des succès dans la goutte. Au rapport de M. Rilliet, le docteur Folevart de Montluc aurait été appelé chaque année à Néris pour soigner un grand nombre de goutteux. « Dans la plupart des cas il a remarqué que les accès étaient suspendus pendant l'année qui suivait la saison du traitement, quelquefois pendant deux ans·. » (Rilliet, *Du traitement de la goutte. Arch. de médec.*, 1844.) Disons pourtant qu'ici les eaux de Néris n'offrent rien de plus spécial, que les sources alcalines sodiques (Vichy, Vals, St-Alban, etc.) dont nous avons parlé.

Appareil digestif. — Les gastralgies et les entéralgies, qui tiennent à un principe rhumatismal ou qui se rencontrent chez les individus « affaiblis par un genre de vie énervant, par des privations, » cèdent aux eaux de Néris ou de Plombières administrées *chaudes*. (Durand-Fardel, *op. cit.*, pp. 561-576.) « Dans les entéralgies rhumatismales, les eaux très chaudes et peu minéralisées, telles que le Mont-Dore, Néris, Plombières, etc., sont indiquées. » (*Id., ibid.*) « On remarquera seulement que ces mêmes eaux minérales ne sauraient être employées sous la même forme dans les entéralgies rhumatismales et dans les entéralgies à prédominance névropathique. Dans les premières, il faut surtout insister sur la *thermalité* et avoir recours aux douches ; dans les secondes, il ne faut recourir qu'avec beaucoup de réserve à ces mêmes formes de la médication. » (*Id., ibid.*) C'est le précepte important que nous n'avons cessé de répéter quand il s'est agi de la médication thermale. Ainsi quand on désire une médication calmante à Néris, Plombières, c'est aux bains prolongés tièdes qu'il faut recourir ; si l'on veut, au contraire, produire une stimulation locale ou générale, il faut administrer ces mêmes eaux à une température élevée.

Appareil utérin. — D'après M. de Laurès, on obtient généralement de bons résultats à Néris dans la menstruation douloureuse soit à l'époque de la puberté, soit plus tard avec complication de dysménorrhée plus ou moins complète ou de métrorrhagie liée souvent à un état d'éréthisme particulier. Parmi les lésions matérielles, certaines métrites granuleuses ont pu être notablement modifiées par le traitement thermal. (*Ann. hydrol.*, t. I, p. 95.) — « Les eaux de Néris triomphent des phlegmasies chroniques et des engorgements (de l'utérus). » (Richond-des-Brus, *Eaux thermales de Néris*, 1855.) — Au reste, dans le traitement des maladies utérines, il faut toujours mettre la température de l'eau en rapport avec l'état particulier de l'organe affecté : si celui-ci présente encore quelques traces de phlegmasie ou d'une disposition à être congestionné activement, il ne faut employer que des bains tièdes, et ceux de piscine sont principalement indiqués, se rappelant toujours « qu'une température élevée dispose très directement aux congestions utérines, et est généralement plus difficile à supporter aux femmes affectées de métrite chronique. » (Durand-Fardel, *op. cit.*, p. 640.) C'est à l'efficacité des eaux de Néris dans diverses maladies de l'utérus, que l'on doit rapporter la cessation de la stérilité dans quelques cas.

Dermatoses. — « Les maladies de la peau accompagnées de prurit, d'irritation, d'éréthisme, sont constamment soulagées ou guéries. » (Richond-des-Brus, *ibid.*) Ces eaux, dans ces cas, doivent être données en bains tièdes ; elles agissent alors comme calmantes ; suivant Richond-des-Brus, elle auraient réussi chez des malades qui avaient employé sans succès les eaux de Loesch ou de Baréges. Ici, ce médecin aurait dû nous signaler la forme de la maladie cutanée ; car les eaux de Loesch ou de Baréges ont une spécialité suivant la période et la forme de la dermatose. A la période sub-aiguë inflammatoire, les eaux de Néris en bains tièdes seront très utiles, tandis que si l'affection cutanée est sèche, chronique, non irritée, les eaux sulfurées sodiques (Baréges, Cauterets) seront surtout appropriées. (Voy. *Eaux sulfurées, Thérapeutique.*)

ÉVIAN (SAVOIE).

A côté des eaux de Néris se rangent, comme eaux alcalines mixtes faiblement minéralisées, celles d'Evian, dont les travaux de MM. Andriez
(1848) et Dupraz (1854) nous ont fait connaître les vertus thérapeutiques.

Appareil digestif. — Nous ne répèterons pas ici pour les eaux
d'Evian ce que nous avons exposé dans ce chapitre des propriétés thérapeutiques des eaux alcalines dans les affections chroniques du tube digestif; nous nous bornerons à dire qu'elles réussissent dans la gastralgie, le pyrosis, la dyspepsie accompagnée d'éructations acides; dans les
irritations chroniques des intestins avec flatuosités, diarrhée ou coliques.
(Andriez, 1848, et Dupraz, 1854.) Il nous semble inutile d'insister avec
plus de détails sur ces faits; toutefois nous pouvons rapporter, à l'appui
de notre manière de voir, le cas de deux de nos confrères, les docteurs
G. et D., qui, ayant été soulagés par les eaux de Vichy une première fois,
n'ont pu les supporter la saison suivante et se trouvèrent bien des eaux
d'Evian qui les guérirent.

Appareil biliaire. — Les eaux d'Evian jouissent d'une propriété
fondante remarquable sur les engorgements chroniques du foie, de la
rate et des glandes du mésentère, connus sous le nom générique d'obstructions, ainsi que dans les calculs biliaires. Les observations citées par
MM. Dupraz et Andriez ne laissent aucun doute à cet égard. « Les engorgements de la rate, les engorgements du foie, des vaisseaux biliaires,
et les coliques hépatiques occasionnées par des calculs, trouvent, sinon
une guérison assurée, du moins un soulagement incontestable par l'usage
des eaux alcalines (d'Evian). » (Dupraz, *op. cit.*, p. 62.)

Appareil urinaire. — « Parmi les maladies d'indication se rangent au premier rang les affections des voies génito-urinaires, contre la
plupart desquelles nos eaux jouissent d'une réputation justement méritée : ce sont la gravelle, les coliques néphrétiques, le catarrhe vésical. »
(Dupraz, *ibid.*) « Fréquemment témoin du succès avec lequel MM. Civial,
Leroy d'Etioles, Ségalas, Ribéri, Mayor et Maunoir conseillent les eaux
d'Evian aux malades qu'ils ont opérés par la lithontripsie, j'ai constaté que
leur usage déterminait la sortie des fragments et du détritus résultant
de l'écrasement de la pierre. » (Andriez.) Nous connaissons, d'un autre
côté, des malades dont la vessie, très irritable, n'a pu s'accommoder que

des eaux d'Evian. Dans le catarrhe vésical non lié à un engorgement de la prostate, ces eaux jouissent d'une efficacité prompte et remarquable, « presque invariable. » (Andriez, *loc. cit.*) Sous ce rapport, les eaux d'Evian se rapprochent de la sûreté d'action des eaux calciques dans le même cas. Si nous faisons attention que, soit d'après l'analyse de Barruel en 1844, soit d'après celle faite en 1851 à l'Ecole des Mines de Paris, les eaux d'Evian contiennent une notable proportion de carbonate calcique, nous comprendrons sans peine ses succès dans les sécrétions exagérées des muqueuses : nouvelle confirmation de l'utilité et de la justesse de notre division des eaux alcalines en plusieurs ordres, sodiques, calciques et calciques-magnésiennes.

Si nous nous sommes arrêtés quelques instants sur l'emploi des eaux d'Evian dans les maladies des divers appareils, c'est que, d'une part, les observations sur lesquelles s'appuie leur efficacité, sont multipliées et faites par des médecins honorables, et que d'autre part, en partant de données médicales aussi sûres, nous voulions prouver que certaines eaux alcalines mixtes, bien que faiblement minéralisées, possédaient néanmoins des vertus curatives énergiques sur lesquelles on pouvait compter et qui avaient l'immense avantage d'être généralement mieux supportées.

Après ces observations, il nous paraît inutile d'insister avec détail sur l'emploi et les vertus thérapeutiques des autres eaux alcalines mixtes faibles, ce que nous venons d'exposer suffisant à guider le médecin dans leurs indications et leurs contre-indications. (Voy. d'ailleurs pp. 50 et 166.)

NEYRAC (ARDÈCHE).

Action physiologique.

Aucune monographie complète n'a été publiée, que nous sachions, sur les propriétés physiologiques et thérapeutiques des eaux de Neyrac ; toutefois, nous avons pu réunir un certain nombre de documents authentiques, qui nous ont permis d'affirmer quelques-unes de leurs propriétés et d'en présenter le résumé suivant.

Les eaux de Neyrac se prennent en boissons et en bains ; nous allons en étudier l'action physiologique sous ces deux points de vue.

1º *Boisson.*

Peau. — A la dose de 7 à 8 verres, elles amènent une sudation ou

plutôt une moiteur fétide, qui cesse ou diminue beaucoup après quelques jours. Loin d'en être affaiblis, les malades semblent, au contraire,
fortifiés.

Tube digestif. — Elles augmentent l'appétit, activent les digestions
et semblent donner plus de ton à l'estomac. Pendant les trois ou quatre
premiers jours de leur usage, les eaux de Neyrac suspendent, en partie,
la sécrétion des cryptes muqueux des intestins, d'où naît d'abord la
constipation. Mais, après cet intervalle, les selles réapparaissent d'elles-
mêmes, naturelles quant à la consistance, mais plus abondantes et d'une
fétidité spéciale et d'une couleur verdâtre. Sous ce rapport, elles rappellent un peu les selles carlsbadoises. Après deux ou trois jours, tout
rentre dans l'ordre, bien que la boisson ne soit pas interrompue. On ne
voit pas souvent de diarrhée, à moins que le malade ne prenne une trop
grande quantité de liquide minéral, ce qui serait l'indice d'une véritable
indigestion.

Appareil urinaire. — Ces eaux sont éminemment diurétiques:
nous en parlons d'après notre propre expérience.

Système nerveux. — Les centres nerveux ne sont point, à proprement parler, directement affectés ; mais les malades éprouvent dans leurs
membres une espèce d'inquiétude vague, d'agitation, remplacée après
quelques jours par un sentiment de bien-être et de légèreté. Le système
musculaire semble avoir acquis plus de ressort, plus d'élasticité, et les
individus cèdent à cette nouvelle sensation en se livrant avec plaisir à
des courses prolongées.

2° *En bains.*

S'ils sont pris à une température au-dessus de 33° centigr., les bains
de Neyrac tendent à congestionner le cerveau, et activent la circulation ;
on a vu, dans ces cas, survenir parfois la syncope ; mais, lorsque leur
température est tiède, on observe les phénomènes suivants.

Peau. — La peau devient onctueuse, douce au toucher et glissante
comme si le corps eût été plongé dans une solution alcaline. Bientôt,
après une 1/2 heure ou 3/4 d'heure, elle devient rugueuse et se plisse en
se resserrant, elle se comporte, en un mot, comme celle des doigts qui a
été exposée à une solution alcaline un peu chaude. Quand ce dernier
phénomène a lieu, il est bon de quitter le bain : celui-ci a produit tout
l'effet thérapeutique qu'on doit en attendre. — A la suite de quelques
bains, il se manifeste une sueur assez abondante et fétide, ou bien la

peau se recouvre d'une éruption, tantôt sous la forme de plaques rouges, tantôt sous celle de petites pustules ou même de furoncles ; nous retrouverons ces phénomènes ou leurs analogues dans ceux que les eaux de Carlsbad produisent.

Appareil utérin. — L'influence des bains de Neyrac sur la menstruation est remarquable : presque constamment les règles devancent l'époque de quelques jours, et coulent plus abondantes et sans douleur.

Tels sont les principaux effets physiologiques que produisent les eaux de Neyrac, soit en boisson, soit en bains ; nous allons voir que leur action thérapeutique en dépend en partie.

Action thérapeutique.

Dermatoses. — Les maladies dans lesquelles les sources de Neyrac ont acquis une ancienne et solide réputation, sont principalement celles de la peau. Sur ce point, les rapports des praticiens du pays sont unanimes, comme nous l'avons dit plus haut. « En première ligne, nous écrit M. Tailhand, médecin inspecteur de ces eaux, je citerai les maladies dont la peau est le siége et qui sont vulgairement connues sous le nom de dartres, teigne, gale, etc. Ces maladies, si variées dans leurs formes, si cruelles et si souvent rebelles aux divers agents thérapeutiques que l'art leur oppose, sont, en général, très avantageusement modifiées par les eaux dont il est question. Leur efficacité, dans ces cas, est un fait bien démontré, incontestable. » (Suivant le docteur Ceysson, de Monastier, ces eaux, dans les dermatoses, s'élèveraient à la hauteur d'un spécifique.)

Rhumatismes, Goutte. — « Dans les rhumatismes, la goutte principalement, lorsque ces affections sont entées sur des constitutions nerveuses et très irritables ; dans d'autres maladies articulaires, les tumeurs blanches en particulier, ces eaux thermales sont parfaitement indiquées. »

Appareil glandulaire. — « On n'aura qu'à se louer de leur emploi dans l'engorgement des glandes lymphatiques du cou, des aisselles, des aines, dans les plaies chroniques ou les ulcères. »

Appareil utérin. — « Elles conviennent éminemment dans certaines maladies des femmes, dans les flux leucorrhéiques ou pertes blanches, que ces flux soient essentiels, ou bien, ce qui arrive souvent, qu'ils soient liés à un engorgement, à des granulations ou à des ulcérations de l'utérus. » (La même opinion, aussi favorable, est émise par le docteur Ceysson.)

Maladies nerveuses. — Enfin, les eaux de Neyrac sont appliquées journellement, et avec un grand succès, « à cette classe si importante de maladies connues sous le nom de névroses, à l'hystérie, la chorée, l'hypochondrie ; à ces névropathies des organes de la digestion, si communes de nos jours, et qui font le désespoir tant du malade que du médecin, à la gastralgie, l'entéralgie, affections toujours de longue durée et caractérisées par une perturbation marquée des fonctions digestives, à laquelle viennent se joindre souvent un malaise inexprimable et de grands désordres de l'innervation. » (Tailhand) (1).

APPENDICE. — EAUX ALCALINES MIXTES SILICATÉES.

Les eaux minérales que nous réunissons sous ce titre sont peu nombreuses jusqu'à ce jour, car c'est là une sous-division toute nouvelle ; nous n'en avons trouvé que quatre qu'on doive strictement ranger dans cette classification spéciale, à savoir : celles de Plombières, Evaux, Sail-lès-Château-Morand et Arlanc. (Car le silicate alcalin qu'on rencontre en plusieurs autres sources des ordres précédents, n'y existe pas en prédominance, ni en proportion suffisante pour motiver une subdivision particulière.)

Quelle est l'action thérapeutique de ces eaux ? Jusqu'ici elle n'avait pas été étudiée au point de vue des silicates que ces eaux contiennent. D'après les expériences que l'un de nous (M. Pétrequin) a faites sur lui-même (voy. *Physiologie*, p. 94), on voit que le silicate de soude pris à une certaine dose rend les urines d'abord neutres et bientôt alcalines. Le silicate de soude agit donc, pris à l'intérieur, à la manière des carbonates alcalins sur nos liquides, c'est là un premier point qui nous semble bien

(1) Au moment de mettre cet article sous presse, nous recevons une lettre du docteur Lembert, professeur de chimie à l'école de la Martinière à Lyon, dans laquelle il nous fait part de la découverte *positive* du *titane* dans les eaux de Neyrac. « J'y ai trouvé, ajoute-t-il, un autre corps qui a tous les caractères de l'acide *molybdique*, moins un, c'est à dire qu'il est beaucoup plus fusible que cet acide métallique. » Voilà encore un nouveau témoignage de la composition toute spéciale de ces eaux.

établi. Mais quel est le rôle de la silice? quelle action thérapeutique exerce cette substance? Les recherches cliniques sur ce sujet manquent, à moins d'admettre comme prouvé ce qu'avancent les recueils homœopathiques, savoir : que l'acide silicique a la propriété de diminuer le calibre des vaisseaux sanguins; c'est un sujet intéressant d'expérimentations nouvelles à poursuivre. Disons, toutefois, que l'un de nous a déjà reconnu au silicate de soude de l'efficacité dans le rhumatisme goutteux, et il présume qu'il en sera de même dans la gravelle.

Quant à la source silicatée, presque pure, d'Evaux, elle apporte peu d'amendement dans les gastrites, les catarrhes et les affections utérines, tandis qu'elle a du succès dans la gravelle, les scrofules, les affections nerveuses et les rhumatismes. (Pâtissier, *Manuel*, 1837.) Pour ce qui est des rhumatismes, il est présumable que leur guérison ou leur amélioration n'appartiennent pas exclusivement aux silicates, mais dépendent en partie de la température de l'eau qui s'élève de 48° à 58° cent.

Quant aux eaux froides silicatées d'Arlanc, elles paraissent surtout efficaces pour combattre la gravelle, la goutte, la dyspepsie et la fièvre avec engorgement de la rate. En comparant les propriétés thérapeutiques de ces deux sources, nous voyons qu'elles offrent de l'utilité toutes deux dans la gravelle, la goutte et les affections non aiguës de la rate.

Telles sont les vertus médicales communes que ces eaux présentent et que l'on pourrait attribuer à la présence des silicates alcalins. C'est à une expérience ultérieure, appuyée sur des observations nombreuses et bien dirigées, qu'il appartiendra de nous renseigner plus amplement sur tous ces points.

PLOMBIÈRES (vosges).

Appareil digestif. — « Les sources de Plombières portent principalement leur action sur le tube digestif : l'appétit est excité ; il survient de la constipation ; les urines dégagent une odeur ammoniacale et présentent parfois un dépôt d'acide urique ; les lésions chroniques passent à l'état sub-aigu ; l'absorption interstitielle devient plus active et fait disparaître les engorgements passifs de la membrane muqueuse de l'estomac et des intestins. » (Pâtissier, *Rapp.*, 1854, p. 159.) D'après M. L. Turck, les eaux de Plombières ne doivent pas être administrées s'il existe une irritation un peu aiguë du tube digestif. « A leur arrivée à Plombières, un assez grand nombre de malades affectés de gastro-entérites chroniques doivent débuter par une saignée locale. » (*Op. cit.*, p. 74.) C'est, en d'autres termes, dire qu'il faut surveiller attentivement l'action de ces eaux, « car assez souvent il arrive que les malades affectés de gastrites chroniques éprouvent, pendant l'usage de nos eaux, une surexcitation plus ou moins forte..... On doit la borner lorsqu'elle se développe trop, et écarter du régime du malade tout ce qui pourrait l'accroître ou l'entretenir. » (*Id.*, *ibid.*)

Rhumatisme, goutte. — « Les eaux de Plombières sont fréquentées tous les ans par un grand nombre de goutteux et de rhumatisants, dont la plupart en retirent les plus grands avantages, surtout pour les raideurs des articulations. Les vieux goutteux sont très nombreux à Plombières. » (*Eaux de Plombières*, par V. Duval, 1849.) Cet auteur cite plusieurs observations de rhumatisants et de goutteux guéris par l'usage de ces eaux.

Appareil utérin. — « Chaque année une foule de dames viennent de tous les points de la France et même de l'étranger, chercher dans les eaux minérales de Plombières un remède pour combattre des engorgements et même des inflammations chroniques du vagin, de l'utérus et des ovaires.» (Pétrequin, *Fragments gynécologiques d'un voyage médical. Ann. de gynécologie*, 1842, p. 284.) « Les eaux de Plombières ont été employées avec avantage dans l'aménorrhée et la dysménorrhée, dans les leucorrhées anciennes, etc.» (Pétrequin, *ibid.*) Martinet rapporte des cas de guérison d'aménorrhées avec convulsion, de dysménorrhée avec engorgement de l'ovaire, palpitations, etc. M. L. Turck (*op. cit.*) en relate aussi quelques-uns. On a conseillé dans les maladies de la matrice et les leucorrhées, les douches vaginales ; mais celles-ci doivent toujours être surveillées avec soin ; car elles ont une grande tendance à faire passer à l'état aigu des inflammations presque éteintes. Il résulte d'une discussion qui eut lieu à ce sujet, à la Société d'hydrologie médicale, que les douches vaginales pouvaient exercer une action très nuisible sur les maladies chroniques, et qu'il fallait y avoir recours rarement et en exerçant une grande surveillance, quelles que fussent d'ailleurs les eaux minérales employées. (*Annales hydrolog.*, tom. I, p. 1854.)

RÉCAPITULATION GÉNÉRALE

DE LA SPÉCIALITÉ D'ACTION DES EAUX MINÉRALES ALCALINES.

Nous venons de terminer l'exposé des faits physiologiques et thérapeutiques qui ressortissent aux eaux minérales alcalines. Nous avons, autant qu'il était en notre pouvoir, précisé les cas où non seulement les eaux de chacun de nos ordres, mais encore chaque source en particulier, étaient le mieux indiquées ou devaient être mises de côté. Notre tâche est donc en réalité accomplie et notre travail achevé ; mais, nous avons pensé qu'il ne serait pas inutile de jeter un coup d'œil d'ensemble sur la spécialité d'action des eaux alcalines, afin d'en mieux faire ressortir toute la valeur thérapeutique. C'est là ce que nous allons essayer de présenter brièvement.

La spécialité d'action des eaux alcalines se révèle surtout lorsqu'il s'agit des maladies de l'appareil urinaire. Sous ce rapport elles l'emportent généralement sur les eaux minérales d'une autre nature. Parmi ces affections, il en est quelques-unes où elles jouissent d'une puissance curative supérieure : telles sont la gravelle, la colique néphrétique et le diabète, où elles peuvent presque être regardées comme spécifiques. Dans les circonstances que nous avons précisées, le diabète lui-même, qui jusqu'ici a été si rebelle à tous nos moyens, trouve dans les eaux alcalines sodiques de Vichy le meilleur agent thérapeutique qu'on ait pu lui opposer. A côté de la gravelle, vient se placer naturellement la goutte : ces deux maladies ont entre elles de tels rapports de consanguinité, qu'elles semblent n'être, au fond, que la manifestation d'un même élément pathologique diathésique ; et ce rapprochement nosologique se retrouve jusque dans leur traitement. Les eaux alcalines possèdent, en effet, contre la goutte, une efficacité presque égale à celle dont elles jouissent contre la gravelle. Les sources minérales non alcalines sont bien moins utiles que les sources alcalines, dans les affections dont il s'agit. — Les eaux minérales alcalines sont encore très efficaces lorsqu'il s'agit de résoudre des engorgements chroniques simples du foie, de la rate, des glandes mésentériques et de l'appareil utérin (ovaires et matrice). Mais ici, leur action, bien que grande encore, n'a plus cette spécificité que nous leur avons reconnue dans l'appareil urinaire. D'autres eaux minérales, non

alcalines, peuvent résoudre presque avec autant de succès ces engorgements ; car, ici, il ne s'agit plus d'une maladie à élément spécifique
bien déterminé, comme lorsqu'il est question de la gravelle ou de la
goutte. Une inflammation, en effet, qui de la période aiguë a passé à la
période chronique, ou qui a débuté par cette dernière et s'y est main-
tenue, présente toujours les mêmes éléments anatomiques, qu'elle ait
son siége dans le foie, dans l'utérus, dans l'ovaire ou dans tout autre
tissu. Or, dans ce cas, le but du médecin doit être de produire une excitation générale révulsive qui retentisse à son tour sur l'organe malade
et engorgé, afin d'y favoriser la circulation capillaire et faire disparaître
ainsi l'obstruction dont il est le siége. (Voy. ce que nous avons dit,
2ᵉ chapitre, *Sang* et *Etat général.*) « C'est là un résultat qu'on obtient
à toutes les eaux minérales, dont la principale force médicatrice réside
dans l'*excitation* qu'elles provoquent dans tout l'organisme, excitation
vivifiante qui s'étend aux liquides comme aux solides : son effet se produit particulièrement sur l'organe malade, d'après cette loi de notre
économie qui veut que tout modificateur aille, de préférence, aboutir à
l'organe souffrant ou à l'organe relativement plus faible. Il résulte généralement de cette stimulation un mouvement fébrile (fièvre thermale)
qui, modéré, est souvent favorable : il fait passer à un état momentanément aigu les maladies chroniques, et, en réveillant les mouvements organiques frappés d'inertie, il facilite le dégorgement des vaisseaux qui
sont le siége d'une congestion passive. » (Pâtissier, *Rapport* cité, 1854,
p. 192.) Telle est la manière d'agir de toutes les eaux minérales ; et cette
théorie de leur action dans la cure des affections chroniques, si bien
exposée par M. Pâtissier, nous explique pourquoi les engorgements dont
nous avons parlé peuvent céder presque aussi bien à un traitement par
une eau minérale saline, etc., qu'à celui d'une eau minérale alcaline.

C'est par la même raison que certains troubles des organes digestifs,
qui sont sous la dépendance d'une sub-phlogose non spécifique, guérissent aux eaux salines comme aux eaux alcalines. Cependant, quand il
s'agit d'un état *catarrhal* des muqueuses, certaines eaux alcalines sont
plus spécialement indiquées, et réussissent mieux ; ce sont les eaux
calciques ou *calciques-magnésiennes* qui méritent alors la préférence.
Ainsi, lorsqu'il existe des désordres du côté du tube digestif, accompagnés de flatuosités, de diarrhée ; quand on a à traiter des catarrhes vésicaux simples, des leucorrhées vaginales de même nature, les eaux calciques de Condillac, de Châteldon, ou calciques-magnésiennes de
St-Galmier, Contrexeville, Pougues, etc., seront plus spécialement indiquées en bains et en boissons.

Dans toutes les circonstances que nous venons de rappeler, il faut tenir compte de la thermalité de l'eau minérale conseillée : la température d'une eau, lorsqu'elle dépasse 35° centig., est déjà par elle-même une puissante cause d'excitation générale, qui modifie profondément la vitalité de nos organes. Or, si, au pouvoir excitant du calorique, vient s'ajouter celui des principes minéralisateurs, on conçoit que la stimulation produite sera et plus facile et plus profonde : les eaux alcalines thermales seront indiquées en bains prolongés, de piscine surtout, « dans ces cachexies où les phénomènes généraux dominent les phénomènes locaux. » (Durand-Fardel, *op. cit.*, p. 177.) Et c'est lorsque cet état général aura été amélioré, que l'on verra se dissiper à leur tour les diverses lésions organiques de nos tissus. Telle est la marche générale que l'on constate vers la guérison, par le traitement aux eaux minérales ; d'abord, amendement général, et consécutivement amélioration de l'état local. Mais, c'est toujours avec prudence, en surveillant attentivement l'action des eaux, qu'il faut les prescrire dans ces circonstances, afin de ne pas dépasser la limite d'excitation que peut supporter le malade. Dans tous les cas, il est nécessaire qu'il n'existe aucune affection aiguë. A l'égard des maladies générales contre lesquelles les eaux alcalines, et celles de Vichy surtout, se montrent si efficaces, il est encore des précautions particulières à prendre : nous citerons, par exemple, la cachexie paludéenne, qui est traitée avec succès à Vichy. Eh bien ! s'il existe encore le moindre accès de fièvre, il importe de recourir au sulfate de quinine avant de commencer le traitement thermal ; en effet, « ce n'est pas la fièvre qu'on vient traiter à Vichy, mais la diathèse qui l'a engendrée et la cachexie qui lui succède. » (Durand-Fardel, *ibid.*, p. 178.)

Ce n'est point assez d'avoir déterminé la nature d'une maladie pour prescrire telle ou telle source minérale alcaline, il faut encore s'assurer « si l'affection que l'on a sous les yeux n'est point liée à un de ces états morbides généraux, connus aujourd'hui sous le nom de diathèses : bien qu'ils se traduisent au dehors par des lésions locales, leur siége principal réside dans l'ensemble de l'économie, que tout traitement rationnel doit avoir pour but de modifier. Or, ce puissant modificateur de l'organisme, la nature nous le présente dans les eaux minérales naturelles. » (Pâtissier, *Rapport*, 1854, p. 194.)

Ce point fondamental de médecine clinique, les grands maîtres de la science l'avaient formellement reconnu. Stoll a décrit une dyssenterie rhumatismale. (*Ratio medendi, pars tertia.*) Barthez, de Montpellier, parle de divers désordres dans nos organes, qu'il désigne sous le nom de

« goutte interne ou des viscères. » (*Traité de la maladie goutteuse,*
livre IIIe.) — C'est ainsi qu'il décrit une goutte aiguë de l'estomac et
des intestins avec un flux « violent par les premières voies, » une métrorrhagie goutteuse, une péripneumonie goutteuse, etc. Les mêmes faits
sont journellement observés pour les affections dartreuse, syphilitique,
rhumatismale. Or, toutes ces circonstances doivent être prises en grande
considération avant de se déterminer à prescrire une eau minérale de
préférence à une autre, dans une maladie qui cependant portera le
même nom. « Les maladies qu'on traite dans la plupart des thermes
portent le même nom, mais ce ne sont pas les mêmes individualités pathologiques. » (Pâtissier, *Rapp.* cit., 1854, p. 193.) « Si, dans une
affection d'estomac ou du foie rebelle et qui semble indiquer parfaitement les eaux de Vichy (ou d'autres eaux alcalines, Vals, St-Alban, Néris, Plombières, etc.), vous rencontrez dans les antécédents quelque affection dartreuse, vous trouvez, dans la constatation d'une telle diathèse,
une raison suffisante de traiter par les eaux sulfureuses cette maladie
locale que semblaient réclamer les alcalins. » (Durand-Fardel, *loc. cit.*,
p. 19.) Ici les eaux de Neyrac peuvent très bien convenir ; au reste, la
seule constatation d'une affection chronique de la peau ne suffit pas toujours à prescrire les eaux sulfureuses. Ces maladies dépendent souvent
d'un état morbide des voies digestives, et, en traitant alors celles-ci par
les eaux alcalines douces (Néris, Châteauneuf, Châteldon, St-Alban), l'on
voit souvent disparaître l'affection de la peau.... « Les bains alcalins, qui
procurent à la peau l'impression d'un liquide doux, onctueux et en même
temps réconfortant, sont très favorables dans quelques éruptions sèches,
accompagnées de démangeaisons, dans le lichen, les diverses variétés
du prurigo et certains eczémas avec irritation.» (Pâtissier, *ibid.*, p. 195.)

C'est ainsi, pour citer encore quelques exemples, que lorsque les affections du tube digestif sont liées à la diathèse goutteuse, les eaux alcalisées sodiques seront utiles ; si la diathèse syphilitique domine, les eaux sulfureuses semblent mieux indiquées, et quand le malade sera sous l'influence
de la diathèse scrofuleuse, il sera préférable de choisir des eaux alcalines iodurées ou bromurées, comme celles de Coise, Bondonneau, ou
chlorhydratées sodiques (Wiesbaden, Hombourg, Niederbronn, etc.).
Nous avons vu combien les eaux alcalines, et spécialement les eaux calciques ou calciques-magnésiennes, étaient salutaires dans le catarrhe vésical simple ; si ce catarrhe n'est, au contraire, que la manifestation locali-
sée de la diathèse rhumatismale, ce sont les eaux thermales en bains liquides ou de vapeurs, en douches, qu'il faut administrer, et les eaux sali-

nes (Balaruc, Bourbonne, Bains, etc.) sont peut-être plus efficaces ici que les eaux alcalines. Si l'on voulait dans ces cas appliquer ces dernières avec quelque succès, il faudrait les choisir thermales, comme Vichy (la Grande-Grille), La Malou, Néris, Plombières, etc. — Les leucorrhées, les dys-ménorrhées, les dyspepsies, les engorgements chroniques de nos tissus sont-ils accompagnés d'un état chlorotique très prononcé ? alors les eaux alcalines-ferrugineuses (Vals, St-Alban, source Lardy, etc.) en bains comme en boisson seraient les mieux appropriées au traitement.

Ces considérations générales dont les détails pratiques se trouvent ex-posés d'une manière spéciale dans chacun de nos ordres, doivent toujours être présentes à l'esprit du médecin, quand il conseille un traitement minéral. Deux maladies semblables, quant à la forme, peuvent cepen-dant être dissemblables, quant au fond, et réclamer l'usage de sources minérales de nature différente. Au reste, le traitement des maladies chro-niques aux sources minérales présente souvent beaucoup de difficultés et exige beaucoup de circonspection. « Dans les thermes, les affections chroniques se manifestent rarement avec leur simplicité décrite dans les livres.... Peu d'individus sont porteurs d'une seule lésion ; très commu-nément ils en présentent plusieurs, qui coexistent ou qui s'engendrent les unes les autres ; ainsi le rhumatisme se complique parfois de dartres, d'hémorrhoïdes, de bronchites, et *vice versa*. » (Pâtissier , *loc. cit.*, p. 196.)

Telle est, en résumé, au point de vue de la spécialité d'action des eaux alcalines, la doctrine qui doit diriger les praticiens dans leur emploi. Pour nous, nous n'avons négligé aucun soin pour mettre en relief, dans tout le cours de notre travail, ces distinctions fondamentales dans la thé-rapeutique des eaux, afin d'en mieux préciser les indications et les con-tre-indications. Nous osons croire que la division nouvelle que nous avons établie pour les sources alcalines éclairera la marche du méde-cin ; car, on peut leur appliquer ce qu'on a dit des eaux salines : « L'his-toire et le classement de ces eaux sont encore à peine ébauchés. » (Du-rand-Fardel, *ibid.*, p. 189.) Guidés par notre classification, nous avons cherché à indiquer par le secours de la chimie, de la physiologie et de l'observation médicale, toutes les ressources que la pathologie peut reti-rer des diverses eaux alcalines, suivant leur espèce et suivant la nature des maladies ; nous ne doutons pas que l'avenir ne vienne sanctionner et compléter ces recherches.

DE L'ACTION THÉRAPEUTIQUE

DU GAZ ACIDE CARBONIQUE DES SOURCES ALCALINES.

Nous avons fait observer dans le cours de ce travail (et on le verra d'un seul coup d'œil dans notre *Tableau comparatif et gradué*), que, parmi les sources alcalines, un grand nombre renferment une certaine quantité d'acide carbonique qui les rend gazeuses. C'est là une ressource pour la thérapeutique, trop peu appréciée, et nous nous proposons d'appeler ici l'attention sur le parti avantageux qu'on peut en retirer pour la cure des maladies.

On a dit, à propos de la *Grotte du Chien*, près de Naples, qu'il était regrettable que le gaz acide carbonique pur qu'elle contient *ne fût pas utilisé*. La même lacune existe encore pour la majeure partie des sources alcalines; la plupart des inspecteurs se glorifient, il est vrai, de leurs eaux gazeuses ; mais, quelle application en font-ils ? C'est ce qu'on cherche en vain. « Je ferai observer, dit le d^r Bravard, qu'il n'est aucune source aussi riche en acide carbonique que celle d'Arlanc.» (*Statistiq. d'Arlanc*, 1853, p. 26.) Nous ne voyons pas qu'il en ait tiré aucun avantage. — On peut exprimer le même regret, nous dirons presque formuler le même reproche, par rapport aux eaux alcalines en général. Quelle peut en être la cause ? On aura, sans doute, été effrayé par les propriétés éminemment délétères qu'on prête à l'acide carbonique ; on considère généralement la respiration de ce gaz comme tout à fait incompatible avec la vie ; on l'a regardé comme un poison, même sous forme topique : « Il est toxique, même à l'extérieur. » (Galtier, *Matière médicale*, t. II.) Ce langage a été inspiré par l'expérience de Collard de Martigny, qui, s'étant plongé dans un bain d'acide carbonique, ne tarda pas à ressentir les symptômes de l'asphyxie par le charbon, bien que les voies respiratoires fussent libres et en dehors de son influence. « C'est d'après cette expérience, qui nous paraît concluante, dit M. Alph. De Vergie, que nous n'avons pas hésité à ranger l'acide carbonique parmi les gaz délétères. — L'action qu'il exerce sur les qualités du sang a engagé plusieurs physiologistes à conseiller ce moyen comme agent thérapeutique dans quelques maladies inflammatoires. *Je ne sache pas qu'aucun essai de ce genre ait été fait*, et je ne le conseillerais pas sans employer les plus grandes précautions. » (*Dict.* en 15 vol., 1833, t. ix.) Ajoutons qu'on aura été épouvanté par les nombreux cas d'asphyxie que détermine chaque année l'acide carbonique impur qui provient de la combustion du charbon.—Voyons donc comment la médecine des eaux peut cependant utiliser ce gaz à travers toutes ces difficultés.

Et, d'abord, rappelons que Nysten a démontré que l'acide carbonique *pur* n'a pas, par lui-même, des propriétés aussi toxiques qu'on l'avait cru; il ne faut pas le confondre avec le gaz *impur* qui provient de la combustion du charbon ou de la fermentation des raisins, etc.; Leblanc a expérimenté que 4 1/2 p. °/₀ de ce gaz impur sont plus asphyxiants que 30 p. °/₀ du gaz pur, qui, d'ailleurs, ne produit pas les mêmes phénomènes. — Nous ferons remarquer que les ouvriers qui respirent ce gaz par état dans les fabriques d'eaux gazeuses, comme les malades aux sources alcalines acidules, ne présentent pas des phénomènes capables de justifier les craintes manifestées plus haut. — Il y a plus : le gaz acide carbonique libre que renferment les eaux minérales alcalines les rend pétillantes et mousseuses et leur donne un goût agréable. Si nous avons dit que le gaz carbonique était un élément minéralisateur trop faible pour lui attribuer les principaux effets des eaux minérales et pour faire admettre une classe d'*eaux acidules;* cependant, il ne faudrait pas aller au-delà de notre pensée, et supposer que nous n'en tenons aucun compte. En effet, si, à lui seul, il ne communique point aux eaux alcalines les propriétés médicales qui les distinguent, il est, néanmoins, un auxiliaire très utile: il leur enlève la saveur salée ou alcaline peu agréable qu'elles auraient sans lui ; il leur transmet un goût acidule qui plaît, et les fait rechercher, même pour l'usage de la table (Condillac, Châteldon, St-Alban, St-Galmier, etc.) ; en outre, introduit avec elles dans l'estomac, il en facilite la digestion et en fait, comme on dit, des *eaux hygiéniques*, légères, qui sont bien supportées, tandis que, sans lui, elles deviendraient lourdes, et engendreraient le dégoût. Nous avons mis en relief ses propriétés digestives (voyez *Appareil digestif*, 2° chapitre) ; ajoutons qu'il contribue aussi à calmer plus promptement la soif. — Il ne saurait être indifférent qu'une eau minérale soit gazeuse ou non, et, à circonstances égales, nous donnerons la préférence à une eau acidule gazeuse sur celle qui ne le serait pas. (Nous avons exposé une série d'autres motifs, 2° chapitre, *Appareil vasculaire*.)

Voyons maintenant les effets que détermine la respiration du gaz acide carbonique, et les avantages que peut en retirer la thérapeutique. Citons d'abord, pour bien faire connaître la question, quelques expériences physiologiques ; nous commencerons par M. C. James : « Il me restait, écrit-il à propos de la *Grotte du Chien*, à respirer le gaz ; je fis une forte inspiration : à l'instant, je fus saisi d'une sorte d'éblouissement, de vertige, ainsi que d'un resserrement douloureux dans toute la poitrine. Un mouvement instinctif m'obligea aussitôt à relever la tête pour respirer un air pur. Au bout de quelques minutes, il n'y paraissait plus. Je repris mon attitude horizontale : puis, procédant avec plus de prudence, je fis une toute petite inspiration. Même saisissement que la première fois, *seulement la suffocation fut moindre.* Je ressentis toujours une oppression très forte, ainsi qu'une espèce de bouillonnement vers le front. Je ne puis mieux comparer cette dernière sensation qu'à celle qu'on éprouve, lorsque, buvant du vin de Champagne, un peu de la liqueur s'échappe par les narines : c'est presque aussi pénible. Je commençais à en avoir assez de ces expériences. » (James, *ibid.*, p. 478.) Nous allons citer des expérimentateurs qui ont jeté un nouveau jour sur cette question.

En France, le dr Goin, de Roanne, paraît avoir eu l'un des premiers (avant 1830) l'heureuse idée d'utiliser sur une large échelle, en inspiration et en douche, le gaz acide carbonique de la source alcaline de St-Alban (Loire). Il s'en échappe en grande abondance, et à l'état de pureté absolue, comme l'a constaté M. Dupasquier. Le dr Nepple, de Lyon, après une expérimentation de plusieurs années sur les lieux, a composé sur ce sujet un excellent mémoire (*J. de médecine de Lyon*, 1842, t. ii et iii), qui nous fournira les principaux sujets de notre examen. Il faut d'abord distinguer la respiration *par la bouche* de la respiration *par le nez ;* les effets physiologiques ne sont pas les mêmes : — « Dans l'état de santé, l'aspiration *par la bouche* ne donne lieu qu'à des phénomènes très simples et très fugitifs : ainsi, dans la cavité buccale, le gaz ne révèle sa présence que par une saveur acidule, un peu âpre ; dans les voies aériennes, par un peu de chaleur et par un essoufflement qui s'accroît rapidement, à chaque inspiration, au point que le jeu respiratoire devient presque impossible au bout de 15 à 20 secondes, tant il est accéléré. Cependant, l'habitude a une influence bien prononcée sur l'aptitude à respirer le gaz plus ou moins longtemps ; et, en général, les individus peu irritables et à respiration large, peuvent supporter son action asphyxiante beaucoup plus longtemps. — *Par les fosses nasales*, le gaz carbonique produit instantanément, et comme par un choc électrique, une sensation spéciale, très pénible, sans être cependant très douloureuse, et qui paraît provenir plutôt d'une excitation de la sensibilité olfactive que de celle du tissu muqueux. » (Nepple, *ibid.*, t. iii.) Il paraît qu'il est au nerf olfactif ce qu'est pour la glotte la moindre substance étrangère. Nous verrons, plus loin, le parti qu'on peut en tirer en pathologie. — Cette question mérite d'être étudiée à fond; c'est pourquoi nous allons rapporter les expériences personnelles du d^r Goin et du d^r Nepple : « En inspirant à pleine poitrine, M. Goin constata qu'il suffisait d'un très petit nombre d'inspirations pour déterminer les premiers phénomènes de l'asphyxie commençante, c'est à dire, cette gêne de la respiration qui la rend haletante, qui pousse instinctivement à chercher l'air respirable. Cet état s'accompagnait bientôt de vertige, ou plutôt d'une sorte d'ivresse légère, et d'une transpiration froide; mais deux ou trois inspirations d'air atmosphérique ramenaient les fonctions pulmonaires à leur état normal, et faisaient disparaître complètement tous les accidents ci-dessus. » (*Ibid.*, t. II.) — « Lorsque, dit M. Nepple, je commençai à expérimenter le gaz sur moi-même, je me sentais étouffer après 6 à 8 inspirations; ma tête s'échauffait, se couvrait de sueur, et une sorte d'ivresse, ou plutôt de vertige, s'emparait de moi; mais bientôt ces phénomènes ne se manifestèrent ni aussi promptement ni avec la même intensité, et il me fut possible de prolonger la respiration du gaz, sans désemparer, pendant plusieurs minutes, avec la plus entière impunité. » (*Ibid.*, t. III.)

Cette étude paraîtra complète au point de vue physiologique. Voici maintenant les applications pathologiques : les affections dans lesquelles l'emploi de ce gaz a paru le plus avantageux sont les névroses, et plus particulièrement celles des organes respiratoires, comme l'asthme, la toux périodique, quinteuse, le catarrhe pulmonaire chronique avec toux spasmodique, les symptômes hystériques, la fièvre intermittente. (Nepple, *ibid.*, t. II.) Après une expérimentation plus étendue, M. Nepple ajoute : « Lorsque la lésion fondamentale est de nature spasmodique ou névralgique, le gaz paraît agir à la manière des anti-spasmodiques. Ainsi, *nous avons vu souvent* les accès d'odontalgie se calmer promptement sous son influence; la migraine, la névralgie intercostale, l'asthme nerveux, les palpitations nerveuses, les spasmes hystériques, cardialgiques, etc., s'en trouvent presque toujours soulagés.» (*Id.*, t. III.) On ne regardera pas sans doute comme un phénomène toxique le léger sentiment d'ivresse et de vertige qui accompagne l'usage méthodique du gaz; car c'est là un simple phénomène nerveux, cérébral, que peuvent provoquer d'ailleurs d'autres causes non délétères..... L'influence des spiritueux sur le cerveau est toute différente; nous avons même observé que leur mélange avec le gaz neutralisait singulièrement leur qualité enivrante, et que les individus qui en avaient fait abus se trouvaient généralement bien, soit de l'aspiration du gaz, soit de l'usage de l'eau gazeuse adoucie. (Nepple, *ibid.*, t. III.)

Voici quelques applications pour les phlegmasies chroniques : un courant de gaz dirigé sur une surface ulcérée y détermine de la chaleur et de la douleur mais à un faible degré ; si l'ulcération est atonique, elle blanchit un peu...., le pus qu'elle sécrète devient plus concret, moins abondant, et le travail de la cicatrisation en est accéléré. — Porté sur les yeux affectés d'ophthalmie chronique, il provoque de suite de la cuisson, du larmoiement, et paraît agir à la manière des résolutifs excitants. (*Id.*, *ibid.*, p. 242.) — M. Nepple a employé, avec succès, le gaz acide carbonique dans quelques laryngites chroniques atoniques, et il compare ses effets à la modification substitutive qui accompagne la cautérisation superficielle du pharynx. — Il a eu l'idée d'utiliser la respiration *nasale*, dans un cas de perte de l'odorat, avec complication de coryza chronique ; le catarrhe fut guéri, l'odeur de punais disparut, mais l'expérimentation ne fut pas assez prolongée pour faire juger du retour de l'odorat.

Ceci posé, il importe d'établir les contre-indications ; c'est ce que nous allons faire : ce gaz devient un stimulant très vif, toutes les fois que la phlegmasie est aiguë ou qu'elle s'accompagne d'éréthisme vasculaire. — Son action est analogue, dans les lésions du larynx, des bronches et autres parties, c'est à dire stimulante, inopportune, suivant le degré d'irritation phlegmasique de ces organes. — Le gaz n'a pas produit des résultats favorables dans certains catarrhes pulmonaires, avec ou sans accès d'asthme, toutes les fois qu'il y avait soit une lésion organique, soit un éréthisme prolongé de la muqueuse trachéo-bronchique, maigreur et irritabilité des sujets. — Quatre malades affectés d'une irritation douloureuse du larynx, sans expectoration, maigres, irritables et en proie depuis longtemps à une gastro-entérite réfractaire à un grand nombre de médications, n'ont obtenu du gaz aucun résultat satisfaisant : le passage de ce fluide dans le larynx ne s'opérait jamais sans chaleur, cuisson, sécheresse et parfois toux. (Nepple, *ibid.*, t. III.)

Ces effets du gaz acide carbonique varieront-ils suivant qu'il proviendra des sources alcalines sodiques, calciques, magnésiennes ou mixtes? Rien n'autorise à le croire ; nous présumons qu'ils varieront surtout suivant son plus ou moins de pureté et d'abondance. Les eaux elles-mêmes pourront peut-être apporter quelques modifications ; car MM. Goin et Nepple associent au gaz l'action de l'eau minérale de St-Alban en boisson. — Un des phénomènes qui accompagnent le plus ordinairement l'aspiration du gaz, c'est (outre la sédation) la moiteur de la peau et même parfois une transpiration prononcée pendant la nuit. M. Galtier avait déjà noté : « Sous forme de bains, il produit de la chaleur, des picotements, augmente la transpiration et ralentit peu à peu la circulation. Les fumigations de ce gaz sont sédatives et stupéfiantes. Poussées dans le vagin, elles calment les douleurs de l'ulcération. » (Galtier, *Matière médicale*, t. ii.)

L'influence du gaz se montre d'autant plus favorable, que les malades y sont soumis peu avant ou au moment même de l'explosion des paroxysmes ; c'est pour saisir l'instant favorable, que M. Goin s'est approvisionné de petits sacs imperméables, qu'il fait charger de gaz et qu'il confie aux malades dont les paroxysmes ne se manifestent que la nuit et à des heures où l'aspiration du gaz à l'établissement (de St-Alban) est impossible.

L'asphyxie ne peut pas avoir lieu lorsqu'on n'aspire le gaz que par la bouche, au moyen d'un tuyau et dans un lieu non fermé, comme à St-Alban, les fosses nasales restant perméables à l'air atmosphérique ; celui-ci, s'introduisant dans les poumons par cette voie, en concurrence avec le gaz, doit neutraliser la qualité non respirable de ce dernier à un degré suffisant pour qu'on n'ait point à craindre que la respiration soit jamais complètement suspendue. D'ailleurs, lorsque l'essoufflement est arrivé à un degré trop pénible, la bouche abandonne instinctivement le tuyau conducteur du gaz, et tout rentre bientôt dans l'état normal. (Nepple, *ibid.*, t. iii.)

Nous avons fait connaître une série de faits qui démontrent l'innocuité de ces pratiques ; voici un fait de physiologie vétérinaire qui complète cette démonstration. Ainsi, à propos de la *Grotte du Chien*, M. James parle d'un chien que, *depuis plus de trois ans*, on soumet à l'influence du gaz carbonique qu'elle renferme, et « qui est ainsi chaque jour asphyxié et désasphyxié plusieurs fois ; sa santé générale me parut excellente. » (*Guide*, 1857, p. 423.)

En résumé, nous croyons pouvoir conclure avec M. Nepple :

1º Que le gaz acide carbonique n'est point un gaz nécessairement toxique ; qu'il peut être absorbé impunément en très grande quantité, et que son emploi tel qu'il est dirigé à St-Alban (1) ne peut pas entraîner de danger ; 2º qu'il agit sur les tissus à la manière des stimulants, des as-

____

(1) L'un de nous a constaté à Celles (Ardèche) que le docteur Barrier n'a pas négligé l'usage du même gaz qui s'échappe de quelques-unes des sources ; mais, il n'a rien appris de précis sur la manière dont il en use ni sur les résultats qu'il en obtient, et le docteur Barrier n'a rien publié de spécial à cet égard dans ses trois volumes sur les eaux de Celles.

tringents et dessicatifs : améliorant les phlegmasies catarrhales, humides, atoniques de mauvaise nature , de même que les affections névralgiques et spasmodiques, l'état de fatigue de certains organes ; tendant, au contraire, à aggraver les phlegmasies qui s'accompagnent d'éréthisme, de rougeur érysipélateuse et de sécheresse ; — 3° que, son action étant très fugitive, il est nécessaire qu'elle soit fréquémment réitérée, si l'on veut en obtenir des effets durables, et surtout qu'elle soit associée à celle de l'eau minérale, lorsque d'ailleurs rien ne s'oppose à cette combinaison ; — 4° que, dans les névroses et les affections intermittentes, le gaz ne jouit réellement d'un pouvoir curatif que lorsqu'il intervient au début des paroxysmes ou pendant leur état ; et ce pouvoir est d'autant plus sûr qu'on force davantage l'aspiration du gaz, c'est à dire que le malade est tenu plus longtemps sous le coup d'une demi-asphyxie, l'action sédative du gaz dans ce cas, paraissant dépendre non d'une vertu inhérente à sa nature même, mais d'un effet indirect sur le cerveau par le sang.

Tels sont les premiers travaux accomplis en France ; il étaient peu connus, si bien que, aujourd'hui que cette méthode a fait de grands progrès, on en fait généralement honneur aux Allemands : nous avons dû rétablir la vérité. Il existe maintenant en Allemagne un nombre considérable d'établissements thermaux où l'on emploie le gaz acide carbonique en bains, injections, douches et surtout humage ou inhalation. Il est digne de remarque qu'on y est arrivé à des conclusions pratiques analogues à celles que nous venons de faire connaître. Les praticiens allemands s'accordent à établir que ce gaz a une action primitive stimulante sur la circulation et les voies respiratoires ; — qu'il active les sécrétions de l'urine et de la sueur ; — qu'il a une action secondaire sédative sur le système nerveux ; — qu'il est anesthésique pour les plaies et les phlogoses chroniques. (Lersels, Helfft, Kuster.)

Le humage ou l'inhalation est indiqué dans les névroses des voies respiratoires, dans les dyspepsies qui dépendent soit de l'accumulation de mucosités dans les vésicules pulmonaires, soit d'un emphysème du poumon ; dans l'asthme, dans le catarrhe pulmonaire, dans la fièvre intermittente, dans l'inflammation chronique du pharynx et du larynx. M. Spengler en a fait un heureux emploi dans la pharyngite granuleuse. — Il y a contre-indication si l'affection des voies respiratoires est accompagnée d'éréthisme du système circulatoire ou d'une disposition à l'inflammation franche (Lersch) ; s'il s'agit d'une phthisie, soit qu'il y ait des cavernes entourées d'une zone inflammatoire (Grœfe), soit qu'il y ait tendance à l'hémoptysie (Clarus, Selle) ; si la phlegmasie s'accompagne d'éréthisme, de rougeur érysipélateuse et de sécheresse, etc.

On prescrit les bains, les injections et les douches d'acide carbonique dans certains affaiblissements musculaires et même quelques paralysies commençantes, pourvu qu'il n'y ait pas de lésions organiques (Bodé); dans les maladies occasionnées par une suppression de la transpiration, des règles ou du flux hémorrhoïdal; dans l'atonie de l'appareil génital ou des organes des sens; dans les névralgies. Ruelle a appliqué ce gaz avec succès dans quelques phlegmasies atoniques de la conjonctive, du canal lacrymal, des fosses nasales et de la trompe d'Eustache; Simplon, dans les affections douloureuses de l'utérus (ce qui avait déjà été conseillé par Ingenhoux, Rozier et Asterlen, et ce qui a été confirmé par MM. Sollin et Demarquay). — M. Willemin, à qui nous devons une intéressante étude sur l'ensemble des travaux des Allemands sur ce sujet (*Union médicale*, 1858, numéros 83, 84 et 85), a lui-même installé cette médication à Vichy, et il en a retiré de bons effets dans les névroses et les inflammations chroniques de l'appareil respiratoire; dans l'asthme, dans l'angine chronique, la dysménorrhée, la névralgie sciatique, le lombago, la goutte douloureuse. (*Revue d'hydrologie*, 1858, n° 9.)

LIVRE DEUXIÈME.

DES EAUX MINÉRALES SALINES.

CHAPITRE PREMIER.

Détermination et classification des sources minérales salines.

Nous avons montré quels *desiderata* présentait jusqu'ici la science à l'égard des eaux alcalines et combien les auteurs étaient peu d'accord à leur sujet (voy. p. 6); on va voir qu'il en est pis encore à l'endroit des eaux salines : en effet, si aujourd'hui on paraît assez généralement s'accorder sur la dénomination des autres classes d'eaux minérales, il n'en est plus de même lorsqu'il s'agit de celle des *eaux* dites *salines*. La difficulté de comprendre dans une bonne définition ce que l'on doit entendre sous ce nom, et à quels caractères génériques on peut reconnaître les sources de cette classe, a fait naître une extrême confusion dans les travaux des hydrologues. M. Bertini, résumant l'état de la science, reproduit ainsi une définition assez étrange, qui a eu cours jusqu'ici : « Intendiamo sotto questo nome (eaux salines), quelle acque le cui principali qualità derivano dalla quantità assai considerevole di alcuni sali che contengono. » (*Idrologia minerale degli Stati Sardi*, 2e édit., 1843, p. 74.) « Nous entendons sous ce nom des eaux dont les principales propriétés dérivent de la quantité assez considérable de quelques sels qu'elles contiennent.» — Or, nous le demandons, est-ce là une définition qui distingue bien nettement les eaux salines des autres espèces? et l'obscurité ne semble-t-elle pas au contraire augmenter encore avec des paroles aussi peu précises : — di alcuni sali? — Quels sont donc ces sels ? l'auteur le laisse ignorer complètement, et le lecteur ne peut apprendre ce qu'est une *eau saline*. — D'autres hydrologues ont tourné, pour ainsi dire, la difficulté, en disant non pas ce que sont les eaux minérales salines, mais plutôt ce

qu'elles ne sont pas ; voici comment MM. Pâtissier et Boutron-Charlard
s'exprimaient en 1837 : « On donne le nom d'eaux minérales salines à
celles qui, n'étant ni sulfureuses, ni ferrugineuses, ni acidules, ont pour
principes prédominants quelques sels. » (*Manuel*, p. 373.) — Cette définition, par voie d'exclusion, est encore celle que le premier de ces
écrivains a reproduite, presque dans les mêmes termes, en 1854, dans
son remarquable *Rapport sur les établissements thermaux* (p. 130),
excepté qu'il ajoute qu'elles contiennent parfois des iodures, des bromures et des traces d'arsenic. A coup sûr, c'est là un progrès : on commence
à entrevoir ce que peuvent être les eaux salines ; toutefois il semble que
cette manière de les définir laisse encore beaucoup à désirer, en ce
qu'elle ne précise pas assez la nature de leurs éléments de minéralisation : en englobant ainsi dans une même classe les eaux bromurées, iodurées et arsénieuses, on laisse subsister les doutes du lecteur, et
entremêler ou même confondre ce qui doit être séparé.

Quant à M. Durand-Fardel, il n'admet pas la classe des eaux salines et
n'en prononce pas même le nom ; il semble avoir copié la nomenclature
de l'*Annuaire des eaux de la France,* qui procède de la sorte ; il en résulte que les sources minérales qui appartiennent à cette catégorie, se
trouvent dispersées sous des noms différents (1) dans divers autres ordres.
Aussi le lecteur est-il quelque peu dérouté par ce démembrement qui
bouleverse toutes les traditions. — De son côté M. C. James, qui n'avait
pas non plus admis la classe des eaux salines dans la 1re édition, les
traite très sévèrement dans sa 4me. « Les sources, dit-il, qu'on est con-
venu de ranger dans cette classe contiennent, comme caractère essentiel,
certains sels variables par leur nombre et leur dose, auxquels elles doivent leurs propriétés : quant à la nature de ces sels, elle est extrêmement
différente. *Les eaux salines ne forment donc pas une famille recon-
naissable à des éléments chimiques particuliers et distincts ;* ce sont
pour la plupart des sources complexes, qu'on ne sait à quelle classe rattacher, et pour lesquelles il a fallu créer, par voie d'exclusion, une catégorie à part. » (*Guide aux eaux minérales,* 1857, p. 30.) Et plus loin,
il traite cette classe de « espèce de légion étrangère où l'on enrôle toutes

---

(1) Ces ouvrages font une classe d'*eaux sulfatées ;* mais il nous semble qu'il y a là un
vice de langage, que l'épithète *sulfatée* ne saurait servir de qualification *générale* pour toute
une classe, et qu'elle n'est convenable que comme détermination *générique* pour une sous-division ; car il n'y a, parmi les sulfates, ni unité ni homogénéité : quel rapport le sulfate de fer
ou de manganèse a-t-il, en thérapeutique comme en physiologie médicale, avec le sulfate de
soude ou de magnésie ?

les sources qui n'ont pu être admises dans les autres divisions. Or, parcourez la liste de ces sources ! quel bizarre assemblage ! c'est un pêle-mêle d'eaux stimulantes, laxatives, constipantes, diurétiques, bonnes les unes pour la poitrine, les autres pour l'estomac, calmant les nerfs ou les excitant, n'offrant, en un mot, au lieu d'analogie, que des contrastes. Il faut bien le reconnaître : *dire qu'une source appartient aux eaux salines, c'est ne dire absolument rien,* ou plutôt c'est avouer son impuissance à lui assigner une place légitime, d'autant plus qu'à la rigueur toutes les eaux sont salines, puisque c'est aux sels qu'elles tiennent en dissolution qu'elles doivent leurs propriétés principales. » (*Ibid.,* p. 34.)

Tel est l'état actuel de la science sur ce point. Après cette condamnation en forme, il semble qu'il n'y ait plus qu'à s'incliner devant une impossibilité absolue, et à confesser humblement notre impuissance à débrouiller ce chaos des eaux minérales salines. Les meilleurs auteurs semblent avoir été paralysés par cette pensée décourageante. Nous ne pousserons pas plus loin nos citations, qu'il nous eût été facile de multiplier ; mais celles qui précèdent suffisent amplement pour faire voir combien est importante et quelles difficultés, en même temps, environnent cette question d'hydrologie médicale ; c'est ce que l'Académie de médecine de Paris avait parfaitement saisi, quand elle formulait ainsi son programme pour le concours de 1857 : « Caractériser les eaux minérales salines ; indiquer les sources qui peuvent être rangées dans cette classe ; déterminer, par l'observation médicale, leurs effets physiologiques et thérapeutiques, et préciser les cas de leur application dans les maladies chroniques. »

En présence des nombreux *desiderata* qu'on a à signaler en ce qui concerne les eaux minérales salines, on se sent, tout d'abord, embarrassé devant des questions aussi complexes ; car, on peut dire que, devançant les progrès de la science, ce programme se trouve en dehors des traités dogmatiques sur la matière ; nous allons toutefois essayer de l'aborder dans son ensemble, sans chercher à éluder aucune des difficultés. — On voit ici, comme pour les eaux alcalines, que cette étude, bien comprise, embrasse trois parties distinctes, et qu'elle exige que notre travail se décompose, de même, en trois sections principales. Dans la première, nous dirons quelles sont les sources que l'on doit ranger parmi les eaux salines, et nous en établirons les caractères chimiques particuliers ; dans la seconde, nous traiterons de leur action physiologique, suivant la classification nouvelle que nous avons créée ; enfin, la troisième sera consacrée à l'étude de leurs vertus thérapeutiques, c'est à dire, aux indications et aux contre-indications qui dominent leur emploi. — Nous espérons, à l'aide de la méthode qui nous est propre, parvenir à introduire un ordre scientifique dans le chaos des eaux minérales salines, et faire pénétrer un rayon de lumière dans leur histoire générale, jusque-là si obscure.

Nous entendons par *eaux minérales salines* celles qui contiennent, comme principal élément minéralisateur, des chlorhydrates (1) ou des sulfates de soude, de potasse, de chaux ou de magnésie, en proportion assez notable pour leur devoir les propriétés médicales qui les caractérisent.

Cette définition nous semble circonscrire aussi nettement que possible la classe des eaux salines et la séparer, par des caractères physiques et constants, de toutes les autres espèces d'eaux minérales : définition et délimitation dont la science hydrologique était complètement dépourvue jusqu'à ce jour, comme on l'a vu plus haut. Elles permettent d'échapper aux inconvénients de la plupart des classifications, en fait d'histoire naturelle, et de décider à quelle classe appartient plus spécialement une source donnée : sans ce secours, il est des sources si faiblement minéralisées, ou dont les éléments divers sont en proportions telles, qu'elles sembleraient pouvoir se ranger, avec un égal à-propos, soit parmi les eaux salines , soit parmi les eaux alcalines (Bourbon-Larchambault, Luxeuil), soit même parmi les eaux sulfureuses (Louëche, Tercis, Aix-la-Chapelle), ou ferrugineuses (Bagnère-de-Bigorre, Brides). Ces sources forment, pour ainsi dire, une transition insensible entre une classe et la suivante, et permettent de passer ainsi par degré d'une division à une autre ; de telle sorte que, dans un livre bien ordonné, ces difficultés ap-

---

(1) Si nous avons adopté l'expression de *chlorhydrate* à la place de celle de *chlorure*, c'est que, médicalement parlant, nous avons trouvé le grand avantage d'introduire une complète uniformité dans notre nomenclature et plus de clarté dans le langage ; et même, en chimie, l'état de la science nous y autorise : « On a discuté longtemps pour savoir si des chlorures métalliques, une fois dissous dans l'eau, conservaient leur constitution binaire ou se transformaient en hydrochlorates d'oxyde. On attachait un grand intérêt à cette question, parce que, selon la manière dont elle aurait été résolue, on aurait ou l'on n'aurait pas rapproché cette classe de corps des combinaisons salines. Mais, depuis que l'on a acquis la conviction qu'il importe peu pour le progrès de la science *que les chlorures soient considérés comme des sels* ou comme des composés d'une nature particulière, cette discussion a perdu de son importance... Pour nous, sans prétendre que les chlorures dissous soient des chlorhydrates d'oxydes, *nous les considérons*, cependant, *comme étant doués de propriétés salines ;* à ce point de vue tout ce que nous dirons de général sur les sels, nous entendons l'appliquer anx chlorures dissous dans l'eau. » (Malaguti , *Chimie élémentaire*, 1853, p. 515.)

parentes deviennent presque une heureuse qualité, en servant de moyen de rapprochement. Nous avons dû faire ressortir, dès l'abord, ces particularités, afin de prévenir des objections qui ne pourraient s'appliquer avec justice au travail qui va suivre.

D'après la définition que nous venons de formuler, on voit de suite que l'on peut diviser les eaux minérales salines en deux catégories principales, suivant qu'elles sont minéralisées par

A. Des chlorhydrates de soude, de potasse, de chaux ou de magnésie ;

B. Des sulfates des mêmes bases.

Mais, comme souvent aussi nous trouverons des eaux salines dans lesquelles les sulfates et les chlorhydrates précités seront mélangés en proportions presque égales, ou du moins telles, qu'il deviendrait nécessaire de tenir compte simultanément de leur action individuelle sur l'économie animale, nous avons dû créer une troisième catégorie naturelle pour y comprendre ces eaux que nous appelons *salines mixtes*.

C. Chlorhydrates et sulfates réunis, des mêmes bases.

Ces trois divisions génériques admettent elles-mêmes des sous-divisions, suivant la prédominance, dans chacune d'elles, d'un sel de soude, de chaux ou de magnésie. Ainsi, nous aurons, soit des eaux chlorhydratées sodiques, ou calciques, ou magnésiennes, soit des eaux sulfatées calciques ou magnésiennes, suivant que l'on verra prédominer l'hydrochlorate de soude sur celui de chaux ou de magnésie, ou bien le sulfate calcique sur celui de soude, etc. Nous ne croyons pas devoir ici insister plus longuement sur des faits maintenant faciles à comprendre, et sur lesquels nous aurons d'ailleurs occasion de revenir en parlant de chaque section. Nous nous contenterons de renvoyer au tableau complet de notre classification des eaux salines, où l'on saisira d'un seul coup d'œil l'ensemble de toutes ces divisions.

On ne peut attribuer l'action médicale des eaux minérales salines uniquement aux bases soude, potasse, chaux ou magnésie qu'elles renferment ; autrement elles seraient évidemment des eaux alcalines et en posséderaient les propriétés essentielles, ce qui n'est pas. — On ne doit pas l'attribuer non plus aux acides chlorhydrique ou sulfurique, combinés à ces bases ; car ces acides, pris isolément, ne représentent point les effets médicaux des eaux salines : celles-ci n'agissent donc sur l'économie ni par leurs bases ni par leurs acides considérés à part, mais bien par le nouveau composé (sel) auquel ces deux substances combinées donnent naissance. On sait aujourd'hui, par les expériences de Liebig,

Wœlher et Dumas, que les chlorhydrates et les sulfates basiques (sels qui constituent précisément notre classe des eaux minérales salines), introduits dans le torrent circulatoire par la voie de l'absorption, sont généralement indécomposables, et se trouvent plus tard éliminés en nature par divers émonctoires, spécialement par les reins. Il en est, au contraire, tout autrement pour les sels formés par des bases alcalines et des sels végétaux (tartrates, citrates, malates, etc.) : les expériences de Liebig et de Wœlher, en Allemagne, confirmées en France par M. Dumas, ont prouvé que ces dernières combinaisons se décomposaient dans l'économie, après leur absorption, pour se transformer en carbonates, et jouer alors le rôle d'alcalins. — Il faut donc regarder l'action des eaux salines comme résultant d'un tout particulier, sur lequel les forces chimiques proprement dites ont peu de prise dans le corps vivant. C'est un des motifs pour lesquels nous avons cru devoir recommander les analyses rationnelles.

Les eaux minérales salines sont très nombreuses, et il n'en est pas qu'il soit plus utile de classer, vu leur nombre et leur importance. — *A priori*, répétons-le, on pourrait supposer que ces eaux doivent se diviser en huit ou dix grandes familles, suivant que dominent les unes ou les autres des substances précitées ; mais ici la théorie va plus loin que les faits : l'analyse chimique montre qu'un petit nombre de divisions peut suffire ; car, non seulement la silice, la strontiane et la lithine, etc., ne s'y trouvent pas en proportion suffisante pour constituer des genres à part, mais encore la potasse est aussi jusqu'à ce jour dans le même cas. Les bases, en définitive, se réduisent à trois : la soude, la chaux et la magnésie.

Quant aux sels, nous ferons voir que ceux qui dominent réellement se réduisent à deux : les chlorhydrates et les sulfates ; de là deux grandes classes d'eaux minérales salines. En outre, il est des sources où les deux sels se rencontrent en proportion plus ou moins égales : nous en avons fait un troisième ordre. Trois lignes nous suffisent ainsi pour la classification générale des eaux minérales salines :

1° Eaux minérales salines *chlorhydratées ;*
2° Eaux minérales salines *sulfatées ;*
3° Eaux minérales salines *mixtes* (sulfatées et chlorhydratées).

Voilà pour nos trois ordres principaux : assurément ils présentent à l'esprit une image nette et bien déterminée ; ils ont ce premier avantage de nous sortir d'emblée de ce chaos dont se plaignent tous les auteurs. Quant aux sous-divisions, nous osons dire qu'elles seront établies, en suivant notre méthode, d'une façon non moins naturelle, d'après leurs caractères chimiques prédominants.

PREMIER ORDRE. — EAUX SALINES CHLORHYDRATÉES.

Commençons par bien établir ce que nous entendons par la dénomination d'*eaux salines chlorhydratées ;* la question, on le verra, le réclame impérieusement ; les mots bien définis sont beaucoup pour la théorie des choses. Et d'abord nous n'avons pas voulu les appeler *eaux muriatiques,* comme M. C. James l'a fait dans la première édition de son *Manuel des eaux minérales* (1851). Car, outre que l'épithète de *muriatique* appartient à une époque où la nomenclature chimique était très défectueuse, cette dénomination a encore le désavantage de porter à croire à la présence de l'acide muriatique ou hydrochlorique à l'état de liberté, ce qui n'est pas. Les auteurs parlent de quelques eaux dans lesquelles se trouve de l'acide sulfurique libre, à savoir : 1° le Rio-Vinagre (Amérique), et 2° l'eau de Ruïz (Nouvelle-Grenade). Nous ne connaissons pas d'exemple semblable pour l'acide chlorhydrique ; car, dans l'espèce, la présence de cet acide dans les jets de vapeur du Vésuve est sans signification pour l'hydrologie médicale ; et d'ailleurs, s'il existe des eaux de cette composition, elles diffèrent essentiellement des eaux salines : il convient donc de leur donner aussi un nom différent. — Nous n'avons pas cru devoir les appeler non plus *eaux chlorurées* (comme le propose M. Durand-Fardel dans son *Traité thérapeutique des eaux minérales,* 1857), et cela dans la crainte que quelques praticiens ne s'en fissent une idée fausse en les comparant au chlorure de chaux des officines, à la liqueur de Labarraque, etc.

L'épithète de chlorhydratées nous a paru préférable pour des médecins ; et aujourd'hui d'ailleurs les chimistes eux-mêmes se servent indifféremment des mots *chlorure* et *chlorhydrate:* citons à ce sujet une autorité que personne ne contestera. On sait qu'en distillant de l'eau naturelle chargée de chlorure de magnésium, on voit quelquefois passer de l'acide chlorhydrique ; or, « dans ce cas, dit le professeur Malaguti, on pourrait se demander si la décomposition de l'eau a été de beaucoup antérieure à l'apparition de l'oxyde de magnésie, ou si elle l'a précédée

immédiatement ; en d'autres termes, si c'est un chlorhydrate déjà préexis-
tant qui se décompose, ou bien si c'est l'effet d'un double échange entre
les éléments de l'eau ou du chlorure. L'état de la science ne permet pas
de répondre, et *chaque opinion est également admissible.* » (Malaguti,
Chimie élémentaire, 1853.) — Or, du moment que, scientifiquement,
le choix était libre, nous n'avons pas hésité, et, sans prétendre trancher
la question, nous avons adopté le mot chlorhydrate, qui, selon nous,
est préférable pour des médecins et apporte plus de régularité dans la
classification.

Nous débutons dans notre étude par les *eaux salines chlorhydratées*,
parce que ce sont celles qui se présentent les premières à l'esprit quand
on parle d'une eau saline, le sel marin étant vulgairement le type des
sels pour les gens du monde, comme pour les médecins. — Ces eaux
sont aussi les plus nombreuses ; elles forment une famille considérable;
il importe, pour s'y reconnaître, d'y établir un ordre méthodique ; nous
espérons avoir trouvé une classification simple et naturelle, qui rendra,
sous ce rapport, de notables services à l'art et à la science.

La section des eaux salines chlorhydratées se subdivise en trois
groupes :

1º Eaux salines chlorhydratées sodiques ;
2º Eaux salines chlorhydratées calciques-sodiques ;
3º Eaux salines chlorhydratées calciques-magnésiennes.

PREMIER GROUPE. — EAUX SALINES CHLORHYDRATÉES SODIQUES.

La prédominance du chlorhydrate de soude, entre tous les éléments
minéralisateurs, constitue les caractères chimiques particuliers de ce
groupe, qui lui doit à la fois sa constitution chimique et ses principales
propriétés médicales. Il renferme une quantité considérable de sources
minérales ; parmi les principales d'entre elles nous allons en choisir quelques-unes qui puissent servir de type aux sous-divisions, et en révéler les
vertus thérapeutiques, en procédant des plus fortes aux plus faibles.

WIESBADEN (DUCHÉ DE NASSAU).

(Itinéraire : chemin de fer de Paris à Forbach et Manheim ; de là, à Mayence ou Francfort.)

Petite ville de dix à douze mille âmes, bâtie sur le versant méridional des chaînes du Taunus, qui, lui formant un bassin ouvert seulement du côté du sud, l'abritent ainsi des vents froids du nord. Son climat se recommande surtout par l'égalité de sa température ; mais, en raison même de la disposition topographique des lieux, les mois d'été, suivant M. Ed. Lee, s'y font remarquer par des chaleurs excessives et énervantes. Wiesbaden est situé à 1,000 mètres au-dessus du niveau de la mer, à 9 kilomètres de Mayence. — Les sources de Wiesbaden sont au nombre de 13 (Braünn), et toutes thermales, à l'exception d'une seule (le Faul-brunnen), qui est froide (14° centig.) et ne contient en poids que la moitié des principes fixes du Kochbrunnen (fontaine bouillante). — Le volume d'eau qu'elles fournissent suffit au-delà des besoins de la consommation. Toutes ces sources présentent à peu près la même composition et paraissent venir d'une nappe commune. On fait usage, en boisson, principalement du Kochbrunnen, de l'Aigle et du Schützenhof.

Du reste, toutes les sources thermales fournissent des bains; il existait à Wiesbaden 34 établissements de bains, en 1854 (Braünn), 850 bassins ou baignoires munies de deux robinets pour l'eau chaude et l'eau froide, et de la contenance de 200 à 300 pintes (d'Allemagne) ; chaque cabinet de bains est fourni de douches ordinaires, de douches ascendantes, descendantes, sous forme de cascade ou de pluie. (Braünn, p. 38.)

Comme les sources thermales présentent, à peu de chose près, la même composition chimique, nous ne donnerons que deux analyses, à savoir celle de la source thermale la plus recherchée, le Kochbrunnen, et celle du Faulbrunnen, la seule qui soit froide.

Kochbrunnen. Analyse par Fresenius, 1849. Température 67 c. — Densité 1,0066.			Faulbrunnen. Analyse par C.-W. Philippi. Température froide.	
Chlorure de sodium	6	85565	5	405864
— potassium	0	14580	0	090019
— magnésium	0	20591	0	106387
— calcium	0	47099	0	291369
— ammonium	0	01672	0	015876
— lithium	0	00018	indéterm.	
Sulfate de chaux	0	09022	0	108120
Carbonate de chaux	0	41804	0	256598
— magnésie	0	01059	0	008147
— baryte	} traces		} indéterm.	
— strontiane				
Carbonate ferreux	} 0	00621	} 0	000809
— manganeux				
Bromure (magnésium)	0	00355	traces	
Phosphate de chaux	0	00059	traces	
Arséniate de chaux	0	00015	»	
Silice	0	05992	0	054258
Argile	0	00051	traces	
Matière organique	traces		»	
Total des principes fixes :	8	26263	4	515427

Kochbrunnen. Remarquons que cette source renferme 6,83 de chlor-hydrate de soude sur 7,65 d'éléments salins, pour un total de 8,26 en principes fixes ; c'est évidemment un beau type d'*eau saline chlorhy-dratée sodique.* — Elle est fortement minéralisée, et (indépendamment de ce qui tient à sa température) c'est surtout par ce sel qu'elle doit agir : la quantité de sulfate de chaux qui s'y ajoute est réellement insignifiante; il en est à peu près de même des proportions de fer et de manganèse que l'analyse y révèle. — C'est en analysant ces eaux que M. Walchener a pour la première fois constaté la présence de l'arsenic, qu'on a ensuite reconnue dans une foule de sources minérales. Nous devons aussi y signa-ler un peu de bromure de magnésium (0,003). Enfin ces eaux, qui sont peu gazeuses (C. James), renferment des alcalins et des silicates en quantité assez notable (0,487) pour aider à en rendre la digestion plus facile et contribuer à agir dans le sens des dissolvants.— L'eau de Koch-brunnen, à la dose de 3 à 4 verres, est ordinairement laxative ; l'estomac la supporte fort bien en général ; la saveur en est salée et ressemble à du bouillon léger. (Braünn.) On voit quelquefois la saturation.... Les bains sont excitants. On les recommande surtout contre la goutte et le rhuma-tisme : l'indication est de les donner dans la goutte à forme passive ou atonique..... Elle avive d'abord les phénomènes, et le malade passe par une période d'aggravation. — Il en est de même pour le rhumatisme, et nommément le rhumatisme noueux ; on les emploie contre certaines paralysies des membres, les entorses, les ankyloses incomplètes, les raideurs consécutives aux anciennes fractures, les plaies d'armes à feu lentes à cicatriser, etc. — En un mot elles se donnent dans les affections chroniques où il s'agit de produire une stimulation plus ou moins énergique. Les mêmes remarques se retrouvent dans M. Pâtissier (*Manuel des eaux minérales*, 1837, p. 472), qui parle en outre des complications de scrofules et de syphilis, et dans Grandville (*Manuel des bains d'Europe*, 1846), qui note encore l'efficacité de Wiesbaden dans les obstructions abdominales, les hémorrhoïdes supprimées qui sont rappelées, etc.

Faulbrunnen. Cette source est analogue à la précédente ; seulement elle a une proportion, moitié moindre, de substances minérales ; aussi pourra-t-elle convenir dans les cas où ces dernières seraient trop excitantes ; et à ce sujet nous noterons que la température froide rendra alors cette substitution plus précieuse. — *Médecin :* M. Braünn.

HOMBOURG (LANDGRAVIAT DE HESSE).

Petite ville de cinq mille âmes, bâtie au pied du Feldberg, la plus élevée des montagnes qui forment la chaîne du Taunus, à 14 kilomètres de Francfort-sur-Mein. — Les sources jaillissent dans un vallon, au milieu d'une prairie à 1/2 mille environ de la ville. Chacune d'elles se trouve dans le centre d'un bassin en pierre entouré d'une grille et encadré d'un bouquet d'arbres ; elles sont toutes froides, gazeuses, au nombre de cinq ; l'une d'elles est ferrugineuse (source Nouvelle). — La plus employée, en boisson, c'est la source Elisabeth ou Kurbrunnen ; on réserve pour l'usage des bains la Badequelle, qui, moins gazeuse et renfermant une faible dose de bromure de magnésium, est peu agréable au goût. — Nous donnons ici en regard l'analyse de la source Elisabeth et de la source l'Empereur. Cette analyse, qui est la plus récente que nous connaissions, ne fait pas mention de l'acide carbonique ; cependant ce gaz existe et se dégage aux sources. M. Liebig (1836) en avait porté dans son analyse la proportion à 1492,07 centimètres cubes pour la source Elisabeth, et pour la source de l'Empereur (1842), à 1700, 7 centimètres cubes.

Analyse par **MM.** Figuier et Mialhe. (*Journ. de Pharmacie*, 1848.)

	Source Elisabeth.			Source de l'Empereur.	
	gr.			gr.	
Chlorure de sodium	10	649	. . . .	15	021
— magnésium.	1	187	. . . .	1	302
— potassium	0	050	. . . .	0	027
Sulfate de chaux	0	027	. . . .	0	018
Carbonate de chaux.	0	940	. . . .	1	027
— magnésie	0	560	. . . .	traces	
Carbonate de fer	0	045	. . . .	0	097
Silicate de soude	0	064	. . . .	0	051
Total des principes fixes :	13	300	. . . .	18	523

Ces deux sources, quoique minéralisées à un degré différent, présentent une grande analogie de composition : elles n'ont pas de bromures, et
ne renferment que des proportions insignifiantes de sulfates ; elles doivent agir toutes les deux par les chlorhydrates qu'elles contiennent : la
source Elisabeth en a 11,86 sur un total de 13,30 en principes fixes ; et
la source de l'Empereur 16,34 sur un total de 18,52. On peut juger *a
priori* que cette dernière doit être plus purgative, et sera plus difficilement supportée que l'autre. Toutefois elles présentent toutes les deux
une notable proportion de carbonates alcalins (source Elisabeth, 1, 30 ;
source de l'Empereur, 1,02) auxquels il faut ajouter un peu de silicate
de soude (0,06 ou 0,03) ; ces alcalins doivent contribuer à les rendre
plus digestives. Nous ajouterons, en faisant remarquer qu'une quantité importante de chlorhydrate de magnésie (1,18 à 1,30) vient s'adjoindre
à celui de soude et agir dans le même sens, que les eaux de Hombourg
seraient probablement encore un peu plus purgatives, si le carbonate de
chaux ne contre-balançait ce résultat dans une certaine mesure : autre
propriété des alcalins calciques, qu'il ne faut pas négliger.

Nous remarquerons que « le docteur Müller considère les eaux de Hombourg comme particulièrement efficaces dans toutes les maladies qui exigent l'emploi des eaux minérales salines acidules ; et cette opinion a été
adoptée. » (Granville, *ibid.*, p. 176.) — Ces eaux s'administrent en
bains, en douches et en boisson surtout. La source Elisabeth est la plus
fréquentée ; c'est la moins minéralisée, et c'est par elle qu'on commence
le traitement. La source de l'Empereur est la plus purgative de toutes ;
c'est aussi la plus forte ; on ne l'emploie que vers la fin de la cure, parce
qu'elle est moins bien supportée. Les maladies qu'on traite à Hombourg
avec le plus de succès, d'après M. Stœber (*Eaux minérales de Hombourg,*

1844), sont les affections abdominales que caractérisent des troubles de la digestion, des borborygmes, des flatuosités, un vague sentiment de tension et de plénitude dans tout le ventre, des alternatives de constipation et de diarrhée ; elles ont sur l'hypochondrie et les hémorrhoïdes la plus heureuse influence. M. Gardey fait les mêmes remarques.

Médecin : M. Gardey.

SODEN (DUCHÉ DE NASSAU).

Village de 700 âmes, placé entre Wiesbaden et Hombourg, à 13 kilomètres de Francfort. — Les chaînes du Taunus l'abritent des vents du nord et de l'est, l'air y est pur, le climat tempéré. — Soden possède un grand nombre de sources d'eau minérale, généralement gazeuses, et qu'on distingue par un numéro d'ordre ; elles forment toutes dans leurs bassins un dépôt ocreux (fer). Leur température est d'environ 19° 55 R. (96° Farenh.) ; elles sont peu gazeuses (Granville) ; elles se prennent en boisson.

Analyse par MM. L. Figuier et Mialhe. (*Journ. de Pharmacie*, 1848, t. XIII.)

Source n° 6 **B**. — Température 15° R.				Source n° 6 **A**. — 15° R.		
Chlorure de sodium	10	898		14	327	
— magnésium	0	284	11 411	0	311	14 845
— potassium	0	229		0	207	
Sulfate de chaux	0	082		0	094	
Carbonate de chaux	0	979	1 077	0	540	0 648
— magnésie	0	098		0	108	
Carbonate de fer	0	037		0	043	
Silicate de soude	0	064		0	061	
Total des pincipes fixes :	12	671		15	691	

Nous ferons, pour Soden, les mêmes réflexions que pour Hombourg : quoique minéralisées à un degré différent, ces deux sources ont une grande analogie de composition ; nous ne croyons pas devoir répéter en détail, pour Soden, ce que nous avons dit pour Hombourg, sur la prédominance du chlorhydrate sodique, sur la proportion insignifiante du sulfate de chaux, sur l'influence que doivent exercer les carbonates alcalins, etc. : les corollaires à en tirer sont identiques ; seulement, la théorie nous fait croire que, renfermant relativement moins de carbonate de chaux, elles sont peut-être plus purgatives. Voici ce qu'on en dit :

« Sources n° 6, A et B, mêmes propriétés et mêmes usages que le n° 4.»
Or, voici ce qu'on lit sur le n° 4 : « 16 degrés, purge beaucoup... Source
très peu gazeuse, conseillée principalement dans les embarras de la veine-
porte et les obstructions des viscères abdominaux. Elle agit comme un
puissant révulsif dans les congestions de la tête et de la poitrine, surtout quand il est question de rappeler d'anciens flux hémorrhoïdaux.»
(C. James.) « Le muriate de soude domine dans toutes les sources de Soden, ce qui leur donne un goût saumâtre..... que la faible proportion de
gaz acide carbonique qu'elles contiennent ne suffit pas à corriger. »
(Granville, *ibid*.) — *Médecins :* MM. Kolb, Thillenius.

BALARUC (HÉRAULT).

Situé sur les bords de l'étang de Thau, à 20 kilomètres de Montpellier, et à 6 de Cette, Balaruc ne possède qu'une source thermale. Sa
température est de 48 degrés au griffon, de 45 dans le bassin, et de 43
aux robinets des baignoires. L'eau en est onctueuse au toucher; elle a une
saveur salée, légèrement amère ; c'est principalement en bains et en
douches qu'on en fait usage ; et c'est en partie à sa thermalité qu'elle
doit la réputation dont elle jouit dans certaines affections (rhumatisme,
paralysie, etc.).

Analyse par MM. Marcel de Serres et Figuier, 1848.

Acide carbonique	peu		Carbonate de magnésie	0 gr. 050
Chlorure de sodium	6 gr. 802		Bromure de sodium	0 003
— magnésium	1 074		— magnésium	0 052
Sulfate de chaux	0 805		Carbonate de fer	traces
— potasse	0 055		Silicate de soude	0 015
Carbonate de chaux	0 270		Total :	9 080

Sur une somme de 9,08, en principes fixes, Balaruc offre 7,87 de
chlorhydrates, parmi lesquels le sel marin figure pour 6,80, et le chlorhydrate de magnésie pour 1,07 ; ces eaux doivent ainsi être purgatives;
le chiffre des sulfates n'est que de 0,85, et celui des carbonates alcalins
de 0,30. Rappelons que M. Balard y a, le premier, constaté la présence
du brome ; MM. L. Figuier et Mialhe, qui ont dosé les bromures, les
évaluent à 0,035. A l'appui de ces résultats, nous devons faire observer qu'une analyse faite précédemment par M. Brongniart donne des

proportions semblables : 1° principes fixes, 9,25 ; 2° chlorure de sodium, 6,25; de magnésium, 1,40 ; 3° sulfate de chaux, 0,58 ; 4° carbonates, 0,41. — L'eau de Balaruc est purgative à la dose de 7 à 8 verres, et très purgative à la dose de 2 à 3 litres par jour.

On les emploie avec succès dans les affections scrofuleuses, les engorgements abdominaux, les rhumatismes chroniques, les raideurs et les contractures qui succèdent aux entorses, aux luxations et aux fractures, etc. (Pâtissier, *Manuel*, 1837.) N'omettons pas un phénomène que nous retrouverons plusieurs fois dans l'étude des eaux salines :« Les eaux de Balaruc s'emploient avec succès contre les fièvres intermittentes rebelles, si communes dans cette contrée. » (Pâtissier, *ibid.*, p. 381.) On les a beaucoup vantées contre les paralysies, même celles d'origine cérébrale; nous reviendrons sur cette question dans le chapitre de thérapeutique.

KISSINGEN (BAVIÈRE).

Altitude 1,323 pieds. — Température 10 à 11° c.

Petite ville située dans la Basse-Franconie, à 120 kilomètres de Francfort, dans une riante vallée qui court du nord au sud, traversée par la rivière la Saale et environnée de coteaux fertiles en fruits. Les sources (toutes fraîches) y sont au nombre de trois : le Rakoczy, le Pandur et le Maxbrunnen; elles sont fortement gazeuses et bouillonnent vivement; l'eau en est limpide, mais, exposée à l'air, elle laisse déposer un sédiment ocracé. Sa saveur est acidule, légèrement salée, laissant un arrière-goût un peu amer. Il existe à Kissingen des bains, des douches, des bains de vapeur, des étuves et des salles d'inhalation. L'eau du Rakoczy sert surtout pour la boisson à la dose de trois à six verres. Le Pandur est principalement utilisé en bains.

Analyse par Liebig. (*Journal d'Hydrologie*, 1855.)

	RAKOCZY.	PANDUR.	MAXBRUNNEN.
Acide carbonique libre.	1574 cc 084	1815 cc 265	1087 cc 199
	gr.	gr.	gr.
Chlorure de sodium	5 8220	5 52068	2 28192
— potassium.	0 2869	0 24138	0 14850
— magnésium	0 5424	0 21162	0 06661
Sulfate de magnésie	0 5871	0 59776	0 25757
— chaux	0 5895	0 50044	0 15811
Nitrate de soude	0 0095	0 00352	0 08519
Carbonate de magnésie	0 0170	0 04478	0 07502
— chaux.	1 0609	1 01485	0 60252
Phosphate de chaux.	0 0056	0 00522	0 00413
Chlorure de lithium	0 0200	0 01679	0 00057
Carbonate de fer	0 0515	0 02640	»
Bromure de sodium.	0 0084	0 00657	»
Acide silicique	0 0129	0 00410	0 00908
Ammoniaque	0 0009	0 00884	0 00850
Iodure de sodium, borate de soude, sulfate de strontiane, fluorure de calcium, phosphate d'alumine, carbonate de manganèse	traces	traces	traces
Total des sels :	8 55487	8 00657	3 64705

De ces trois sources, le Rakoczy et le Pandur sont les plus minéralisés et le sont à peu près au même degré. Le Maxbrunnen, peu chargé en éléments minéralisateurs, est employé comme eau acidule gazeuse dans les grandes chaleurs. Les sources de Kissingen, outre une proportion assez considérable de sel marin (5 gr. 2 à 5 gr. 8) contiennent 1 gr. de carbonate de chaux qui leur communique quelques-unes des propriétés des eaux alcalines calciques. — C'est le Rakoczy qui est utilisé surtout en boisson. Il donne de l'activité aux digestions, dans les premiers jours; mais, dès la deuxième semaine, la langue se charge d'un enduit saburral, les selles deviennent irrégulières, et l'appétit est plutôt diminué. (Ed. Lee.) Suivant le dr Balling, il faut boire l'eau du Rakoczy jusqu'à ce que le malade commence à éprouver un sentiment de malaise ou de dégoût: ce sont là les symptômes que la saturation est atteinte. (Ed. Lee.)

Ces eaux sont renommées dans les affections intestinales désignées sous le nom de saburrales. Suivant le dr Granville, un demi-verre de Rakoczy, pris le matin en s'éveillant, dissipe les malaises qui suivent les excès de table. (*Op. cit.*, p. 154.) — On les conseille, avec succès, dans les affections qui reconnaissent pour cause la pléthore abdominale, et le ralentissement de la circulation de la veine-porte, avec congestion du côté du foie. (Ed. Lee.) Elles sont aussi utiles dans les menstruations difficiles, irrégulières. — « On voit disparaître les leucorrhées qui se rattachent à l'atonie des organes génitaux. » — Enfin, l'eau du Rakoczy, combinée avec des bains du Pandur, a heureusement modifié, et même, suivant le dr Maas, a guéri la goutte, surtout lorsqu'elle se compliquait de mauvaises digestions.

Les eaux du Rakoczy perdraient par le transport, suivant Lee, quelque chose de leurs propriétés. La saveur change, et leur action se porterait de préférence sur les reins, plus rarement sur les intestins. (*The baths of Germany*, p. 181.)

BOURBONNE (HAUTE-MARNE).

Bourbonne est à 60 kilomètres de Nancy et de Besançon, et à 280 kilomètres de Paris, en passant par Troyes, Bar-sur-Aube et Langres. — On y trouve un établissement civil et militaire. Bourbonne a trois sources thermales : 1° la Matrelle ou Fontaine-Chaude, sur la place, température 46° : on l'emploie surtout en boisson ; la saveur en est un peu amère ; 2° le puisard ou grande source qui fournit l'établissement ; 3° celle qui alimente l'établissement militaire. — Le *Vieux-Bain*, destiné aux hommes, contient 32 cabinets, avec des cabinets de douches distincts. — Le *bain des Dames*, de construction récente, possède 30 cabinets pour bains et douches. C'est généralement sous forme de bains et de douches que l'on emploie les eaux de Bourbonne, qui, avec celles de Balaruc et de La Motte, sont les plus chargées de sel marin en France. Elles sont très usitées en boisson à la dose de 2 à 4 verres le matin. Bourbonne est sujet à des variations assez brusques de température ; il y tombe beaucoup de pluie.

Analyse par MM. L. Figuier et Mialhe. (*Journ. de Pharmacie*, 1848, t. xiii.)

	Source de la Place. — 58°.		Source de l'Etablissement. — 57°.
	gr.		gr.
Chlorure de sodium	5 785		5 771
— magnésium	0 592		0 581
Sulfate de chaux	0 899		0 879
— potasse	0 149		0 129
Carbonate de chaux	0. 108		0 098
Bromure de sodium	0 065		0 064
Silicate de soude	0 120		0 120
Total des sels :	7 546		7 481

Le lecteur sera frappé, comme nous, de l'identité de composition de ces deux sources : en prenant pour type celle de l'établissement, on voit que, sur 7,48 de sels, il y a 6,15 pour les chlorhydrates, parmi lesquels le chlorhydrate sodique figure pour 5,77 ; les sulfates sont en très minime proportion (1,008), ainsi que les alcalins (0,09), malgré l'adjonction d'un peu de silicate (0,12). En somme, disons que c'est le sel marin qui doit surtout agir ici, sans oublier toutefois les bromures. Ces eaux doivent être toniques, apéritives et fondantes; moins chaudes, elles seraient sensiblement laxatives. — MM. Ed. Lee et C. James comparent Bourbonne à Wiesbaden. « Quelques verres excitent l'appétit, activent les fonctions des reins et de la peau, mais ne paraissent avoir aucune action spécifique sur aucun organe. » On les préconise dans les paralysies, les plaies d'armes à feu, les rhumatismes, les contractures et les pseudo-ankyloses, etc. Notons que les auteurs s'accordent à dire qu'elles sont très-efficaces dans les engorgements abdominaux, notamment ceux du foie et de la rate, qui sont consécutifs à des fièvres intermittentes, et que, dans les soldats de l'hôpital, on en voit beaucoup qui ont contracté ces maladies en Algérie. (Ed. Lee.) — Nous mentionnerons, sous toutes réserves, la singulière propriété qu'on leur attribue, de ramollir les fibro-cartilages et le tissu osseux, ce qui les rendrait fort dangereuses dans les fractures mal consolidées. (Lefaivre, 1820; Magistel, 1828; Pâtissier, 1837; C. James, 1851.) — Cependant, M. Bougard n'a pas vu une seule fois le traitement thermal déterminer le rammollissement du cal dans les fractures récemment consolidées. (*Dissert. sur les eaux de Bourbonne*, 1856.) — *Médecins* : MM. Renard, Magnieu, Bougard.

FORBACH (MOSELLE).

Analyse par M. O. Henry.

	gr.		gr.
Chlorure de sodium	5 420	Carbonate de chaux	} 0 520
— magnésium	0 160	— magnésie	}
— potassium	traces	Alumine	traces
Sulfate de soude	0 500	Matière organique	} 0 150
— chaux	0 150	Fer	}
		Total :	6 480

Forbach présente un type assez pur en fait d'eaux salines chlorhydratées sodiques; si nous ne l'avons pas placé en tête de notre chapitre, c'est, d'une part, que nous suivons une progression chimiquement décroissante dans l'exposé des sources de cet ordre, et que d'autre part Forbach, étant peu connu, eût moins servi à éclairer qu'à embarrasser la question ; MM. Granville (*Guide*, 1849) ; C. James (*Manuel*, 1851) ; Ed. Lee (*The baths of France*, 1854), etc., n'en font pas mention ; M. Pâtissier se borne à dire que ces eaux sont peu utilisées, mais qu'elles mériteraient de l'être.

M. Mége compare les eaux de Forbach à celles de Niederbronn et fait observer qu'elles sont encore plus minéralisées. Il établit qu'elles seront utilement administrées dans les maladies chroniques, sans irritation des organes gastriques, pulmonaires et génito-urinaires ; dans les engorgements articulaires et glandulaires, dans les affections herpétiques et psoriques. (*Gaz. médic.*, 1835, p. 766.) Le lecteur va juger de l'exactitude de ce parallèle.

NIEDERBRONN (BAS-RHIN).

Bourg situé à 192 mètres au-dessus du niveau de la mer, à 36 kilomètres de Strasbourg, dans une étroite vallée, et qui possède deux sources gazeuses, renfermées dans un bassin de pierre. Niederbronn n'a pas d'établissement thermal proprement dit : les bains se prennent dans la chambre des malades, où l'eau chauffée convenablement est portée par des gens de service : on n'y trouve ni piscine ni étuves.

Analyse par MM. Figuier et Mialhe. (*Journ. de Pharmacie*, 1848.) Température 18° c.

	gr.			
Chlorure de sodium	5 070	Silicate de soude	traces
— magnésium	0 288	Bromure de magnésium	0 260
— potassium	0 260	— sodium	0 040
— calcium	0 825	Carbonate de fer	0 091
Sulfate de chaux	0 090		5 044
Carbonate de chaux	0 120		

On voit que, sur un total de 5,044 en principes fixes, il y a 3,618 de chlorhydrates, parmi lesquels le chlorhydrate de soude entre pour 3,070 ; c'est à ce sel que revient évidemment la part active dans l'action de ces eaux. Toutefois, s'il est vrai qu'elles sont faiblement alcalines (0,12) et que la proportion des sulfates y est insignifiante (0,090), il ne faut pas omettre qu'elles sont sensiblement ferrugineuses (0,09) et très notablement bromurées (0,30), à tel point que, mieux étudiées, elles pourront peut-être offrir une sorte de transition naturelle aux eaux bromurées.

14

Dans tous les cas, leur composition est complexe, et leurs effets aussi; et, si le chlorhydrate de soude y prédomine, ce n'est évidemment pas la seule substance agissante.

« Les eaux de Niederbronn, prises en boisson, excitent doucement la membrane muqueuse de l'estomac et sont laxatives. » (Pâtissier, *Manuel*, 1837.) On remarquera ici que leur effet laxatif n'est pas contrarié par une température élevée : elles sont fraîches, 17 à 18°. « L'eau de Niederbronn est assez franchement purgative. On attribue ces effets à l'action des sels de magnésie qu'elle tient en dissolution; mais, dit M. James, qu'on me permette à cet égard une simple réflexion : il existe dans ces sources une dose tellement faible de magnésie, qu'elle atteint à peine 30 centigrammes, tandis que l'eau de Sedlitz artificielle en renferme *plus de cent fois autant*. Or, j'ai donné des soins à un malade qu'un seul verre d'eau de Niederbronn suffisait pour purger, alors qu'une bouteille entière d'eau de Sedlitz, même à 45 grammes, n'amenait aucun résultat. Il y a donc, dans l'association des principes constitutifs de l'eau minérale, quelque chose de tout à fait particulier. » (*Guide*, 1851.) Notons qu'il faut surtout tenir compte de l'hydrochlorate de soude et de la température froide de l'eau. « Ces eaux conviennent dans la débilité et l'état muqueux de l'estomac, les engorgements chroniques du foie et de la rate, la jaunisse, les calculs biliaires, le catarrhe vésical, la leucorrhée, la chlorose, les scrofules, les maladies de la peau, etc. » (Pâtissier, *Manuel*, 1837.) « Les eaux de Niederbronn sont apéritives, toniques, diurétiques et doucement purgatives. » (Granville, *Guide*.)

Nous renvoyons au chapitre de la thérapeutique, l'appréciation des travaux récemment entrepris sur ces eaux, par M. Kuhn entre autres : ajoutons que, d'après ce médecin, le diabète, loin d'être soulagé, serait une contre-indication de l'usage des eaux de Niederbronn. (*Annales de la Société d'hydrol.*, t. I, p. 40.) — *Médecin :* M. Kuhn.

SOULTZBAD, le Bain de Soultz (BAS-RHIN).

Située dans un riant vallon, au milieu du vignoble de Wolschein, cette source jaillit du sein de couches de grès bigarré. L'eau en est claire, limpide, froide, peu gazeuse, d'une saveur notablement salée; concentrée, elle laisse déposer de la chaux et de la magnésie; soumise à l'évaporation, elle abandonne du sulfate de chaux et enfin une abondante cristallisation de sel marin. Sa densité est de 1,0034. La source ne peut fournir que 150 à 200 bains par jour.

Analyse. (Koppet-Persiz, 1844.)

	gr.				gr.
Acide carbonique libre.	0	036	Bromure) potassique. . . .	0	012
Chlorure de sodium	3	189	Iodure)		
Sulfate de soude	0	267	Silice	0	004
— magnésie	0	200	Acide phosphorique . . . . . .) traces		
— chaux.	0	278	Oxyde de fer, matière organiq.)		
Bicarbonate de chaux	0	451	Total des sels :	4	381

Le docteur Eissen a publié (1857) sur ces eaux une *Notice* que nous allons mettre à contribution : les eaux de Soultzbad sont principalement employées à l'extérieur en bains, douches, lotions, injections, dans les diathèses rhumatismale, goutteuse, herpétique et syphilitique. A l'intérieur elles sont peu utilisées et l'on doit y apporter beaucoup de modération. M. le docteur Eissen les regarde comme contre-indiquées dans l'état de grossesse, la période menstruelle, les dyspepsies de nature gastralgique et les affections cancéreuses. — Enfin, comme ces sources sont bromurées et iodurées, elles lui paraissent convenir dans les maladies où les eaux de cette classe sont recommandées (manifestations diverses de la scrofule).

AIX-LA-CHAPELLE (PRUSSE RHÉNANE).

(*Itinéraire :* à 169 kilom. de Bruxelles ; chemin de fer par Louvain et Liége.)

Les sources, au nombre de six, sont distinguées en supérieures et en inférieures.

Analyse par Liebig. (*Journ. de Pharmacie*, 1851, t. xx.)

	SOURCE de l'Empereur. 55° (gr.)			SOURCE DE Cornélius. 49°7 (gr.)		SOURCE DE Rozen. 47°. (gr.)		SOURCE de Quirinus. 45°. (gr.)		
Chlorure de sodium	2	6594	} 2 63	2	4651	2	5458	2	5959	} 2 59
Sulfate de soude	0	2827	} 0 45	0	2866	0	2822	0	2920	} 0 44
— potasse	0	1544		0	1566	0	1540	0	1516	
Carbonate de soude	0	6504	} 0 85	0	4979	0	5292	0	5526	} 0 75
— chaux	0	1385		0	1317	0	1839	0	1718	
— magnésie. . .	0	0514		0	0249	0	0265	0	0534	
Carbonate de protox. de fer	0	0095		0	0059	0	0059	0	0052	
— lithine. . . .	0	0003		0	0003	0	0002	0	0002	
— strontiane . .	0	0002		0	0001	0	0002	0	0002	
Sulfure de sodium.	0	0095		0	0054	0	0074	0	0025	
Bromure de sodium	0	0036		0	0056	0	0036	0	0056	
Iodure de sodium.	0	0005		0	0004	0	0004	0	0005	
Silice	0	0661		0	0597	0	0595	0	0620	
Matière organique	0	0751		0	0927	0	0915	0	0978	
Total des sels fixes :	4	1019		5	7505	5	8907	5	9696	

Chacun sera frappé de l'analogie de composition de ces quatre sources : en prenant pour type celle de l'Empereur, on voit que, sur 4,10 en principes fixes, il existe 2,63 de chlorhydrate sodique ; ces eaux sont très peu sulfatées (0,43), mais sensiblement alcalines (0,85) et un peu iodobromurées (0, 0041). Elles doivent agir par leur température et leur chlorhydrate sodique surtout, et un peu par leurs alcalins et les iodobromures. Ces eaux sont surtout employées en bains et en douches. On débute par la douche qui dure environ une demi-heure, et l'on termine par le bain qui n'est qu'à 35 ou 36° et dont la durée est également d'une demi-heure. Par leur thermalité élevée, que l'on met toujours en jeu, les eaux d'Aix-la-Chapelle provoquent sur l'organisme les phénomènes d'excitation que nous avons étudiés avec soin. Les indications et les contre-indications en découlent naturellement et sont les mêmes que celles que nous avons signalées. Suivant M. Pâtissier, ces eaux ont une vertu énergique. On les préconise dans les affections scrofuleuses, les vieux ulcères, quelques caries, les maladies de la peau ; contre le rhumatisme et certaines formes de la goutte, surtout la goutte molle ; les maladies anciennes du tube digestif, les engorgements du foie, de la matrice, etc. Les auteurs s'accordent à signaler leur efficacité dans les hémorrhoïdes, les irrégularités de la menstruation, la saturation mercurielle, les coliques métalliques, les fièvres intermittentes rebelles, etc. Hufeland les recommande dans l'hypochondrie.

BADEN-BADEN (DUCHÉ DE BADE).

(*Itinéraire :* chemin de fer de Strasbourg à Kehl, et de là directement à Bade.)

« Bade ou Baden est une petite ville, près du Rhin, à 2 lieues de Rastadt, 8 de Strasbourg et de Carlsruhe. — La position de la ville est agréable et pittoresque, entourée de collines couvertes de bois de sapins, et à peu de distance de la Forêt-Noire. Parsemé de belles promenades, pourvu de toutes les commodités du luxe, Bade est devenu le rendez-vous de l'Angleterre, de la France et de l'Allemagne. Mais il faut reconnaître que, dans ce grand nombre d'étrangers, il n'y a qu'une très petite proportion de baigneurs. Ses sources au nombre de 13 (la principale s'appelle *Nisprung*, tempér. 60° c.) sourdent des flancs d'un mont granitique sur lequel la ville est adossée, et de là sont distribuées dans les divers établissements de bains. Les eaux sont claires et limpides, légèrement salées, d'une saveur analogue à celle du bouillon et d'une odeur comme sulfureuse. Leur densité est d'environ 1,030 ; leur température varie de 37 à 60°. — Chacun des principaux hôtels de la ville possède un établissement de bains. » (Pétrequin, *Voyage médical.* — Voyez *Annales de gynécologie*, 1841.) Ses eaux s'emploient en boisson, bains, demi-bains, douches, et localement en petites douches contre la surdité et les maux d'yeux.

Source principale. Analyse par M. Bunsen, 1858. (*Revue d'hydrologie* du d^r Robert, n° 1.)

	cc.			gr.	
Acide carbonique	19	79	Bicarbonate de chaux	0	1657
	gr.		— magnésie . . .	0	0055
Chlorure de sodium	2	1511	— ammoniaque .	0	0066
— potassium. . . .	0	1658	Acide silicique.	0	1190
— magnésium . . .	0	0127	Alumine.	0	0011
Sulfate de chaux.	0	2026	Bromure de sodium	traces	
— potasse.	0	0022	Nitrate, acide propicnique . .	traces	
Phosphate de chaux	0	0028		2	8379
Bicarbonate de fer	0	0048			
Manganèse, arséniate de fer. .	traces				

M. Kramer considère ces eaux comme très excitantes ; elles le sont en effet, si on les emploie à haute température. On les combine quelquefois avec le sel de Carlsbad (sulfate de soude). On les coupe souvent avec du lait. « Elles exercent sur la peau une action particulière que je n'ai trouvée mentionnée dans aucun auteur : elles rendent la peau sèche et rugueuse, ce que j'attribue à la proportion des sels de chaux. — M. Pitchafft m'a assuré qu'elles lui avaient souvent réussi dans la dysménorrhée torpide, dans la stérilité qu'on rencontre chez des femmes scrofuleuses ou mariées à des individus entachés du vice syphilitique. M. Ruex m'a affirmé qu'elles produisaient de bons effets dans les flueurs blanches, les dérangements de la menstruation et quelques hystéries. Tous les auteurs s'accordent à les conseiller dans la chlorose, le rachitisme, la scrofule, etc. » (Pétrequin, *op. cit.*) — Bade est plutôt un séjour de plaisance qu'une véritable station médicale.

BOURBON-L'ARCHAMBAULT (ALLIER).

Altitude 270 m. — Température 60° c.

(*Itinéraire :* de Paris à Moulins, 342 kilom. en chemin de fer ; de Moulins à Bourbon, 25 kilom.)

Bourbon-l'Archambault possède une source thermale qui fournit 2,400 mètres cubes d'eau en 24 heures, et une source ferrugineuse (source Jonas) froide. — On y compte 16 cabinets de bains, munis chacun d'un appareil de douches, fixé au-dessus des baignoires. Il y a une douche écossaise, deux cabinets de douches ascendantes ; mais il n'existe ni piscine, ni bains, ni douches de vapeurs. (Pâtissier, *Rapport* de 1854.)— L'eau thermale est douce, onctueuse au toucher, bouillonnante par la grande quantité de gaz qu'elle dégage ; sa surface est couverte de conferves.

Analyse par M. O. Henry, 1842.

Source thermale.		Source Jonas (ferrugineuse).	
Acide carbonique.	1/6 vol.	Acide carbonique	1,5 vol.
	gr.		gr.
Chlorure de sodium.	2 240	Chlorure de sodium . . . . . . }	0 100
— magnésium . . . . }	0 070	— magnésium . . . . }	
— calcium . . . . . }		Sulfate de soude	0 028
Sulfate de soude		— chaux	0 012
— potasse	0 231	Bicarbonate de chaux	0 201
— chaux.		— magnésie. . . .	0 076
Carbonate de soude	0 367	Silicate de chaux . . . . }	0 500
— magnésie	0 470	— alumine . . . . . . }	
— chaux.	0 507	— soude	0 020
Silicate de soude	0 060	Crénate ou carbonate de fer . .	0 040'
— alumine . . . . . . }	0 370	Oxyde de magnésium	traces
— chaux. . . . . . . }			0 977
Crénate de fer	0 017		
	4 342		

L'eau minérale d'Archambault paraît de prime abord aussi saline que celles d'Aix-la-Chapelle et de Niederbronn ; mais, en y regardant de plus près, on distingue que, sur un total de 4,34, les éléments salins ne figurent que pour 2,54 ; et, en regard des chlorhydrates (2,31), il faut placer les carbonates (1,34) et les silicates (0,43), qui élèvent réellement à 1,77 le chiffre des alcalins. C'est donc une eau minérale saline alcaline, qui peut servir de transition, comme quelques-unes des suivantes, de la classe des salines à la classe des alcalines. C'est à ce point de vue qu'on doit étudier son action, tout en tenant compte de sa thermalité.

« Cette eau thermale a une action stimulante : elle accélère la circulation, rend plus actives les sécrétions des reins et de la peau, tend à produire plutôt la constipation que la diarrhée. (*Notez qu'on les boit chaudes.*) Elle est efficace dans toutes les maladies qui dépendent de la faiblesse ou du relâchement des tissus, et dans celles où il faut ranimer le sentiment et le mouvement. » (Pâtissier, *Manuel*, 1837.) Elle est diaphorétique et diurétique, mais constipante. (C. James.) On la conseille dans les paralysies rhumatismales et traumatiques, dans les coliques hémorrhoïdaire et hépatique, dans les troubles de la menstruation, dans les tumeurs blanches rhumatismales, dans les ulcères, suite de plaies par armes à feu, etc. (Faye, *Statistique* de 1824 à 1833.)

MULHAUSEN (ALLEMAGNE).

Température 11° 25. — Densité 1,005. — Analyse par Graeger.

	gr.			gr.
Chlorure de sodium	1 590	Carbonate de chaux.	0 861
— potassium.	traces	— magnésie	0 195
Sulfate de chaux	0 846	Silice	traces
				2 712

A mesure que nous descendons dans l'échelle des eaux minérales, leurs caractères génériques deviennent moins tranchés : s'il est vrai qu'ici, sur une somme de 2,71 de sels fixes, on trouve 1,59 pour les chlorhydrates sodiques, et que cette prédominance les rattache forcément à l'ordre que nous avons établi, il est toutefois incontestable que la quantité de sulfates (0,84), quoique faible, est séparée déjà des chlorhydrates par une proportion relativement moindre, et qu'en définitive, on s'approche ainsi de la classe que nous avons appelée *eaux salines mixtes*. — Les eaux de Mulhausen sont peu connues : MM. Pâtissier, Granville, C. James, Ed. Lee, etc., n'en font pas mention.

TERCIS (LANDES).

Commune du canton de Dax. L'on y trouve des baignoires de marbre et quelques appareils de douches. L'établissement est environné d'une jolie promenade et d'un jardin anglais.

Analyse. (Thoré et Meyrac.) — Température 28°.

	gr.			gr.
Chlorure de sodium	2 124	Carbonate de magnésie. . . .	0 085
— magnésium	0 225	— chaux	0 042
— calcium	traces	Matière terreuse	0 052
Sulfate de chaux	0 021		2 527 (1)

_____

(1) On pourrait, au sujet de Tercis, renouveler la discussion qui a été soulevée à propos

Cette eau est employée à l'intérieur et à l'extérieur, en bains; « elle est onctueuse à la peau comme si l'on y avait dissous du savon. » (Pâtissier, *Rapport*, 1854.) — M. Dabadie les conseille dans les gastrites chroniques et les obstructions intestinales. « Les rhumatismes, d'après M. Massie, obtiennent de l'emploi des bains et des douches un soulagement sensible, et même la guérison quand il n'existe pas de tophus ni d'hydarthrose. Ces bains se montrent également salutaires dans les affections nerveuses et les dermatoses. » (Pâtissier, *Rapport*, 1854.)

Médecin : M. Massie.

LUXEUIL (HAUTE-SAÔNE).

Altitude 300 m. — Température 40 à 63° c.

« Luxeuil moderne, dont la population est d'environ 4,000 âmes, est situé dans une plaine longue et pittoresque, arrosée par deux petites rivières, au pied des montagnes des Vosges. Traversé par cinq grandes routes, Luxeuil est à 6 lieues de Vesoul et de Plombières, entre Epinal et Besançon (à 418 kilomètres de Paris, 69 de Bourbonne). — Ses thermes ont joui d'une réputation fort ancienne ; l'établissement actuel, qui est un des plus beaux de France, est au nord de la ville, au milieu d'un jardin pittoresque ; il possède 11 sources thermales et 1 ferrugineuse. » (Pétrequin, *Voyage médical*, 1841.) L'établissement renferme 6 piscines, un grand nombre de cabinets ayant 60 baignoires, 14 douches descendantes, 6 douches vaginales, 1 douche écossaise, 1 douche ascendante, 2 cabinets de vapeur et 1 étuve. (Chapelain.) L'eau ferro-manganifère est administrée en boisson et en bains ; cette source, très abondante (50 à 60,000 litres par 24 heures), a une température de 35° c. (Billout.)

---

d'Aix-la-Chapelle, dont les eaux seraient sulfureuses d'après M. C. James, et ne le seraient pas d'après M. Fontan : « La source de l'Empereur, qui passe pour être une des plus sulfureuses de l'Europe, perd, dit M. Fontan, par la simple chute de l'eau dans la baignoire, tout son principe sulfureux, et l'eau de cette source devient dans le bain une simple source salée chloronatreuse (lisez *eau saline chlorhydratée*), comme elle était à son origine, avant d'avoir contracté un peu de sulfure par son passage à travers des matières organiques. » Liebig, de son côté, affirme que les eaux d'Aix-la-Chapelle ne renferment pas d'acide sulfhydrique libre. — Pour Tercis, nous n'avons pas à invoquer de pareilles autorités, et l'analyse de ses eaux est à refaire.

Analyse par Braconnot, 1838. (Aliès, *Etudes sur les Eaux de Luxeuil*, 1850.)

	Bain des Bénédictins. 40°.	Grand-Bain. 51° à 65°.	Bain des Dames. 47°.
	gr.	gr.	gr.
Chlorure de sodium	0 7564	0 7471	0 7707
— potassium.	0 0200	0 0239	0 0215
Sulfate de soude	0 1409	0 1468	0 1529
Carbonate de soude.	0 0457	0 0355	0 0475
— chaux.	0 0785	0 0850	0 0600
Magnésie.	0 0031	0 0030	0 0240
Silice	0 0751	0 0659	0 0825
Alumine, oxyde de fer.) Oxyde de manganèse .)	0 0034	0 0033	0 0020
Matière animale.	0 0030	0 0025	0 0040
	1 1349	1 1130	1 1049

Les eaux de Luxeuil sont faiblement minéralisées, et c'est le sel marin qui prédomine : les éléments de son action se trouvent dans sa température, dans le chlorhydrate de soude et de potasse, et dans les alcalins (carbonates et silice) qu'elle renferme.

« En boisson, les eaux thermales de Luxeuil facilitent la sécrétion des urines et de la transpiration, excitent légèrement la muqueuse de l'estomac et activent un peu la circulation. » (Pâtissier, *Manuel*, 1837.) — « Elles s'emploient dans le rhumatisme, dans la goutte atonique, dans les désordres digestifs et les affections nerveuses où l'on cherche un effet sédatif. » (Ed. Lee, *The baths of France*, 1854.) — « Si les sources de Luxeuil n'étaient pas si rapprochées de celles de Plombières, elles jouiraient d'une bien autre réputation. » (C. James, *Guide*, 1851.)

Médecins : MM. Chapelain, Garnier, Billout.

DEUXIÈME GROUPE. — EAUX SALINES CHLORHYDRATÉES SODIQUES-CALCIQUES.

Ce groupe se compose des sources minérales salines dans lesquelles prédominent les chlorhydrates de soude et de chaux. Nous choisirons pour type de cet ordre les sources de Nauheim (Hesse-Electorale).

NAUHEIM (HESSE-ÉLECTORALE).

Nauheim est à 200 lieues de Paris, à 24 kilomètres de Francfort, sur le chemin de fer du Mein-Weser. Cette ville est située sur la pente nord-est du Taunus, dans la petite vallée de Watereau. Nauheim possède sept sources, dont la température varie de 10 à 39°. Deux sources sont employées en boisson, le Kurbrunnen et le Salzbrunnen. Trois autres servent à l'usage des bains, ce sont le Kleiner-Sprudel, le Grosser-Sprudel et le Friedrich-Wilhelm. Des deux dernières sources, situées en dehors du parc, l'une, le Schwalheim, est exclusivement réservée comme boisson d'agrément aux repas; la seconde, Alkalischer-Saüerling, ne paraît pas encore avoir reçu un emploi utile. (Rotureau.) Ces sources sont très gazeuses; l'acide carbonique y est utilisé en bains et en douches. Le d^r Boré administre les bains de gaz dans l'asthénie musculaire, et les douches dans les maladies asthéniques des yeux et des oreilles.

Analyse par M. Chatin. (Rotureau, *Monographie*, 1856.)

	Frédéric-Guillaume. 39°.	Gros-Sprudel. 35°.	Salzbrunnen. 24°.	Kurbrunnen. 21°.
	gr.	gr.	gr.	gr.
Chlorure de sodium	35 1000	23 5000	20 9000	14 2000
— calcium.	2 7500	2 5000	2 1000	1 5000
— magnésium . . .	»	0 5500	0 4000	0 5900
Sulfate de chaux	0 0650	0 1100	0 1200	0 1000
Bicarbonate de chaux	2 5600 ⎫	1 9000	1 5500	1 4000
Silice et traces d'alumine. . .	0 0260 ⎬ alcalins.	0 0250	0 0200	0 0080
Nitrates alcalins	fort. traces ⎭	traces	traces	traces
Bromure de magnésium . . .	0 0098	0 0080	0 0070	0 0050
Carbonate de fer . . . , . .	0 0450	0 0550	0 0200	0 0200
— manganèse. . .	0 0100	0 0150	0 0100	0 0050
Arséniate de fer	fortes traces	0 0004	traces	0 0002
Sels de potasse et d'ammoniaq.	traces	traces	traces	traces
Matière organique	fortes traces	fortes traces	fortes traces	fortes traces
	40 5658	28 4654	25 0772	17 4382

Il existe une grande analogie de composition entre ces diverses sources, avec cela, toutefois, qu'elles présentent une minéralisation décroissante : mais les rapports entre les éléments minéralisateurs restent semblables, ou à peu près, dans chaque source. Dans celle de Frédéric-Guillaume, on voit que, sur un total de 40,36 en principes fixes, il y a

35,10 pour le chlorhydrate de soude et 2,75 pour celui de chaux, et un chiffre insignifiant de sulfate calcique (0,06); ces eaux sont notablement alcalines (2,36) et fortement gazeuses, ce qui doit en rendre la digestion plus facile. Elles doivent être toniques, car elles sont ferro-manganifères (0,05) et bromurées (0,009).

M. C. James compare Nauheim à Kreusnach, et signale son efficacité dans les scrofules, résultat auquel le bromure n'est sans doute pas étranger. Selon M. Rotureau, Grosser-Sprudel est une source purgative ; Salz-brunnen et Kurbrunnen ont un effet laxatif à la dose de 2 à 3 verres ; on commence par la dernière, qui est moins énergique, et l'on passe ensuite à la seconde, qui purge plus activement ; elles se digèrent assez bien, et *ont toutes une action tonique, quoique purgatives*. — « Les eaux de Nauheim ont une action curative reconnue contre les derma-toses chroniques, que ces dernières soient squammeuses, tuberculeuses, pustuleuses ou papuleuses. » (Rotureau, *Eaux de Nauheim*, 1856.) « C'est un adjuvant fort utile dans les manifestations secondaires et surtout tertiaires de la syphilis. » — « Les rhumatismes chroniques ne résistent pas d'habitude au traitement par les bains et par les eaux du Kurbrunnen et du Salzbrunnen. » — « Dans la chlorose, leur action est si puissante, qu'elle détruit rapidement cette altération du sang, sans qu'il soit besoin d'avoir recours à l'emploi simultané des ferrugineux. » (*Ibid.*) Notons, en passant, qu'elles contiennent du fer et du manganèse dans des proportions suffisantes pour rendre compte de ces effets.

Elles congestionnent l'utérus et excitent le retour des règles, quelle que soit la cause de leur suppression ; aussi faut-il les administrer avec prudence chez les femmes, surtout à certaines époques. — Elles ramè-nent aussi les hémorrhoïdes. — Elles peuvent provoquer des crache-ments de sang chez les sujets prédisposés.

On peut dire, en général, qu'elles conviennent dans la dyspepsie, la constipation, l'obstruction simple du foie, et dans les maladies générales comme les scrofules, la chlorose, le rhumatisme chronique, la syphilis ancienne, les excès vénériens, le *tabes dorsalis*, l'impuissance, et quel-ques affections chroniques des membranes muqueuses et cutanées, etc. (Rotureau, *ibid.*)

TROISIÈME GROUPE. — EAUX SALINES CHLORHYDRATÉES CALCIQUES-MAGNÉSIENNES.

Eau-mère de la saline de SASSENDORF.

Température 16°. — Densité 1,280. — Analyse par Müller. (*Annuaire de chimie*, 1848.)

Evaluation en grains sur 16 onces de liquide.

Chlorure de calcium	1444,60	Bromure de magnésium	12,85	
— magnésium	510,75	Fer, manganèse, iode	} traces	
— sodium	485,50	Matière organique	}	
— potassium	120,30			
Sulfate de soude	57,77		2634,71	
— chaux	4,94			

Sur un total de 2634,71, on remarque 1955,15 de chlorhydrate de chaux et de magnésie; c'est par là surtout que doivent agir ces eaux. Il ne faut pas toutefois oublier le bromure de magnésium (12,85) et les traces d'iode que l'analyse y signale. — L'histoire thérapeutique de ces eaux rentre dans celles que les Allemands nomment *Mutter-laüge*, et qu'ils emploient à titre d'adjuvant, ainsi que nous le verrons plus loin.

DEUXIÈME ORDRE. — EAUX SALINES SULFATÉES.

Le principal élément minéralisateur des sources de cet ordre est un sulfate de chaux, de soude ou de magnésie.

Si, dans la première section, nous avons vu que, de l'aveu de tous les auteurs, il y avait beaucoup d'obscurité et de confusion dans l'assemblage plutôt que le classement de ces eaux salines, on ne devra pas moins reconnaître qu'il y en a peut-être encore davantage dans cette deuxième section. Nous allons mettre à profit pour l'examen et la classification des sources minérales qui s'y rapportent, soit les études particulières que nous en avons faites, soit quelques monographies intéressantes auxquelles elles ont donné lieu : ces documents épars et généralement peu connus nous ont été d'un grand secours pour réaliser notre plan qui, nous osons l'espérer, jettera quelque lumière sur ce sujet obscur. D'après nos recherches les sources de cet ordre se subdivisent en trois groupes naturels que voici :

Eaux salines sulfatées calciques ;

Eaux salines sulfatées calciques-sodiques ;

Eaux salines sulfatées sodiques-magnésiennes.

PREMIER GROUPE. — EAUX SALINES SULFATÉES CALCIQUES.

La prédominance du sulfate de chaux, entre tous les éléments minéralisateurs, constitue les caractères particuliers de ce groupe, qui lui doit à la fois sa constitution chimique et ses principales propriétés médicales. Nous serons guidés, dans l'exposition successive des sources de cet ordre, moins par la somme totale des éléments fixes que par le chiffre prédominant du sulfate calcique qui, ce nous semble, doit servir à les graduer, en même temps qu'il leur imprime leurs qualités thérapeutiques.

ENCAUSSE (HAUTE-GARONNE).

Village bâti sur la rivière la Sope, arrondissement de St-Gaudens, à 2 kilomètres de la route qui conduit de St-Gaudens à Aspet. Les sources sont au nombre de trois : deux appartiennent à la commune et sont appelées *Grande* et *Petite-Source* ; la troisième est une propriété privée. — L'eau en est limpide, incolore, inodore, à saveur légèrement amère, laissant dégager du fond du réservoir une foule de bulles gazeuses principalement composées de gaz azote. — L'établissement contient 18 baignoires en marbre, une buvette ; mais le tout est assez mal entretenu.

Analyse par Filhol, 1851, — Grande-Source. — Température 22° 20 c.

	gr.		gr.
Sulfate de chaux.	2 1590	Carbonate de chaux	0 0270
— magnésie	0 5420	— magnésie. . . .	0 0155
— soude.	0 0204	Silice.	0 0100
Chlorure de sodium	0 3202	Oxyde de fer et de manganèse	traces
			3 0741

Notons que sur 3,074 de substances fixes, il y a 2,139 de sulfate calcique ; le sulfate et le chlorhydrate de soude y sont en proportion insignifiante, et le sulfate de magnésie en trop petite quantité pour agir. Cette eau est très faiblement alcaline (0,052); elle est rendue gazeuse par l'azote et l'oxygène. Il n'y a pas de traces d'arsenic, et à peine des traces de fer. — C'est donc évidemment par le sulfate de chaux qu'elle agit; or ses propriétés sont fort remarquables : « Le médecin inspecteur, M. Camparan, a confirmé par de nouvelles observations leur efficacité contre les fièvres intermittentes opiniâtres, efficacité signalée depuis longtemps par M. Doueil et reconnue par tous les médecins des localités voisines. C'est donc un fait acquis à la science, que cette action fébrifuge des eaux d'Encausse. » (Pâtissier, *Rapport*, 1854.) Cette remarquable propriété avait déjà été notée par M. Pâtissier dès 1837 (*Manuel des eaux*, p. 277); elle l'est aussi par Granville (*Guide*, 1846). « Ces eaux se montrent encore salutaires dans la dyspepsie, les engorgements passifs du foie, la gravelle, la leucorrhée, etc. » (Pâtissier, *Rapport*, 1854.) — On les dit légèrement laxatives; mais M. Pâtissier remarque fort bien qu'on leur ajoute un peu de sulfate de soude pour favoriser cet effet.

AULUS (ARIÉGE).

Petit village à 130 kil. de Toulouse, à 77 de Foix, sur la rivière le Garbet. Les eaux d'Aulus sont encore fort peu connues : ni M. Pâtissier (1837) ni M. Granville (1846) ni M. C. James (1851) n'en font mention; on va voir par l'analyse chimique que, de même qu'Encausse, Aulus présente un type assez pur des eaux salines sulfatées calciques, et l'on peut préjuger que ses propriétés thérapeutiques doivent se rapprocher de celles des eaux qui précèdent et qui vont suivre.

Source no 1. — Température 20°. — Analyse par M. Filhol.

	gr.			gr.
Sulfate de chaux	1 8107	Carbonate de chaux	0	1268
— magnésie	0 2095	— magnésie	0	0586
— soude	0 0120	Fer	0	0046
Chlorure de calcium	0 0060	Silice	0	0076
— sodium	0 0012	Acide crénique et apocrénique	0	0064
		Alumine		traces
		Total des sels :	2	2292

Faisons remarquer que, sur 2,22 d'éléments fixes, le chiffre du sulfate calcique s'élève à 1,81 ; les chlorhydrates (0,007) et les carbonates (0,16) ne peuvent guère compter, non plus que les traces de fer (0,004) ; en sorte que non seulement le sulfate calcique est ici l'élément prédominant, mais encore il fait presque tout à lui seul. Il appartiendra à l'expérience clinique de prononcer sur ces prévisions de la théorie.

BAGNÈRES-DE-BIGORRE (HAUTES-PYRÉNÉES).

Altitude 567 mèt. — Températnre 30° à 48° c.

Petite ville située sur l'Adour, à 16 kilomètres de Tarbes. Les sources minérales y sont très nombreuses : cinq sont ferrugineuses, ce sont la Reine, Roc-de-Lannes, St-Roch, la source des Yeux et le Dauphin ; celle-ci contiendrait la plus forte proportion de fer. Le grand établissement, qui porte le nom de *Thermes de Marie-Thérèse*, renferme un système complet de douches et de bains de vapeurs. — C'est dans l'établissement de Théas que l'on a placé la buvette de l'eau sulfureuse de Labassère. Selon l'expression de M Pâtissier, Bagnères repose, pour ainsi dire, sur une rivière d'eau thermale ; il suffit en effet, pour avoir de l'eau thermale, de percer verticalement le sol de la plaine. Nous allons grouper l'analyse des principales sources minérales. La source de la Reine, sur un total de 2,76 en principes fixes, renferme 1,68 de sulfate de chaux, c'est à dire les 2/3 environ. (Roc-de-Lannes en a 1,94 sur 2,76 ; et St-Roch, 1,99 sur 2,79.) Les chlorhydrates sont réduits à des proportions sans valeur. Les eaux de la Reine sont sensiblement alcalines (0,31) et surtout ferrugineuses (0,08) ; c'est en grande partie par le sulfate calcique qu'elles doivent agir, mais non exclusivement, à cause du fer qui s'y trouve.

Analyse par MM. Ganderax et Rosière. (*Annuaire des Eaux.*)

	Source de la Reine. 47°.		Source St-Roch. 41°.	Source des Yeux. 35°.	Source du Poulon 35°.
	gr.		gr.	gr.	gr.
Sulfate de chaux	1 680		1 995	1 876	0 158
— soude	0 596	} 2 07	»	0 490	»
— magnésie			0 257		0 127
Chlorure de magnésium	0 150		0 224	0 196	0 142
— sodium	0 062	} 0 19	0 109	0 060	0 526
S.-carbonate de chaux	0 266		»	0 312	0 124
— magnésie	0 044	} 0 31	0 054	0 012	0 072
Silice	0 036		0 040	0 043	0 040
S.-carbonate de fer	0 080		0 078	0 044	»
Substance grasse résineuse	0 006		0 006	0 010	0 012
Substance extractive végétale	0 006		0 005	0 012	0 005
Perte	0 054		0 024	0 052	0 054
	2 760		2 792	3 107	1 040

La plupart de ces sources sont excitantes (excepté le Foulon) et présentent les propriétés des eaux ferrugineuses. Aussi sont-elles utiles dans l'anémie, la chlorose et dans ces orages qui « accompagnent si fréquemment la puberté. » (C. James, 1857.) « Quant aux sources du Dauphin (48°), de la Reine (47°), de Roc-de-Lannes (45°) et de St-Roch (41°3), ce ne sont que les filets d'une même eau. Ces sources exercent une action stimulante : il ne faut avoir égard, dans leur emploi respectif (par rapport aux suivantes surtout), qu'aux différences de température, car leur minéralisation et leurs effets thérapeutiques sont les mêmes. » « La faible minéralisation de la source le Foulon, jointe à sa température agréable, en fait une eau calmante. A l'égard du Petit-Baréges (33°), du Salut (32°), du Saule (31°), nous dirons que ces sources exercent une action asthénisante sur le système nerveux et sur le système circulatoire. » « Employée en bains, l'eau du Salut calme et fait cesser les douleurs qui ont un caractère névralgique ; elle combat victorieusement les accidents spasmodiques ; prise en boisson, elle se montre efficace dans les gastralgies, les entéralgies. Elle est aussi très diurétique et par conséquent favorable aux personnes affectées de maladies des voies urinaires. Une des sources les plus recherchées, celle du Foulon, possède des qualités adoucissantes qui la rendent efficace dans certaines formes de rhumatismes et de dermatoses. (Pâtissier, *Rapport*, 1854, p. 170.) L'eau du Salut est assez abondante pour couler d'une manière continue dans les baignoires ; l'eau se renouvelant ainsi à chaque instant entretient autour du corps une température invariable (32°). — Les eaux de Bagnères-de-Bigorre s'emploient avec avantage dans les langueurs d'estomac avec perte d'appétit, les engorgements du foie et de la rate, les embarras muqueux des voies urinaires, les hémorrhoïdes liées à une constipation habituelle, les maladies chroniques de la peau qui dépendent d'une lésion hépatique. (Pâtissier, *Manuel*, 1837.) — M. Ed. Lee fait les mêmes remarques, et il ajoute qu'elles conviennent aussi dans les irritations des voies aériennes, du larynx et des bronches, dans l'asthme humide, dans les maladies nerveuses et éréthistiques. — M. Granville, après avoir signalé leurs bons effets dans les hémorrhoïdes, l'hypochondrie, les obstructions abdominales, les maladies néphrétiques, les maladies de poitrine, ajoute : « Leur supériorité incontestable se révèle dans les engorgements d'entrailles et chez les femmes affaiblies par des couches réitérées ou par des flux immodérés, etc. »

On considère l'eau de la Reine et de Laserre (5 à 6 verres) comme légèrement laxative ; mais, ce qui semblerait affaiblir la valeur de cette observation, c'est la phrase suivante de M. Pâtissier : « Pour les rendre plus actives, dit-il, on ajoute un peu de sel neutre. »

KING'S BATH (ANGLETERRE).

Bath, situé à 60 lieues ouest de Londres, à 5 de Bristol, est bâti sur un sol calcaire. — Son climat est doux ; mais les pluies y sont fréquentes. — On y distingue 3 sources principales: 1º le Bain du Roi (King's Bath) ; 2º le Bain de la Croix (Cross Bath) ; et 3º le Bain chaud (Hot Bath). — Le produit de ces trois sources, qui jaillissent dans la ville basse, est assez abondant pour remplir, chaque soir, de larges réservoirs qui alimentent les bains. L'eau est claire, incolore ; sa saveur, quand elle est bue chaude, se rapproche de la ferrugineuse ; mais, si elle est bue froide, le goût ferrugineux disparaît pour faire place à une saveur légèrement saline. La température de ces trois sources, qui, du reste, ont la même composition chimique, varie de 42º à 46º.

Analyse par Merck et Galloway. — Température 46º c.

Acide carbonique libre.	95 cc. 64	Carbonate de chaux	0	1260
	gr.	— magnésie	0	0047
Sulfate de chaux	1 1436	Silice	0	0426
— soude	0 2747	Carbonate de fer.	0	0153
— potasse.	0 0663	Manganèse, iode.		traces
Chlorure de sodium	0 1806			
— magnésium . . .	0 2083	Total des sels :	2	0621

On trouve ici 1,14 de sulfate de chaux, sur 2,06 de principes fixes : les autres sulfates (soude et potasse, 0,33), les chlorhydrates (0,38) et les carbonates (0,13) n'y figurent chacun que pour un chiffre insignifiant. En 1830, Dauberry y a signalé des traces d'iode ; il y a aussi des traces de manganèse.

Les eaux de Bath ne purgent pas, à moins qu'on n'en prenne une trop grande quantité (Pâtissier, 1837), et alors on peut se demander si ce n'est pas dans ce cas une sorte d'indigestion. — Les Anglais regardent l'eau de Bath comme très stimulante ; mais nous croyons que la plus grande partie de ses effets excitants est due à sa thermalité : « Ces eaux, les plus renommées de l'Angleterre, paraissent devoir principalement leurs propriétés à leur température... » (Raige-Delorme, *Dict.* en 30 vol.) « Leur effet, dit le dr Granville, est d'accélérer le pouls ; elles activent l'action de la peau et de la vessie, et excitent la salivation; c'est la meilleure boisson pour étancher la soif. » (*Guide.*) On les emploie aussi dans la goutte lorsqu'elle est accompagnée de faiblesses de l'estomac ou du système nerveux, ou lorsqu'elle est passée à l'état chronique, avec

15

hypochondrie, etc. On les recommande dans les engorgements abdominaux, dans la jaunisse, la colique des peintres, etc. (Pâtissier, 1837.) En boisson, la dose varie d'une pinte à une pinte et demie par jour, divisée de manière à en boire deux fois : avant déjeûner et à deux heures de l'après-midi. L'exercice est nécessaire après la boisson.

AUDINAC (ARIÉGE).

A 16 lieues de Toulouse, à 10 kilomètres de St-Girons.

Les eaux minérales d'Audinac paraissent n'avoir commencé à être expérimentées que depuis 1798. Elles sont gazeuses. On y trouve deux sources, l'une (21°) réservée pour la boisson, la seconde (22°) employée pour les bains. Elles sont toutes deux peu abondantes.

Bain tempéré : 22°. — Analyse par M. Filhol.

	gr.		gr.
Sulfate de chaux	1 117	Silice	0 020
— magnésie	0 496	Manganèse	0 008
Chlorure de magnésium	0 008	Alumine, iodure	traces
Carbonate de chaux	0 200	Matière organique	0 062
— magnésie	0 010	Total des sels :	1 912

On considère ces eaux comme légèrement laxatives, ce qui paraît tenir à la réunion du sulfate de magnésie au sulfate de chaux, et à la dose qu'on ingère (4 à 8 ou 10 verres). — On les vante dans les coliques, les fièvres quartes, la jaunisse, les catarrhes vésicaux, l'hématurie passive (Alibert), les engorgements abdominaux, la dyspepsie, la constipation, etc. (Pâtissier, 1837.) Granville fait les mêmes remarques. (*Manuel des bains d'Europe.*) — « Il est d'observation que les chevaux boivent avec avidité l'eau des sources minérales, et qu'ils en sont purgés. » (Pâtissier, *ibid.*)

CAP-BERN ou CAP-VERN (HAUTES-PYRÉNÉES).

Cap-Vern, situé à 4 lieues et demie de Bagnères-de-Bigorre, a deux sources minérales : 1° la source du grand établissement (22°); 2° la source Bouridé (19°) ; ces deux sources sourdent dans un vallon à 3 kilomètres du village. L'établissement se compose de 15 baignoires et d'une douche descendante : pas de piscine ni bains de vapeur. L'eau en est claire, diaphane, sans goût particulier ni odeur.

Analyse par Rozière et Latour. — Température 24°.

	gr.		gr.
Sulfate de chaux	1 096	Carbonate de chaux	0 220
— magnésie	0 464	— magnésie	0 012
— soude	0 072	Silice et silicate	0 028
Chlorure de sodium	0 044	Fer	0 024
— magnésium	0 032	Matière organique	0 076
— calcium	0 016	Total des sels :	2 084

« Les eaux de Cap-Vern sont un peu laxatives; elles augmentent l'appétit et la sécrétion urinaire; on les dit fort utiles pour régulariser les flux hémorrhoïdal et menstruel, et dans les dérangements des voies digestives. » (Pâtissier, *Manuel*, 1837.)

« Ces eaux, dit Granville, ont une propriété particulière dans les maladies de femmes, les engorgements d'entrailles et du foie, et les affections chroniques de l'appareil gastrique. » — « Les eaux minérales de Cap-Vern, dit M. Ed. Lee, se recommandent dans la gravelle, le catarrhe chronique, les congestions des viscères abdominaux, l'obstruction du foie, l'aménorrhée, etc. » (*The baths of France*, 1854, p. 37.)

WEISSEMBOURG (SUISSE, canton de Berne).

Altitude 4,000 mètres. — Température 22° à 29° c.

Weissembourg, situé dans la partie méridionale du canton de Berne, est à 20 kilomètres de Thun, 48 de Berne, 163 de Genève, 260 de Lyon. L'établissement occupe une gorge étroite au fond de laquelle mugit le torrent de Buntschibach; la source minérale jaillit à 10 minutes plus haut, d'une large fente de rocher, d'où elle est amenée aux bains. L'eau examinée à la source est limpide, incolore, sans saveur ni odeur particulière. Renfermée dans des flacons bien bouchés, elle se conserve longtemps sans former de dépôt. (Fellenberg.) — « Elle fournit, par minute, environ 28 pots de Berne. » (Fellenberg, *ibid.*)

Analyse par Fellenberg, 1846. (*Monographie de Veissembourg*, 1855.)

	gr.		gr.
Sulfate de chaux	1 048	Silicate de soude	0 014
— manganèse	0 346	Silice	0 020
— soude	0 037	Phosphate de chaux	0 009
— potasse	0 017	Oxyde de fer	0 001
— strontiane	0 014	Sels de lithine	traces
Chlorure de sodium	0 006	Iodure	
Carbonate de chaux	0 052	Total des sels :	1 609
— magnésie	0 039		

Weissembourg est encore un type d'eau sulfatée calcique : sur un total de 1,60 en éléments fixes, le sulfate de chaux figure pour 1,04, c'est
à dire qu'il fait, à lui seul, presque tout : car les chlorhydrates (0,006),
les alcalins (0,10) et le fer (0,001) sont en si faible quantité, qu'ils ne
peuvent réellement compter. Nous n'avons pas compris dans les sulfates
celui de strontiane, parce que son action est encore inconnue; il en est
de même du sel de lithine.

Les eaux de Weissembourg sont encore peu connues : MM. Pâtissier
(1837) et C. James (1851) n'en font pas mention ; toutefois elles ont été
bien étudiées par MM. Jonquière, Müller, et surtout par M. Pointe, de
Lyon, qui a écrit une excellente monographie (1853). Elles sont laxatives à la dose de quelques verres, et nous croyons que cet effet est dû
à ce que le sulfate de chaux se trouve additionné des sulfates de magnésie, de soude et de potasse. M. Granville avait déjà dit : « Ces eaux sont
ordonnées dans les maladies de poitrine et du larynx. » (*Manuel des
bains d'Europe*, 1846.) MM. Jonquière, Müller et Pointe ont étudié
cette question intéressante plus à fond : elles conviennent dans les congestions symptomatiques des engorgements du système de la veine-porte
et des viscères abdominaux, dans les obstructions du foie, dans le catarrhe pulmonaire chronique, dans les hémoptysies qui ne se lient point
à des tubercules; toutefois M. Jonquière croit avoir guéri quelques phthisies au premier degré, et M. Pointe rapporte des cas de phthisie plus
avancée qui en ont été considérablement améliorés. — Ces eaux sont
également utiles dans quelques maladies organiques du cœur, avec hypertrophie, palpitations, vertiges, éblouissement et hémoptysie. —
Nous reviendrons plus en détail sur ces questions pleines d'intérêt, dans
le chapitre de la physiologie et de la thérapeutique de cette classe d'eaux
minérales. Depuis plusieurs années, l'on fait faire, aux personnes atteintes de bronchites chroniques, une *demi-cure* aux eaux de Weissembourg, et l'on termine, pour consolider la guérison, par les eaux de Gournigel (hydro-sulfurées, sulfatées calciques). «Les résultats, dit le d[r] Verdat,
nous ont paru plus particulièrement favorables dans les cas où le catarrhe chronique est encore assez rapproché de l'état sub-aigu, et où
l'on doit, avant d'arrêter la sécrétion, chercher d'abord à combattre l'inflammation. Dans ces cas, c'est ordinairement à l'eau du Schwarzbrünnli
qu'il faut avoir recours. » (*Sur les eaux minérales du Gournigel*, 1851,
p. 136.)

CAMBO (BASSES-PYRÉNÉES).

Situé à 12 kilomètres de Bayonne, Cambo possède deux sources minérales : l'une (23° c.) sulfatée calcique, très légèrement hydro-sulfurée (0,004); et l'autre ferrugineuse (15° c.) — L'établissement renferme 12 baignoires, des douches descendantes, ascendantes, et un bain de vapeur dans une boîte. L'eau est claire, transparente, et répand une odeur d'hydrogène sulfuré.

L'eau se prend en bains chauffés artificiellement, et en boisson à la dose de 4 à 5 verres.

Analyse par Salaignac, 1824.

	gr.		gr.
Sulfate de chaux	0 950	Carbonate de chaux	0 516
— magnésie	0 496	— magnésie	0 125
Chlorure de magnésium	0 125	Silice	0 012
		Matière organique	0 032
		Total des sels :	2 056

« Les eaux de Cambo sont apéritives et diurétiques..... Elles conviennent dans les fièvres intermittentes et l'aménorrhée. » (Granville, *Manuel* cité, 1846.) M. C. James ne les mentionne pas (1857). En 1837, M. Pâtissier les donnait déjà comme indiquées dans les affections catarrhales et les engorgements abdominaux ; en 1854, il spécifie davantage: elles se donnent dans la dyspepsie, la gastralgie, l'entéralgie; elles réussissent dans les fièvres intermittentes et dans l'aménorrhée. (*Rapport*, 1854.) — Les propriétés de ces sources sont celles des *Eaux-Bonnes*, mais à un moindre degré. (Granville, *Manuel* cité, p. 249.)

LOUECHE, LOECHE ou LEUCK (SUISSE, canton du Valais).

Altitude 1415 mètres. — Température 31, 37 et 51°.

La réputation des bains de Louëche remonte à 1501, époque où le cardinal Schinner, qui en avait éprouvé l'efficacité, fit construire le premier établissement. — Il y a à Louëche 12 sources d'eau thermale : la principale est la source St-Laurent (41° 1/2 Réaumur), qui fournit à elle seule le bain des Messieurs, celui des Gentilshommes et celui des Pauvres.

On évalue son jaugeage à deux millions de litres d'eau par jour. — Louëche est situé dans une vallée parcourue par le torrent le Dala, et qui s'ouvre au sud ; en raison de son élévation, le climat y est froid. Depuis 1850, on parvient à Louëche par une route carrossable, qui se relie à la grande chaussée du Simplon.

Louëche possède cinq établissements thermaux : le bain neuf de la Promenade, le bain Werra, le bain des Alpes, le bain St-Laurent, le bain des Zuricois. Il existe des cabinets de douches et des baignoires, mais l'habitude est de se baigner en commun dans des piscines pouvant contenir de 30 à 40 personnes. Les bains sont d'abord d'une demi-heure, puis d'une heure, et ainsi progressivement jusqu'à 7 à 8 heures.

Analyse par Pyrame Morin, 1844. (*Notice* du docteur Loretan, 1857.)

Source St-Laurent.

Acide carbonique	0	0047	Carbonate de chaux	0	0055
Oxygène	0	0015	— magnésie	0	0096
Azote	0	0145	Chlorure de potassium	0	0065
	gr.		Silice	0	0560
Sulfate de chaux	1	5200	Alumine		
— magnésie	0	5084	Phosphate		
— soude	0	0502	Azotate		traces
— potasse	0	0058	Sel d'ammoniaque		
— strontiane	0	0048	Glairine		indéterm.
Carbonate de fer	0	0105	Total des sels :	2	0104

Cette analyse, la plus récente que nous connaissions, constate, pour la première fois, la présence de la glairine dans les eaux de Louëche, ainsi que celle d'un sel d'ammoniaque. — On emploie le limon que laissent déposer les eaux, et qui contient beaucoup d'oxyde de fer, en application sur les ulcères atoniques. (Lorétan, *Notice*, p. 56.) — On voit que dans les eaux de Louëche le sulfate de chaux est le principal élément minéralisateur ; tous les autres principes y sont en si faible proportion, que leur action, sans être nulle, n'est réellement qu'accessoire. Cependant, la glairine peut contribuer à donner un peu d'onctuosité à l'eau.

« Ces eaux sont *souveraines* dans les maladies *de la peau*, même les plus invétérées. » (Granville.) Rappelons qu'on y prend des bains très longs, de 2 à 4 et 6 ou 8 heures. « Les trois quarts des personnes qui se rendent à Louëche sont atteintes de maladies de la peau, telles que dartres, couperoses, boutons..., ainsi que toutes les affections de nature psorique. » (Pâtissier, 1837.) « Elles conviennent dans les obstructions

viscérales, suite de fièvres, qui sont assez communes parmi les populations de plusieurs vallées de la Suisse. » (Ed. Lee, 1854.) Toutefois, selon
M. C. James, « il faut y prendre garde si c'est la rate qui est entreprise;
car les eaux de Louëche auraient le privilége de réveiller les anciennes
fièvres intermittentes... C'est au point que quelquefois, au début de la
cure, elles déterminent des accès de toute pièce chez des personnes qui
n'en avaient jamais eu. » — Nous doutons fort de cette assertion. Le
dr Lorétan, dans sa *Notice* de 1857, ne fait aucune mention d'un pareil
accident.

Elles conviennent dans les maladies de la première menstruation et
de l'âge critique, dans l'ozène et le coryza chroniques, dans les engorgements glanduleux du mésentère et du cou, dans les ulcères atoniques, etc. (Pâtissier, 1837.) — M. C. James leur accorde une grande
confiance, comme pouvant faire reconnaître les anciennes affections syphilitiques dont rien ne trahissait la présence au sein de l'économie. Il
les préfère même aux eaux sulfureuses sous ce rapport. (*Ibid.*, 1857.)

La saison dure du 15 mai à fin septembre.

Médecins : MM. Lorétan, Bonvin, Guillet.

ST-AMAND (NORD).

Température 19° 5.

Petite ville à 3/4 de lieue de Valenciennes, célèbre par ses boues minérales. On y trouve quatre sources : le *Bouillon*, la fontaine du *Pavillon ruiné*, la fontaine de l'*Evêque d'Arras* ou de la *Vérité*, et la *Petite-Fontaine*. L'eau de la fontaine de Bouillon et du Pavillon est limpide,
insipide ; celle des deux autres sources a une odeur sulfureuse. Ces eaux
ne sont utilisées aujourd'hui presque qu'en boisson. Il y a cependant quatre
cabinets de bains et cinq cabinets de douches. Entre ces fontaines existe
le bassin des *boues* sous une rotonde vitrée, où l'on trouve 70 cases. —
Chaque malade a la sienne pendant toute la durée du traitement. Comme
ces boues sont fraîches, on les chauffe artificiellement jusqu'à 28 ou 30°,
au moyen d'un tuyau de fonte rempli de sable chaud, qu'on y plonge.

Analyse par Kulhmann.

Fontaine du Pavillon.	gr.		Analyse des boues.	gr.	
Sulfate de chaux	0	870	Acide carbonique	0	010
— soude	0	254	Acide sulfhydrique	0	005
— magnésie	0	152	Eau	55	000
Chlorure de sodium	0	018	Matière extractive	1	220
— magnésium	0	095	— végéto-animale	6	880
Carbonate de chaux	0	066	Carbonate de chaux	1	569
— magnésie	0	079	— magnésie	0	568
Silice	0	020	Fer	1	450
Total des sels :	1	534	Soufre	0	200
			Silice	30	400
			Perte	2	700
			Total :	100	000

On voit que les boues ne contiennent plus de sulfate de chaux, et ont beaucoup de silice (30/100). — « Les habitants du pays font usage des eaux minérales de St-Amand pour leur boisson ordinaire, parce qu'il n'y a point d'autre eau dans l'endroit. On s'en trouve bien, et personne ne les trouve désagréables à boire. » — « Les animaux boivent l'eau des sources ; on les baigne dans le trop-plein quand ils sont malades ou atteints d'engorgements aux jambes. » (Pâtissier, 1837.)

Ces eaux excitent l'appétit et la sécrétion intestinale. M. Pâtissier (1837) dit qu'elles sont légèrement laxatives ; elles produisent, pendant les premiers jours, une légère diarrhée. Cet effet nous paraît tenir à la combinaison des sulfates que nous avons signalée.

En boisson, ces eaux combattent avec avantage la leucorrhée, la suppression menstruelle, les coliques néphrétiques. En bains et en douches, on les emploie avec succès dans les maladies cutanées, la gravelle, les atonies de l'urètre et de la vessie, les obstructions des entrailles et du foie, etc. (Granville, *ibid.*)

DEUXIÈME GROUPE. — EAUX SALINES SULFATÉES CALCIQUES-SODIQUES.

Ce groupe se compose des sources minérales salines qui sont principalement minéralisées par du sulfate de chaux et du sulfate de soude en proportion prédominante.

Les eaux salines de ce groupe sont peu nombreuses : nous choisirons pour type Brides-la-Perrière (Savoie).

BRIDES-LA-PERRIÈRE (SAVOIE, province de la Tarentaise).

Altitude 487 mètres. — Température 36°.

Brides est situé sur la rive gauche du Doron, à une lieue de Moustier. L'eau en est aigrelette avec une saveur ferrugineuse; elle exhale, par l'agitation, une odeur *sui generis*, indiquant la présence du gaz hydrogène sulfuré, et sourd, par une multitude de jets, d'un schiste lamelleux. Ces eaux sont limpides et onctueuses au toucher. — On y trouve des cabinets de bains, de douches et de vapeur. (Le d^r Laissus.)

Analyse par le docteur Socquet, 1824.

Acide carbonique libre . . .	0	60		
		———	Chlorure de magnésium . . .	0$^{gr.}$ 18854
		gr.	Carbonate de chaux.	0 28346
Sulfate de chaux	2	25135	Carbonate acidule de fer. . .	0 05070
— soude	1	32992		
— magnésie.	0	11256	Total des sels :	6 03851
Chlorure de sodium	1	84200		

Nous avons adopté l'analyse du d^r Socquet, quoiqu'elle date de 1824, parce qu'elle a été faite avec beaucoup de soin, et que des recherches plus récentes du pharmacien Calloud sont venues en confirmer les résultats. (Voy. Bertini, *Idrologia*, 1843.) On remarquera que, sur un total de 6,03 en éléments fixes, les sulfates de chaux (2,25) et de soude (1,32) forment une somme de 3,58, c'est à dire, plus de la moitié des principes minéralisateurs. Le chlorure de sodium n'y entre que pour 1,84, et les carbonates pour 0,28. Brides-la-Perrière constitue réellement un type d'eau saline sulfatée calcique-sodique ; c'est à ces deux sulfates qu'elle doit son action principale.

MM. Pâtissier (1837), Granville (1846), C. James (1851) et Ed. Lee (1854), etc., ne parlent pas de Brides-la-Perrière; c'est une omission regrettable. — « Il faut admettre, dit le d^r Socquet, que le sulfate de chaux est le principal agent thérapeutique qui leur communique des propriétés manifestes. » — Le même auteur insiste sur cette observation, que la combinaison du sulfate de chaux et du sulfate de soude les rend très appropriées au traitement des phlegmasies chroniques. (*Ibid.*)— M. Savoyen a signalé leur efficacité dans les fièvres intermittentes, dans la métrite chronique, la leucorrhée, la cystite chronique, etc. — «Les maladies cutanées, dit-il, sont, en général, celles qui cèdent le mieux à l'administration de ces eaux : on dirait même que cette source minérale est un spécifique contre ce genre d'affections. — L'action de ces eaux sur la membrane gastro-pulmonaire les rend précieuses dans le traitement des catarrhes... et dans les affections chroniques du tube digestif.—On compte plusieurs cas de guérison de métrite chronique, de leucorrhée, de cystite chronique, etc. — Elles ont la propriété particulière de faciliter l'expulsion des calculs biliaires et rénaux. — On a plusieurs observations de fièvres intermittentes opiniâtres guéries par l'usage des eaux de Brides-la-Perrière. (Savoyen, 1835.)

La statistique médicale du d[r] Fauchet, de Covrey (1846), vient à l'appui de ces citations ; nous la donnerons dans la partie thérapeutique.

DAX (LANDES).

Température 51 à 61°. — Analyse par MM. Thoré et Mayrac.

Sulfate de chaux.	0 170	⎫ 0 521
—　　soude.	0 151	⎭
Chlorure de magnésium	0 095	⎫ 0 127
—　　sodium	0 052	⎭
Carbonate magnésique.	0 027	
	0 475	

On emploie ces eaux en bains, en douches et en boues. L'établissement thermal est, dit-on, fort incomplet sous tous les rapports.

L'eau de Dax, qui d'ailleurs est très faible, est presque exclusivement minéralisée par le sulfate de chaux et le sulfate de soude : : 0,32 : 0,47. Ici surtout les carbonates (0,02) et les chlorhydrates (0,12) sont en proportion vraiment insignifiante. — Les eaux de Dax sont peu étudiées : il n'en est pas fait mention dans Granville (1846), Ed. Lee (1854), ni dans le *Dictionnaire* en 30 volumes ; le *Manuel* de M. Pâtissier est le seul traité général qui leur consacre un article : « On fait, dit-il, peu d'usage de ces eaux à l'intérieur. » C'est particulièrement en bains et en douches qu'on les emploie ; M. Dufau les recommande dans les maladies provenant de la suppression de la transpiration, les rhumatismes chroniques, les douleurs vagues, la contracture des muscles, etc. » Or nous voyons là surtout des effets de la thermalité de ces eaux (61°2) bien plus que de leur composition chimique.

TROISIÈME GROUPE. — EAUX SALINES SULFATÉES SODIQUES-MAGNÉSIENNES.

Ce groupe se compose des eaux salines qui sont principalement minéralisées par du sulfate de soude et du sulfate de magnésie en proportions prédominantes, de manière à leur devoir les qualités particulières qui les caractérisent.

PULLNA (BOHÊME).

Petit village situé à quelques lieues de Sedlitz et de Seidschutren (Bohême), sur la route de Tœplitz à Carsaal. L'eau a un goût amer, plus prononcé lorsqu'on la fait chauffer. — On l'obtient en creusant des puits dont l'eau d'abord douce devient au bout de quelques jours amère, en dissolvant le sulfate de soude et de magnésie que renferme le sol.

Analyse par Struve. — Froide.

	gr.			gr.
Acide carbonique	0 8069	Chlorure de magnésium. . . .	2 2606
Sulfate de soude	16 1200	Carbonate de magnésie. . . .	0 8559
— potasse	0 6245	— chaux	0 1005
— magnésie	12 1209	Silice, silicate	0 0229
— chaux	0 5385	Carbonate de manganèse . . .	0 0026
— strontiane	0 0028	Phosphate de potasse	0 0152
— lithine	0 0004		
— baryte	0 0001	Total des sels :	52 4409

Pullna offre un type d'eau saline sulfatée sodique-magnésienne : le sulfate de soude (16,12) et le sulfate de magnésie (12,12) forment une somme de 28,24 sur un total de 32,72 en éléments fixes, c'est à dire les 7/8. La quantité des autres principes est peu de chose, si ce n'est celle du chlorhydrate de magnésie (2,56), qui vient ajouter sa propre action à celle des deux autres sels. Notons encore que ces eaux sont un peu alcalines (carbonates et silicates 0, 95). — Deux à trois verres suffisent ordinairement pour purger (Pâtissier, 1837); à petite dose, dit M. Ed. Lee, c'est un bon moyen contre la constipation habituelle ; elle agit sans fatiguer. On peut l'employer avec succès dans les troubles digestifs qui proviennent de la bonne chère (*by too full living*), dans la disposition aux congestions soit sur les viscères abdominaux, soit sur le système hémorrhoïdal, dans la prédisposition calculeuse ou goutteuse, dans la dysménorrhée, et chez les enfants qui ont l'abdomen tuméfié. (*The baths of France, Germany*, etc. 1854.)

SEIDSCHUTZ (BOHÊME).

Température 10°. — Analyse par Berzélius.

	gr.			gr.
Sulfate de soude.	6 4940	Carbonate de magnésie. . . .	0	1380
— magnésie	10 9592	Silice, silicate.	0	2825
— chaux.	1 5122	Crénate de magnésie.	0	2778
— potasse	0 5534	Iodure et bromure.		traces
Chlorure de magnésium. . . .	0 6492	Gaz acide carbonique	0	1245
		Total des sels :	20	8472

Steimann y avait signalé, en outre, du nitrate de magnésie ($2^{gr.}55$). — Il nous paraît surprenant que la présence de l'acide nitrique ait pu échapper à la sagacité de Berzélius. Nous nous en tenons, dans tous les cas, à l'analyse ci-dessus de l'illustre chimiste suédois.

Nous voyons ici le sulfate de chaux apparaître en proportion assez notable, le sulfate de soude au contraire diminuer beaucoup et le sulfate de magnésie prédominer de plus en plus sur les autres éléments minéralisateurs. La baryte, la strontiane et la lithine ont disparu, ainsi que le manganèse ; ces substances sont remplacées par des traces d'iodure et de bromure. — « Cette eau, dit Granville, est un laxatif précieux qui, dans les mains d'un habile médecin, peut être avantageusement substitué aux drogues d'apothicaire dans le cas d'obstructions abdominales et de légères atteintes de maladie de foie. » Selon Reuss, cette eau à petite dose, écrit M. Ed. Lee, réveille l'appétit et la digestion, et stimule les absorbants du canal alimentaire... Elle est purgative à plus large dose ; elle augmente le flux de la bile, sans irriter la muqueuse digestive ; elle convient dans l'allanguissement de la circulation et de l'absorption intestinale, etc. (*Ibid.*)

SEDLITZ (BOHÈME).

Température, froide. — Analyse par Steimann.

	gr.			gr.
Acide carbonique	0 45	Carbonate de chaux.		0 76
		— magnésie		0 036
Sulfate de magnésie	20 81	— strontiane		0 008
— soude.	5 18	Carbonate de fer. . . . . ⎫		
— potasse	0 57	Alumine et manganèse. . . . . ⎬		0 007
— chaux	0 85	Silice . . . . ⎭		
Chlorure de magnésium	0 138	Total des sels :		26 569

Tandis que le sulfate de soude diminue de plus en plus, que le sulfate de chaux retombe à de faibles proportions, et que le chlorure magnésique a presque entièrement disparu, nous voyons le sulfate de magnésie acquérir une prédominance de plus en plus prépondérante (20,81) sur un total de 28,36, à tel point que Sedlitz représente une eau saline sulfatée magnésienne ; elle pourrait former le type d'un genre à part; si nous ne l'avons pas fait, c'est d'une part qu'il nous a paru inutile et même fâcheux de trop multiplier les divisions et subdivisions, et d'autre part, que ses propriétés essentielles ne diffèrent pas assez des deux sources précédentes. Hoffmann recommande les eaux de Sedlitz dans les engorgements abdominaux, les fièvres intermittentes rebelles ; il les conseille surtout aux hypochondriaques et dans les cas de constipation opiniâtre. (Pâtissier, 1837.)— L'eau de Sedlitz naturelle est rafraîchissante, antiphlogistique, diurétique et apéritive (Granville, 1846); elle est laxative à la dose d'un demi-litre, et purgative à la dose d'un litre.

TROISIÈME ORDRE. — EAUX SALINES MIXTES.

Nous appelons eaux salines mixtes les sources minérales dans lesquelles les chlorhydrates et les sulfates qui les minéralisent (soude, magnésie, chaux) se trouvent réunis dans des proportions plus ou moins égales ou analogues, de façon que leur action thérapeutique, complexe, tient de l'un et de l'autre de ces éléments.

Les eaux salines mixtes sont très nombreuses : jusqu'ici elles ont été, les unes disséminées sans ordre dans les différentes parties des traités didactiques, les autres accumulées pêle-mêle dans des chapitres hors cadre. — Nous allons montrer que l'application de notre méthode permet de les ranger catégoriquement dans une classification naturelle, qui a l'avantage de grouper les sources semblables et de séparer les sources dissemblables, de manière à étudier plus nettement leurs effets.

Nous les rapportons aux trois principaux groupes ci-après :

Eaux salines mixtes sodiques ;

Eaux salines mixtes sodiques-calciques ;

Eaux salines mixtes sodiques-magnésiennes.

PREMIER GROUPE. — EAUX SALINES MIXTES SODIQUES.

Ce premier groupe comprend les eaux minérales salines dans lesquelles le chlorhydrate et le sulfate de soude prédominent sur tous les autres éléments minéralisateurs, de manière à leur imprimer leurs principales propriétés thérapeutiques.

MARIENBAD (BOHÊME).

Altitude 1,932 pieds.

Joli village à 6 lieues de Carlsbad, situé dans une vallée ouverte, entourée de coteaux couverts de sapins. Les sources au nombre de sept sont toutes froides ; deux sont ferrugineuses, ce sont le Carolinen et l'Ambrosimbrunnen. Celles dont on fait le plus d'usage sont le Kreutzbrunnen et le Ferdinandsbrunn ; toutes sont gazeuses (acidules). La source Marie, la moins minéralisée de toutes, laisse dégager des torrents d'acide carbonique.

C'est en boisson surtout et aussi en bains que l'on fait usage des eaux de Marienbad. L'on y donne des bains de boue formés par le terreau délayé d'une tourbière voisine ; et des bains d'un mélange de gaz acide carbonique et d'hydrogène sulfuré.

Analyse par Peters, 1854. — Température, froide.

Kreutzbrunnen.			
Acide carbonique	indéterm.		
		gr.	
Sulfate de soude	4	91	
Chlorure de sodium.	1	51	
Carbonate de soude	1	gr. 22	
— magnésie.	0	63	
— chaux	0	34	
Carbonate de protoxyde de fer .	0	05	
Total des sels :	8	74	

Karsten dans une analyse antérieure avait porté le gaz acide carbonique libre à 1 litre 0553. — Il y avait, en outre, signalé de la lithine, de la strontiane, une faible quantité de silice et de silicate, enfin un peu de manganèse (0,004).

Marienbad forme un type assez pur d'eau saline mixte sodique : il n'y a de chlorhydrate et de sulfate que ceux de soude, et cela en proportion très notable : sulfate de soude 4$^{gr.}$91, et chlorhydrate de soude 1$^{gr.}$51. L'eau de Marienbad est très sensiblement alcaline (2,19); il y a assez de fer (0,030) et de manganèse (0,004) d'après Karsten, pour influer sur ses vertus médicales. « Les sources de Marienbad sont toutes froides..... elles sont plus ou moins accompagnées de gaz acide carbonique dont le goût piquant déguise un peu leur saveur saline.... Après les avoir bues, on sent le gaz monter à la tête comme après avoir bu du vin de Champagne. » (Granville, *Guide.*) — « On les dit moins excitantes que les eaux d'Eger ou Egra (Bohême); mais un peu plus laxatives. Comme toutes les eaux salines acidules (*lisez* alcalines), elles provoquent particulièrement la sécrétion des reins, et sont recommandées dans la plupart des affections chroniques des organes abdominaux. » (Raige-Delorme, *Dict.* en 30 vol.) — « La source la plus célèbre est le Kreutzbrunnen (dont nous avons donné l'analyse)... Ses vertus médicales sont particulièrement efficaces dans les maladies chroniques des organes digestifs... Le célèbre Goëthe a été guéri, par une seule saison, d'une dyspepsie compliquée d'hypochondrie et de faiblesse d'estomac. — La vertu diurétique du Kreutzbrunnen est très remarquable... Sa vertu dissolvante et purgative ne l'est pas moins... 3 ou 4 verres d'eau suffisent pour arriver à une purgation complète.... C'est un remède excellent contre les affections bilieuses... Elle agit aussi d'une manière efficace sur les palpitations du cœur..... Les personnes disposées à l'apoplexie peuvent les prendre avec avantage. » (Granville.)

EGER ou EGRA (BOHÊME).

Ville de douze mille âmes, à cinq lieues de Marienbad. C'est près d'elle, à Fransenbad, que se trouvent les sources d'eaux minérales (au nombre de six), qui ont été très vantées par Frédér. Hoffmann. Elles sont froides, pétillantes, acidules. La plus importante est le Franzensquelle. On les prend en bains et en boisson : on y donne aussi des bains de gaz et de boue.

Analyse par Berzélius. — Température, froide.

	lit.			gr.
Acide carbonique libre	1	503	Carbonate de fer	0 017
			— manganèse . . .	0 005
	gr.			
Sulfate de soude	2	610	Phosphate de chaux	0 021
Chlorure de sodium	1	000	— d'alumine	0 012
Carbonate de soude	0	560	Silice	0 048
— magnésie	0	070		4 567
— chaux	0	221		
— lithine	0	004		
— strontiane	0	001		

Suivant les docteurs Clarus, de Berlin, et Conrath, l'eau d'Eger (source Franzensquelle) manifeste ses bons effets dans la dyspepsie, les constipations opiniâtres, l'inertie des viscères du bas-ventre, enfin dans la chlorose. — Sans doute que la petite quantité de fer unie au manganèse qu'elle contient contribue en grande partie à son efficacité chez les chlorotiques. — Suivant Kreysig, ces eaux sont indiquées dans les affections arthritiques chez les personnes affaiblies ou sujettes aux hémorrhoïdes, les affections nerveuses non accompagnées d'une grande irritabilité, auquel cas Ems serait préférable. (Ed. Lee, *The baths of France and Germany*, p. 161.) — Les eaux d'Egra présentent, en un mot, des indications analogues à celles de Marienbad : celles-ci seulement, étant plus alcalines, auront une spécialité d'action plus marquée, surtout dans les affections urinaires (gravelle, catarrhe) ou dans certains engorgements chroniques de certains organes (foie, utérus).

BOURBOULE (PUY-DE-DÔME).

Hameau situé à 8 kilomètres du Mont-Dore, mais à 200 mètres plus bas ; il est abrité contre les vents du nord et du nord-ouest, ce qui en rend le climat assez doux. On y trouve quatre sources minérales, à savoir : le *Grand-Bain*, la *source des Fièvres*, la *Rotonde* et le *Bagnassoux*. Toutes ces sources fournissent une quantité insuffisante d'eau ; l'établissement ne contient que huit baignoires creusées dans le sol, et un appareil de douches au-dessus de deux baignoires. Un tel local peut à peine s'appeler un établissement thermal. Cependant nous pensons que l'on pourrait tirer un grand parti de l'emploi judicieux de ces eaux.

Analyse par Lecoq. — Température de 37° à 47° 30, d'après M. Jules François.

	lit.			gr.
Acide carbonique libre.	1 237	Bicarbonate de soude.	1	556
		Silice	1	112
	gr.	Arsenic (Thénard	0	008
Sulfate de soude.	1 776			
Chlorure de sodium	2 791	Total des sels :	7	092
— magnésium	0 032			
— calcium.	0 017			

Sur un total de 7,09 en principes fixes, le sulfate de soude figure pour 1,77 et le chlorhydrate de soude pour 2,79, c'est à dire que ces deux sels forment à eux seuls presque la totalité des éléments salins de la Bourboule : : 4,56 : 4,60. Ces eaux sont assez fortement alcalines (1,35) et silicatées (1,11). M. Thénard, qui a visité la Bourboule la même année et dans la même saison que nous-même, y a trouvé de l'arsenic (0,008). Nous croyons pouvoir établir que ces eaux agissent surtout par les sulfates et les chlorhydrates de soude qu'elles contiennent : elles sont purgatives à la dose de 4 verres par jour. (Pâtissier, *Rapport*, 1854.)

« L'estomac, dit M. James, les supporte parfaitement, à cause de la quantité d'acide carbonique et d'azote qu'elles tiennent en dissolution. » (*Guide*, 1857.) Pour nous, nous insisterons surtout sur le carbonate et le silicate qui s'y trouvent ; nous croyons toutefois que cette analyse serait à refaire ; il nous semble que la dose de *la silice accusée* par M. Lecoq est un peu forte ; nous en dirons autant de celle de l'arsenic, en faisant néanmoins observer qu'une partie des vertus thérapeutiques de la Bourboule s'explique très bien de la sorte.

« M. Mercier, ex-inspecteur, a constaté, dit M. Pâtissier, que la *fontaine des Fièvres* est fort utile dans les engorgements scrofuleux et dans ceux qui surviennent à la suite des *fièvres intermittentes.* » (*Manuel*, 1837.)

Nous avons constaté que la plupart des malades de l'établissement étaient atteints de maladies de la peau, de rhumatismes chroniques, d'engorgements articulaires, d'ulcères scrofuleux, de paralysies, etc. C'est

aussi dans ces affections qu'on les dit indiquées : « La propriété onctueuse des eaux du Grand-Bain les rend très précieuses dans les maladies
cutanées, pour calmer le prurit et les irritations dont la peau est le
siége. » (Mercier.)

Nous croyons que c'est autant à leur thermalité qu'à leur minéralisation, que s'appliquent ces paroles de l'inspecteur actuel : «Elles sont stimulantes.... Elles conviennent aux individus lymphatiques dont la fibre
molle a besoin d'être excitée : elles sont d'autant mieux indiquées, qu'il
existe dans les organes une plus grande atonie. » (Pâtissier, *Rapport*,
1854.) Et ce qui semble venir à l'appui de notre opinion sur la grande
part que la température élevée de ces eaux prend au traitement des maladies, c'est la remarque suivante faite par le docteur Choussy dans son
rapport de 1852 : «Les personnes d'un tempérament nerveux, dit-il, irritable, doivent prendre des *bains tempérés* à 30 ou 32 degrés, et ne les
prolonger que pendant une demi-heure. » (*Rapport*, 1854, de M. Pâtissier, p. 135.)

ISCHIA (ITALIE).

Ile de formation volcanique, située dans le golfe de Naples, à 9 lieues
de cette ville, célèbre par ses sources thermales, au nombre de six, à
savoir : Gurgitello (la plus importante), Cappone, Olmitello, Citara, les
bains d'Ischia, et Santa-Restituta. L'eau en est claire, limpide, de saveur
légèrement salée, et dégage beaucoup d'acide carbonique. La température varie de 62° à 68° centig.

Analyse par Lancelotti.

Source du Gurgitello. — Température 68°. — Sur 100 pouces cubes d'eau minérale.

	p. c.		gr.
Acide carbonique libre. . . .	0 90000	Iodure de potassium.	0 006
		Chlorure de fer.	traces
	gr.	Silice.	0 064
Chlorure de sodium	4 578	Alumine, oxyde de fer et de man-	
Bicarbonate de soude	4 216	ganèse. . . . . }	0 011
— potasse	0 019	Phosphate de chaux. . . . . .)	
— magnésie . . .	0 107	Matière organique	traces
— chaux	0 175		10 419
Sulfate de chaux	0 206		
— soude	0 977		
— fer	traces		

Cette analyse compliquée est une de celles qui semblent le mieux prouver quelle difficulté on éprouve parfois à classer une eau minérale. Elle est, en effet, saline (5 gr. 4 de chlorure et de sulfate sodiques) ; elle est en même temps alcaline et surtout alcaline sodique (4 gr. 216); enfin, elle renferme 0,066 d'iodure de potassium, quantité suffisante pour lui donner les qualités des eaux iodurées. En la plaçant à côté de la Bourboule, qui est également thermale, nous pensons, avec les réserves que nous venons de faire, lui assigner le rang qui en indique le mieux les propriétés thérapeutiques. — On en fait usage, en effet, en bains, en douches, dans les mêmes circonstances. On utilise, à Ischia, des étuves naturelles, formées par les vapeurs qu'exhalent les sources. Les plus renommées sont celles de Castiglione, de Cacciuto, de Santo-Lorenzo et de Testaccio; leur température s'élève de 50° à 62° centig.

Eau Vésuvienne NUNZIANTE (NAPLES).

Entre Naples et le Vésuve, le marquis de Nunziante fit creuser, en 1834, un puits artésien d'où part une source thermale à 30° centig.

Sa composition est analogue à celle d'Ischia ; elle est gazeuse.

Analyse.

	lit.			gr.
Acide carbonique libre.	0 318	Bicarbonate de soude		1 415
		Fer		0 011
Chlorure de sodium	4 804 (gr.)	Chlorure de calcium.		0 658
Sulfate de soude — magnésie	0 605	Total des sels :		7 495

C'est une eau chlorurée et alcaline sodique gazeuse. On la dit efficace dans les maladies du foie, les hémorrhoïdes, la chlorose, la leucorrhée, les obstructions abdominales et l'hypochondrie. On l'administre en bains, en boisson. (Dr Granville.)

CARLSBAD (BOHÊME).

(*Itinéraire :* chemin de fer de Forbach à Francfort et Leipsick.)

Ces bains célèbres (qui ont valu à Carlsbad le surnom de *Roi des eaux minérales*) sont situés dans une vallée étroite et profonde, au milieu de laquelle coule le ruisseau le Tépel. Les sources, qui sont nombreuses et chaudes, sourdent sur ses deux rives ; elles proviennent, du reste, toutes d'un même réservoir (le Bassin-Chaudron), à travers les ouvertures d'une croûte calcaire formée par l'eau elle-même, qui est incrustante. On compte aujourd'hui, sur la rive droite du Tepel, onze sources, dont la principale est le Sprudel qui s'élance en bouillonnant avec de grandes quantités d'acide carbonique ; sa température est de 75° centig. (*Vingt-huit ans d'observations à Carlsbad*, par Jean de Carro, 1853, p. 17.)

« L'eau de Carlsbad est claire, sans couleur. Bue à la fontaine, elle a le goût d'un faible bouillon de poulet ; mais, au bout de quelque temps, elle prend un goût alcalin très désagréable, elle n'a pas d'odeur..... Réchauffée dans des vases clos, elle y dépose une petite quantité d'un sédiment d'un jaune clair (oxyde de fer). » (Berzélius, *Analyse des eaux de Carlsbad*, 1822.) L'eau est prise surtout en boisson à la dose de 4 à 6 verres, et même jusqu'à 10 verres par jour. Les bains n'y sont que de 1/2 heure à 3/4 d'heure. (J. de Carro, *loc. cit.*, p. 129). Au-dessus de la source d'*Hygie* on a établi, depuis quelques années, des bains de vapeur et des appareils à douches ; l'on prend aussi des bains de boue au Sprudel et des bains de gaz au *Saüerling*. (J. de Carro, *loc. cit.*, p. 130.) Comme toutes les sources présentent la même composition chimique et ne diffèrent que par quelques degrés en plus ou en moins de température, nous ne donnerons ici que l'analyse du Sprudel ; les autres sources, dont on fait encore usage, sont : le *Neubrunnen*, le *Mühlbrunnen* et le *Theiresenbrunnen*.

Analyse par Berzélius. (*Annal. de chimie et de physiq.*, t. xxviii, p. 254.)

	en volume		gr.
Acide carbonique.	0,35 à 0,44	Silice	0 07515
		Peroxyde de fer	0 00362
	gr.	Oxyde de manganèse	0 00081
Sulfate de soude	2 58715	Fluate de chaux	0 00520
Chlorure de sodium.	1 03852	Phosphate de chaux.	0 00022
Carbonate de soude.	1 26237	— d'alumine. . .	0 00052
— chaux.	0 50860		5 45927
— strontiane . . .	0 00096		
Magnésie.	0 17834		

Depuis cette célèbre analyse, MM. Wolff, Neuwich, Pleischl et Creutzburg y ont signalé successivement la présence d'un peu d'arsenic, d'iode, de brome et d'acide borique. Tout récemment, M. Hugo Göttl a découvert, dans le sédiment du *Schlossbrunnen*, du cuivre, de l'étain, du plomb, de l'antimoine et du sélène (?). (J. de Carro, *loc. cit.*, p. 124.)

« Les eaux de Carlsbad... sont en général purgatives, diurétiques et sudorifiques. Ce qu'elles ont de plus remarquable, c'est leur vertu graduellement désobstruante et *altératrice*... On voit souvent des malades souffrant de constipations opiniâtres, et dans les intestins desquels, surtout dans le *côlon*, se sont accumulées pendant longtemps des *infarctions*, que nos eaux détachent d'une manière spéciale sous forme de *matière noire-verdâtre, gluante,* semblable à de la poix fondue, et dont l'évacuation continue pendant plusieurs semaines, et toujours avec l'amélioration manifeste et durable du malade. Un célèbre médecin, Joseph Franck, étonné de la spécialité de ces évacuations, les nomme *selles carlsbadoises.* » (De Carro, *loc. cit.,* p. 127.) — On les a trouvées utiles dans les engorgements du foie, de la rate et des glandes mésentériques (d[r] Granville), et surtout l'hypochondrie ; du moins, trouve-t-on beaucoup d'hypochondriaques à Carlsbad, que J. de Carro appelle le chef-lieu de l'hypochondrie. On les a aussi conseillées, avec succès, dans la gravelle. Le d[r] Bigel, de Varsovie, s'y est trouvé guéri de cette affection à l'âge de 65 ans. Les sels alcalins que renferment les eaux de Carlsbad expliquent très bien ces effets dissolvants.

L'opinion qui attribuerait à Carlsbad la faculté de *ramollir les os* n'a jamais pu être constatée par le d[r] de Carro pendant une pratique de 28 ans ; c'est donc une crainte illusoire, là comme à Balaruc.

On a découvert, en 1854, une source ferrugineuse dans laquelle le fer serait à l'état de phosphate, d'après le chimiste Göttl. On commence à en faire usage pour la chlorose, l'anémie et certaines dysménorrhées. (V. pour les indications, *Sources ferrugineuses.*)

On vend, sous le nom de *sel de Carlsbad,* le résidu retiré de l'eau du *Sprudel* évaporée ; il est presque complètement formé de sulfate de soude, et sert comme purgatif.

LIEBENSTEIN (Duché de SAXE-MEININGEN).

Liebenstein est situé à peu de distance de Meiningen, capitale du duché, au pied du Tüsingerwald. L'eau est surtout administrée en bains, après l'avoir mélangée avec de l'eau minérale chaude.

Analyse par Liebig. (*Annuaire de Chimie*, 1846.) — Température 9°9.

	gr.			gr.
Chlorure de sodium	0 2768	Carbonate de magnésie. . . .	0 1116
— magnésium . . .	0 1281	— chaux	0 5519
Sulfate de soude	0 2205	Carbonate de fer	0 0776
— potasse.	0 0275	Silice	0 0096
— chaux	0 0265		1 4601

L'eau de Liebenstein, d'ailleurs assez faible, offre un chiffre de 0,67 en éléments salins sur un total de 1,46 en principes fixes ; les alcalins balancent et dépassent même (0,70) la somme des salins. Aussi est-ce une eau saline mixte, franchement alcaline et très ferrugineuse (0,07); à l'exception de son carbonate de fer, on peut la comparer aux eaux de Néris et de Lavey.

Les eaux de Liebenstein sont encore peu connues et peu étudiées: MM. Pâtissier (1837), C. James (1851) et Ed. Lee (1854), etc., n'en font pas mention. Les médecins de Gotha et le docteur Froriep, de Weimar, prétendent que, dans le cas d'hypochondrie, lorsqu'il n'y a aucun symptôme d'inflammation, leur efficacité est incontestable. « Dans les constitutions paresseuses, dit le docteur Granville, les natures molles, les faiblesses ou paralysies des organes digestifs, cette eau, prise en petite quantité, peut être fort utile. Elle est aussi très efficace contre les pâles couleurs lorsque la malade a été convenablement préparée à en faire usage. » (*Guide*, 1846.) La chlorose et les accidents qui en dépendent doivent certainement trouver leur remède aux eaux ferrugineuses de Liebenstein.

LAVEY (SUISSE, canton de Vaud).

Hameau situé près de St-Moritz, à une lieue de Martigny, dans le canton de Vaud.

Analyse par Samuel Baup. (*Monographie* de Lebert, 1841.)

Température 42° centig.

	gr.		gr.
Chlorure de sodium	0 7635	Sulfate de soude.	0 7033
— potassium	0 0034	— magnésie	0 0068
— magnésium. . . .	0 1045	— chaux.	0 0907
— calcium	0 0015	— strontiane	0 0023
— lithium.	0 0056	Carbonate de chaux	0 0730
		— magnésie. . . .	0 0018
		Silice..	0 0566
		Total des sels :	1 4128

MM. Pâtissier (1837) et Ed. Lee (1854) ne font pas mention de Lavey non plus que Granville (1846) ni le *Dictionnaire* en 30 volumes. Cette eau exhale une faible odeur d'œufs couvés ; mais, dans le trajet du puits à l'établissement, elle perd une partie de sa chaleur et son gaz sulfhydrique. On mêle l'eau de Lavey aux eaux-mères de Bex, et nous aurons occasion d'en reparler plus loin (voy. Bex) et dans les 2e et 3e chapitres.

BAINS (VOSGES).

Petite ville à 20 kilomètres d'Epinal, dans un vallon entouré de coteaux boisés. Les sources thermales y sont au nombre de dix, qui s'échappent en jets des fissures du grès vosgien. On les a renfermées dans trois bâtiments qui sont : 1° le *Bain-Romain*, autrefois le *Bain-Vieux ;* 2° le *Bain de la Promenade*, autrefois le *Bain-Neuf ;* 3° le *Pavillon de la Vache.* Le service balnéaire se compose de six piscines, quarante baignoires, vingt douches et des étuves. La *grosse source* est celle qui est surtout utilisée en boisson ; elle a 50°. Comme elle constipe, on fait de temps en temps usage de la *Fontaine de la Vache*, qui, dit-on, est un peu laxative et n'a que 34° centig. La température des sources varie de 32° à 50° centig., en sorte que l'on peut, suivant les cas, graduer la thermalité, ce qui est un grand avantage.

Grosse source. — Température 50°. — Analyse par Poumarède.

Sulfate de soude	0 110	Fer	0 002
Chlorure de sodium	0 083	Silice	0 069
Carbonate de soude	0 010	Matière organique.	traces
— chaux.	0 028	Arsenic	indéterm.
		Total des sels :	0 302

Bains présente un type d'eau saline mixte sodique, analogue à Néris, mais encore plus faible : elle n'a que 0,30 en substances fixes ; le sulfate et le chlorhydrate de soude en font les 2/3 (0,19) ; l'eau est très faiblement alcaline (0,10, carbonates et silicate). Elle est légèrement ferrugineuse (0,002) et renferme des traces de matières organiques et, dit-on, d'arsenic. Bains possède dix sources : « Leur action lente, douce et presque insensible, y attire beaucoup de femmes (700 sur 915 baigneurs) ; elles sont recommandées dans les affections nerveuses, comme l'hystérie, l'hypochondrie, la chorée, les névroses gastro-intestinales....., etc. » (Pâtissier, 1837.)

Comme ces eaux constipent, on fait quelquefois usage d'une source (*Fontaine de la Vache*) légèrement laxative (34°), qui excite l'appétit, facilite la digestion et provoque les urines ; selon M. Bailly, elle renferme 1/8 de principes minéralisateurs. — « Les eaux de Bains, dit l'inspecteur, sont peu curatives, mais soulagent. » (Pâtissier, *Rapport*, 1854.) M. James appuie cette dernière remarque. « Cependant, dit M. Bailly, les rhumatismes, les gastralgies sont les affections où l'on observe les résultats les plus satisfaisants. » (Pâtissier, *Rapport* cité, 1854, p. 167.) La température élevée de quelques-unes de ces sources explique parfaitement cette aptitude ; comme les bains tièdes prolongés pris aux sources qui sont tempérées (la *Tempérée* qui a 30°), ou dans les piscines où l'eau est à 32 ou 33 degrés, doivent être très utiles dans les névroses et les métrites chroniques.

DEUXIÈME GROUPE. — EAUX SALINES MIXTES SODIQUES-CALCIQUES.

Le deuxième groupe comprend les sources salines dans lesquelles prédominent les sulfates et les chlorhydrates de soude et de chaux ; en voici quelques exemples.

Salins, PRÈS MOUTIERS (SAVOIE).

Température 51° à 37°. — Analyse par Berthier.

	gr.		gr.
Chlorure de sodium	10 22	Carbonate de chaux	0 75
— magnésium	0 30	— fer	0 15
Sulfate de chaux	2 40	Bromure (Reverdy)	traces
— soude	0 98		
— magnésie	0 52	Total des sels :	15 52

Sur un total de 15,32 en substances fixes, les éléments salins sodiques-calciques représentent 13,60 (sulfate sodique-calcique 3,38, hydrochl. sodique 10,22). Le reste, réduit à 1,72, se divise en carbonate calcique (0,75) et ferrug. (0,15); M. Reverdy, pharmacien à Salins, y a découvert des traces de bromure de sodium.

En somme les eaux de Salins sont des eaux salines sodiques-calciques fortes, sensiblement alcalines, assez fortement ferrugineuses, et bromurées. Elles sont ainsi fort intéressantes à étudier : malheureusement elles sont complètement passées sous silence par MM. Pâtissier (1837), Granville (1846), C. James (1851), Ed. Lee (1854), etc. M. Savoyen a signalé (1840) « l'efficacité incontestable des eaux de Salins contre les affections scrofuleuses et les maladies de la peau. » Les maladies traitées avec succès sont, d'après M. Savoyen, la cachexie scrofuleuse, les engorgements lymphatiques du bas-ventre, le rachitisme, les ulcères atoniques, les tumeurs blanches indolentes, les dermatoses, le rhumatisme articulaire et musculaire, la leucorrhée liée à une atonie du système utérin, avec aménorrhée ou dysménorrhée, certaines névralgies, etc.— M. Paul Collet (*Monographie*, 1853) établit les mêmes indications, et de fait elles concordent parfaitement avec la théorie et l'analyse chimique.

LEAMINGTON (ANGLETERRE).

Leamington, situé à 35 lieues de Londres, possède cinq sources froides : 1° la source Royale ; 2° la source de lord Aylesford ; 3° la source Robbins ; 4° la source de M. Wite ; 5° la source Smith.

Analyse par Scudamore.

	gr.	
Sulfate de soude	4	51
Chlorure de calcium . . .	5	99
— sodium . . .	1	67
— magnésium. .	0	71
Fer	traces	
	10	88

Granville compare les eaux de Leamington à celles de Cheltenham ; il établit qu'il y a 5 sources minérales dont la température varierait selon la saison.

« Ces eaux, dit-il, sont très efficaces dans les maladies chroniques du foie et les dérangements de l'estomac. » Il ajoute que, après la source

Royale, celle de lord Aylesford est la plus forte, surtout pour les qualités purgatives. » On préjuge en effet, à la composition chimique de ces eaux, qu'elles doivent être apéritives, laxatives et même purgatives. Malheureusement nos connaissances sur ce sujet sont assez bornées ; car MM. Pâtissier (1837) et C. James (1851) ne font pas même mention de Leamington ; ce n'est pas cependant que ce soit là une eau minérale nouvelle : Leamington est connue depuis 1586, et la source fréquentée aujourd'hui a été découverte en 1790 ; mais en Angleterre l'étude des eaux minérales ne paraît pas avoir été aussi avancée qu'en France, grâce à l'impulsion que donne l'Académie impériale de Médecine.

LAMOTTE-LES-BAINS (ISÈRE).

Commune du canton de Lamure, à 20 kilomètres de Grenoble. On y compte trois sources thermales (60° à 63° centig.), qui sourdent sur les bords du torrent *le Drac*. Ces trois sources réunies ont un débit d'au moins 6,677 hectolitres en 24 heures, dont 3,805 seulement arrivent à l'établissement. Deux sources sont utilisées : 1° la source du *Puits*, et 2° la source de la *Dame*. L'établissement thermal présente deux étages : l'inférieur contient les cabinets de douches et de vapeur ; le supérieur renferme les cabinets de bains. On peut administrer quatre cents bains ou douches par jour. On y trouve encore un *vaporarium* qui sert de salle d'aspiration ; on y introduit pour cela un jet d'eau minérale qui, lancé avec force à travers les mille trous d'un diaphragme, se brise contre des corps résistants et se répand en vapeurs humides.

Analyse par O. Henry, 1841.

	gr.			gr.
Sulfate de chaux	1 65	Carbonate calcique-magnésique		0 80
— soude	0 77	Silice et alumine		0 02
— magnésie	0 12	Crénate et carbonate de fer		0 02
Chlorure de sodium	3 80	Bromure alcalin		0 02
— magnésium	0 14	Arsenic (Buissard)		traces
— potassium	0 06			7 40

Remarquons que, sur 7,40 en principes fixes, la somme des éléments salins s'élève à 6,54, dont 1,65 pour le sulfate calcique et 3,80 pour le chlorhydrate de soude. C'est donc une source saline mixte sodique-calcique. Les alcalins (0,80) contribuent à la rendre digestive, le fer (0,02) et les bromures (0,02) à la rendre tonique et fondante.

L'eau de Lamotte est encore peu connue : M. C. James n'en parle pas (1851), M. Ed. Lee non plus (1854). On a constaté ses effets diurétiques et parfois laxatifs : sur 163 malades soumis à la boisson, 45 ont été bien purgés, 17 faiblement, et 34 ont eu des selles plus fréquentes ; 12 ont été constipés. (Pâtissier, *Rapport*, 1854.) MM. Buissard et Dubouchet l'ont employée avec succès dans le catarrhe chronique des bronches, dans la métrite avec engorgement. (*Id.*, *ibid*.) Déjà en 1837, M. Pâtissier signalait son efficacité dans la leucorrhée, l'aménorrhée ; en 1854, il la reconnaît avantageuse dans les rhumatismes, la sciatique, la paralysie, les scrofules, grâce sans doute à l'iode et au brome qui s'y trouvent. Elle réussit également dans l'atonie du tube digestif, etc.

Ces eaux ont une haute température : nous avons trouvé 63° à la source ; malheureusement elle est éloignée de l'établissement, et, arrivée dans les réservoirs, elle a perdu assez de son calorique pour qu'il soit besoin de la réchauffer.

Ce groupe se compose des eaux salines mixtes dans lesquelles les sulfates et les chlorhydrates de soude et de magnésie prédominent sur tous les autres éléments minéralisateurs.

FRIEDRICHSHALL (Duché de SAXE-MEININGEN).

Température 8° 1. — Densité 1,0223. — Analyse par Liebig. (*Annuaire de chimie*, 1848.)

	gr.			gr.
Chlorure de sodium	7	9560	Carbonate de magnésie. . . .	0 5198
— magnésium . . .	3	9390	— chaux	0 0147
Sulfate de soude.	6	0560	Bromure de magnésium. . . .	0 1140
— magnésie	5	1502	Alumine, silice	traces
— chaux.	1	3465	Fer ?	traces
— potasse	0	1982	Total des sels :	25 2944

Notons que, sur 25,29 en principes fixes, cette eau renferme un chiffre de 23,29 de sels purgatifs, soit en chlorhydrate (11,89), soit en sulfate (11,40) purgatif (mettant à part le sulfate de chaux, 1,34). Liebig a

signalé Friedrichshall entre les eaux salines, « pour sa richesse en chlorure sodique et magnésique, et en bromure de magnésium, et comme
constituant une des sources minérales les plus importantes et les plus
efficaces de l'Europe. »

Les eaux de Friedrichshall purgent à la dose de 1 à 3 verres. Elles
conviennent, à dose laxative, dans les engorgements du foie et de la
veine-porte, dans l'hypochondrie. — M. le d^r Bartenstein lui attribue
une action antiphlogistique dans les fièvres : faut-il en faire honneur au
sulfate de chaux qui s'y trouve? nos propres recherches nous porteraient
à le croire. Il leur reconnaît une propriété sédative qui les rend avantageuses dans quelques hémoptysies, dans le catarrhe et l'engouement
pulmonaire chronique. Il professe qu'elles ont les mêmes vertus que
Pullna, Seidschütz et Sedlitz, mais qu'elles offrent en outre des avantages spéciaux : elles agissent favorablement sur les muqueuses et sur les
glandes ; elles réussissent dans les troubles de la digestion, dans l'anorexie, la constipation, les obstructions intestinales, etc. Entre les mains
de M. Bartenstein, elles ont pu résoudre des engorgements scrofuleux
opiniâtres.

Eau de mer (Océan et Méditerranée).

L'eau marine varie suivant les mers où on l'examine. Nous allons d'a-
bord donner l'analyse chimique de l'eau de l'Océan et de celle de la
Méditerranée, et nous étudierons ensuite quelques-unes des principales
questions de chimie médicale qui se rattachent à ce sujet important.

	OCÉAN.	MÉDITERRANÉE.
	Analyse par B. Lagrange et Vogel.	Analyse par Laurent.
	lit.	lit.
Acide carbonique	0 250	0 200
	gr.	gr.
Chlorure de sodium	26 646	27 226
— magnésium.	5 865	6 140
Sulfate de magnésie	6 465	7 020
— chaux.	0 150	0 150
Carbonate de magnésie et de chaux. .	0 200	0 200
Potasse.	»	0 010
Iode	»	q. indét.
	59 524	40 726

Pour l'*Océan*, nous voyons que, sur 39,32 en principes fixes, le chlorhydrate de soude atteint le chiffre de 26,64 ; le chlorhydrate de magnésie est représenté par 5,86, à quoi il faut ajouter 6,46 de sulfate magnésique. Les carbonates (0,20) et l'acide carbonique (0$^{lit.}$23) sont en trop faible proportion pour modifier l'action de l'eau de mer, qui, évidemment, doit agir spécialement par les trois sels précédents.

Pour la *Méditerranée*, nous avons à faire les mêmes remarques, car les proportions sont à peu près les mêmes : substances fixes 40,74 , chlorhydrate de soude 27,22, chlorhydrate de magnésie 6,14, et sulfate de magnésie 7,02. La proportion des carbonates (0,20) et de l'acide carbonique (0$^{lit.}$20) est également insignifiante ; aussi est-ce par ces trois sels (dont le chiffre est encore ici plus considérable) que l'eau de la Méditerranée doit surtout agir. Ajoutons qu'on a trouvé, dans l'eau de mer, de l'ammoniaque (Marcet), de la potasse (Laurens), de l'iode (Krugger, Laurens), du brome (Balard), etc.; les bromures ont été dosés par MM. Mialhe et Figuier, à savoir : bromure de sodium 0,10, bromure de magnésium 0,03.

MM. Pelouze et Reiset ont constaté, par de nombreuses expériences, que la proportion de chlore (et par conséquent de chlorure) se trouve, sur 1,000 parties d'eau :

1° **Océan** (*Manche*). Dieppe (1839) . . . .   18 à 19

               Cherbourg (1839)   19

     (*Côtes d'Islande.* — Gaimard et Robert) (1835).   18 à 19

2° **Méditerranée.** Toulon (1840). . . . .   20 à 21

              Alger (1839).   20

3° **Mer-Morte** (de Mieulle)   119

Selon M. Forchammer, le chlore est l'élément le moins variable de l'eau de mer ; l'acide sulfurique, au contraire, présente de nombreuses variétés ; voici un tableau synoptique de ces principales différences :

1° **Océan Atlantique.** Acide sulfurique, varie de   2,289 à 2,436

             Chaux . . . .   0,595 à 0,598

             Magnésie. . . . .   2,116 à 2,209

2° **Méditerranée.**   Chaux . . . .   proport. pl. grande

             Magnésie. . . . .   même quantité.

De l'ensemble des analyses modernes (voy. *Annuaire de Chimie*, par MM. Millon et Reiset, 1848 et suiv.), on peut tirer les conclusions suivantes :

1º L'eau puisée à 180 brasses de profondeur est notablement plus salée que l'eau puisée à la surface.

2º La salure diminue sensiblement vers les côtes, même autour des petites îles, remarque utile pour le médecin et le baigneur.

3º La différence chimique des chlorures dans l'Océan et la Méditerranée n'est pas assez grande pour expliquer la différence de leurs effets.

4º L'action de l'eau de mer dépend beaucoup aussi de sa température. Or, quelle est cette température? ce qu'il importe au médecin de connaître, c'est la température de la mer pendant la saison des bains. Nous avons trouvé, dans une monographie de M. Viel (*Des bains de mer à Cette*, in-8º, Montpellier, 1847), que, pendant les trois mois d'été, on a constaté :

Océan, température moyenne 16º;

Méditerranée, température moyenne 22º (moyenne de l'air extérieur, 25º).

L'eau de la mer agit par sa composition chimique et par sa température; on la prend peu en boisson, mais beaucoup en bains, douches, affusions, etc.

Méditerranée : « Les bains de mer conviennent toutes les fois que l'organisme est frappé d'atonie, soit par le défaut d'action de quelque organe important, soit par une sorte de débilité générale qui frappe l'ensemble des fonctions sans s'attaquer directement à aucune. Ils seront surtout utiles aux tempéraments lymphatiques et scrofuleux. — Dans la chlorose, l'aménorrhée, la dysménorrhée, certains flux leucorrhéiques, les bains de mer produisent un excellent effet en réveillant les organes de l'espèce de torpeur où ils languissent.

« La plupart des névroses, telles que la chorée, l'hystérie, certaines palpitations, sont heureusement influencées par l'emploi des bains de mer et les affusions d'eau de mer. » (C. James, 1851.)

Océan (Biarritz) : « Les bains marins conviennent aux personnes sujettes aux rhumatismes, à ceux qui ont la peau impressionnable, qui s'enrhument facilement ou qui suent à la moindre fatigue : ils tonifient la peau, et régularisent ses fonctions. » (Pâtissier, *Rapport*, 1854.)

(Boulogne.) « Les bains de mer, selon M. Rouxel, ont été administrés avec succès dans les lésions strumeuses, la gastralgie, la chlorose, la leucorrhée, la dysménorrhée, les engorgements et les déplacements de l'utérus, ainsi que chez les enfants lymphatiques, pâles, étiolés, et dans toutes les affections pathologiques où l'usage des toniques est invoqué, pourvu toutefois que la faiblesse du malade ne s'oppose pas à la réaction. » (Pâtissier, *ibid.*) « On voit souvent, dit M. Afre, le virus vénérien qui n'a pas été détruit par un traitement rationnel, ravivé par les bains de mer, et révéler sa présence par des syphilides ou des ulcérations à la gorge.» (*Id.*, *ibid.*) « L'eau de mer, dit M. Verhaegen, n'est pas seulement employée sous forme de bains, elle est aussi administrée à l'intérieur, soit en lavement, soit en boisson..... Dans quelques constipations, l'usage journalier de 2 ou 3 verres d'eau de mer peut être d'une grande utilité. » (Verhaegen, *Dissertatio médica de balneis marinis*, Lovanii 1841.) Pour l'administrer en lavement, il suffit de la chauffer à un degré convenable. (*Id.*, *ibid.*) Nous aurons à faire usage ailleurs (2e et 3e chapitres) des remarques et des conseils analogues à ce qui précède, et que nous trouvons dans MM. Pâtissier (*Manuel*, 1837), Auber (*Guide du baigneur à la mer*, 1851), etc.

Nous terminons cet exposé des principales eaux minérales salines, en présentant l'analyse des eaux-mères (Mutter-laüge) les plus connues, et dont les Allemands font un fréquent usage.

Eaux-mères des salines de SALINS (JURA).

Analyse par Dumas, Favre et Pelouze.

Chlorure de sodium	157	980	Sulfate de potasse	10	140
— magnésium	51	750	— soude	4	170
— potassium	51	090	Bromure de potassium	2	700
Sulfate de magnésie	19	890		257	720

Eaux-mères des salines de MONTMOROT, à Lons-le-Saulnier.

Analyse par Braconnot.

Chlorure de sodium	185	30	Chlorure de potassium	21	10
Sulfate de soude	48	»	Sulfate de potasse	7	60
Chlorure de magnésium	64	50	Bromure de potassium	5	50
Sulfate de magnésie	40	60		570	60

Eaux-mères des salines de BEX (PRÈS LAVEY).

Analyse par Pyrame Morin, 1851.

Chlorure de magnésium. . . .	142	80	Silice.	0	15
— calcium	40	39	Alumine.	0	39
— potassium	38	62	Carbonate de chaux		traces
— sodium.	35	92	Fer.		traces
Bromure de magnésium . . .	0	65	Matière organique.		indéterm.
Iodure de magnésium	0	08		292	49
Sulfate de soude.	35	49			

Eaux-mères de KREUZNACH.

Analyse par Ozann.

Chlorure de sodium	7	8567	Bromure de magnésium. . .	2	6000
— magnésium . .	5	0052	— sodium.	8	7000
— potassium . . .	2	2525		316	6000
— calcium	205	4500			

Eaux-mères de NAUHEIM.

Analyse par Broméis.

Chlorure de soude	72	1151	Sulfate de chaux	5	7600
— chaux	132	6533	Bromure de magnésium . .	6	7581
— calcium . . .	2502	2265	Substances organiques. . .	4	6080
— magnésie. . .	269	0503	Résidu insoluble.	0	
— fer . . . . . ⎫			Total de subst. solides . . .	2794	1311
— manganèse. . ⎬		traces	Eau	4885	8686
— alumine . . . ⎭				7680	0000

Sel de NAUHEIM.

Analyse par Broméis.

Chlorure de soude.	140	8509	Sulfate de chaux	8	9856
— chaux.	206	5919	Bromure de magnésium . .	0	9981
— calcium. . . .	3150	7101	Substances organiques. . .	0	
— magnésie . . .	318	8000	Résidu insoluble.	18	6621
— fer . . . . . . ⎫			Total de subst. solides . .	3845	5993
— manganèse . . ⎬		peu de traces	Eau.	3834	4007
— alumine. . . . ⎭				7680	0000

Eaux-mères (Mutter-laüge).

Les eaux-mères des salines constituent en Allemagne une médication importante et efficace, peu connue encore ou peu répandue en France. Lorsque l'eau dont on veut extraire le sel marin a été déjà suffisamment concentrée en la filtrant, pour ainsi dire, à travers des fascines de bois ou en la faisant couler le long de cordes tendues verticalement, on la porte dans des chaudières, où on la chauffe fortement afin d'en obtenir la cristallisation du chlorhydrate de soude. C'est le résidu liquide, brunâtre et poisseux de cette évaporation qui a reçu le nom d'eau-mère (Mutter-laüge). Les principales eaux-mères sont celles de Salins (Jura et Savoie), de Kreutznach, de Nauheim, de Bex et de Montmorot. Ces eaux-mères se distinguent surtout par la proportion toujours très forte, qu'elles renferment, d'iodures et de bromures alcalins. Leur extrême activité, due à la quantité considérable de principes fixes qu'elles présentent, ne permet pas de les administrer à l'intérieur; mais on en fait un grand usage en bains dans les maladies où l'iode et le brome sont principalement recommandés (la scrofule et ses diverses manifestations) et dans les maladies où il est utile de vivement stimuler l'appareil cutané : on peut encore en imbiber des compresses qui, appliquées sur la peau, provoquent, au bout de 24 ou 48 heures, une éruption ressemblant beaucoup à celle que détermine la pommade d'Autenrieth. (Rotureau, *Eaux de Nauheim*, 1856, p. 85.) En raison de la puissance de stimulation dont jouissent les eaux-mères, on les mêle aux bains ordinaires en des proportions que l'on gradue successivement depuis 4 jusqu'à 20 litres, en surveillant bien les effets produits, afin de ne pas dépasser les limites d'une excitation appropriée au genre de maladie ou à l'impressionnabilité du malade. A Nauheim on fait subir à l'eau-mère une nouvelle évaporation pour en obtenir une substance cristallisée irrégulièrement que l'on appelle *sel de bain de Nauheim*. (Rotureau, *ibid.*) On met en général 500 grammes de sel de bain de Nauheim dans l'eau d'une baignoire; on peut aller jusqu'à 1 kilog.

En Allemagne on utilise beaucoup la Mutter-laüge; Nauheim en fournit à Hombourg, Le Bocklet à Kissingen, Kreutznach à Wiesbaden et Bex à Lavey; ces emprunts judicieux ajoutent beaucoup à l'efficacité de ces sources. Nous ne pouvons qu'approuver le vœu formulé par MM. Trousseau et Pidoux, lorsqu'ils souhaitent qu'en France le gouvernement exploitât, pour l'extraction du sel marin, certaines eaux fortement salines (Bourbonne-les-Bains), et en mît les eaux-mères à la disposition des médecins : « Il affranchirait ainsi la France d'un tribut qu'elle va payer aux eaux minérales de Hombourg, de Wiesbaden, de Kreutznach et de Nauheim. » (*Op. cit.*, t. I, p. 284.)

Les eaux-mères en bains se recommandent surtout dans les ulcérations scrofuleuses, les indurations glandulaires et les engorgements osseux; c'est dans ces circonstances que MM. Lébert et Cossy ont signalé l'utilité marquée des eaux-mères de Bex (*Compte-rendu des eaux de Lavey*, 1846); M. Rotureau, de celles de Nauheim (*op. cit.*); MM. Germain et Durand-Fardel, de celles de Salins (Jura), etc. — Ces bains exercent encore sur la menstruation une influence remarquable ; ainsi d'après Bodé les bains de Nauheim feraient devancer de huit à quatorze jours l'époque de la menstruation; de là le précepte de ne point les conseiller aux femmes enceintes. — Enfin, on a employé les bains additionnés d'eaux-mères dans les syphilis constitutionnelles avec accidents du côté de la peau (Rotureau), dans le lichen, le psoriasis, le prurigo, le lupus et l'ichthyose. (*Id.*) — D'après les docteurs Prieger (*Kreutznach*, 1854) et Engelmann, les bains ou les douches dirigées localement détergeraient et amélioreraient considérablement les ulcères du sein de mauvais caractère (cancéreux) et auraient opéré la résolution de tumeurs fort suspectes. (*Ibid.*, p. 11.) D'après MM. Trousseau et Pidoux (*op. cit.*), ce serait aux bromures contenus dans les eaux-mères que celles-ci devraient surtout leur grande efficacité. « On ne peut nier, disent-ils, les effets merveilleux, quoique lents, obtenus dans les pays où des sources salines muriatiques sont renforcées par l'addition des eaux-mères des salines : ces effets dépassent de beaucoup ceux que l'on observe lorsqu'on administre seulement l'iodure de potassium. Il est donc raisonnable de penser, il est même permis d'affirmer que les bromures jouent , dans ce cas, le rôle principal. » (*Op. cit.*, p. 285.) Nous ajouterons que le chlorhydrate de chaux ou de magnésie que renferment, en assez forte proportion, les eaux-mères de Bex, de Kreutznach, de Nauheim et de Salins (Jura), n'est sans doute pas étranger aux bons résultats du traitement. L'action thérapeutique de ces sels se rapproche, en effet, de celle des iodures et des bromures. (Voy. *Eaux salines mixtes sodiques-magnésiennes*, Physiolog.) et doit aider beaucoup à l'influence de ces derniers composés.

TABLEAU COMPARATIF ET GRADUÉ

DES

EAUX MINÉRALES SALINES

DISTRIBUÉES EN TROIS ORDRES NATURELS

D'APRÈS NOTRE CLASSIFICATION

AVEC L'INDICATION DE LEUR TEMPÉRATURE, DES PROPORTIONS DE FER ET D'ACIDE CARBONIQUE QU'ELLES CONTIENNENT, ET DE LEURS PRINCIPALES QUALITÉS CHIMIQUES.

PREMIER ORDRE. — EAUX SALINES CHLORHYDRATÉES.	Température.	Acide carbonique.	Fer, manganèse.	TOTAL DES Chlorhydrate de soude.	Eléments salins.	Eléments fixes.
PREMIER GROUPE. — EAUX SALINES CHLORHYDRATÉES SODIQUES.						
Wiesbaden { Kochbrunnen	67° c.	»	0 gr. 006 f.m.	6 gr. 855	7 gr. 76	8 gr. 262
Wiesbaden { Faulbrunnen	froide	»	0 0008 f.m.	3 405	4 05	4 315
Hombourg { Empereur . .	froide	indéterm.	0 09	15 02	16 36	18 52
Hombourg { Elisabeth . .	froide	indéterm.	0 04	10 64	10 89	13 30
Soden	19	peu	0 03	10 89	11 49	12 67
Balaruc	45	peu	traces	6 80	7 73	9 08
Kissingen (Pandur) . .	11	1815 cc.	0 02	5 52	6 71	8 00
Bourbonne	58	»	»	5 78	7 22	7 54
Forbach . . . . . . :	17	»	traces	5 42	6 05	6 48
Niederbronn	17	gaz	0 09	5 07	4 45	5 04
Soultzbad	18	0 gr. 036	traces	5 18	3 97	4 38
Aix-la-Chap. (Empereur)	55	»	0 009	2 63	3 07	4 10
Baden-Baden	57 à 60	19 cc.	0 004 f.m.	2 15	2 55	2 85
Bourbon-l'Archambault	60	1/6 vol.	0 017	2 24	2 54	4 54
Mulhausen	11	»	»	1 59	2 45	2 71
Tercis	28	»	»	2 12	2 68	2 52
Luxeuil	40 à 65	»	0 003 f.m.	0 75	0 91	1 13

DEUXIÈME GROUPE. — EAUX SALINES CHLORHYDRATÉES SODIQUES-CALCIQUES.

	Température.	Acide carbonique.	Fer, manganèse.	Chlorhydrate de soude.	Eléments salins.	Eléments fixes.
Nauheim { Fréd.-Guill.	59° c.	gaz	0 05 f.m.	35 10 sod. / 2 75 calc.	37 91	40 36
Nauheim { Kurbrunnen.	21	gaz	0 02 f.m.	14 20 sod. / 1 30 calc.	15 99	17 43

DEUXIÈME ORDRE. — EAUX SALINES SULFATÉES.	Température.	Acide carbonique.	Fer, manganèse.	TOTAL DES Sulfate.	Eléments salins.	Eléments fixes.
PREMIER GROUPE. — EAUX SALINES SULFATÉES CALCIQUES.						
Encausse	22° c.	»	traces	2 gr. 15 calc.	5 gr. 02	5 gr. 07
Aulus	20	»	0 gr. 004	1 81	2 03	2 22
Bagnères-de-Big. (Reine)	47	»	0 08	1 68	2 26	2 76
King's-Bath	46	95 cc. 64	0 01 f. m.	1 14	1 87	2 06
Audinac	22	gaz	0 008 mang	1 11	1 62	1 91
Cap-Vern	22	»	0 02	1 09	1 72	2 08
Weissembourg	22 à 29	»	0 001	1 04	1 48	1 60
Cambo	25	»	»	0 93	1 55	2 05
Louëche	31 à 51	0 004	0 010	1 52	1 88	2 01
St-Amand	19	0 lit. 19	traces	0 87	1 36	1 55

DEUXIÈME ORDRE. (Suite.) EAUX SALINES SULFATÉES.	Température.	Acide carbonique.	Fer, manganèse.	TOTAL DES — Sulfate.	Éléments salins.	Éléments fixes.
DEUXIÈME GROUPE. — EAUX SALINES SULFATÉES CALCIQUES-SODIQUES.						
Brides-la-Perrière . .	56° c.	0 lit. 60	0 gr. 05	2 25calc. 1 52 sod.	5 gr. 72	6 gr. 63
Dax	51 à 61	»	»	0 17calc. 0 15 sod.	0 44	0 47
TROISIÈME GROUPE. — EAUX SALINES SULFATÉES SODIQUES-MAGNÉSIENNES.						
Pullna	froide	0 gr. 80	0g·002mang.	16 12 sod. 12 12mag.	52 gr. 26	52 gr. 44
Seidschutz	10° c.	»	»	6 49 sod. 10 95mag.	19 93	20 64
Sedlitz	froide	0 45	0 007 f. m.	5 18 sod. 20 81mag.	27 52	28 36

TROISIÈME ORDRE. — EAUX SALINES MIXTES.	Température.	Acide carbonique.	Fer, manganèse.	TOTAL DES — Sulfate.	Chlorhydrate.	Éléments fixes.
PREMIER GROUPE. — EAUX SALINES MIXTES SODIQUES.						
Marienbad	froide	indéterm.	0 03	4 91 sodiq.	1 51 sodiq.	8 74
Egra	froide	1 lit. 50	0 017	2 61 —	1 00.—	4 56
Bourboule	57 à 47	1 25?	»	1 77 —	2 79 —	7 09
Ischia	62	0 p.c.90	0 01 f. m.	0 97 —	4 57 —	10 51
Nunziante	50	0 lit. 51	0 01	0 60 —	4 80 —	7 49
Carlsbad	75	0 55	0 004 f.m.	2 58 —	1 05 —	5 45
Liebenstein	»	»	0 07	0 22 —	0 27 —	1 46
Lavey	42	»	»	0 70 —	0 56 —	1 44
Bains	50	»	0 002	0 11 —	0 08 —	0 50
DEUXIÈME GROUPE. — EAUX SALINES MIXTES SODIQUES-CALCIQUES.						
Salins	51° c.	»	1 10	2 40 calciq.	10 22 sod.	15 52
Leamington	froide	»	traces	4 51 sodiq.	1 67 —	10 88
Lamotte	60	»	0 02	1 65 calciq.	5 80 —	7 40
TROISIÈME GROUPE. — EAUX SALINES MIXTES SODIQUES-MAGNÉSIENNES.						
Friedrichshall	8	»	traces	5 15 magn.	7 95 sod.	25 29
Océan	16 (été)	0 lit. 25	»	6 46 —	27 64 —	39 52
Méditerranée	22 (été)	0 20	»	7 02 —	27 22 —	40 74

CHAPITRE DEUXIÈME.

Avant d'étudier l'action physiologique des éléments (chlorhydrates et sulfates sodique, potassique et magnésique) qui minéralisent les eaux naturelles salines, il est utile de faire à la température la part qui lui revient dans cette action complexe. Nous avons déjà fait pressentir (voy. *Physiolog. des eaux alcalines*) combien l'action des eaux était différente suivant qu'elle était administrée froide, tiède ou chaude. Nous allons, ici, revenir avec plus de détails sur cette question importante, dont la solution éclairera beaucoup les indications et les contre-indications des sources minérales.

L'eau peut être administrée en boisson ou en bains à des températures diverses, froide, tempérée ou chaude ; nous allons examiner quel est son effet sur nos organes dans ses trois principales circonstances de thermalité.

EAU EN BOISSON.

Boisson froide.

Tube digestif. — Introduite dans l'estomac , l'eau froide (12 à 15° centigrades) y produit une sensation de fraîcheur qui semble s'irradier au reste du corps. Bue le matin à jeun, elle délaie les mucosités ou les saburres stomacales, puis les pousse dans les intestins et de là au dehors en facilitant les garde-robes. « L'effet de l'eau sur la membrane de l'estomac est, en général, asthénique, sédatif ; cependant chez les individus vigoureux l'eau à une très basse température détermine dans l'estomac une réaction semblable à celle qu'elle produit sur la peau. »(Londe,

Hygiène, t. ii, p. 182.) « Dans les embarras des premières voies, les suites d'indigestion, les irritations gastro-intestinales, etc..., l'eau prise à dose modérée est souvent utile, soit comme simple délayant, agissant en quelque sorte mécaniquement pour débarrasser la surface muqueuse des matières inalibiles qui l'irritent, et en prévenir l'absorption, soit comme antiphlogistique direct ; froide, elle excite les urines, quelquefois les sueurs lorsqu'on en prend plusieurs pintes et qu'on se tient au lit et bien couvert, parfois même la diarrhée. » (Mérat et Delens, *Dictionn. de matière médic.*, t. iii, p. 6.)

Appareil circulatoire. — Suivant M. Nick, l'eau fraîche bue en petite quantité et à différentes reprises n'aurait pas d'action apparente sur le pouls ; mais prise en grande quantité, elle le ralentirait de deux à quatre pulsations, et cet effet se prolongerait une demi-heure. » (Cité par Londe, *ibid.*) — D'après Pereira, « l'eau froide opère comme un réfrigérant réel, réduit la chaleur excessive, fait baisser le pouls et dispose à la sueur. » (*Traité de matière médic.*, 1839.)

Appareil urinaire. — « On peut la regarder comme le plus parfait diurétique, puisque plus on boit plus on urine ; elle entraîne avec elle les humeurs qu'elle a délayées. Ceux qui ont des glaires, des ardeurs d'urine, des maladies de vessie, ne peuvent trouver un remède plus utile. » (Bouillon-Lagrange, *Essai sur les eaux minérales*, 1811, p. 10.) « Il faut particulièrement observer qu'il n'y a guère de *diurétique plus puissant que l'eau commune* bue en grande quantité. » (Cullen, *Eléments de médecine pratique*, t. ii, p. 567.)

Il résulte des autorités que nous venons de citer (et dont nous nous abstenons de produire d'autres exemples pour ne pas être prolixes), que tous les observateurs anciens et modernes sont d'accord sur les effets principaux dus à l'eau froide prise en boisson. On peut les résumer dans les trois propositions suivantes :

1º Effet diurétique prononcé ;

2º Prise à une certaine dose, elle excite souvent un effet laxatif ;

3º Enfin, dans certaines circonstances que nous avons énoncées, effet sudorifique.

Examinons maintenant quelle est l'action de l'eau chaude en boisson.

Boisson chaude.

Tout le monde connaît l'effet de l'eau chaude prise en boisson ; les infusions et les tisanes en sont des exemples familiers. L'on ressent d'abord à l'estomac une douce chaleur, qui de cet organe semble s'irradier à tout le corps ; si l'on en prend des doses suivies bientôt la peau se couvre d'une sueur abondante. Il existe d'abord un peu d'excitation du système circulatoire, laquelle se calme lorsque la transpiration cesse. Le pouls peut même alors marquer quelques pulsations de moins que dans l'état normal.

« Les boissons doivent être surtout prescrites à une haute température lorsque le médecin veut déterminer une *excitation expansive* qui ait pour terme la surface cutanée, comme dans la prescription des sudorifiques ; les liquides chauds sont le véhicule et la condition si indispensables de l'action de ces médicaments, que quelques auteurs attribuent tout leur effet sudorifique à la température des boissons qui les contiennent.» (Trousseau et Pidoux, *Traité de matière médic. et thérapeutique*, 1855, tom. ii, p. 531.)

« L'eau tiède est relâchante, calmante et vomitive, suivant les cas; *l'eau chaude est excitante*, sudorifique, expectorante. » (F. Rattier, *Dictionnaire* en 15 vol., t. vi, p. 429.)

Ainsi, en résumé, l'eau bue chaude accélère la circulation et pousse à l'exhalation cutanée ou pulmonaire. Nous ajouterons qu'en vertu d'une loi physiologique de compensation bien connue, lorsque la transpiration est ainsi augmentée, la sécrétion urinaire et l'intestinale sont à leur tour diminuées. Tels sont les effets de l'eau prise en boisson, suivant son degré de température.

EAU PRISE EN BAINS.

Mais c'est principalement sous la forme de bains que l'eau a été préconisée et que les observations ont été le plus multipliées : aussi allonsnous entrer ici dans quelques détails plus étendus.

Comme ce n'est point un traité *ex professo* sur les bains, que nous voulons donner, nous nous attacherons seulement à étudier l'action physiologique comparée des bains d'eau simple et de ceux des eaux minérales suivant leurs diverses températures. Il nous suffira, dans ce paragraphe, de signaler les effets produits par les bains tièdes ou chauds; car généralement on ne se rend point aux sources minérales pour y prendre des bains frais ou froids.

Nous appellerons bains tièdes ceux dont la température est entre 28° et 34° centigrades; et bains chauds ceux qui dépassent ce dernier degré.

A. Bains tièdes (28° à 34° centig.).

Les bains tièdes, tout le monde le sait, sont calmants ; ils apaisent les douleurs, calment la soif et font tomber l'éréthisme général connu sous le nom de fièvre. Ces phénomènes sont familiers et de tous les jours ; il n'est donc pas besoin de les appuyer d'observations particulières ; mais, comme ils sont le résultat des modifications secondaires que les bains tièdes font subir à la circulation et à l'absorption cutanée, il nous importe d'examiner ces deux points.

Influence des bains tièdes sur la circulation.

Un médecin allemand, Matthias Marcard, a institué des expériences suivies, touchant l'action des bains tièdes sur le pouls. Ces observations, au nombre de vingt-quatre, exécutées avec tout le soin et toute la précision que réclame ce genre d'expérimentation, nous ont paru très concluantes ; il nous suffira d'en faire le résumé d'après l'auteur lui-même.

« 1° Tout bain d'une chaleur au-dessous de 96° Farenheit (35° 5 c.) *diminue la fréquence du pouls*, toutes les fois que des causes particulières ne s'opposent pas à cet effet.

« 2° Plus le pouls est fréquent, plus il s'écarte de l'état naturel, plus le bain le diminue.

« 3° La température du bain qui paraît le plus avoir la faculté de diminuer le pouls est celle que je désigne sous le nom de chaude ou tiède (entre 96 et 85 degrés Farenheit (35° à 29° centig.).

« 4° Plus les bains se prolongeaient, plus la *fréquence du pouls diminuait*, et l'on a vu que sur moi-même un bain d'une heure et demie a diminué les pulsations de 63 jusqu'à 54. » (*De la nature et de l'usage des bains*, par Matthias Marcard, 1801, p. 79-80.)

Plus loin il ajoute : « Les bains chauds (tièdes pour nous, c'est à dire au-dessous de 35° centig.) sont donc jusqu'à présent le seul moyen de *ralentir immédiatement la circulation* d'une manière sensible, avec douceur, sans aucun inconvénient dans la plupart des cas..... La première conséquence à déduire, c'est que l'on peut sans hésiter non seulement permettre le bain dans les maladies aiguës, lorsqu'il n'y a d'ailleurs rien qui s'y oppose, mais que dans bien des cas on doit le prescrire et en attendre le plus grand avantage, et que très certainement on ne le prescrit pas assez. » (Matthias Marcard, ouvr. cité, p. 88.)

Au reste , cette action sédative des bains tièdes a été bien constatée par les observations modernes. Nous avons déjà cité (v. *Physiologie des eaux alcalines*) les expériences de M. Regnault faites aux eaux minéra. les de Bourbon-Lancy; nous joindrons ici le témoignage tout à fait concor. dant d'un homme bien connu dans la science, de Dupasquier : « Tous les médecins savent, dit-il, qu'une chaleur modérée, comme celle d'un bain tempéré ou d'un cataplasme tiède, au lieu de déterminer une excitation générale, tend, au contraire, à produire un relâchement ; d'où résulte un prompt adoucissement des souffrances dans la partie affectée et un état de calme général pour le malade. » (*Histoire de l'eau minérale sulfu- reuse d'Allevard* par Al. Dupasquier, 1841, p. 464.)

Influence d'un bain tiède sur la respiration.

Au ralentissement du pouls correspond aussi un ralentissement de la respiration. Voici comment s'exprime, à ce sujet, Matthias Marcard : « A moins d'un état extraordinaire des organes de la respiration, aidé d'un stimulus particulier, la respiration suit toujours la marche de la circula- tion du sang. Si celle-ci est rapide, la respiration est fréquente..... Le bain chaud (tiède pour nous, soit au-dessous de 35°) ralentit régulière- ment la respiration après un certain temps. » (Ouvrage cité, p. 83.)

B. — BAINS CHAUDS (35° centig. et au-dessus).

1° Effets immédiats ou primitifs. — Ces bains sont éminem- ment stimulants. Ils activent la circulation, accélèrent en même temps la respiration, congestionnent les capillaires cutanés et couvrent la peau d'une sueur abondante. A ces phénomènes se joignent la séche- resse de la bouche et du gosier, d'où naît une soif vive ; la diminution de l'exhalation intestinale d'où la constipation; enfin l'urine sécrétée en moins grande quantité est aussi plus colorée que dans l'état normal. « Les effets visibles du bain très chaud sont principalement ceux de la chaleur, peut-être un peu adoucis par l'eau ; il cause de la rougeur à la peau, ac- célère le pouls ; les vaisseaux se gonflent, le visage devient rouge, la res- piration plus prompte, et la sueur paraît ; si l'on augmente la chaleur, elle découle du visage, les artères du cou et des tempes battent avec violence, il y a angoisse et serrement du cœur..... Enfin il survient des vertiges, des battements dans la tête, et apoplexie. Si le bain est prolongé la transpiration est extraordinairement abondante. » (Matthias Marcard, ouvr. cité, p. 214.)

Rappelons ici qu'un ancien expérimentateur, Lemonnier, avait observé que son corps perdait à peu près *une livre et demie* de son poids après un bain à 45° centigrades, de huit minutes de durée. (Académie des sciences de Paris, 1747.)

On prévoit, en analysant les effets développés par les bains chauds, dans quels cas il faudra les éviter ou à quelles maladies ils pourront, en général, convenir. Matthias Marcard rappelle que Fourcroy avait cité, dans l'un de ses ouvrages, l'observation d'une personne qui prit un bain au degré vraiment effrayant de 66° Réaumur (82° 52 centig.) et qui succomba à une attaque d'apoplexie une heure après.

2° Effets secondaires. — Le bain chaud, après avoir produit une excitation plus ou moins vive suivant sa température, amène à la suite un état de débilité et de langueur, qui s'accroît à mesure que l'on en fait un usage plus fréquent. Cette faiblesse consécutive à une réaction stimulante constituait pour Brown et Cullen l'asthénie indirecte. Suivant Macquart, c'est à la transpiration abondante qu'éprouvent les malades après un bain chaud, « que sont dues les plaintes de faiblesse et d'épuisement. » (*Manuel sur les propriétés de l'eau*, 1783, p. 380.) P. Alpin fait observer que les Egyptiens s'affaiblissaient autant par l'abus des bains chauds que par celui des plaisirs de l'amour. Pereira, auteur d'un excellent traité de matière médicale, s'exprime ainsi sur le sujet qui nous occupe : « Quand toute la surface du corps a été soumise à une température élevée, son influence relâchante s'étend bientôt aux parties internes ; de là l'atonie, la diminution de la force musculaire, un sentiment de langueur ou de fatigue, et une indisposition à une fatigue corporelle. L'épuisement qui suit l'excitation causée par la chaleur et d'autres stimulus semblerait démontrer, pour me servir des paroles de Müller, que la force organique est consumée, pour ainsi dire, par l'exercice des fonctions, et pour rappeler un mot semblable de Priestley, nous dirons que, comme une chandelle brûle beaucoup plus rapidement dans le gaz oxygène que dans l'air, de même nous usons notre vie plus promptement sous l'influence excitante d'une température élevée. » (Pereira, *Elements of materia médic. and therapeutic*, 3me édit., London 1849.)

MM. Trousseau et Pidoux ne s'expriment pas avec moins de netteté sur les effets débilitants dus à l'application du calorique. « Les effets consécutifs des bains de vapeurs et des bains chauds, à des températures excessives, disent-ils, *sont toujours débilitants*, autant par les pertes considérables qu'on y éprouve que par la sédation spontanée ou la faiblesse indirecte qui suit toutes les fortes excitations. Il est fort important, en thérapeutique, de bien se rappeler que si l'action exagérée du calorique est *immédiatement très excitante*, elle est aussi le moyen le plus sûr *d'amener consécutivement une grande atonie* dans les parties qui y ont été exposées. » (*Op. cit.*, t. ii, 1855, p. 554.)

Il nous sera maintenant facile de comprendre le résumé suivant des indications et des contre-indications des bains chauds, que nous empruntons au docteur Pereira.

Indications. — Cet auteur les conseille :

1° Pour produire une excitation générale ou locale des systèmes nerveux et vasculaire, dans le but de régulariser la distribution du sang, de détourner un afflux anormal d'autres parties, comme dans quelques maladies internes paraissant se lier à la *disparition d'une affection cutanée*, dans la gastrite, l'entérite, la cystite, la néphrite;

2° Pour provoquer la diaphorèse, en rétablissant les fonctions de la peau, comme dans le diabète, les affections rhumatismales, les maladies cutanées à formes écailleuses;

3° Pour déterminer le relâchement des tissus rigides ou spasmodiquement contractés, comme dans les raideurs rhumatismales, les contractures musculaires, les coliques produites par le passage des calculs biliaire ou urinaire;

4° Pour calmer les douleurs *quelle que soit leur nature*, inflammatoire, spasmodique ou névralgique; par exemple, dans les dysménorrhées douloureuses, la strangurie, les coliques néphrétiques, etc.

Contre-indications. — A côté de ces indications, le même auteur pose quatre contre-indications importantes à signaler, à savoir quand il existe :

1° Une grande excitation vasculaire, phéthore, anévrysme, dilatation du cœur, tendance aux hémorrhagies, etc.;

2° Un grand relâchement ou flaccidité, spécialement dans les organes superficiels ;

3° Une sécrétion ou une exhalation abondante ;

4° Une grande excitabilité nerveuse avec peu de forces.

Absorption. — La question de savoir si l'eau d'un bain était absorbée ou ne l'était pas, a été longtemps débattue. Plusieurs expérimentateurs avaient nié avec Seguin toute absorption par la peau; mais aujourd'hui, les expériences si complètes et si exactes de Jung, Rator, Collard de Martigny, Madden, Berthold et Kühn, ont démontré d'une manière péremptoire la réalité de la pénétration de l'eau à travers la peau. La loi qui découle de toutes ces observations est la suivante :

L'absorption a lieu toutes les fois que l'eau du bain est à une température inférieure à celle du sang (35° centig. environ). Elle est suspendue si cette température lui est au contraire supérieure.

Cette loi explique des faits, en apparence contradictoires, qui se sont
présentés à des observateurs pourtant dignes de foi. Voici le résumé suc-
cinct de quelques-unes de ces expériences :

Rator trouva une augmentation dans le poids du corps, dans un bain
dont la température marquait de 26° à 31° centig.; il survint au contraire
une diminution lorsque la température s'éleva de 35° à 42° centig. (*Sur
l'emploi rationnel des bains de rivière et des bains de sable.*)

Madden, auteur anglais, est arrivé aux mêmes résultats à la suite de
neuf expérimentations (*an experimental inquiry into the physiology of
cutaneous absorption*).

Berthold n'a fait ses observations que sur des bains moins chauds que
le sang (au-dessous de 35° centig.), et il a *toujours* noté un accroissement dans le poids du corps ; il a remarqué, en outre, que l'absorption
était d'*autant plus faible* que la *chaleur* de l'eau se rapprochait davantage de celle du sang. Cette dernière remarque confirme les résultats
obtenus par Jung et Rator, à savoir, qu'il n'existe ni augmentation ni
diminution d'absorption à une température de 27°77 à 34° centig.

Tous ces faits, sur l'absorption de l'eau par la surface cutanée, ont
été amplement confirmés par les belles et récentes recherches de M. Kühn,
dans son travail de 1852 sur les eaux minérales salines de Niederbronn,
dont nous emprunterons des extraits à l'excellent rapport de M. Pâtissier sur les établissements thermaux, pour 1854.

« Si la température d'un bain, dit M. Kühn, descend au-dessous de
35 ou de 30 degrés, *l'exhalation cutanée s'arrête, l'absorption commence* et *augmente* à mesure que le bain devient plus frais. Aussi
l'imbibition activée par le bain frais détermine-t-elle une abondante
diurèse.

« Si, au contraire, la température du bain dépasse 30 ou 35 degrés,
l'absorption s'arrête, et *l'exhalation cutanée se manifeste* avec une activité qui est *en raison même de la chaleur du bain.*

« En résumé, lorsque la température d'un bain est au-dessous de 30
à 35 degrés, le mouvement du liquide se fait de l'extérieur vers l'intérieur ; lorsque la température est supérieure à ce chiffre thermométrique, il a lieu en sens inverse. »

Ainsi, nous voyons que l'on peut à volonté, pour ainsi dire, augmenter, diminuer et même rendre nulle l'absorption par la peau, suivant le

degré de température qu'elle présente ; il est très important de tenir compte de ce degré thermométrique si l'on ne veut, quand on prescrit un bain d'eau minérale, courir les chances d'une erreur grave, en attribuant parfois à tort aux principes minéralisateurs, une action thérapeutique à laquelle ils n'auraient eu presque aucune part.

PREMIER ORDRE. — EAUX SALINES CHLORHYDRATÉES.

Après avoir essayé de faire à la température la part qu'elle peut et doit revendiquer dans les effets produits sur le corps, nous allons chercher à indiquer à son tour celle qui appartient de droit aux principes fixes des eaux minérales salines. En analysant ainsi l'action individuelle de chacun de ces agents, nous pensons pouvoir plus facilement apprécier le résultat de leur action simultanée et donner la clef de quelques faits en apparence contradictoires.

Comme les eaux minérales sont administrées à l'extérieur ou à l'intérieur, nous allons successivement examiner leur action physiologique dans ces circonstances, en parcourant chacune des trois grandes classes de nos eaux salines.

PREMIER GROUPE. — EAUX SALINES CHLORHYDRATÉES SODIQUES.

A. *Sous forme de bains.*

Le sang de l'homme et des animaux contient toujours une certaine proportion de sel marin. Cette proportion « dépasse ordinairement la *moitié* du poids des autres principes minéraux réunis. » (Liebig, *Nouvelles lettres sur la chimie*, 1852, p. 180.) L'on voit ainsi combien le sel marin doit être nécessaire aux fonctions de l'économie, puisque le sang en renferme normalement une quantité aussi considérable.

Mis en contact avec la peau ou les muqueuses, il y fait naître une irritation, à la suite de laquelle on remarque une activité plus grande dans les phénomènes vitaux et une sensation de chaleur plus intense. Bientôt on voit le sang affluer en plus grande quantité vers ces mêmes points :

tels sont les phénomènes que présente la peau lorsqu'on prend un bain qui contient une assez forte dose (2 à 4 kilog.) de sel marin. Le sujet accuse, en outre, une sensation de picotement sur toute la surface cutanée, qui peut, dans certains cas, se recouvrir en même temps d'une rougeur érysipélateuse.

Ajoutons que, d'après les expériences de Lebküchner (*Dictionnaire physiologiq.* de Wagner), l'absorption, par la peau, d'une eau salée se ferait en proportion notablement inférieure à celle de l'eau douce.

Examinons maintenant, comparativement, à quels effets donnent lieu les eaux minérales naturelles chlorhydratées sodiques, prises sous forme de bains.

Le d[r] Charles Braünn a institué des expériences intéressantes à ce sujet, aux sources de Wiesbaden, expériences qui viennent heureusement confirmer ou compléter les observations que nous venons de présenter. (*Monographie des eaux de Wiesbaden*, par Charles Braünn, 2 cahiers in-8° de 103 et 117 pages.) — Nous ferons de nombreux emprunts à cette excellente monographie.

Lorsque le baigneur se plonge dans un bain de l'eau de Wiesbaden, à la température de 23 à 25° R. (28 à 31°c.), et dont la durée varie d'une demi-heure à une heure, voici ce qu'on observe. Au moment de l'immersion, le sujet éprouve un léger frissonnement avec un peu d'oppression, et la vessie se vide. Ces phénomènes ne tardent pas à se dissiper ; alors le baigneur ressent du bien-être ; bientôt la turgescence et la rougeur de la peau commencent à s'effacer, et le *pouls diminue* de 4 à 10 pulsations ; puis la respiration se ralentit. La chaleur et le volume du corps diminuent aussi ; la peau se ride, le teint pâlit, et les urines reparaissent.

En continuant ces bains pendant quelques jours, on voit le corps perdre graduellement de son volume ; les selles deviennent plus molles ; *l'activité cutanée s'abaisse*, tandis que la sécrétion urinaire s'accroît ; rarement une éruption comme miliaire se montre-t-elle sur la peau. (Ch. Braünn, p. 17.)

Le sel marin contenu dans les eaux minérales de Wiesbaden est-il absorbé ? Nous avons dit tout à l'heure que, pour Lebküchner, l'absorption se réduisait à peu de chose. Le d[r] Braünn a pu démontrer, par une suite d'expériences précises, que cette absorption, bien que variable chez le même sujet, était pourtant assez sensible.

Un individu fut soumis pendant quatre jours à un régime uniforme, assaisonné d'environ 180 grains de sel marin : dès le troisième jour, il rendait de 48 à 54 onces d'urine, dans laquelle on a trouvé :

Sel de cuisine. . . . .   160,19 grains à 176,78
Acide urique   11,19   —   à 12,99
Urée   110,40   —   à 138,21

Le quatrième jour, le dr Braünn lui fit prendre un bain d'eau douce d'une demi-heure de durée, à 27° R. (34° centig.). La sécrétion cutanée diminua, et les urines de 24 heures, qui pesaient 139 onces, contenaient :

Sel de cuisine . . . .   174,11 grains.
Acide urique   14,81   —
Urée.   141,32   —

Le cinquième jour, il fit plonger le même individu pendant une demi-heure dans un bain d'eau minérale à 26° R. (31° centig.). Les urines rendues pesaient 56 onces, et renfermaient :

Sel de cuisine . . . .   169,44 grains.
Acide urique   13,01   —
Urée.   181,90   —

Une troisième expérience, faite avec un bain d'eau minérale, a donné 58 onces d'urine, renfermant :

Sel de cuisine . . . .   234,12 grains.
Acide urique.   16,02   —
Urée.   12,31   —

En comparant ces chiffres, l'on s'aperçoit que le sel marin est tantôt notablement absorbé (3e expérience), tantôt semble l'avoir été assez faiblement (2e expérience). Il existe donc, dans l'acte de l'absorption, qui du reste est constant, des inégalités dont la cause nous échappe; mais cette observation amènera le praticien à compter assez peu sur le bain pour introduire le sel marin dans l'économie à des doses déterminées.

Dans ces expériences, nous voyons que la sécrétion urinaire a été toujours notablement accrue ; mais, faisons observer que ce phénomène pourrait peut-être se rattacher à la température elle-même du bain (30 à 34° centig.); nous savons, en effet, que, dans un bain tiède d'eau douce, l'absorption cutanée est constamment assez marquée, tandis que, si le même bain est chaud (35° et au-dessus), elle diminue beaucoup, au point même de pouvoir devenir nulle.

Mais, pour lever tous les doutes à ce sujet, examinons ce qui se passe dans un bain chaud de la même eau minérale de Wiesbaden : « De même que dans le cas précédent (bains tièdes), il se forme des bulles gazeuses sur la peau, et celle-ci paraît d'abord savonneuse, puis rude au toucher....; ensuite, elle devient rouge, chaude, turgescente, et se couvre de transpiration ; les veines se gonflent ; l'organisme entier est excité ; le pouls gagne en force et en fréquence dans la proportion de l'élévation de la température du bain, et la respiration suit la même progression. » (Braünn, ouvrage cité, 2ᵉ cahier, p. 19.)

Nous retrouvons ici les effets physiologiques tout à fait semblables à ceux que nous avons notés comme étant produits par les bains d'eau douce à 35° et au-dessus, à savoir : l'accélération du pouls et de la respiration, la transpiration augmentée, la turgescence des veines, etc.; et la preuve que ces résultats sont dus à l'élévation seule de la température, c'est que la même eau minérale prise en bain, mais tiède, produit au contraire des phénomènes de sédation, comme nous venons de le voir...... Or, puisque dans les deux circonstances la constitution chimique n'a pas changé, et que la température seule a varié, c'est à celle-ci évidemment qu'il faut rapporter, en très grande partie, l'excitation fébrile que nous avons observée.

La sécrétion urinaire est également diminuée dans un bain minéral chaud. Le dᵣ Braünn, en prenant le poids exact des urines rendues dans les 24 heures chez le même individu après un bain minéral chaud (35° et au-dessus), a constaté une diminution qui variait de 4 à 10 onces relativement à la quantité normale excrétée.

Au reste, si ces résultats si différents des bains d'eau minérale, suivant leur degré thermométrique, n'ont pas été mis en relief avec autant de soin, ils ont cependant été signalés par plusieurs observateurs. Citons quelques-uns d'entre eux.

Bourbon-Lancy. — « L'on sait que les bains d'eau saline ont une action toute différente, suivant qu'ils sont chauds ou froids. Ainsi, les bains salins *chauds* agissent, par le seul fait de leur *température*, comme excitant général ; en même temps qu'ils stimulent vivement la peau, ils agissent comme les bains sulfureux, et conviennent par conséquent dans toutes les maladies pour lesquelles ces derniers sont habituellement prescrits (débilité générale, chlorose, scrofule, etc.). » (*De l'action des eaux thermales et salines de Bourbon-Lancy*, par le docteur Tellier, 1844, p. 20.)

« L'immersion dans l'eau saline *froide*, au contraire, produit d'abord une *sédation* assez profonde, avec frisson ; puis, une réaction générale accompagnée d'une douce chaleur.... L'action des bains n'est pas aussi prompte qu'après les bains chauds.... Le malade éprouve pendant quelque temps de la moiteur, des fourmillements, et au bout de quelque temps un bien-être extrême. La *sécrétion urinaire,* loin d'être suspendue par la moiteur de la peau, paraît, au contraire, *augmentée*... Leur action sur le système nerveux est surtout curieuse ; le bienfait en est immédiat : la tonicité des organes est doublée ; on se sent plus fort, plus agile ; les idées sont plus nettes.... Les bains plus chauds ont une action beaucoup plus énergique...; leur action stimulante est énorme et peut être d'un précieux avantage. » (Tellier, ouvrage cité, pp. 21-26.)

« Dans le bain *tempéré* (20 à 25°), l'on n'éprouve ni le sentiment du froid ni celui de la chaleur... Le *pouls et la respiration se ralentissent;* il se produit une sédation nerveuse accompagnée d'une augmentation générale des forces musculaires. Ces bains conviennent surtout aux personnes nerveuses à fibres sèches et irritables.

« Dans le bain *très chaud* (30 à 36°), au bout de quelques minutes toutes les parties extérieures du corps augmentent de volume ; les veines se distendent, le pouls devient *dur* et *fréquent*, la figure s'injecte et se couvre de sueur. Le bain à cette température ne doit pas durer plus de 15 minutes : son action est d'une grande énergie. On peut y avoir recours dans le rhumatisme froid et dans la paralysie locale. » (*Notice sur les eaux minérales de Bourbon-Lancy*, par le docteur Rérolle, 1849, pp. 27-28.)

On voit encore ici (et le fait est constaté par des observateurs différents), on voit, disons-nous, la même eau minérale être tour à tour sédative ou stimulante, suivant sa température.

Plombières. — Les eaux *silicatées alcalines* de Plombières nous offriront aussi les mêmes oppositions d'action suivant leur degré de chaleur ; les observateurs sont parfaitement d'accord sur ce point.

« A Plombières les bains dont on fait le plus généralement usage sont chauds ou tempérés : *leur action* sur l'organisme *dépend de leur degré de chaleur et de leur durée.*

« Dans le bain *frais*, c'est à dire dans l'eau chauffée au-dessous de la température du sang, on éprouve les effets suivants : diminution du volume du corps, ralentissement de la circulation et par conséquent des battements du pouls....., pâleur du visage....., augmentation de la sécrétion urinaire et quelquefois de celle du canal intestinal. Ces bains sont *essentiellement calmants, réfrigérants.*

« Dans le bain *tiède*, c'est à dire dans l'eau chauffée à une température
à peu près égale à celle de la peau, on éprouve un chaleur douce, agréable, qui sollicite le sang à la surface du corps plutôt qu'elle ne l'y pousse.
Cette action suffit pour amener un peu de transpiration, pour assouplir
le pouls, *pour le diminuer* si le bain se prolonge quelque temps, pour
modérer l'irritation, résoudre le spasme et calmer la douleur.

« Ces bains *favorisent* éminemment l'*imbibition*. Il convient surtout
de les employer lorsqu'on a pour but non seulement de faire *absorber
les éléments* chimiques des eaux minérales, mais encore de mettre à profit le calorique qui les imprègne : c'est à l'aide de ce calorique qu'on
peut donner une impulsion modérée au système vasculaire et combattre
les maladies caractérisées par une certaine lenteur de tous les actes organiques, par des stases sanguines dans l'appareil de la veine-porte,
par des engorgements des viscères, etc.

« Dans un bain *très chaud*..... la peau rougit, se couvre de sueur et
se gonfle sensiblement. La chaleur augmente, le *pouls* devient *plus
fréquent*, la respiration *s'accélère*. Si l'on reste quelque temps dans ce
bain, il se manifeste des palpitations, des vertiges..., et, si l'on ne quitte
la baignoire, les vertiges sont bientôt suivis de syncope ou d'apoplexie.»
(*Eaux de Plombières, clinique médicale*, par le docteur Lhéritier, 1853,
pp. 65-68.)

Ainsi les eaux silicatées alcalines de Plombières ne sont point calmantes uniquement, comme on semble généralement le croire, mais elles
peuvent devenir, au contraire, très stimulantes si leur température est
élevée. Nous avons nous-mêmes constaté sur plusieurs individus ces effets des bains chauds à Plombières, sauf l'apoplexie. Nous y avons aussi
personnellement expérimenté, maintes fois, les bains *tempérés*, et reconnu leur action *sédative*.

Cette action opposée des bains de Plombières, suivant leur degré de
chaleur, est également indiquée par MM. Léopold Turck (1847), Vincent
Duval (1849), etc. Nous ne faisons que mentionner ces auteurs afin
d'éviter des répétitions.

Néris. — Les sources *alcalines mixtes* de Néris sont également et à
volonté stimulantes ou calmantes, suivant qu'elles sont employées tièdes
ou chaudes.

« Administrées à une température élevée, elles (les eaux de Néris) ont
une grande puissance contre toutes les affections rhumatismales, et lorsqu'elles sont *dépouillées* d'une partie *de leur calorique*, elles exercent
une action *sédative des plus remarquables*, sur le système nerveux.

« Dans le *premier cas* (*chaudes*), elles *excitent*, activent la circulation dans les vaisseaux capillaires, augmentent les fonctions de la peau,
raniment la vitalité des tissus ainsi que l'énergie musculaire, et favorisent la résolution d'engorgements chroniques ; dans le *second* (*tièdes*),
elles *calment*, délassent, lubrifient et assouplissent les tissus, dissipent
les douleurs, font cesser les spasmes et régularisent les fonctions des organes du sentiment. » (*Notice sur les eaux thermales de Néris*, par Richond-des-Brus, 1855, p. 58.)

Luxeuil. — « Le bain *tempéré* d'eau minérale produit les *effets du
bain domestique*, à égale température, plus ceux qui dérivent de sa mi-
néralité. » (*Études sur les eaux de Luxeuil* par le docteur Aliès, 1850,
p. 47.)

« L'action de l'eau thermale (de Luxeuil) sur l'économie est très
complexe : elle agit par *son calorique* et par sa spécificité dans laquelle
on doit comprendre sa minéralisation. On ne peut se dissimuler qu'employée en bain chaud, une grande part d'action ne doive être attribuée
au *calorique* intime qui entre dans la composition de ces mêmes eaux.
Elles seront d'autant plus excitantes qu'elles en contiendront davantage.
C'est en grande partie à leur *température élevée* que les eaux salines
les plus renommées *doivent* leur réputation. » (*Recherches sur les propriétés physiques, chimiques et médicinales des eaux de Luxeuil* par le
docteur Revillout, 1838, p. 92.)

Lamotte-les-Bains. — Comme dernière preuve à l'appui de l'o-
pinion que nous soutenons, de l'indépendance de l'identité d'action due
à la température, quelle que soit d'ailleurs la nature chimique de l'eau
minérale, nous reproduisons encore ici les expériences que le docteur
Buissard a faites sur lui-même aux eaux minérales et thermales de
Lamotte-les-Bains (Isère).

Avant d'entrer dans un bain de 35°, la température du corps prise
sous la langue marquait 37°50 ; le pouls battait 72 fois à la minute, et il
y avait 18 inspirations. Dans le bain après une demi-heure l'expérimentateur nota :

Température du corps. . . . .   37°50
Pouls. . . . .   64 pulsations.
Inspiration.   14
Dans le même bain, après une heure de séjour :
Température du corps. . . . .   37°
Pouls . . . .   60 pulsations.
Inspirations   15

(Etudes cliniques sur les eaux thermales et salines de Lamotte-les-Bains, 1855, p. 94.)

Ainsi voilà une eau fortement saline (elle contient 7 grammes 40 de principes fixes par litre) qui devient calmante, fait tomber le pouls et diminue le nombre des inspirations, lorsqu'elle est à une température (35°) *inférieure* à celle du sang de l'expérimentateur (37°). « J'ai souvent, ajoute-t-il, renouvelé cette expérience sur moi et sur d'autres baigneurs, et j'ai toujours constaté des effets analogues. » (*Ibid.*, p. 95.)

Mettons en regard de ce tableau les résultats obtenus par un bain plus chaud des mêmes eaux, afin d'en mieux faire ressortir les contrastes. Nous en emprunterons l'énoncé au même auteur.

« Plongé, dit M. Buissard, dans de l'eau de Lamotte à 40° et au-dessus, le baigneur ressent uue impression de chaleur qui lui paraît n'avoir rien d'exagéré ; mais bientôt le *pouls s'accélère*, la peau devient turgescente....; plus tard la face devient vultueuse, les yeux larmoyants , les artères battent avec violence, une sueur abondante inonde le visage, et la tête devient pesante. » (Ouvrage cité, p. 95.)

Les preuves que nous avons apportées dans cette discussion nous semblent puissantes et par leur nombre et par l'autorité de leurs auteurs. Nous aurions pu, sans doute, les multiplier, et nous aurions vu se reproduire constamment les mêmes résultats. Nous avons eu soin de faire choix, dans notre exposé, d'eaux minérales *à constitutions chimiques différentes*, dont l'action sur l'économie devait par conséquent être dissemblable ; malgré cette diversité de nature nous avons toujours observé des phénomènes identiques, à savoir : *sédation* dans un *bain tiède* (quelques degrés au-dessous de la chaleur du sang), *excitation* plus ou moins vive dans un *bain chaud* (quelques degrés au-dessus de la température du sang). Or, puisque dans ces circonstances un seul élément, le calorique, restait constant, ou bien que lui seul variait dans une même eau minérale, et que les effets correspondaient toujours à la température, il est, ce nous semble, logique de conclure, qu'à cet agent seul, suivant sa quantité, appartenaient les actions physiologiques opposées (sédation ou excitation) que nous avons signalées.

Ces résultats une fois bien constatés, il nous sera facile de comprendre pourquoi certaines affections (rhumatismes, sciatiques, débilités musculaires, etc.) sont traitées avec le même succès à des eaux thermales, appartenant pourtant à des classes différentes (sulfureuses, salines, alcalines): c'est que, en général, ces eaux sont administrées en douches, en bains de vapeurs ou liquides, mais *chauds*, contre ces divers états morbides ; elles agissent alors par le calorique dont elles sont imprégnées, et à un même agent doivent correspondre des actions physiologiques et thérapeutiques identiques.

« Le calorique, aux yeux de tous les médecins qui savent observer, joue le rôle le plus important dans l'action du traitement thermal. L'effet éminemment excitant des bains de vapeurs à une température élevée et des douches doit certainement lui être attribué en grande partie. C'est ce qui explique pourquoi des eaux thermales très différentes sous le rapport de leur constitution chimique sont renommées pour guérir et guérissent en réalité les mêmes maladies. Qui ne sait que les rhumatisants se rendent en aussi grand nombre aux eaux thermales salines ou aux eaux très faiblement minéralisées, qu'aux eaux sulfureuses des Pyrénées ? Quel est le médecin qui ignore que les eaux naturellement chaudes et *presque absolument dénuées de principes médicamenteux* ne sont pas moins *très efficaces* pour guérir ces maladies, qu'une foule d'affections de nature très différente ?.... Il ne faut donc pas s'étonner si les traitements auxquels on se soumet dans les établissements thermaux produisent des résultats si variés, modifient avantageusement des maladies si nombreuses et si diverses. » (Dupasquier, *Histoire de l'eau minérale sulfureuse d'Allevard*, 1841, pp. 459-460.) — Et plus loin, après avoir fait remarquer que les bains à une température tiède sont calmants, le même auteur termine par ces paroles remarquables : «Cela considéré, cette double action du calorique bien reconnue, il n'y a pas lieu de s'étonner si les *mêmes eaux* qui guérissent les rhumatismes chroniques, les phlegmasies lentes avec commencement de désorganisation, les maladies de la peau les plus invétérées, sont également efficaces quand on les applique, mais dans des *conditions opposées de température*, au traitement des *névroses* de toutes les nuances... Tout cela.... peut s'expliquer parfaitement sans faire usage du *quid divinum*, et d'une manière aussi simple, aussi naturelle qu'elle nous paraît à nous rationnelle et satisfaisante. » (Dupasquier, *ibid.*, pp. 464-465.) — Nous ne pouvons que souscrire à cette opinion si bien formulée par l'éminent médecin hydrologue, trop tôt enlevé à la science.

Mais, comme l'absorption par la peau des principes minéralisateurs est peu considérable, ainsi que nous l'avons démontré, et que d'ailleurs les quantités ainsi absorbées peuvent beaucoup varier suivant mille circonstances imprévues, il est préférable, lorsqu'on veut mettre à profit surtout l'action de leurs principes fixes, de les administrer en boisson.

Il nous reste maintenant à en étudier l'action physiologique lorsqu'elles sont employées sous cette dernière forme.

B. *Action physiologique des eaux minérales salines en boisson.*

Nous étudierons, dans cette section, successivement l'action des eaux minérales salines, selon qu'elles appartiendront à l'un des trois grands ordres que nous avons établis. Ainsi nous commencerons par les eaux chlorhydratées sodiques, puis nous parlerons des eaux sulfatées salines; enfin nous verrons quel est le mode d'action des eaux salines mixtes. Nous aurons ainsi parcouru, en suivant cet ordre qui nous semble naturel, le cercle physiologique de cette classe d'eaux minérales, et les faits cliniques qui se rattachent à leur emploi viendront se ranger comme d'eux-mêmes dans la classe qui sera plus spécialement adaptée à chacun d'eux.

Chlorhydrate de soude.

Appliqué sur la langue, le sel marin y produit une sensation spéciale que tout le monde connaît et qui a servi de point de comparaison sous le nom de goût salé. Il se fait ensuite dans la cavité buccale une sécrétion plus active des mucosités qui la lubrifient normalement. La même activité sécrétoire se manifeste dans le reste du tube digestif; ainsi la quantité du suc gastrique est accrue, ce qui amène probablement les nausées et même le vomissement que trois à quatre grammes de sel marin, pris à la fois dans un demi-verre d'eau, peuvent provoquer, comme nous l'avons observé quelquefois dans notre pratique. M. Bardeleben a fait des observations intéressantes sur l'action du sel marin introduit directement dans l'estomac. Après avoir fait pénétrer par une fistule stomacale, dans l'estomac vide d'un chien, environ trois grammes de sel de cuisine, il a vu les points de la muqueuse en contact avec le sel sécréter un mucus presque incolore, puis l'organe se contracter violemment et l'animal être pris de vomissements réitérés. Le suc gastrique sécrété dans ces conditions est parfois alcalin; mais, chose remarquable, la sécrétion devient acide dès que la véritable digestion commence; tandis que la réaction alcaline persiste lorsqu'on introduit dans l'estomac des *substances indigestes* telles que des éponges; les sulfates de soude et de potasse produisent la même réaction. (*Comptes-rendus de l'Académie des sciences*, t. XXV, et *Annuaire de chimie*, 1848.)

Le sel marin augmente également la sécrétion du foie et du pancréas, et sous son influence les évacuations alvines deviennent plus faciles; elles peuvent même dégénérer en une véritable diarrhée, à une certaine dose; le sel agit alors comme laxatif.

S'il est donné à doses modérées, trop faibles pour amener des évacuations, il est absorbé et mêlé à nos humeurs : une fois introduit dans l'économie, il exerce, sur la nutrition, une action remarquable qui a surtout été bien mise en évidence par les belles expériences de M. Boussingault, et dont nous allons rappeler brièvement les principaux résultats.

L'addition du sel marin au fourrage n'a pas d'effet sur la production plus abondante de la chair, de la graisse ou du lait ; mais elle exerce une action favorable sur l'aspect et la qualité des animaux. Ainsi deux taureaux, qui pendant une année avaient été privés de sel, présentaient une allure paresseuse, leur poil était ébouriffé, terne, laissant çà et là par place la peau à nu ; tandis que deux autres taureaux, semblables aux premiers, mais au fourrage desquels on avait mêlé du sel avaient une allure plus dégagée, et leur poil était lisse, luisant et bien fourni. (Académie des sciences, novembre 1846.)

Ce célèbre agronome a constaté, en outre, que des vaches laitières, nourries exclusivement avec des pommes de terre, n'ont pu supporter ce régime qu'autant qu'on y ajoutait environ 70 grammes de sel marin par jour.

Sur l'homme on observe des effets semblables : « Le chlorure de sodium est éminemment digestif; pris à petites doses, il augmente la sécrétion des acides de l'estomac. » (Herpin, *Etudes sur les eaux minérales*, 1855, p. 204.) « Il est reconnu aujourd'hui, que les hommes et les animaux employés à l'exploitation des mines de sel gemme, loin de souffrir la moindre altération dans leur santé, n'éprouvent que de bons effets de leur séjour au sein d'un air chargé de poussière saline; leur appétit s'en trouve accru, et leur digestion rendue plus prompte et plus facile. » (Guérard, *Dictionnaire de médecine* en 30 volumes, tome VIII, p. 294.)

Mais ce même sel qui, privé de propriétés alimentaires, favorise néanmoins éminemment la nutrition, à doses modérées , devient nuisible quand il est pris en proportion trop considérable. Ainsi, l'on sait que les animaux qui, au voisinage de la mer, sont exposés à s'abreuver de ses eaux maigrissent et dépérissent.

« On s'est, d'ailleurs, assuré du fait d'une manière directe, en ingérant à certains animaux de fortes doses de sel marin. » (Riéchy, *Mé-*

moire lu au Comité agricole d'Alsace, 1849.) « Si l'on élève inconsi-
dérément les doses du sel marin (chez les animaux), il paraît tourner son
action contre le fluide nutritif, qu'il rend liquide et foncé en couleur ;
il arrête peu à peu le mouvement de décomposition de la nutrition, car
les animaux deviennent bientôt maigres, faibles, et ne tardent pas à
tomber dans un véritable état scorbutique si l'on ne fait pas cesser promptement la cause du mal. » (*Nouveau traité de matière médicale vétérinaire*, par Tabourin, 1853, p. 566.) — Enfin le docteur Christison a cité
l'observation d'un homme qui, ayant pris une livre de ce sel dans une
pinte d'ale, mourut en 24 heures avec tous les symptômes des poisons
irritants.

Tels sont, en résumé, les effets constatés sous l'influence du sel marin
à doses variées.

Nous pourrions, peut-être, nous en tenir à ces données expérimen-
tales et certaines. Toutefois, comme il est bon de rechercher quel accord
peut exister entre les résultats thérapeutiques et physiologiques, nous
allons essayer de retracer l'action essentielle du sel marin sur nos organes.

« Transporté dans le torrent circulatoire, dit M. Herpin, ce composé
(sel marin) exerce une influence puissante sur la transformation des
tissus ; cette action se manifeste à la fois par une augmentation dans
toutes les sécrétions muqueuses, principalement celle des intestins, et par
une plus grande activité des reins. Les urines sont alors plus abondantes
et plus chargées de principes solides : effet qu'aucun autre diurétique
végétal ne peut produire. » (Herpin, *op. cit.*, p. 143.) Or, si ces phénomènes de sécrétion sont poussés à un trop haut degré et persistent au
delà d'un certain laps de temps, l'on comprend de suite comment l'a-
maigrissement doit survenir plus ou moins rapidement. Mais voyons s'il
nous sera possible de remonter à la cause probable de ces phénomènes,
en étudiant l'action du sel marin sur les reins et sur le sang.

Action sur les reins. — Vierordt injecta du sel de cuisine dans
le sang : après un intervalle, qui variait de 4 minutes à 1/4 d'heure, ce liquide ne présenta qu'une augmentation insignifiante dans le chlorhydrate de soude, tandis que les urines en contenaient *cinq ou six fois* plus
que dans l'état normal. (Braünn, ouvrage cité, p. 34.) Cette expérience
démontre péremptoirement que les reins sont spécialement chargés de
l'élimination du sel marin, et par là s'expliquent ses vertus puissamment
diurétiques. Ce sel possèderait en outre, d'après un chimiste anglais (B.
Jones, cité par Braünn), la propriété singulière de tenir en dissolution,

dans les reins et la vessie, l'urinate (l'urate ?) d'ammoniaque, et d'empê. cher les précipités d'acide urique. Cette observation, si elle se vérifiait entre les mains d'autres chimistes, semblerait expliquer en partie les bons effets que beaucoup d'auteurs attribuent aux eaux chlorhydratées sodiques dans le traitement de la goutte.

Action sur le sang. — Mais, avant d'être éliminé par les reins, le sel marin fait éprouver quelques modifications assez importantes à quelques-uns des éléments du sang (fibrine et globules). D'après M. Zimmermann (*Archives de physiologie médicale*, premier cahier), l'hydrochlorate de soude, introduit en certaine proportion (au delà de 10 grammes) dans le sang, amène la dissolution de la fibrine coagulée; cette propriété dissolvante serait même deux fois plus considérable que celle du carbonate de soude, si l'on s'en rapporte aux essais du docteur Nasse. (*De l'influence des aliments sur le sang*.) D'autre part, le sang d'un individu auquel on avait donné pendant trois mois du sel marin à la dose de 10 grammes par jour, a présenté à l'analyse *une augmentation* dans la proportion des *globules sanguins*. Nous transcrivons ici les résultats de cette expérience analytique due à M. Poggiale. (*Annuaire de chimie*, 1848.)

	Avant l'usage du sel.	Après l'usage du sel.
Eau.	779,92	767,60
Globules	130,09	143,00
Albumine.	77,43	74,00
Fibrine	2,10	2,25
Graisse	1,13	1,31
Sels et principes extractifs.	9,33	11,84
	1,000,00	1,000,00

En comparant les chiffres de ces deux analyses du sang, avant et après l'usage du sel marin, l'on remarque : 1° une augmentation notable des globules sanguins et une diminution proportionnelle dans le chiffre de l'albumine; 2° un accroissement dans la quantité des sels contenus dans le sang, et principalement du sel marin.

Ce résultat vraiment remarquable, de l'augmentation des globules sanguins par l'usage de ce sel, pourrait-il rendre compte du succès que plusieurs médecins annoncent avoir obtenu dans la *chlorose*, par l'administration des eaux chlorhydratées sodiques? « Enfin, par son action (du sel marin) le sang devient plus fluide et moins susceptible de coagulation;

le travail de la transsudation est favorisé, ainsi que celui de l'échange moléculaire ; la formation des dépôts et du tissu cellulaire est restreinte.» (Braünn, *op. cit.*, p. 34.)

Nous pouvons résumer ce que nous venons d'exposer sur les propriétés physiologiques du chlorhydrate de soude, dans les quatre propositions suivantes :

1º A une certaine dose, au delà de 5 à 6 grammes à la fois, il exerce une action vomitive, mais surtout laxative ;

2º A doses moins élevées, il favorise les digestions, aiguise l'appétit et augmente la nutrition sans augmenter la masse du corps ;

3º Absorbé, il devient éminemment diurétique et se trouve éliminé presque en totalité par les reins ;

4º Enfin, par son action dissolvante sur la fibrine et l'albumine, il rend le sang moins coagulable, active toutes les sécrétions, tend à détruire les dépôts albumineux qui s'opèrent au sein de nos organes, et peut, avec le temps, amener l'amaigrissement et un état scorbutique.

Action des eaux naturelles salines minéralisées par le chlorhydrate de soude.

L'étude que nous venons de faire de l'action physiologique du sel marin va maintenant nous faire apprécier facilement celle des eaux minérales salines chlorhydratées sodiques.

L'action de ces eaux diffère suivant qu'elles sont prises: 1º à petites doses; 2º à doses moyennes; 3º à doses fortes. Nous allons l'étudier dans ces trois cas.

WIESBADEN (DUCHÉ DE NASSAU).

1º Bues à petites doses (1/4 de litre à 1/2 litre) *tièdes* et par gorgées, dans l'espace d'une demi-heure, les eaux de Wiesbaden « font éprouver à l'estomac une chaleur doucement excitante... Peu de temps après l'on sent du vide à cet organe, l'appétit se déclare, et la digestion se fait plus rapide et plus complète. Après l'absorption on ne remarque pas de modifications sensibles, si ce n'est quelquefois une sécrétion *urinaire plus abondante.* » (Braünn, *op. cit.*, p. 4.) — « A cette dose, les selles n'éprouvent en général aucun changement ; par exception, elles sont *retardées* parfois, lorsque les eaux sont ingérées à une *température élevée*, et activées, au contraire, lorsqu'elles sont bues moins chaudes.» (*Ibid.*, p. 5.) Ce sont là des effets qui appartiennent plus particulièrement à la température, et ressemblent à ceux que produit l'eau ordinaire bue chaude. (Voir plus haut article *Boisson*.) Du reste les eaux de Wiesbaden, prises à ces doses, se bornent presque exclusivement à augmenter l'appétit et à faciliter la digestion. « On pourrait, ajoute le docteur Braünn, continuer ce régime pendant des années, sans que la santé en éprouvât la moindre altération. » (*Op. cit.*, p. 6.)

2° *Doses moyennes* (1/2 litre à 1 litre). Prises à doses moyennes, les eaux de Wiesbaden produisent les mêmes phénomènes que tout à l'heure, mais ils sont plus prononcés. Si on les continue pendant plusieurs jours, l'on observe une augmentation de la plupart des sécrétions, de la muqueuse abdominale, de la peau, des organes glandulaires, et un *accroissement* marqué dans l'*excrétion urinaire*. Cette dernière modification est même *la plus constante* et se déclare *la première*.

En comparant la quantité des urines rendues dans les 24 heures par un même individu soumis à un régime toujours semblable, le docteur Braünn a trouvé, après de nombreuses expériences, une augmentation de 30 à 45 onces à la suite d'un litre d'eau thermale bu dans l'espace de 1/2 heure à 3/4 d'heure.

Cette augmentation n'était que de 10 à 16 onces « comparativement à la quantité produite par l'ingestion d'un litre d'eau douce. » (Braünn, *op. cit.*, pp. 6-7.) — Immédiatement ou après quelques jours de l'usage de ces eaux à doses moyennes surviennent des gargouillements, puis de légères épreintes suivies d'évacuations sans la moindre douleur. Elles sont d'abord d'une consistance normale, puis deviennent plus liquides, mais rarement jusqu'à être aqueuses ; leur couleur est brune foncée plus ou moins verdâtre, noirâtre ou jaunâtre ; parfois elles sont blanchâtres et visqueuses ; elles sont formées de résidus alimentaires, de débris de cellules épithéliques, de produits de la sécrétion plus abondante du foie, du *pancréas* , des glandes intestinales, de la muqueuse, et de certains éléments des eaux. » (*Ibid.*, p. 7.) — « Avant l'emploi de l'eau thermale, les fèces contenaient en moyenne 5 à 15 grammes de sel de cuisine, et 13 à 30 grammes postérieurement à cet emploi.» (*Ibid.*, p. 8.) « Nos eaux (de Wiesbaden), bues à une *température élevée, retardent* les selles et les rendent paresseuses ; celles-ci deviennent, au contraire, plus fréquentes quand les eaux sont prises un *peu fraîches*. » (*Ibid.*, p. 8.)

Nous remarquons encore des effets divers évidemment produits, ici, par une température différente , et dont l'action est indépendante de celle de l'eau saline elle-même. On ne saurait donc trop répéter combien il est important de bien distinguer, comme nous avons essayé de le faire, les phénomènes qui appartiennent à la constitution chimique des eaux, de ceux qui sont dus à leur degré thermométrique.

Bues chaudes (35°) et si les personnes sont bien vêtues, ces eaux poussent à la transpiration. Le docteur Braünn, en analysant la sueur recueillie avec des éponges placées sous l'aisselle, n'a pas constaté une élimination sensible, par cette voie, du sel marin. Ainsi, sur un individu, dont une demi-once de la sueur normale contenait 3,21 grains de chlorhydrate de soude, il a trouvé 3,65 grains de ce même sel dans la même quantité de sueur, après l'ingestion de 1 litre et demi d'eau thermale. « Réitérant cette expérience, ajoute-t-il, je trouvai, en moyenne, avec l'eau douce 2,45 grains de sel de cuisine par demi-once, et 2,40 grains avec l'eau thermale. On voit, par là, que dans l'usage interne, le sel de cuisine n'est pas éliminé par la transpiration.» (Braünn, *op. cit.*, pp. 8-9.)

Utérus. — « Les menstrues deviennent plus abondantes, plus faciles, et le développement en est hâté de quelques jours. » (*Ibid.*)

Excrétion du lait. — « Le lait, en même temps qu'il augmente en quantité, devient plus *liquide* , et l'analyse chimique a montré qu'il est plus riche en sel et en chlorure de sodium. » (*Ibid.*, p. 9.) On voit ici ce sel produire sur le lait la même diminution de plasticité que sur le sang.

Les effets que nous venons d'énumérer cessent en général 2 ou 3 heures après l'ingestion des eaux à doses moyennes ; le contraire est l'exception. « Après les évacuations on éprouve du vide à l'estomac et dans le bas-ventre, et une faim très vive; le goût est net, la digestion se fait rapidement et sans incommodités. » (Braünn, *op. cit.*, pp. 10-12.) Les mêmes phénomènes se manifestent, d'ailleurs, après les évacuations plus abondantes produites par ces eaux à hautes doses.

Nutrition. — En continuant l'usage des eaux de Wiesbaden pendant quatre à six semaines, l'on voit apparaître d'autres symptômes tout à fait semblables à ceux que nous avons signalés en parlant des effets du sel marin (voir plus haut). « Ainsi le volume du corps *diminue*, celui de l'abdomen surtout; la graisse disparaît ; les muscles deviennent plus apparents, et les mouvements gagnent en aisance et en liberté. Les fonctions de tous les organes se font plus rapides et plus complètes, principalement celles des organes de la digestion et de la nutrition. La respiration est plus facile, la circulation du sang plus active....., le teint s'é-claircit, l'humeur s'égaie, et l'esprit gagne en vivacité. » (Braünn, *op. cit.*, p. 10.)

Enfin, si l'on continue ces doses moyennes au delà de six à huit se-maines, l'on voit arriver les phénomènes dits de *saturation*. Or, ces phé-nomènes ne sont rien autre chose que ceux dont nous avons fait mention quand le sel marin était pris à trop hautes doses pendant quelque temps. Nous en emprunterons encore l'énumération à la monographie si savante de M. Braünn. — « Il survient, dit-il, de l'anorexie, des vomissements, des diarrhées violentes ; le ventre se gonfle, la langue se charge d'un dé-pôt épais..... L'on ressent de l'abattement dans les membres et de l'é-puisement. » (Ouvrage cité, p. 11.) Evidemment, si les buveurs ne dis-continuaient alors les eaux thermales, l'amaigrissement ne tarderait pas à faire de rapides progrès ; en effet, les malades finissent par présenter des diarrhées d'un caractère dyssentérique, et de forts ténesmes suivis de selles sanguinolentes composées d'*aliments non digérés* et de forma-mations pseudo-membraneuses, enfin des mouvements de fièvre et tous les indices d'un état morbide général. » (*Ibid.*, p. 14.)

Doses fortes (un à deux litres et au delà). — Les effets produits par les eaux chlorhydratées sodiques de **Wiesbaden** à doses fortes sont semblables à ceux qu'amènent les doses moyennes ; seulement le tube digestif en est plus fortement influencé : elles agissent alors comme pur-gatives. Par suite probablement de ce dernier effet et en vertu d'une loi physiologique bien connue, les urines « diminuent notablement et finis-sent même par devenir plus rares qu'elles ne le sont à l'état normal.» (Braünn, *op. cit.*, p. 12.)

Par la même raison, sans doute, « l'activité de la peau est constam-ment abaissée. Mais la muqueuse du canal intestinal ainsi que l'appareil glandulaire qui se rapporte à ce dernier sont particulièrement frappés par l'action des eaux, et les sécrétions en sont notablement accrues, comme l'atteste la couleur des selles. » (*Ibid.*, p. 12.)

Circulation. — « Chez beaucoup de buveurs le système vasculaire ne paraît nullement affecté. On remarque, au contraire, qu'ils ont un pouls *plus tranquille*, plus faible, un teint plus pâle et la peau plus fraî-che. D'autres, au contraire, dont le système vasculaire est très irritable et qui se sont moins ressentis de l'effet purgatif des eaux, ont, dans le commencement, le pouls plus agité, éprouvent parfois des congestions rapides et passagères vers la poitrine et la tête, et sont sujets à des hémor-rhagies. » (Braünn, *op. cit.*, p. 13.)

En énonçant ces résultats produits par l'usage, à l'intérieur, des eaux de Wiesbaden, nous n'avons, pour ainsi dire, que rappelé les principaux phénomènes développés par l'usage du sel marin (voir plus haut), trop longtemps continué à une certaine dose. Une concordance aussi frappante dans ce qui a lieu, dans les deux circonstances, nous semble corroborer puissamment notre opinion sur la part incontestable qui revient à ce sel dans quelques sources minérales salines, et justifier une fois de plus la création de notre première classe des eaux minérales chlorhydratées sodiques. Nous avons dû insister avec quelques détails sur les effets physiologiques des eaux de Wiesbaden, afin de bien élucider, par un exemple irrécusable, le véritable mode d'action des sources minérales de cette classe. En leur comparant les autres eaux minérales chlorhydratées sodiques, nous verrons se reproduire, à des degrés divers suivant leur composition, les mêmes phénomènes ; c'est ce que nous allons démontrer en analysant brièvement l'action reconnue des principales d'entre elles.

HOMBOURG (LANDGRAVIAT DE HESSE). — Source Elisabeth.

Les eaux minérales de Hombourg l'emportent sur celles de Wiesbaden par la quantité de chlorhydrate de soude qu'elles renferment (10 grammes de sel marin sur 17 grammes de principes fixes). Nous avons énoncé, plus haut, les motifs qui, malgré cette plus grande richesse de sel marin, nous avaient engagés à préférer, comme type d'étude de cette première classe, les sources de Wiesbaden : nous n'avons ici presque qu'à répéter ce que nous avons dit sur l'action de ces dernières eaux ; seulement, comme les proportions du sel marin sont plus fortes dans les eaux minérales de Hombourg, et qu'elles sont fraîches (10° à 11° centig.), elles devront être un peu plus actives.

« Prises, en effet, à la dose de quelques verres, elles excitent l'estomac, les intestins et les glandes du bas-ventre, augmentent leur sécrétion, et produisent par là des *évacuations alvines* et une *diurèse* plus abondantes. Lorsque cette dernière est très forte, il arrive que les évacuations alvines sont au contraire diminuées, et que des constipations se manifestent. » (*Notice sur les eaux minérales de Hombourg*, par Victor Stœber, 1844, p. 22.) — La continuité de leur usage peut déterminer, sur les parties inférieures du tube digestif, des congestions « qui se trahissent et se terminent par des écoulements *hémorrhoïdaires*, par le simple développement d'hémorrhoïdes, par une augmentation du flux *menstruel.* » (Stœber, *ibid.*, p. 24.) — Si, au lieu de les prendre à cette dose moyenne, on se borne à en boire un verre pendant plusieurs jours, l'on constate que « les garde-robes deviennent plus liquides, et reviennent avec régularité quelques heures après avoir bu l'eau minérale..... Certaines personnes, même, ne reconnaissent pas de changement dans leur manière d'être, et demeurent réfractaires à de si petites doses. » (*Eaux minérales de Hombourg*, par le dr Gardey, 1847, p. 34.)

Nutrition. — Après quelques jours de son usage, l'appétit est plus vif, la digestion plus prompte ; « les forces augmentent, et la santé est devenue plus florissante. Cette amélioration, chez un individu bien portant, arriverait à la longue à un excès dangereux, et entraînerait les inconvénients attachés au tempérament pléthorique. » (Gardey, *ibid.*, p. 36.) — Ces heureux changements dans la nutrition et dans l'ensemble des fonctions sont également signalés par d'autres observateurs. M. Stœber, entre autres, s'exprime ainsi : « Elle (l'eau de Hombourg) imprime une activité plus grande à la nutrition et à l'assimilation, et, par là, réagit sur tout l'organisme ; le pouls s'accélère légèrement et devient plus fort, plus développé, la respiration plus fréquente, les mouvements musculaires plus libres, plus énergiques ; les sécrétions des muqueuses respiratoire et génitale sont souvent augmentées. » (*Loc. cit.*, p. 23.) — Si maintenant l'on se reporte à ce que nous avons dit sur les modifications principales que les eaux de Wiesbaden imprimaient aux sécrétions intestinale et urinaire, ainsi qu'à leur action élective sur les congestions hémorrhoïdaires et utérines ; enfin, si l'on fait attention à l'influence bien remarquable qu'elles exercent sur la nutrition, l'on verra que, pour les eaux de Hombourg, les mêmes faits sont signalés, presque dans les mêmes termes, par des auteurs différents. En rapprochant ces résultats de ceux que le sel marin nous a fournis, soit sur les diverses sécrétions, soit sur la nutrition (expériences de M. Boussingault), on ne pourra, ce nous semble, en présence de cette frappante ressemblance d'action physiologique, méconnaître qu'elle ne soit due au chlorhydrate de soude.

Nous avons eu en vue, dans cette étude des eaux de Hombourg, principalement la source Elisabeth, qui est presque la seule employée en boisson : il existe, en effet, dans la même localité, une autre source (source de l'Empereur) beaucoup plus chargée de sel marin ; elle en contient 15 grammes, sur 19 grammes de principes fixes par litre !... Or, cette source « jouit des mêmes propriétés que l'eau Elisabeth, mais à *un plus haut degré* : aussi produit-elle, à *moindre dose*, les mêmes effets : un ou deux verres peuvent déterminer plusieurs selles. » (Stœber, *loc. cit.*, p. 24.) — Cette observation de M. Stœber ne semble-t-elle pas une nouvelle preuve de la justesse des principes que nous venons d'exposer ?

SODEN (DUCHÉ DE NASSAU).

La même remarque a été faite pour les eaux de Soden par un médecin hydrologue anglais, le docteur Edwin Lee, dont nous sommes heureux d'invoquer ici l'imposant témoignage : « Lorsqu'elles sont prises en boisson (les eaux de Soden), dit-il, l'action principale des plus fortes sources, n° 6 et n° 7, est apéritive ou purgative... Comparées aux autres sources de la même classe, celles de Soden sont moins énergiques que les sources salées de Kissingen, qui renferment une plus forte proportion de muriate de soude. (When dranck, the primary action of the stronger springs n° 6 and n° 7, is aperient or purgative..... Compared with other springs of the same class those of Soden are less energetic than the salt springs of Kissingen which contain more muriate of soda. ») — (*The principal baths of Germany*, by Edwin Lee, 1840, p. 138.) Mais poursuivons notre démonstration sur d'autres eaux chlorhydratées sodiques.

BALARUC (HÉRAULT).

A Balaruc les sources minérales sont fortement chargées de sel marin ; elles en renferment, en effet, 6,80 grammes sur un total de 9,08 grammes de principes fixes. « En général les infirmes qui fréquentent ces thermes sont soumis dès leur arrivée à l'*action purgative* des eaux. J'ai expérimenté sur moi-même cette propriété. Je me suis convaincu que 4 à 6 verres, de 250 grammes chacun, suffisent pour amener 4 à 6 selles, et même plus, sans aucune colique pénible ; l'eau minérale se comporte comme les purgatifs salins doux..... Dans le cas de paraplégie avec paresse des gros intestins, il faut dix, quinze et même vingt verres pour obtenir une évacuation. » (Pâtissier, *Rapport* de 1854, p. 140.) Ne retrouvons-nous pas ici, bien dessiné, l'effet purgatif que les eaux de Wiesbaden produisent avec certitude quand elles sont prises à doses moyennes (1/2 litre à 1 litre)? A Balaruc, 4 à 6 verres représentent bien cette dose moyenne, et même au delà, et les malades prennent ainsi plus de *sept grammes* de sel marin en peu de temps, quantité suffisante pour rendre l'eau laxative.

Cet effet serait, sans doute, plus prononcé encore, si l'eau était bue fraîche, et non à la température de la source (40° à 50°). Nous savons, en effet, qu'une température élevée tend à produire la constipation, et contrebalance ainsi plus ou moins la propriété laxative d'une eau minérale saline.

Les vertus laxative et fondante des eaux de Balaruc avaient déjà été reconnues depuis longtemps. Macquart écrivait en 1783 : « Ces eaux prises le matin à jeun depuis une demi-pinte jusqu'à une pinte, purgent fort bien, fondent, détachent et entraînent les glaires de l'estomac. Elles sont apéritives et se donnent encore dans les maladies des reins, les flueurs blanches, la jaunisse, la cachexie. » (*Sur les propriétés de l'eau*, par Macquart, 1783, p. 217.) N'est-ce pas dire, en d'autres termes, que les eaux de Balaruc agissent sur les sécrétions du foie, des reins, et modifient favorablement la nutrition, puisqu'elles corrigent les cachexies ? Or, ce sont bien encore là les propriétés principales que nous avons découvertes dans les eaux chlorhydratées sodiques de Wiesbaden.

BOURBONNE (HAUTE-MARNE).

A Bourbonne on prend, terme moyen, dans la matinée un litre de ces eaux thermales ; cette dose amène une diurèse abondante, « une douce moiteur et des évacuations alvines modérées, parfois un ténesme fatigant ; dans ce dernier cas, on a recours aux boissons délayantes et à la cessation de l'eau si cet état persiste. » (*Notice sur les eaux de Bourbonne*, par F. Lemolt, 1830, p. 10.) — L'auteur a confondu dans ce tableau deux actions dont les causes doivent être bien distinguées : 1° celle qui dérive du sel marin (diurèse, évacuation alvine), et 2° celle qui est due à la température (ténesme, moiteur). Cette double cause d'effets divers avait été cependant entrevue par M. Renard Athanase, en 1830, dans son opuscule sur les eaux de Bourbonne. « On n'a point encore analysé rigoureusement, écrivait-il, l'action de cette eau sur le canal intestinal ; elle y produit, en général, un certain degré d'excitation très modérée chez les uns, plus forte chez les autres, et généralement suivie d'un effet purgatif assez soutenu. C'est aux moyens d'obtenir et de favoriser ce dernier effet qu'il faut surtout s'attacher. »

Après avoir sommairement indiqué quels sont ces moyens (pris parmi les adoucissants, les antiphlogistiques), il ajoute : « Ce que j'ai dit jusqu'à présent des effets de l'eau de Bourbonne en boisson, se rapporte bien plus à l'action des minéraux, éléments de sa composition, qu'à celle de son calorique. On voudra bien, d'ailleurs, reconnaître avec moi que *cet agent mérite une attention spéciale*, et je crois l'avoir assez fait sentir. » (P. 110-112.) « Il serait peut-être à propos, dans certains cas, de *laisser perdre* à cette eau *quelques degrés de sa chaleur* naturelle avant de la livrer à l'estomac.» (*Loc. cit.*, p. 113.) Il termine par ces paroles : « On voit que sa vertu *stimulante* est à la fois *déposée* dans son *calori que* et dans les *minéraux* combinés avec elle. Ajoutons que *l'action* respective *de ces principes est loin d'être entièrement la même.* » (*Loc. cit.*, p. 114.)

Pour nous, appuyés sur les observations multipliées d'après lesquelles nous nous sommes efforcés, dans tout le cours de cet ouvrage, de bien distinguer les effets dus à la température de ceux qui appartiennent aux principes minéralisateurs, nous sommes persuadés que l'action laxative ou diurétique des eaux de Bourbonne serait bien plus marquée si avant de la boire on avait le soin de la laisser se refroidir. Nous ne saurions, d'ailleurs, trop faire ressortir pour la pratique, l'importance de cette série d'observations faites, sans idées préconçues, par des observateurs différents.

NIEDERBRONN (BAS-RHIN).

Nous voyons, en effet, qu'à Niederbronn, dont les sources contiennent seulement 3,08 grammes de chlorhydrate de soude par litre, mais qui sont fraîches (17°5), nous voyons que deux à quatre verres suffisent pour amener une ou deux selles.

« En général, dit M. Pâtissier, l'eau de Niederbronn se distingue par ses qualités fondantes et *laxatives*.» (*Rapport* de 1854, p. 144.) Elles ont également une action bien prononcée sur les veines hémorrhoïdales. « On conçoit, dit M. Kühn, que des eaux laxatives jointes à l'exercice qu'on se donne conviennent singulièrement à l'affection hémorrhoïdale..... Quelquefois, soit au commencement du traitement minéral , soit dans son cours, les malades éprouvent un *molimen* hémorrhoïdal qui, dans la plupart des cas, ne tarde pas à se dissiper, et auquel nous opposons une application de sangsues lorsqu'il persiste avec une certaine intensité. » (Pâtissier, *Rapport* cité, 1854, p. 148.)

Notons encore ici cette influence bien remarquable sur le *système de la veine-porte*, et que nous avons déjà signalée dans les autres eaux chlorhydratées sodiques. M. Kühn l'attribue, comme on le voit, en grande partie à l'effet purgatif de ces eaux ; pour nous, nous pensons que la purgation n'est probablement qu'un adjuvant dans cette circonstance, et que c'est plutôt à une *action élective* exercée par le sel marin sur les veines hémorrhoïdales, qu'il faut faire remonter les résultats observés. S'il en était autrement, tous les purgatifs devraient avoir la même vertu ; et c'est ce qui n'a pas lieu. Nous reviendrons, au reste, avec détails, au chapitre de la thérapeutique, sur ces faits que nous ne faisons ici qu'indiquer : notre but est de bien fixer l'attention sur la régularité et la constance de certains phénomènes physiologiques provoqués par l'administration des eaux salines de notre première classe, lorsqu'elles contiennent une certaine proportion de sel marin (3 à 4 grammes au moins).

NAUHEIM (HESSE-ÉLECTORALE).

Ces effets spéciaux se retrouvent dans les autres sous-divisions. Ainsi les eaux chlorhydratées sodiques-calciques de Nauheim (Kurbrunnen et Salzbrunnen) développent, à la dose de 3 à 4 verres, une action purgative, plus marquée pour le Salzbrunnen qui contient 18,46 grammes de sel marin par litre, que pour le Kurbrunnen qui n'en présente que 14,31 gr. Remarquons que l'on trouve dans chacune de ces sources la même dose, par litre, de bicarbonate de chaux (1 gramme 55 à 1 gramme 50), sel qui diminue notablement les sécrétions du tube digestif ; leur action purgative sera donc moins prononcée que dans les autres eaux minéralisées dans les mêmes proportions par le sel marin (Hombourg par exemple), ou pourra même ne pas dépasser celle que possèderaient d'autres eaux salines plus faibles (Faulbrunnen, Wiesbaden, Balaruc, etc.). Au reste, cette dose de sel calcaire suffit pour rendre les eaux de Nauheim légèrement alcalines. (Rotureau, *Eaux minérales de Nauheim*, 1856.) Au-dessous de trois grammes, les effets laxatifs sont moins faciles à produire ; mais l'action diurétique, celle sur la nutrition et sur les engorgements glandulaires abdominaux apparaît toujours, c'est à dire, que nous retrouvons les phénomènes qui dépendent de l'absorption du sel marin. Toutefois ces résultats paraissent (quant à leur énergie actuelle) subordonnés à la dose des éléments de minéralisation que chaque source tient en dissolution, ainsi qu'à la quantité d'eau bue chaque jour, celle-ci pouvant varier de deux à quinze ou vingt verrées.

LUXEUIL (HAUTE-SAÔNE).

A Luxeuil on ne trouve plus que 0,74 grammes de sel marin sur 1,11 grammes de principes fixes par litre, mais elle a 0,14 de sulfate de soude ; aussi ces eaux n'ont-elles presque plus d'effets purgatifs à faible dose. « Le minimum pour un adulte, dit M. Aliès, peut être fixé à *un litre*, et le maximum à quatre litres *dans la matinée.*» (*Eaux de Luxeuil*, 1850, p. 43.) Or, à cette dernière dose, on voit qu'on introduit près de *trois grammes* de sel marin en quelques heures, ce qui, joint à un aussi grand volume d'eau (4 litres), peut et doit rendre laxative cette eau minérale. Toutefois, comme l'eau prise en boisson est chaude, nous retrouvons bientôt la constipation qui suit, comme nous l'avons dit, une température élevée ; mais les effets généraux n'en sont pas moins ceux que produisent après leur absorption les eaux chlorhydratées sodiques.

M. Revillout en résume parfaitement l'action dans les lignes suivantes : « Elles augmentent, dit-il, la sécrétion de toutes les muqueuses, des fluides pancréatique et biliaire, et donnent souvent lieu, dans les premiers jours, à des évacuations spontanées, dont les résultats sont avantageux; cependant elles conduisent bientôt à la constipation. » (*Recherches sur les eaux de Luxeuil*, 1838, p. 89.) — M. Billout, dans une notice sur les eaux thermales de Luxeuil, publiée en 1857, confirme tout à fait ce mode d'action exercée par ces sources minérales. Nous nous abstenons d'en reproduire ici les propres expressions, afin d'éviter des longueurs.

De la discussion à laquelle nous venons de nous livrer, sur l'action physiologique des eaux chlorhydratées sodiques, nous croyons pouvoir déduire les conclusions suivantes :

1º Indépendamment des effets qui ressortissent à leur température, et que nous pensons avoir bien mis en évidence, ces eaux modifient un grand nombre de sécrétions, surtout les sécrétions intestinale et urinaire.

2º Celles qui contiennent au moins trois à quatre grammes de sel marin par litre (Niederbronn, etc.) sont laxatives à la dose de deux à quatre verres, et plus ou moins fortement purgatives, si la proportion du sel est plus élevée (Hombourg, Nauheim, Wiesbaden, Bourbonne, Balaruc).

3º Elles paraissent posséder une action *élective* sur tout le système *veineux abdominal*, dont elles stimulent la fonction circulatoire ; elles favorisent ainsi les congestions hémorrhoïdaires et tendent à dissiper en partie, par cette espèce de révulsion, les engorgements des organes glandulaires dont les fonctions se rattachent à ce système (foie, rate), et même les congestions cérébrales.

4° Elles activent les fonctions utérines et peuvent même, lorsqu'elles sont administrées imprudemment, provoquer des métrorrhagies.

5° Enfin, par l'influence générale qu'elles exercent sur la nutrition, elles font disparaître un grand nombre de cachexies, amaigrissent les individus obèses, donnent plus d'énergie au système musculaire, rendent le corps plus dispos et accroissent les forces.

Il reste bien compris que, pour obtenir ces résultats salutaires, il ne faut pas dépasser certaines doses dans l'administration de ces eaux (doses qui sont subordonnées à leur degré de minéralisation et que nous avons eu soin de toujours indiquer); sans cette attention on ferait naître cet état particulier, que nous avons décrit, et que les médecins hydrologues ont appelé la *saturation ;* laquelle est en réalité une nouvelle maladie due à l'abus et non à l'usage éclairé de la médication minérale.

DEUXIÈME ORDRE. — EAUX SALINES SULFATÉES.

Nous allons étudier l'action physiologique des eaux de ce deuxième ordre, suivant que les éléments minéralisateurs prédominants seront **A.** le sulfate de chaux, ou bien **B.** le sulfate de soude ou de magnésie.

PREMIER GROUPE. — EAUX SALINES SULFATÉES CALCIQUES.

La division des eaux sulfatées calciques que nous proposons d'établir nous semble tout à fait nouvelle en hydrologie. Ce n'est point que nous prétendions que ces eaux soient inconnues, et que les auteurs n'en aient pas fait mention ; mais, lorsqu'ils en ont parlé, c'était en général pour dire qu'elles étaient impropres aux usages domestiques, et pour indiquer en même temps les moyens de les rendre salubres. — L'ordre de faits dans lequel nous allons essayer de pénétrer est donc en réalité nouveau au point de vue de la physiologie et de la thérapeutique, et nous ne connaissons point de travail d'ensemble sur ce sujet. Quelques médecins hydrologues ont bien entrevu que les eaux sulfatées calciques possédaient peut-être quelques vertus médicales ; mais, ou bien ils diffèrent sur ces vertus curatives, ou bien ils les passent sous silence. « Je suis loin d'être convaincu que le sulfate de chaux, qui est l'élément prédominant dans les eaux salines séléniteuses, n'entre pour rien dans leur action médicatrice. » (Filhol, cité par M. Herpin.) Mais en quoi consisterait cette action? Ce chimiste n'en dit rien. M. Cazenave, dans l'article qu'il a consacré à l'étude thérapeutique des sels de chaux, dans le *Dictionnaire en 30 volumes*, tome VII, ne fait pas seulement mention du sulfate de chaux.

Selon M. Herpin, plusieurs eaux minérales naturelles (Ussat, Audinac, Bagnères-de-Bigorre) devraient leurs propriétés thérapeutiques en grande partie au sulfate de chaux; mais comment agit ce composé? il hésite à se prononcer. « Le fait est, dit-il, que nous ne connaissons pas encore quelles sont les combinaisons nouvelles auxquelles peut donner lieu la présence de ce corps dans l'intérieur de nos organes.... Les eaux séléniteuses salines sont ordinairement un peu laxatives et diurétiques. » (*Etudes médicales sur les eaux minérales*, par le docteur Herpin, 1855, p. 200.)

Voilà tout ce que nous avons pu recueillir de plus positif à ce sujet dans les ouvrages classiques. En présence de cette pénurie de faits, nous avons dû examiner les travaux épars dans la science, discuter les observations cliniques qu'ils renferment afin d'en éliminer tout ce qui paraissait étranger à l'action elle-même du sulfate de chaux, et former de toutes ces données un faisceau d'où pût jaillir quelque lumière. C'est le résultat de ces recherches nouvelles que nous allons exposer dans ce travail.

WEISSEMBOURG (SUISSE, canton de Berne).

Le docteur Jonquières (*Essai sur l'action thérapeutique des eaux de Weissembourg*, 1848, Berne) a expérimenté sur lui-même les eaux de Weissembourg prises en boisson. Ces faits nous ont paru d'autant plus précieux, que l'expérimentateur étant médecin a pu mieux en observer les détails, en comprendre la signification ; et que d'ailleurs nous en avons trouvé un judicieux contrôle, sous un autre point de vue, dans l'ouvrage du docteur Pointe, sur les mêmes eaux. Voici le résumé de ses observations.

Centre nerveux. — Après être arrivé progressivement (dans l'état parfait de santé) à prendre huit chopines (mesure de Berne) le matin, et deux le soir, quantité qui, pour la majorité des malades, doit être regardée comme un maximum, M. Jonquières a noté comme constants les phénomènes suivants : pendant les premiers jours il se déclare une *céphalalgie sourde*, mais peu intense, occupant, en général, toute la tête, et arrivant à son *summum* d'intensité le matin après l'usage de l'eau. Il survient plus tard un peu de somnolence, un abattement général, de la faiblesse et quelques fourmillements dans les membres ; malgré ces phénomènes, « jamais, dit M. Jonquières, je n'ai pu constater de signes extérieurs de congestion cérébrale. » (*Op. cit.*, p. 14.) — Après avoir signalé les mêmes phénomènes dérivant de l'action de ces eaux prises en boisson, le docteur Pointe ajoute en terminant : « Quand les malades en boivent le soir ils éprouvent pendant la nuit de l'agitation et de l'insomnie. » (Pointe, *Monographie des thermes de Weissembourg*, 1853, p. 86.)

Tube digestif. — Le matin après la boisson, il se déclare quelques borborygmes accompagnés de nausées, et la langue, après quelques jours de traitement, se recouvre d'un enduit blanchâtre. Puis surviennent quelques selles liquides, « et, dès que celles-ci sont régulièrement établies (2 ou 3 dans la matinée), les symptômes nerveux et ceux qui caractérisent l'état bilieux ne tardent pas à s'amender et même à disparaître plus ou moins complètement. » (Pointe, *op. cit.*, p. 87.)

Appareil urinaire. — Les urines deviennent plus abondantes, « et ce surcroît d'activité est surtout frappant lorsque l'action purgative manque. » Jonquières, *op. cit.*, p. 16.) — Suivant le docteur Rusch de Berne, l'excrétion des urines est souvent difficile, et cette difficulté pourrait aller jusqu'à la rétention. MM. Müller et Jonquières n'ont jamais constaté de phénomènes semblables. Toutefois M. Pointe avait appris du docteur Peray (de Lausanne) « qu'un engorgement de la prostate s'aggrava pendant que le malade faisait usage de ces eaux. » (Pointe, *op. cit.*, p. 7.) — Ces faits, de quelque manière qu'on les interprète, prouvent que ces eaux ont une action bien marquée sur les organes urinaires, « et c'est, ajoute M. Pointe, ce qu'il importe aux praticiens de savoir. » (*Ibid.*)

Appareil respiratoire. — « L'un des premiers effets qu'éprouvent les malades consiste en un redoublement d'énergie vitale des organes de la *respiration*. Les personnes qui sont atteintes de maladies anciennes de cet appareil (et c'est le plus grand nombre à Weissembourg) ressentent presque toutes, après quelques jours de traitement, une sorte de recrudescence de ces maladies. Ce redoublement d'intensité des phénomènes morbides s'explique par l'*accroissement de vitalité* des tissus qui en sont le siége. » (Pointe, *op. cit.*, p. 88.) L'influence remarquable de ces eaux sur l'appareil respiratoire a été mise à profit pour combattre, et avec succès, des bronchites, des pneumonies chroniques, et même des phthisies tuberculeuses au premier et au deuxième degré. (Voir le chapitre de la thérapeutique.) Nous ferons voir dans un instant que cette action sur l'appareil pulmonaire se rencontre, mais à des degrés divers, dans toutes les eaux sulfatées calciques de notre deuxième classe, et pourtant cette précieuse propriété est passée presque inaperçue jusqu'ici.

Circulation, fonction de la peau. — Ces deux fonctions semblent peu modifiées par l'usage des eaux sulfatées calciques de Weissembourg, et la faible action que ces eaux exercent est d'ailleurs peu constante. « La fréquence et la force du pouls s'accroissent un peu, mais ce léger trouble est souvent à peine sensible ; dans tous les cas il se dissipe bientôt. » (Pointe, *op. cit.*, p. 86.)

En résumant les observations que nous venons d'exposer, on voit que les eaux sulfatées calciques de Weissembourg *agissent* plus particulièrement sur *l'appareil de la respiration*, puis sur les voies urinaires, enfin un peu sur les intestins. Quant aux phénomènes qui se passent du côté des centres nerveux, si l'on fait attention, d'une part, qu'ils ne sont pas accompagnés de fièvre, et d'autre part, qu'ils se dissipent dès que l'effet purgatif ou diurétique a lieu, on sera naturellement amené à les attribuer en partie à l'indigestibilité de cette espèce d'eau minérale ; car l'on sait que c'est là un des inconvénients des eaux séléniteuses.

Une rapide revue des principales eaux sulfatées calciques de cette deuxième classe va nous montrer qu'elles ont une action semblable sur les divers appareils de l'organisme.

BRIDES-LA-PERRIÈRE (SAVOIE).

Appareil respiratoire. — L'influence sur cet appareil se manifeste assez promptement, surtout s'il est le siége d'une affection catarrhale. «L'expectoration devient alors écumeuse, blanchâtre et quelque peu visqueuse, ce qui nous inclinerait à croire que l'action des eaux se porte sur toute la membrane muqueuse qui tapisse les voies aériennes, jusque même aux derniers rameaux bronchiques. » (*Précis sur les eaux minéro-*

thermales de La Perrière, par le docteur Savoyen, 1835, p. 10.) Aussi ces eaux sont-elles, comme celles de Weissembourg, employées avec succès dans les maladies chroniques du système pulmonaire.

Suivant Raige-Delorme, les eaux sulfatées calciques de Bagnères-de-Bigorre sont utiles dans le catarrhe pulmonaire. (*Dictionnaire* en 30 v., t. IV.)

Appareil urinaire. — « L'organe sur lequel les eaux (de Brides) ne manquent jamais d'agir, c'est l'organe sécréteur de l'urine..... La sécrétion urinaire est augmentée; l'urine est incolore et forme peu de dépôt. Cette excitation des voies urinaires, qui est un effet presque constant des eaux de La Perrière, constitue, dans plusieurs maladies, un moyen efficace de guérison. » (Savoyen, not. cit., p. 11.)

KING'S BATH (ANGLETERRE).

Ces eaux exercent aussi une action incontestable sur la sécrétion des urines. D'après le docteur Falconer, cité par MM. Pâtissier et Boutron-Charlard dans leur *Manuel des eaux minérales*, 1837, « elles favorisent les sécrétions, principalement celle de l'urine, et facilitent la digestion.» (P. 476.) Le docteur Ed. Lee, dans son traité des sources minérales d'Angleterre (1845), les compare, pour leurs propriétés, aux eaux de Bagnères-de-Bigorre, qui appartiennent à notre groupe des sulfatées calciques. Or, l'eau de Bagnères-de-Bigorre (source du Salut) « prise en boisson est très diurétique et par conséquent favorable aux personnes affectées de maladies des voies urinaires.» (Pâtissier, *Rapport* cité de 1854, p. 170.)

Les eaux de cette source, moins chargées de principes actifs, « sont très peu purgatives; elles n'ont le plus souvent qu'un effet diurétique; aussi sont-elles employées dans les maladies des voies urinaires, le catarrhe vésical, la dysurie. » (Raige-Delorme, *Dictionnaire* en 30 vol., t. IV.) Telle est l'action physiologique et thérapeutique que leur reconnaît M. C. James. (*Guide pratique* cité, 1851, p. 120.)

ENCAUSSE (HAUTE-GARONNE). — AUDINAC (ARIÉGE).

Ces eaux nous offrent encore les mêmes phénomènes physiologiques. Ainsi les eaux d'Encausse qui guérissent les fièvres intermittentes, propriété remarquable que possèdent d'autres eaux sulfatées calciques (Audinac,

Brides), amènent ce résultat « tantôt par des *urines copieuses* , tantôt par des selles fréquentes. » (Pâtissier, *Rapport* cité, p. 104.) « Quant aux sources d'Audinac, elles sont réputées diurétiques » (Raige-Delorme) et ont été reconnues utiles dans les affections des voies urinaires.

Appareil digestif. — Cet appareil n'est pas également modifié dans toutes ses régions par les eaux sulfatées calciques ; quelques-unes de ces dernières paraissent plus spécialement porter leur activité sur la muqueuse buccale.

Brides-la-Perrière. — « On observe qu'à ces eaux la bouche devient plus sèche au bout de quelques minutes ; on éprouve même une légère altération (soif), les glandes salivaires sécrètent abondamment. » (Savoyen, not. citée, p. 7.) Cette particularité n'appartient pas aux seules eaux de La Perrière, car nous la retrouvons mentionnée pour les sources sulfatées calciques de King's Bath. « Ces eaux excitent la *salivation;* aussi sont-elles la meilleure boisson pour étancher la soif. » (Docteur Granville, *Manuel des bains d'Europe*, 1846, p. 570.) — Cette influence sur la partie sus-diaphragmatique du tube digestif, bien qu'elle paraisse extraordinaire, n'en est pas moins certaine, puisqu'elle est appuyée sur des observations sérieuses et attestée par des observateurs placés à des sources minérales éloignées, mais qui se rapprochaient par leur constitution chimique.

Bagnères-de-Bigorre. — La source *Laserre*, plus chargée de principes actifs, « a des propriétés laxatives, porte son action sur le parenchyme des viscères abdominaux dont elle augmente les sécrétions, et modifie la nutrition. » (Pâtissier, *Rapport* cité, 1854, p. 170.)

Audinac. — Les eaux d'Audinac produisent les mêmes effets ; « elles sont laxatives, et réussissent dans les engorgements des viscères du bas-ventre. » (Pâtissier, *Manuel des eaux minérales*, 1837, p. 275.) — Cet effet laxatif des eaux d'Audinac avait déjà été noté par Bordeu, qui disait que les sources de La Gathrie irritent les entrailles et relâchent le ventre. (Bordeu cité par Raige-Delorme, *Dictionnaire* en 30 vol., t. IV.)

Cap-Vern. — Les eaux de Cap-Vern offrent encore les mêmes résultats. « Ces eaux (Cap-Vern) sont un peu laxatives, elles augmentent l'appétit et la sécrétion urinaire. » (Pâtissier, *Manuel*, 1837, p. 486.)

Circulation. — Nous n'avons rien trouvé de précis touchant l'influence des eaux sulfatées calciques sur la circulation, ce qui nous fait supposer qu'elle doit être faible ; pour nous, nous serions portés à la croire plutôt sédative dans une certaine mesure ; c'est ce que nous avons déjà remarqué quand il s'est agi des **eaux de Weissembourg**, de Brides-la-Perrière, etc.

Seules les eaux de Bath (Angleterre) accéléreraient notablement la circulation. (Falconer, cité par M. Pâtissier dans son *Manuel des eaux minérales*.) Mais faisons observer qu'ici nous retrouvons une cause toute spéciale, à savoir, la *thermalité*. Les eaux de Bath sont en effet prises *chaudes* en boisson, et nous savons que cette circonstance peut suffire à donner plus d'activité à l'impulsion du cœur.

En résumant les faits que nous venons d'exposer, on peut en déduire les conclusions suivantes :

1° Les eaux sulfatées calciques influencent d'une manière bien évidente les voies urinaires, augmentent l'abondance des urines et impressionnent la muqueuse vésicale.

2° Plusieurs d'entre elles (Brides, Weissembourg) paraissent affecter plus spécialement les voies respiratoires, observation que MM. Jonquiéres, Rusch, Pointe, etc., ont pleinement confirmée pour les sources de Weissembourg, et les docteurs Savoyen, Laissus et Socquet pour celle de Brides.

3° Enfin, ces eaux, prises en boisson à la dose de plusieurs verrées dans la matinée, purgent à des degrés divers ; mais cet effet laxatif est loin d'être constant, et ne leur est pas essentiel.

Nous verrons, au chapitre de la thérapeutique, quel parti le clinicien peut tirer des observations précédentes, pour l'application raisonnée des eaux sulfatées calciques dans diverses maladies chroniques. Faisons pourtant remarquer en terminant, que nous n'avons presque pas fait mention, en parlant de ces eaux, de l'appareil cutané ; et cependant elles sont, comme nous le verrons, éminemment efficaces dans les dermatoses. Mais ici, leur action curative est en très grande partie, sinon en totalité, due à la transformation partielle du sulfate de chaux en sulfure de calcium, au contact de la surface tégumentaire. Ce fait a été mis hors de toute contestation par M. Fontan, particulièrement pour les eaux de Loesch.

Cette observation laisse entrevoir que ces eaux (sulfatées calciques) pourront être utilisées dans un grand nombre de maladies, où réussissent les eaux sulfurées calciques. Nous verrons en effet (au chapitre des eaux sulfurées calciques), que leurs actions physiologiques sont presque identiques, et qu'elles se rapprochent beaucoup dans leurs propriétés thérapeutiques.

Si ce rapprochement, qui du reste résume simplement des faits authentiques, si ce rapprochement était accepté par les médecins comme nous pensons qu'il doit l'être, nous aurions justifié la place que nous accordons aux eaux sulfatées calciques entre les eaux salines (chlorhydratées et sulfatées sodiques) et les eaux sulfurées calciques. «Au reste, les agents thérapeutiques et hygiéniques que renferme un établissement thermal, une fois bien connus dans leur manière d'agir, pourront être employés avec succès dans le traitement de beaucoup de maladies contre lesquelles ils *n'ont pas encore été essayés*. Car le médecin *guérit* bien plutôt *par la bonne application* qu'il sait faire du *remède*, que par le remède lui-même. » (Pointe, *loc. cit.*, p. 71.)

DEUXIÈME GROUPE. — EAUX SALINES SULFATÉES SODIQUES-MAGNÉSIENNES.

Tout le monde connaît la propriété laxative que possèdent le sulfate de soude et le sulfate de magnésie. Chaque jour, ces sels ou les eaux qu'ils minéralisent (Sedlitz, Pullna) sont ordonnés quand on veut amener des évacuations alvines, et l'on se rappelle avec quel enthousiasme Laroque avait conseillé l'eau de Sedlitz en particulier, comme base principale du traitement de la fièvre typhoïde ; c'est d'ailleurs un purgatif qui n'a rien d'irritant, et dont l'action est assez constante pour ne pas tromper l'espoir du médecin. Nous n'avons pas à insister plus longuement sur cette propriété des sulfates de soude et de magnésie, puisque notre but n'est pas de faire l'histoire des médicaments purgatifs.

Mais, lorsque ces sels ou les eaux qui les tiennent en dissolution sont pris à doses *altérantes* de façon que leur action laxative soit presque nulle, ils développent alors une action diurétique et résolutive prononcée. « Le sulfate de soude à doses faibles, un à trois grammes, est absorbé et agit comme diurétique. » (Bouchardat, *Manuel de matière médicale*, 1856, t. II, p. 76.) — « Ces eaux (sulfatées sodiques et magnésiques) ont, en général, une propriété apéritive, relâchante..... Elles sont résolutives et fondantes ; elles favorisent les diverses sécrétions et provoquent les excrétions. » (Herpin, *op. cit.*, p. 200.)— « Du reste, bues à doses modérées suffisantes pour déterminer chaque jour une ou deux évacuations, elles n'amènent aucune irritation ni lésion dangereuse sur le canal intestinal. » (Herpin, *ibid.*, p. 18.) — Ainsi les sulfates de soude et de magnésie ne paraissent avoir aucune action irritante, et n'enflamment

point les tissus avec lesquels ils sont en contact ; ils sembleraient agir
plutôt comme agents modérateurs ; cette manière d'envisager l'action intrinsèque de ces corps n'est point d'ailleurs nouvelle. Cullen et son savant traducteur et commentateur Bosquillon l'avaient déjà regardée
comme antiphlogistique ; aussi les conseillaient-ils dans le traitement des
fièvres continues : « Les sels neutres formés des acides vitriolique (sulfurique), nitreux ou végétal unis avec les alcalis fixes (soude ou potasse)
constituent une autre classe de *rafraîchissants*..... Leur qualité rafraîchissante dans le corps des animaux ne dépend nullement de la puissance qu'ils ont d'engendrer le froid pendant leur dissolution dans
l'eau. » (Cullen, *Eléments de médecine pratique*, traduits par Bosquillon, 1785, t. VII, p. 127.) Le sulfate de soude, après avoir purgé, amène la
constipation ; cette particularité déjà signalée par Bosquillon a été, comme
on le sait, étudiée avec soin dans ces dernières années par MM. Trousseau et Pidoux, qui ont su tirer de cette observation d'heureuses inductions pour le traitement de certaines diarrhées. » (*Traité de thérapeutique et de matière médicale.*) Il ressort des observations que nous venons de présenter sur l'action des sulfates de soude et de magnésie, qu'ils
agissent plutôt comme antiphlogistiques, et qu'ils seront bien indiqués
quand on voudra *faire tomber l'éréthisme inflammatoire.* Les applications assez nombreuses que l'on a faites des eaux de Sedlitz, Pullna, en
un mot des eaux qui renferment du sel de Glauber ou du sulfate de
magnésie, découlent presque toutes de cette dernière propriété, comme
nous le verrons avec détails au chapitre de la thérapeutique.

Action physiologique comparée du sel de Glauber et du sel marin.

Pour terminer ce que nous avons à dire sur l'action du sulfate de soude,
nous croyons devoir rappeler ici un fait intéressant d'expérimentation
agronomique, qui semblerait attribuer à ce sel un rôle à peu près semblable à celui du sel marin dans l'acte de la nutrition générale. Ces observations ont été faites en France surtout par M. Boussingault. Cet illustre
agronome a prouvé que l'on pourrait, sans inconvénient, diminuer la ra-
tion du sel marin nécessaire aux animaux, pourvu qu'on leur donnât un
supplément de sulfate de soude. Nous avons dit (voir Chlorure de sodium,
Physiologie) plus haut que la dose d'hydrochlorate de soude fournie
aux vaches ou aux taureaux s'élevait, en général, à environ 70 grammes
par jour. Or, M. Boussingault « a réduit cette quantité à 57 grammes

avec une addition de 17 grammes de sel de Glauber. » (*Chimie agricole*, par M. Malagutti, 1848, p. 297.) — « La substitution du sulfate de soude au sel marin est connue depuis longtemps dans l'Amérique méridionale : sur le plateau de la Nueva-Granada, on ne donne au bétail que du *sulfate de soude.* » (Malagutti, *Leçons de Chim. agric.*, p. 298.) D'après cet auteur l'on donnerait aussi dans le Wurtemberg au bétail, deux fois par semaine, du sel de Glauber. (*Ibid.*, p. 297.) Il résulte de ces expériences, passées du reste dans plusieurs pays à l'état de fait pratique, il résulte, disons-nous, que le sulfate de soude pris à doses modérées (non purgatives) exerce évidemment, sur la nutrition des animaux, une action plus ou moins analogue à celle du sel marin.

En transportant à la médecine humaine ces observations faites sur les animaux, ne pourrait-on pas se demander si les mêmes effets ne seraient pas obtenus sur l'homme ? — L'analogie conduit à répondre par l'affirmative ; et dès lors la présence d'une certaine proportion de sulfate de soude dans les eaux chlorhydratées sodiques ajouterait à l'action bien constatée de celles-ci sur la nutrition. — Nous ajouterons, pour compléter cette analogie d'action physiologique, que « suivant Hildembrand et Récamier le sel de Glauber a sur le rectum une action spéciale qui le rend propre à *provoquer les hémorrhoïdes.* » (Mérat et Delens, *Dictionn. de matière médicale*, t. vi, p. 405.) Or, nous avons vu que le chlorhydrate de soude semblait avoir aussi une action élective sur les veines hémorrhoïdales : c'est donc là un nouveau point de contact physiologique entre ces deux sels (sel marin et sel de Glauber). — La thérapeutique nous fournira, à son tour, de nouveaux points de comparaison, importants sous le rapport de la clinique, et qui viendront appuyer les rapprochements que nous venons de faire entre ces derniers sels.

TROISIÈME ORDRE. — EAUX SALINES MIXTES.

L'étude que nous venons de faire sur les eaux salines chlorhydratées et sulfatées facilitera beaucoup et abrègera l'examen physiologique des eaux salines que nous avons appelées mixtes. Nous devons retrouver et nous retrouverons, en effet, réunies dans celles-ci, les propriétés médicales que nous avons étudiées séparément dans les deux sections précédentes ; et, suivant que le sel chlorhydraté ou sulfaté s'y rencontrera en proportion plus ou moins forte, l'eau minérale développera des phénomènes physiologiques correspondant au genre du sel prédominant, phénomènes que nous connaissons maintenant. Il nous suffira donc dans tous les cas, pour mettre en relief ces propriétés, d'indiquer, d'après l'expérience des cliniciens, quelles elles sont pour les principales eaux minérales salines mixtes. — Mais avant d'aller plus loin il est utile d'étudier l'action physiologique d'un élément minéralisateur dont nous n'avons pas fait mention jusqu'ici ; nous voulons parler du chlorhydrate de magnésie, qui minéralise certaines eaux salines mixtes (Bex, Sassendorf, Friedrichshall, etc.).

Action physiologique du chlorhydrate de magnésie.

Ce sel est à peine décrit dans les traités de matière médicale publiés jusqu'ici. Le plus récent, celui de M. Bouchardat (1857), ne contient que ces mots placés à la fin d'un petit article sur le chlorure de calcium : « On obtient de même le chlorure de magnésium hydraté ; il jouit de propriétés analogues (au chlorure de calcium), et il entre aussi dans quelques eaux minérales.» (*Traité de matière médicale*, 1857, t. ii, p. 534.) Or, les propriétés que cet auteur attribue au chlorure de calcium sont qu'il est purgatif à hautes doses.

M. Herpin, dans ses *Études sur les eaux minérales* (1855), s'exprime ainsi : « Le chlorure de calcium ainsi que le chlorure de magnésium appliqués directement sur les organes y produisent une surexcitation. L'usage de ces sels continué pendant quelque temps *resserre le ventre* et diminue les sécrétions muqueuses..... Le chlorure de magnésium a des propriétés médicinales analogues à celles du chlorure de calcium.» (Herpin, *loc. cit.*, p. 144-145.) — Disons à l'avance que nous ne saurions partager cette opinion de M. Herpin. — M. Herman Lébert, dont les beaux travaux micrographiques ont fait sensation dans le monde scientifique, a examiné avec beaucoup de soin le mode d'action du chlorhydrate de magnésie. Il a consigné ses essais, les seuls que nous connaissions sur ce sujet mais qui sont suffisamment complets, dans un Compterendu des eaux de Lavey (Suisse) publié en 1842 ; nous avons été heureux d'y trouver des renseignements bien authentiques sur l'action de ce sel sur nos organes. En voici l'exposé sommaire. D'après le docteur Perey (de Lausanne), Home, dont il avait suivi les cours en Ecosse (Edimbourg), recommandait le muriate de magnésie dans la dyspepsie et les maladies de l'estomac.« Il le regarde comme *purgatif*, ayant par son extrême amertume quelques propriétés des amers et d'agir en même temps sur les sécrétions intestinales. Il ajoutait que quelques eaux minérales ne doivent leurs propriétés qu'à sa présence. » (Lébert, *Compte-rendu*, 1842, p. 29.)

Mais les expériences entreprises par M. Lébert lui-même, et que nous allons faire connaître, sont bien plus précises et plus concluantes. Le chlorure de magnésium était employé en dilution à la dose de 1/4 d'once à 1/2 once dans 8 à 16 parties d'eau ; l'on donnait 1/4 d'once de cette préparation pour les enfants de 14 ans, et 1/2 once pour les adultes. M. Lébert en a porté quelquefois la dose jusqu'à une once, par degré, dose qui n'a pas été dépassée. Les essais ont été faits sur 16 individus (10 hommes et 6 femmes) ; le médicament a été administré en tout 72 fois. Voici les conclusions que M. Lébert a tirées de ses opérations :

1° « L'effet de ce sel sur l'estomac n'est point désagréable, et s'il produit des malaises, il incommode cependant *moins* que la plupart des autres purgatifs.

2° « Il influe favorablement sur la digestion et l'appétit, et son action *purgative* est suivie d'une action stomachique.

3° « Ce sel exerce une action stimulante aussi bien sur la sécrétion du foie que sur celle des intestins ; les évacuations qu'il produit (3 à 5 dans les 24 heures) sont non seulement copieuses et liquides, mais aussi en général d'une couleur foncée due probablement à l'afflux copieux de la bile.

4° « C'est un purgatif d'une action douce et d'un effet assez sûr, et qui doit être surtout employé comme *purgatif fondant et résolutif*. » (Lébert, *Compte-rendu* cité, pp. 41-42.)

Ce résumé démontre, selon nous, que l'action du chlorhydrate de magnésie présente beaucoup d'analogie, sinon une identité complète, avec celle du sel marin et du sulfate de soude. Aussi les maladies dans lesquelles M. Lébert a trouvé efficaces les eaux de Bex (Suisse), qui en renferment une dose considérable, sont-elles les mêmes que celles où nous savons que le sel marin est recommandé (engorgements glandulaires scrofuleux, aménorrhées, engorgements utérins, etc.). (*Compte-rendu* cité.)

Action physiologique du chlorhydrate de chaux.

Ce sel, depuis Fourcroy, était regardé comme un fondant actif « dans les engorgements lymphatiques et les affections scrofuleuses. » (Herpin.)

Suivant M. Bouchardat, son action serait semblable à celle du chlorhydrate de baryte, « mais il n'est pas vénéneux ; à hautes doses, il est purgatif. » (*Manuel de matière médicale*, t. II, p. 530.) — Rappelons ici
que M. Herpin compare ce sel au chlorhydrate de magnésie, qu'il regarde
(mais à tort ainsi que nous l'avons prouvé) comme déterminant la constipation. — Maintenant que nous avons défini l'action médicale des
chlorures de magnésium et de calcium, il nous sera facile de comprendre
celle de nos diverses eaux salines mixtes.

PREMIER GROUPE. — EAUX SALINES MIXTES SODIQUES.

Ces eaux sont caractérisées par la présence du chlorhydrate et du sulfate de soude (ou des sulfates de soude et de magnésie).

MARIENBAD (BOHÊME).

A la dose de 4 à 5 verres, les eaux de Marienbad « augmentent d'abord
la sécrétion urinaire, qui diminue à mesure que les évacuations alvines
deviennent plus abondantes. Elles purgent sans coliques, sans affaiblir
les malades.., qui voient leur appétit s'accroître et la digestion s'opérer
plus facilement. » (Pâtissier, *Manuel* cité, 1837, p. 355.) Or, tous ces
effets nous aurions pu les énumérer à l'avance, en nous rappelant la composition des eaux de Marienbad. Ces eaux « possèdent de plus une propriété spéciale qu'aucune autre source ne m'a paru avoir au même degré;
c'est de congestionner presque instantanément les plexus veineux du
rectum. » (C. James, *Guide pratique aux eaux minérales*, 1851,
p. 372.)

A part le fait d'instantanéité qu'on ne saurait admettre, nous retrouvons ici une action prononcée sur les veines hémorrhoïdales, comme
pour les eaux de notre première classe (Wiesbaden, etc.).

Marienbad ne contient que 1,51 de chlorhydrate de soude ; elle est
de plus un peu alcaline sodique, mais a, en outre, 4,91 de sulfate de
soude. Il est probable que l'action de ces deux sels s'ajoute et conspire
au même but : ceci paraîtra plausible en se rappelant ce que nous avons
dit plus haut, à savoir, que, chez les animaux, le sel marin peut être

en partie remplacé par le sel de Glauber. (Voir plus haut, *Eaux sulfatées sodiques-magnésiennes*.)

D'ailleurs, on les recommande « dans la gastralgie, l'embarras muqueux de l'estomac, l'engorgement du foie, de la rate, la suppression du
flux hémorrhoïdal, etc. » (Pâtissier, *Manuel* cité, 1837, p. 355.) — Or,
nous connaissions déjà ces faits cliniques, et nous pouvions les prévoir
en nous reportant à ce que nous avons dit sur l'action médicale du
chlorhydrate et du sulfate de soude.

BOURBOULE (PUY-DE-DÔME).

Ces eaux se rapprochent par leur composition de celles de Marienbad :
comme celles-ci, elles sont un peu alcalisées par le carbonate de soude,
mais le sel marin y domine essentiellement (3 gr. 96 sur 5,62 de principes fixes).

Ce seraient donc principalement les propriétés physiologiques du sel
marin qu'elles devraient nous présenter, puis un peu celles du chlorhydrate de magnésie : notons, enfin, qu'elles sont légèrement alcalisées.
Suivant M. Mercier, ces eaux, qui sont *laxatives*, sont fort utiles « dans
les engorgements scrofuleux, et dans ceux de l'abdomen. » (Pâtissier,
Manuel cité, p. 255.)

D'après M. Choussy, « à la dose de quatre verres par jour, elles excitent doucement le tube digestif, augmentent l'appétit et facilitent la digestion ; si l'on dépasse cette dose, elles deviennent purgatives. » (Pâtissier, *Rapport* cité, 1854, p. 155.)

Il n'est pas question, dans les auteurs, de flux hémorrhoïdaux, sous
l'influence des eaux de la Bourboule ; cependant, nous ne doutons pas,
d'après la quantité de chlorhydrate de soude qui les minéralise, que le
plexus veineux ne se congestionne et que les hémorrhoïdes ne puissent
couler ; nous nous fondons sur l'action bien prononcée que toutes les
eaux chlorhydratées sodiques exercent sur ces veines. Quoi qu'il en soit,
c'est à une expérience ultérieure mieux faite que nous en appelons.

CARLSBAD (BOHÊME).

Les eaux de Carlsbad ont une constitution chimique qui les rapproche
des précédentes ; elles présentent aussi des propriétés physiologiques

analogues. « L'action de l'eau minérale sur l'intestin est, dans la grande majorité des cas, une action purgative... Quant aux effets diurétiques, qui sont plus prononcés encore, ils persistent d'habitude tout le reste de la journée. » (C. James, *Guide* cité, 1850, p. 362.)

Circulation, appareil cutané. — « Leur passage dans la circulation détermine, entre autres phénomènes généraux, de la chaleur vers la peau, de l'accélération et de la plénitude du pouls, parfois même un léger mouvement fébrile. » (C. James, *loc. cit.*, p.363.) — Ces effets de stimulation sont très faciles à expliquer : l'eau est bue, à Carlsbad, presque au sortir de la source (50°), et à cette haute température, elle doit rendre le pouls plus accéléré et la peau plus chaude. Voilà pourquoi les eaux de Marienbad, bien que plus *chargées en principes minéralisateurs*, « déterminent des effets *beaucoup plus doux.* » (C. James, *loc. cit.*, p. 371.) Nous voyons encore ici l'utilité de cette distinction, sur laquelle nous avons tant insisté dans tout le cours de ce traité, entre les phénomènes qui dépendent du calorique, et ceux qui sont dus aux sels qui minéralisent les sources. Si l'on veut donc obtenir aux sources de Carlsbad des résultats qui soient calculés sur leur constitution chimique, il faut les faire boire après qu'elles seront complètement refroidies.

DEUXIÈME GROUPE. — EAUX SALINES MIXTES SODIQUES-CALCIQUES.

L'histoire médicale des eaux minérales de cette sous-division est déjà faite en réalité ; car elle se compose des mêmes phénomènes que nous avons décrits en parlant plus spécialement des eaux chlorhydratées sodiques et sulfatées calciques ; et nous retrouverons les mêmes faits que nous avons étudiés séparément dans les deux premières classes. Ce que nous avons à dire à ce sujet, des eaux mixtes sodiques-calciques, peut donc en être regardé comme le résumé physiologique. Aussi serons-nous brefs dans cet examen.

LAMOTTE-LES-BAINS (ISÈRE).

Tube digestif. — Les eaux de Lamotte, bues à la dose de deux à huit verres, ont un effet laxatif assez constant et parfois très marqué.

« Mais, cette action est souvent annihilée, parce que les malades prennent leurs douches et transpirent dans le maillot, peu d'instants après
avoir bu l'eau minérale. » (*Etudes cliniques sur les eaux de Lamotte,*
par le d{r} Buissard, 1855, p.   .)

Ici, nous voyons, une fois de plus encore, le calorique diminuer l'action laxative des eaux de Lamotte.

Reins. — « L'effet le plus constant des eaux de Lamotte est l'effet
diurétique qu'elles doivent à plusieurs des corps qui les minéralisent. »
(Buissard, *ibid.*) — En résumé, « en boisson et en bains, l'eau thermale
de Lamotte exerce un effet diurétique très prononcé, et le plus souvent
une action laxative. » (Pâtissier, *Rapport* cité, 1854.) — Ces eaux modifient aussi la nutrition générale. « Des animaux exténués par le travail
ont repris, sous l'influence de l'eau de Lamotte, de l'appétit et de l'embonpoint, et leur poil, en partie tombé, repoussait plus *épais* et plus
brillant que jamais. » (Buissard, *op. cit.*, p. 88.)

Utérus. — « L'eau de Lamotte jouit de la propriété de rappeler la
menstruation lorsqu'elle est supprimée, comme de la régulariser si elle
est irrégulière, insuffisante ou trop abondante, et de la rendre indolore
si elle était douloureuse. » (Buissard, *op. cit.*, p. 102.)

Centres nerveux. — Ces eaux exercent sur l'appareil des centres
nerveux une action toute spéciale, qui se traduit « par une diminution
notable du sommeil qui peut aller jusqu'à l'insomnie. » (Buissard, *ibid.*)

Les phénomènes physiologiques que nous venons de passer en revue
sont les mêmes que ceux que nous avons vus résulter de l'usage, d'une
part, des eaux chlorhydratées sodiques, et d'autre part des eaux sulfatées calciques. Au sel marin appartiennent les effets laxatifs et diurétiques, l'influence remarquable des eaux de Lamotte sur la *nutrition* et sur
le flux menstruel. Au sulfate calcique doit être attribuée cette espèce
d'irritabilité nerveuse qui diminue le sommeil, phénomène que nous
avons déjà vu naître de l'usage des eaux sulfatées calciques de Weissembourg ; si nous ajoutons, enfin, que les eaux salines mixtes de Lamotte,
« lorsque les catarrhes pulmonaires chroniques sont parvenus à cet état
qui constitue une véritable *bronchorrhée*, amènent une modification qui
agit favorablement sur le flux muqueux, en modère l'abondance et souvent en *tarit* la source » (*Guide aux eaux de Lamotte,* par Dorgeval-
Dubouchet, 1849, p. 71), nous aurons découvert un nouveau point de
contact avec les eaux sulfatées calciques (Brides-la-Perrière, Weissembourg).

Ainsi, l'analyse clinique vient encore une fois nous prouver que, si l'on connaît bien la constitution chimique d'une eau minérale, on peut se rendre compte des effets auxquels elle donne lieu sur l'économie, soit dans l'état de santé, soit dans l'état de maladie. Aussi, les eaux salines mixtes sodiques-calciques réussissent, tout à la fois, et dans les affections qui cèdent aux eaux chlorhydratées sodiques (engorgements glandulaires, scrofuleux, cachexies, engorgements de l'utérus, du foie, aménorrhée), et dans celles où sont recommandées les sources sulfatées calciques (catarrhe pulmonaire chronique, maladies de la peau). (Dubouchet et Buissard.)

Les maladies cutanées sont même traitées avec un grand avantage aux eaux de Lamotte, bien qu'elles ne renferment pas un atome de sulfure ou d'hydrogène sulfuré ; mais c'est au sulfate de chaux principalement qu'elles doivent cette efficacité dans les dermatoses. Nous pensons avoir apporté, en faveur de cette opinion, des preuves suffisantes, en étudiant plus spécialement l'action des eaux sulfatées calciques, soit physiologiquement, soit thérapeutiquement. — Quant à la minime proportion d'arsenic que M. Buissard y a découverte, nous renvoyons à ce que nous avons dit à ce propos aux eaux de Plombières. (Voy. plus haut.)

Salins, PRÈS MOUTIERS (SAVOIE).

Nous retrouvons dans les autres eaux salines mixtes sodiques-calciques, comme Salins, les mêmes résultats. « Les eaux de Salins, prises en boisson, à doses fractionnées de quatre verres, provoquent quelques éructations, des gargouillements intestinaux, une ou deux déjections alvines..., et accélèrent les fonctions urinaires. » (*Eaux minérales de Salins*, par le dr Savoyen, 1843.)

Si nous recherchons quelles sont les vertus thérapeutiques de ces eaux, nous les trouvons vantées « surtout dans la débilité générale du corps, celle dont certains enfants sont affectés, qui retarde leur développement et les empêche de se tenir sur leurs jambes. » (Savoyen, *ibid.*) Nous les voyons conseillées avec succès dans les manifestations scrofuleuses, les dermatoses, les leucorrhées, les engorgements du bas-ventre (Savoyen, *ibid.*) ; en un mot, dans toute cette série d'affections où les eaux sulfatées calciques et chlorhydratées sodiques ont réussi ; mais les propriétés médicales sont ici réunies, et la double influence de chacun des éléments minéralisateurs principaux (sel marin, sulfate de chaux) se manifeste en même temps ; ce qui doit accroître leur énergie et agrandir le champ de leurs applications thérapeutiques.

TROISIÈME GROUPE. — EAUX SALINES MIXTES SODIQUES-MAGNÉSIENNES.

Eau de mer.

A. EN BOISSON.

« C'est une véritable eau minérale, saline et froide. » (Mérat et Delens, *Dictionnaire de matière médicale*, t. iii, p. 15.) — Cette eau est principalement minéralisée par « l'hydrochlorate de soude, l'hydrochlorate de magnésie et le sulfate de magnésie, qui à eux seuls forment plus des neuf dixièmes des principes fixes. » (*Dictionn.* cité, p. 17.) — Cette eau, prise à l'intérieur, fera donc naître les phénomènes physiologiques que nous avons reconnus appartenir à ces trois sels en particulier ; c'est ce que l'observation clinique démontre en effet.

« L'eau de mer, prise en boisson, est purgative et doit être prescrite avec beaucoup de prudence. » (Pâtissier, *Manuel* cité, 1837, p. 500.) — « Elle est prescrite à la dose d'un ou deux verres pour purger les adultes, et deux à trois cuillerées à bouche pour les enfants.... Des lavements d'eau de mer sont un moyen sûr pour obtenir des évacuations alvines. » (Pâtissier, *Manuel* cité, p. 507.) — « Administrée à l'intérieur, l'eau de mer a une action irritante assez énergique ; à la dose d'un à quatre verres, elle agit comme purgative et occasionne souvent des vomissements. » (Bouchardat. *Matière médicale*, t. ii, p. 89). — « Prise par verres, elle provoque quelquefois le vomissement, purge plus ordinairement avec force, en irritant vivement les intestins. » (Mérat et Delens, *Dictionn.* cité, p. 19.) — « L'eau de mer, prise en boisson, agit sur le système digestif, puis sur l'organisme entier quand elle a été absorbée. En petite quantité, elle stimule l'estomac, augmente l'appétit, facilite les digestions, comme *le sel marin* lui-même... A doses plus considérables (3 ou 400 grammes), l'eau de mer devient laxative, purgative. Les médecins anglais s'en servent beaucoup pour entretenir la liberté du ventre. » (*Des bains de mer* par le docteur Pouget, 1851, pp. 38-39.)

Ainsi, la propriété purgative de l'eau de mer est un fait désormais incontestable. Cette action est directe, tout à fait en rapport avec la constitution chimique de cette eau. En outre, on a observé que la tolérance finissait par s'établir après quelques jours de son emploi ; en sorte qu'on est obligé souvent d'en accroître les doses, si l'on veut maintenir l'effet purgatif primitivement obtenu. Cette tolérance, nous l'avons déjà notée pour les eaux chlorhydratées sodiques de Wiesbaden, Hombourg, etc.

Quand l'eau de mer cesse de purger, elle produit une sécrétion rénale abondante et aqueuse, qui produit un soulagement réel. « Ces faits, qui sont familiers pour nous, dit M. Guastalla, sont confirmés par les observations de Greenhow en Angleterre. » (*Des eaux de mer considérées comme remède interne*, par le docteur Guastalla. *Annales de thérapeutique*, 1843.) — Cette vertu diurétique, nous l'avons déjà remarquée pour les eaux chlorhydratées sodiques (Wiesbaden).

L'eau de mer exerce encore une action bien prononcée sur le système veineux du bas-ventre, action déjà constatée plus haut pour les eaux chlorhydratées sodiques. « Les personnes sujettes à des hémorrhoïdes sèches ou cachées les voient devenir *fluentes :* ce signe est favorable et de bon augure. La *menstruation* paraît aussi plus tôt qu'à l'ordinaire et dure plus longtemps. Les personnes chez lesquelles cette fonction était supprimée la voient souvent reparaître sans autre remède. » (*Dissertatio medica de balneis marinis*, auctore Ludov. Verhaegen, Lovanii 1841, p. 8.)

Ce parallèle pourrait se poursuivre jusque dans les propriétés thérapeutiques, car (abstraction faite de la température) les eaux de mer réussissent dans les mêmes affections que les eaux chlorhydratées sodiques et magnésiques. « A moindre dose (un verre matin et soir), l'eau de mer a une action *fondante* prononcée, et à ce titre, elle peut être utile dans quelques engorgements *du foie, de la rate*, dans les calculs biliaires et le scrofule. » (Verhaegen, *op. cit.*, p. 29.) Telle est aussi l'opinion du docteur Pouget (de Bordeaux). Nous n'insisterons pas davantage sur des faits que nous reverrons plus en détail au chapitre de la thérapeutique.

B. EAU DE MER EN BAINS.

Mais l'eau de mer est conseillée, surtout de nos jours, sous forme de bains, et, comme sa température est généralement fraîche (16° à 22° centigrades), il y a, dans cette circonstance, un nouvel élément, dont il nous importe actuellement d'analyser l'action.

Pendant l'été, la température moyenne de la mer varie de 15° à 16° centigrades. (Pâtissier.) M. Gaudet, qui a fait à Dieppe, pendant 10 ans, des observations suivies, a trouvé pour moyenne 18°2, l'air étant à 17°6. A Biarritz, la température varie de 18° à 22° degrés. (Affre, *Rapport* de M. Pâtissier, 1854.) A Cette, et en général sur toute la plage méditerranéenne, « elle est de 22° degrés centigrades, pendant que la température de l'atmosphère est de 25°. » (*Bains de mer*, par M. Viel, 1847.) Dans certaines localités, à Trieste, en 1834, l'eau de mer avait 30°. (Michel Lévy, *Traité d'hygiène*.) En 1837, nous l'avons trouvée de 24° à 25° dans les lagunes de Venise. Ceci posé, si l'on veut rechercher comment doivent agir les bains de mer frais (22°) ou même un peu froids (16° à 18°), on voit de suite que cette action doit être complexe, et dépendre tout à la fois et du degré thermométrique et de l'absorption des éléments minéralisateurs. Examinons ces deux points.

1° *Influence exercée par l'absorption des sels de la mer.*

Et d'abord, l'absorption peut-elle avoir lieu à une température aussi basse ? Voici ce que nous trouvons à ce sujet dans le savant *Rapport* de M. Pâtissier, pour 1854 : — « En théorie, on devrait croire que l'eau tiède ou modérément chaude est plus facilement absorbée que l'eau fraîche ; c'est précisément *l'inverse* qui a lieu. D'après les expériences de Kahtlor, faites à Vienne en 1822, le séjour d'une heure dans un bain de 12°50 à 18°75 fait augmenter le corps de 2 1/2 à 3 1/2 kilogrammes. Si la température est de 27°50, il n'y a plus que 2 kilogrammes d'augmentation. » (*Rapport* de M. Kühn, pour 1852.)

Ainsi, l'absorption devient plus active à mesure que l'eau devient plus fraîche ; elle diminue, au contraire, et devient nulle (voy. plus haut *Bains tièdes et chauds*), si la température égale ou dépasse celle du sang du baigneur. Il est donc certain, d'après ces observations, que dans la mer, dont le degré thermométrique peut varier de 15° à 22° degrés, l'absorption doit être assez considérable, surtout si le bain est prolongé, et qu'une certaine proportion des sels qu'elle tient en dissolution doit pénétrer dans l'économie par la peau.

2° *Influence exercée par la température fraîche.*

Il y a, dans l'énumération des phénomènes produits par la fraîcheur même de l'eau de mer, accord complet parmi tous les observateurs. Il nous

suffira donc ici simplement d'en signaler les principaux traits. — Nous
en emprunterons le résumé très fidèle au savant *Traité d'hygiène publique et privée* de M. Michel Lévy. « La température *basse* des eaux
détermine le spasme périphérique, la contraction de la peau et des muscles, l'engourdissement de la sensibilité nerveuse, le refoulement des
liquides à l'intérieur, la suspension ou la *diminution de l'exhalation cutanée*; et secondairement elle donne lieu aux phénomènes de la *réaction*, caractérisée par le retour impulsif des liquides vers la périphérie,
le rétablissement de la fonction perspiratoire, et la persistance des effets *sédatifs* qu'ont éprouvés les extrémités nerveuses du tégument. »
(T. ii, p. 279, 1845.) — Il ne faudrait point attribuer ces phénomènes
à l'action directe exercée par les sels que la mer tient en dissolution;
car les sensations éprouvées pendant ces bains varient du tout au tout,
suivant la température seule de l'eau. Laissons parler encore ici M. Lévy:
« Les sensations que procurent ces mers (du Nord) et les mers méridio-
nales sont, en effet, très différentes : dans les premières, saisissement plus
ou moins pénible dès l'entrée et pendant la durée de l'immersion; parfois, l'on s'y croirait dans un milieu *hérissé de pointes aiguës*, et rarement peut-on y prolonger son séjour; au contraire, dans les mers du
midi, le contact du flot est *moelleux* et comme *velouté*; les habitants de
leur littoral s'y plongent avec délices et y séjournent plusieurs heures
sans épuiser cette sorte de volupté. » (*Op. cit.*, t. ii, p. 278.)

Les effets immédiats des bains de mer se déduisent de ce que nous
venons de dire : soustraction du calorique, concentration et *refoulement*
des liquides *dans les organes de l'intérieur*, refroidissement, abaissement du pouls, sédation plus ou moins profonde. Or, cette sédation, qui
varie suivant les tempéraments et chaque individu, ne doit pas être
poussée trop loin; chez quelques personnes, la réaction, qui est le phénomène que l'on cherche à obtenir pour le succès de la cure, se déclare
facilement; chez d'autres, il faut, pour ainsi dire, la faire naître artificiellement « par des frictions vives sur tout le corps, et des pédiluves
sinapisés. » (Pâtissier, *Rapport* cité, 1854.) — Les bains de mer sont
donc primitivement éminemment sédatifs, et nous avons vu que, si ces
eaux marquent 30° (comme dans les mers équinoxiales), l'impression en
est douce et calmante. Il résulte évidemment de ces observations:
1° Qu'il est loin d'être indifférent de conseiller les bains de mer sur telle
ou telle plage : les bains de Dieppe et des mers plus au nord conviendront aux personnes chez lesquelles les fonctions de la respiration et de
la circulation s'exécutent largement, dont la réaction vitale est puissante,

tandis que les **eaux de mer** plus tempérées de Biarritz ou de la Méditerranée (Cette, Marseille, Toulon, Trieste, etc.) seront conseillées de préférence aux individus présentant des conditions opposées ;

2° Que les bains frais de la mer sont contre-indiqués, à moins de grandes
précautions, chez les personnes sujettes à des congestions cérébrales,
pulmonaires, et qui ont une maladie du cœur : « On doit en interdire
l'usage aux enfants au-dessous de deux ans, aux vieillards, aux femmes
enceintes, dans la pléthore sanguine, les anévrysmes internes, et dans
toutes les circonstances où le *refoulement à l'intérieur vers la tête ou la
poitrine* est à craindre. En effet, les exemples d'apoplexie ou de péripneumonie survenues par l'emploi des bains de mer ne sont pas rares. »
(Pâtissier, *Manuel* cité, 1837.)

Dans de telles circonstances, il serait préférable, suivant nous, de
choisir les plages où l'eau est presque tempérée : Trieste, les lagunes de
Venise; et pour la France, Cette, Toulon, Marseille, en un mot, le littoral méditerranéen.

Le phénomène principal que l'on cherche à obtenir et duquel dépend
le succès de la médication, c'est, avons-nous dit, *la réaction ;* bien plus,
on cherche à la favoriser par des excitants extérieurs (frictions, pédiluves chauds). Or, cette réaction finit par amener dans l'organisme une
série de changements secondaires, qui sont très utiles pour la guérison.
L'appareil fonctionnel qui éprouve le premier l'influence des bains de
mer, c'est la peau : c'est, du moins, à la surface cutanée que se font
sentir les premiers effets de la réaction. Ainsi, l'activité de la circulation
capillaire est accrue, la peau rougit plus ou moins, la calorification augmente et la transpiration devient à son tour plus abondante. Le cœur et
les vaisseaux de l'abdomen participent aussi à cette suractivité fonctionnelle : de là naissent l'accélération du pouls et l'excitation utérine et hémorrhoïdale.« La vessie donne des signes d'irritation surtout vers le col;
rien de plus fréquent que la congestion sanguine vers la tête, qui s'annonce par la céphalalgie, les vertiges, les étincelles avec ou sans injection de la face, et qui va parfois jusqu'à nécessiter une saignée générale.»
(Michel Lévy, *op. cit.,* t. ii, p. 281.) Ajoutons que, soit par l'effet seul
de cette réaction, soit en même temps par suite de l'impression exercée directement par les sels dissous, la peau se recouvre, après quelques
jours de l'usage de ces bains, d'une éruption, sous forme de « plaques
rubéoliques, d'érythème vésiculeux, de miliaire, d'urticaire et de furoncles. » (Michel Lévy.) — Est-ce à cause de cette tendance si marquée
du système tégumentaire à devenir le siége d'éruptions,« que les bains

de mer peuvent être considérés comme la pierre de touche de l'infection syphilitique ? On voit souvent le virus vénérien, qui n'a pas été détruit par un traitement rationnel, ravivé par les bains de mer, et révéler
sa présence par des syphilides ou des ulcérations à la gorge. » (Voir ce
que nous avons dit à ce sujet aux eaux sulfureuses. — Affre, *Rapport*
de M. Pâtissier, 1854, p. 134.)

En résumé, l'immersion dans la mer aura pour effet d'abord le refoulement plus ou moins rapide du sang vers les organes intérieurs ; « puis,
par le fait de la réaction, le sang reviendra brusquement vers la périphérie, en s'accompagnant de phénomènes d'excitation et de caloricité ;
sous l'influence de ce double mouvement les fonctions organiques et nerveuses s'accompliront avec plus de force, de régularité, de plénitude.
De là une nutrition plus active et l'accroissement de l'énergie musculaire. » (C. James, *Guide pratique.*) — On reconnaît une bonne réaction aux signes suivants : « La peau est chaude et douce au toucher ; la
respiration est libre et facile ; la transpiration cherche à se rétablir ; le
pouls est tranquille et plein ; enfin on éprouve un sentiment de bien-être
qui prédispose à la gaieté et aux mouvements.» (Aubert, *Guide du baigneur à la mer*, 1851, p. 151.) — Telles sont les conditions d'une réaction favorable ; mais elle peut pêcher par défaut ou par excès : dans le
premier cas, il faut la provoquer par des frictions, des pédiluves chauds
et quelques boissons chaudes aromatiques. Dans le second, il faut
la modérer par des moyens appropriés, et même, si elle était trop
violente et qu'il se déclarât des symptômes de congestion vers le
cerveau ou le poumon, il faudrait « prescrire une saignée du bras.»
(Aubert, *op. cit.*, p. 126.) Sur ce point, du reste, tous les médecins
sont d'accord.

FRIEDRICHSHALL (Duché de SAXE-MEININGEN).

Il est une source minérale saline fraîche (12° 40 centig.) qui se rapproche des eaux de mer et par sa constitution chimique et par ses effets
physiologiques et thérapeutiques : c'est Friedrichshall. Cette eau fortement minéralisée (25 grammes de principes fixes) contient, de plus que
la mer, du sulfate de soude en assez forte proportion (7 grammes 30);
le chlorhydrate et le sulfate de soude réunis (15 grammes) en constituent donc les principaux éléments salins, et c'est à la présence de ces
deux composés que ces eaux doivent leurs principales propriétés médi-

cales. Mais, comme le sulfate de soude paraît exercer sur la nutrition une action analogue à celle du sel marin (voir plus haut, *Eaux sulfatées sodiques-magnésiennes*), il en résulte qu'en définitive les sources de Friedrichshall pourraient *a priori* remplacer jusqu'à un certain point (du moins à l'intérieur) les eaux de mer. L'observation clinique confirme ces présomptions : nous voyons en effet que, prises en boissons, elles agissent comme purgatives ou diurétiques suivant les circonstances, poussent aux flux menstruel et hémorrhoïdal, et modifient la nutrition dans les constitutions cachectiques ; elles sont aussi également très favorables dans les engorgements chroniques de divers organes et les accidents scrofuleux. (Le docteur Barnstein.) — En d'autres termes, ces eaux sont efficaces dans les cas où les eaux de mer sont recommandées, et font naître des phénomènes physiologiques semblables.

« L'usage d'un à deux verres à vin d'eau minérale amène la purgation ; les selles ne sont jamais précédées de coliques ; elles sont naturelles quand une petite dose a été administrée, séreuses après une plus forte dose..... La plupart des sécrétions se trouvent augmentées ; du moins la bile, l'urine, le mucus bronchique sont éliminés en plus grande quantité ; il n'y a pas jusqu'aux *flux menstruel et hémorrhoïdal* qui ne soient facilités sous l'influence de l'eau de Friedrichshall. » (*Sur les effets thérapeutiques de l'eau de Friedrichshall*, par le docteur Schoenfer, de Belgique, 1851.)

En un mot, comme le dit le docteur Bartenstein dans sa notice sur cette eau, « elle agit sur toutes les muqueuses de l'économie et sur les glandes, conséquemment sur les voies digestives, urinaires et respiratoires, sur les reins et le foie. » (*Des eaux amères de Friedrichshall*, 1852, par le docteur Bartenstein.)

Nous terminons ici l'exposé des propriétés physiologiques de chacun de nos trois ordres d'eaux minérales salines. Après avoir distingué les résultats dus uniquement à la température, nous avons essayé de faire ressortir les différences et les analogies de chacune en passant des plus simples à celles qui étaient le plus complexes. Malgré cette complication de minéralisation, nous avons pu, en général, démêler la cause première de leurs propriétés médicales, et l'étude des eaux salines mixtes n'a été, pour ainsi dire, qu'une application constante de l'examen spécial que nous avions fait antérieurement de chaque élément minéra-lisateur (sel marin, sel de Glauber, sulfate de chaux, chlorhydrate de magnésie). Nous pensons donc, par ce travail consciencieux, avoir jeté quelque lumière au sein de ce chaos des eaux minérales salines, et as-signé à chaque classe les propriétés spéciales et constantes qui les ca-ractérisent ; nous croyons, enfin, avoir prouvé que ces propriétés, loin d'être occultes, dépendent, au contraire, des composés divers qui entrent dans la constitution chimique de chaque classe, et que ces vertus mé-dicales seront bien fixées dès que l'on aura une connaissance exacte de leurs divers éléments minéralisateurs.

« Quoique la chimie n'ait pas atteint ses dernières limites, et que peut-être un jour elle nous révèlera, dans la composition intime des eaux minérales, des substances qui ont échappé à ses moyens actuels d'investigation, il n'en est pas moins vrai cependant que cette science est d'un grand secours pour apprécier l'effet probable d'une source mi-nérale, et fournit au médecin de nouvelles données pour en faire une application rationnelle en traitant de quelques maladies chroniques. » (Pâtissier, *Rapport* cité, 1854, p. 219.)

Bien qu'il reste encore quelques points obscurs dans cette question, nous espérons cependant lui avoir fait faire un pas vers une solution plus complète.

CHAPITRE TROISIÈME.

**Etudes médicales
sur l'action thérapeutique des Eaux minérales salines.
Indications et contre-indications de leur emploi.**

Rechercher quelle est l'aptitude thérapeutique des eaux minérales
salines, préciser, autant que le permettent les découvertes modernes,
les indications et les contre-indications de chacune de nos trois classes
d'eaux dans les diverses maladies chroniques, telle est l'étude à laquelle
nous allons nous livrer dans cette troisième partie. Assurément ce n'est
point chose facile que de démêler, au milieu de tant d'assertions élo-
gieuses, trop souvent exagérées, ce qui appartient en propre à une
source minérale donnée. Chaque écrit sur une eau spéciale lui reconnaît, en effet, des vertus curatives si multipliées, qu'il n'est dans le
cadre nosologique presque aucune affection chronique qui n'y puisse
trouver un remède assuré. C'est là évidemment une exagération qu'un
esprit philosophique ne peut accepter sans contrôle, à moins, suivant
les expressions d'Anglada, « d'exposer la médecine à n'être qu'une lo-
terie où les chances fâcheuses sont, de droit, plus nombreuses que les
chances favorables. » (*Traité des eaux minérales des Pyrénées-Orien-
tales*, par Anglada, 1833, t. II, p. 367.)

La méthode que nous avons adoptée dans le cours de ce travail, et les
recherches physiologiques que nous venons d'exposer, nous ont déjà permis d'apprécier jusqu'à un certain point à quelles données thérapeutiques
peuvent répondre chacune de nos trois classes d'eaux minérales salines.
Ces mêmes considérations vont nous servir de guide dans la distinction
des cas où ces eaux seront utiles ou bien dangereuses. Nous espérons
pouvoir ainsi poser plus facilement des limites tout à la fois expérimen-
tales et scientifiques à leur emploi, et permettre au praticien d'y trouver

des sources d'indication plus raisonnées et partant plus sûres. Nous suivrons, dans cet examen thérapeutique, l'ordre même que nous avons
adopté dans les deux premières parties ; c'est à dire que nous étudierons
l'action des eaux minérales salines, suivant qu'elles seront : **A**. chlorhydratées, **B**. sulfatées, ou **C**. mixtes.

Nous rangerons les maladies dans lesquelles ces eaux ont été recommandées, sous les cinq chefs suivants :

1º Maladies de l'appareil digestif, y compris l'appareil biliaire et le
système de la veine-porte (pléthore abdominale);

2º Maladies de l'appareil génito-urinaire ;

3º Maladies de l'appareil de la locomotion (rhumatisme, paralysie,
goutte) ;

4º Maladies de l'appareil pulmonaire et de la peau ;

5º Maladies générales (cachexies, chlorose, atonie, scrofules, fièvres
intermittentes).

ACTION THÉRAPEUTIQUE DES EAUX MINÉRALES SALINES CHLORHYDRATÉES SODIQUES.

Afin de mieux préciser la spécificité d'action de ces eaux, nous choisirons, comme nous l'avons fait pour la physiologie, des types bien connus dans leurs effets (Wiesbaden, Hombourg), autour desquels nous
grouperons successivement les autres eaux minérales du même genre.

MALADIES DE L'APPAREIL DIGESTIF.

Nous nous occuperons dans trois paragraphes distincts : **A**. des maladies de l'appareil digestif proprement dit; **B**. de la veine-porte (pléthore abdominale, hémorrhoïdes), et **C**. de l'appareil biliaire. Les maladies de l'appareil digestif proprement dit affectent plus spécialement
l'estomac ou les intestins ; de là, deux divisions naturelles que nous
allons suivre.

Maladies de l'estomac

(dyspepsie, gastralgies, pyrosis, et dérangements chroniques de la
digestion). (Dr Braünn.)

Avec le docteur Braünn, nous entendons par ces dénominations un
état pathologique dans lequel la digestion procède avec lenteur. (*Monographie des eaux de Wiesbaden*, 1840, 2e cahier, p. 60.) Nous ajoutons, de suite, pour compléter cette définition, qu'il ne faut pas, dans
notre pensée, que ces symptômes s'accompagnent d'un état squirrheux
ou cancéreux des parois stomacales ; auxquels cas les eaux chlorhydratées
sodiques seraient formellement contre-indiquées. On a conseillé dans
la dyspepsie, d'une manière générale et sans bien préciser le cas, les
eaux de Wiesbaden, de Hombourg, etc., en un mot, les eaux minérales salines de notre première classe. Plus récemment, MM. Trousseau
et Lassègue ont cherché à jeter quelque lumière sur ces points obscurs
d'indications, et le docteur Gardey a complété ces études de diagnostic
et de thérapeutique dans un essai médical sur les eaux minérales de
Hombourg (1847) ; c'est à ces auteurs que nous emprunterons une grande
partie des faits thérapeutiques que nous nous proposons d'étudier.

Il existe deux formes principales de dyspepsie, qu'il faut bien distinguer quand on veut employer les eaux chlorhydratées sodiques.

1re *forme :* Les symptômes sont aggravés par l'ingestion des aliments ;
alors, ou bien il se manifeste des phénomènes de congestion vers la
tête, et en même temps « la bouche se sèche, devient chaude et brûlante...; le ventre se ballonne, et la constriction exercée par les vêtements finit par être insupportable. » (Gardey, *op. cit.*, p. 54.) Ou
bien « les douleurs sont nulles ou insignifiantes après le repas, mais chacun est suivi d'une petite colique qui, à peu près limitée à l'estomac,
survient brusquement et provoque bientôt une selle diarrhéique. »
(Gardey, *op. cit.*, *ibid.*) Dans le traitement de cette première forme,
les eaux chlorhydratées sodiques de Hombourg ont une grande efficacité. On débute par l'eau de la source de St-Louis, qui, riche en acide
carbonique, est mieux supportée par les estomacs qui digèrent mal : on
la donne à la dose de 3 à 5 verres chaque matin, de manière à provoquer quelques selles, et l'on termine la cure en diminuant les doses.

2me *forme :* Dans celle-ci, les troubles de l'estomac sont calmés ou
notablement amendés pendant tout le temps que dure la digestion. Ici

les eaux de Hombourg sont moins efficaces que tout à l'heure, et l'on est souvent obligé d'en seconder l'action par l'usage d'autres médicaments appropriés à l'état du malade.

Bourbon-Lancy. — Les eaux chlorhydratées sodiques de Bourbon-Lancy réussissent aussi très bien « dans les affections des voies digestives désignées sous le nom de gastralgies, d'entéralgies. » (Rérolle, *Eaux minérales de Bourbon-Lancy*, 1849, p. 42.) « Après l'ingestion d'une verrée d'eau minérale, la boulimie est calmée, l'inappétence et l'anorexie se dissipent, les digestions pénibles et douloureuses redeviennent normales et régulières. » (Rérolle, *ibid.*, p. 43.) Les chiffres statistiques suivants, extraits des rapports de M. Pâtissier sur les eaux minérales pour 1841 et 1854, nous montrent avec évidence le rôle important que jouent les eaux minérales chlorhydratées sodiques dans le traitement de la dyspepsie, telle que nous l'avons définie au commencement de ce paragraphe.

Niederbronn :

	guéries.	améliorées.	insuccès.
30 dyspepsies	17	10	3

Luxeuil :

	guéris.	améliorés.	insuccès.
54 troubles digestifs .	14	29	10

Ainsi, sur 84 cas de dérangement de l'estomac, nous avons 31 guérisons et 39 améliorations. Ces chiffres présentent un résultat très favorable, et prouvent l'utilité des eaux chlorhydratées sodiques dans le traitement de ces affections. Nous ferons observer que, d'après cette statistique, la proportion des guérisons va en diminuant à mesure que les eaux sont moins chargées de sel marin.

Maladies des intestins

(constipation, état saburral, calculs intestinaux (Braünn), entérite chronique, entéralgie).

C'est principalement pour remédier à la constipation ou à l'état saburral des intestins, que les eaux chlorhydratées sont indiquées. « Les eaux minérales de Hombourg sont merveilleuses dans toute une classe d'affections chroniques, celles qui s'accompagnent de désordres gastriques ou intestinaux. Dès que le médecin juge nécessaire de rétablir par une médication puissante les fonctions qui président à l'assimilation des substances alimentaires, il peut recourir aux sources richement pourvues de chlorure de sodium, quelle que soit d'ailleurs l'origine de la maladie. » (Gardey, *op. cit.*, p. 51.) « Dans ces cas, l'usage interne des eaux de Hombourg est d'une efficacité presque constante, surtout lorsqu'elles sont prises à la source. » (*Eaux minérales de Hombourg*, par Vict. Stœber, 1844, p. 28.) Braünn rend le même témoignage pour les eaux chlorhydratées sodiques de Wiesbaden, dans ce qu'il appelle les anomalies chroniques de l'excrétion intestinale. « Ici, dit-il, se présente en premier lieu la constipation habituelle déterminée par l'atonie des parties profondes du canal ; administrées à dose purgative et en forme de lavement, ces eaux donnent dans cette affection d'excellents résultats. En second lieu, l'infarctus du canal; parmi les corps étrangers, nous citerons les calculs intestinaux dont l'origine est due à des aliments indigestes, à des concrétions hépatiques et à d'autres causes encore ; j'en ai observé chez les Anglais à la suite de l'usage immodéré de la magnésie. Nos eaux ont la propriété de dissoudre l'infarctus ainsi que les corps étrangers, et en favorisent l'excrétion en multipliant les mouvements péristaltiques. » (Braünn, *op. cit.*, p. 85.) — Une alimentation exclusivement végétale semblerait y prédisposer, si l'on en croit M. Robert Turmer (*Union médicale*, 1851), qui a cité l'observation d'un individu se nourrissant presque exclusivement d'avoine, et qui présenta pendant plusieurs années des concrétions intestinales. On sait que celles-ci se rencontrent surtout chez les animaux herbivores.

M. Kühn se loue beaucoup des eaux minérales salines de Niederbronn dans les états muqueux ou saburraux. « Ce genre d'indisposition, dit-il, est une de celles contre lesquelles les eaux de Niederbronn échouent rarement. » (Pâtissier, *Rapport* cité, 1841.) « Il faut, dans ces cas, donner l'eau minérale à doses modérées, de manière à régulariser seulement les fonctions de tout le tube digestif; ainsi, l'on commence par deux ou quatre verres, et si l'eau est bien supportée, l'on augmente progressivement la dose « jusqu'à ce qu'il en résulte chaque matin une ou deux évacuations alvines. » (Pâtissier, *Rapport* cité, 1854.)

Maladies du système de la veine-porte

(pléthore abdominale (vénosité de Braünn), hémorrhoïdes).

Il existe un groupe de phénomènes morbides, désignés autrefois sous le nom générique d'empâtements (infarctus), d'obstructions abdominales, se manifestant surtout chez les sujets bilieux, hémorrhoïdaires, hypocondriaques (*hypocondria cum materie* des anciens), menant une vie sédentaire et usant d'une nourriture trop substantielle. Ces individus sont souvent exposés aux accidents de la goutte ou de la gravelle; chez eux, enfin, le foie accomplit mal ses fonctions, il s'engorge ainsi que la rate, et fournit fréquemment les matériaux de calculs biliaires. C'est à cet ensemble d'états morbides, auxquels des auteurs modernes (Peez, Braünn, Ed. Lee) ont donné le nom de pléthore abdominale, que les eaux minérales chlorhydratées sodiques conviennent plus particulièrement. « Nous avons désigné, comme le triomphe des eaux de Wiesbaden, un groupe de phénomènes morbifiques reconnaissant le plus souvent pour cause primitive la pléthore abdominale. » (Peez, *Traité sur les eaux thermales de Wiesbaden*, traduit de l'allemand par Grafenauër, p. 186.) « L'état de pléthore abdominale avec congestion du foie et obstruction dans la circulation de la veine-porte, avec toutes ses conséquences, telles que digestions affaiblies, défaut ou vice de la sécrétion biliaire, hémorrhoïdes, etc., est un de ceux qui peuvent recevoir le plus de soulagement de l'usage des eaux de Wiesbaden à l'intérieur et à l'extérieur. (Is one well calculated to be relieved by the use of the Wiesbaden waters internally and externally employed.) »(Ed. Lee, *The principal baths of Germany*, 1840, vol. 1, p. 33.) Mais entrons dans les détails, et tâchons de préciser l'influence exercée par les eaux chlorhydratées sodiques, d'abord sur la pléthore abdominale, ensuite sur l'appareil biliaire lui-même.

Pléthore abdominale. — Essayons de fixer brièvement en quoi consiste cet état morbide, qui n'est décrit dans son ensemble dans aucun traité classique. Nous en emprunterons la description à un écrivain qui jouit en Allemagne d'une grande autorité, au dr Peez. (*Traité sur les eaux minérales de Wiesbaden*.) « Si, avec une disposition hémorrhoïdale et une vie sédentaire, le corps est trop abondamment nourri, ou qu'il subisse l'influence de peines morales, il survient dans beaucoup de constitutions, souvent très fortes, une disproportion (désharmonie) dans les premiers moteurs de la nutrition; c'est à dire les systèmes nerveux, sanguin et lymphatique du bas-ventre entrent en désaccord, et leurs fonctions se troublent. Cette irrégularité d'action dans des organes si importants produit d'abord une pléthore, ensuite des obstacles dans la circulation abdominale, de la lenteur dans les fonctions de la digestion, enfin, des altérations dans les sécrétions propres aux viscères abdominaux, des aigreurs, une pesanteur de tête, une oppression pendant la digestion, des crampes d'estomac, des congestions vers la tête, etc. La gaieté fait souvent place à des moments d'une profonde mélancolie. » (Peez, *Traité des eaux thermales de Wiesbaden*, p. 180.) Voilà le tableau de la pléthore abdominale peint par un praticien qui a traité plusieurs milliers de malades. Ajoutons, avec M. Ed. Lee, que cet état se rencontre le plus souvent « chez les personnes qui sont près de la période moyenne de la vie, ou qui l'ont déjà passée, adonnées aux plaisirs de la table, et présentant une saillie plus ou moins prononcée de l'abdomen. (Occuring for the most part in persons about or beyond the middle period of the life; who have been addicted to the pleasures of the table, and marked by more or less protuberance of the abdomen, with diminished muscular and nervous energy.) » (*The principal baths of Germany*, 1840, vol. II, p. 33.)

Quelles sont les suites de cet état pléthorique abdominal ? Les voici : « Il survient des engorgements palpables surtout dans les organes riches en sang de la cavité du bas-ventre, comme par exemple dans le foie, la rate; il se forme des dépôts dans le mésentère, dans l'épiploon; le ventre grossit et se durcit; la figure prend quelquefois une teinte rouge et devient fleurie, pendant que les extrémités dépérissent. » (Peez, *op. cit.*, p. 180.) « Il se forme des hémorrhoïdes qui assez souvent, pour le bien du malade, procurent des évacuations sanguines...; chez plusieurs malades il survient, avec soulagement des symptômes, une diarrhée séroso-sanguinolente, et qui peut être regardée comme remplaçant le flux de sang. » (Peez, *op. cit.*, pp. 181 et 182.) — Cet ensemble de symptômes, par lesquels se manifeste ce que les auteurs allemands (Peez, Braünn, etc.) appellent pléthore abdominale, rappelle en partie ceux qui appartiennent à ce que les anciens nommaient hypocondrie avec matière (*hypocondria cum materie*). Cette dernière expression a vieilli; pourtant elle semble de nos jours reprendre avec raison quelque faveur; ainsi, elle est admise par MM. Gardey, Victor Stœber (*op. cit.*), et, les traits par lesquels ces deux auteurs peignent cette espèce d'hypocondrie coïncidant très bien avec ceux de la pléthore abdominale mentionnés plus haut, il nous paraît inutile de les rapporter de nouveau. — Quelle que soit, au reste, la dénomination que l'on veuille adopter (pléthore abdominale, hypocondrie avec matière), nous pouvons dire que ces maladies sont le triomphe des eaux chlorhydratées sodiques. « Une des maladies dans lesquelles on obtient les résultats les plus favorables de l'usage des eaux de Hombourg, c'est l'hypocondrie;

non cette hypocondrie simple, primitive, qui n'est au fond qu'un degré, qu'une forme de l'aliénation mentale ; mais cette hypocondrie *cum materie*, comme disaient nos prédécesseurs, qui a son origine dans des affections abdominales, et peut, par conséquent, être appelée consécutive, sympathique. » (Victor Stœber, *Notice* citée, p. 42.) Ces affections sont « des dyspepsies, des cardialgies, des coliques flatulentes, des flux hémorrhoïdaux, des engorgements viscéraux. » (*Ibid.*) Ce sont bien là les principaux phénomènes qui signalent, comme nous l'avons dit, la pléthore abdominale. Le d^r Gardey n'est pas moins explicite sur la valeur curative de ces eaux dans la pléthore abdominale (hypocondrie avec matière). « Nous avons, dit-il, dans les eaux de Hombourg, un remède que je vante avec une entière assurance, parce que les faits les plus nombreux m'ont démontré leur efficacité, et que tous les médecins qui en ont fait l'expérience sont unanimes sur ce point. » (Gardey, *Eaux minérales de Hombourg*, 1847, p. 60.)

Les eaux chlorhydratées sodiques de Wiesbaden jouissent aussi d'une grande réputation dans le traitement de ces affections. « On les conseille contre certains symptômes de pléthore abdominale, qui paraissent se rattacher à des embarras de circulation dans la veine-porte. » (C. James, *Guide*, 1851.) Le d^r Peez, après avoir rappelé qu'il avait eu l'occasion de traiter cet état morbide par des moyens pharmaceutiques appropriés, ajoute qu'il a toujours été obligé d'employer une quantité considérable de médicaments pour arriver à un résultat seulement un peu satisfaisant. « La pléthore abdominale, cause primitive de la maladie, ne fut point entièrement dissipée.... Les eaux de Wiesbaden remplissent ici beaucoup mieux toutes les indications ; elles font bientôt disparaître la plupart des symptômes, presque toujours sans le secours d'autres remèdes. » (Peez, *op. cit.*, p. 93.) On peut joindre à ces témoignages, d'une haute importance, celui du d^r Ed. Lee, cité au commencement de ce paragraphe, sur la grande efficacité des eaux de Wiesbaden dans la pléthore abdominale.

On s'est demandé comment agissent ces eaux pour amener la guérison de cette pléthore veineuse et des engorgements viscéraux. Nous avons vu, tout à l'heure, que ces guérisons coïncidaient souvent soit avec l'apparition de flux intestinaux séroso-sanguinolents, soit avec le flux hémorrhoïdal. (Peez, *op. cit.*) Cette terminaison est bien celle que les anciens attribuaient à l'hypocondrie avec matière ; c'est encore celle que l'observation clinique de nos jours a démontrée comme la plus sûre et la plus fréquente. « La terminaison de l'hypocondrie (*cum materie*) par des sécrétions intestinales exagérées est certainement la plus heureuse, mais ce n'est pas la plus commune. La nature a recours à d'autres moyens pour arriver à la guérison... La passion hypocondriaque se juge par des évacuations naturelles qui l'améliorent ou la guérissent. Tel est le rôle dévolu aux hémorrhoïdes, et voilà pourquoi les médecins du siècle passé attribuaient une si grande importance au flux hémorrhoïdal. » (Gardey, *op. cit.*, pp. 62-63.) — Car, en se rappelant ce que nous avons développé assez longuement sur les propriétés du sel de cuisine et des eaux qu'il minéralise (voy. *Physiologie*), on voit qu'il agit surtout sur la muqueuse intestinale (diarrhée) et sur les veines du rectum qu'il congestionne (hémorrhoïdes). C'est par cette action presque élective sur les intestins et les veines hémorrhoïdales, que beaucoup d'auteurs ont expliqué les bons effets des eaux minérales chlorhydratées sodiques : dans ces cas, disent-ils, on ne fait qu'imiter la nature dans la guérison de ces engorgements (infarctus); et de fait l'observation clinique semble souvent donner raison à cette opinion : « Par la congestion artificielle qu'elles produisent dans les plexus veineux du rectum, ces eaux (Wiesbaden) ont pour effet de dégager les viscères et d'imprimer au sang une direction meilleure. » (C. James.) — Mais, « avant de songer à exploiter la congestion hémorrhoïdale comme un élément thérapeutique, il est nécessaire de s'assurer de sa présence ou de sa possibilité. » (Gardey, *op. cit.*, p. 63.) Car, si l'individu n'y est point prédisposé, on ne peut, sans de graves inconvénients, chercher à faire apparaître les hémorrhoïdes; « les coliques, les douleurs de reins et autres symptômes portés quelquefois jusqu'à l'inflammation prononcée, peuvent en être la suite. » (Peez, *op. cit.*, p. 192.) Au reste, selon M. le dr Gardey, « rien n'est plus fréquent, dans l'hypocondrie (*cum materie*), que l'insuffisance des hémorrhoïdes, rien n'est plus rare que leur surabondance. Cette remarque est tellement vraie, qu'il suffirait presque d'un écoulement excessif pour écarter l'idée de complication hypocondriaque. » (Gardey, *op. cit.*, p. 68.)

Un fait remarquable, c'est que, si les eaux chlorhydratées sodiques peuvent amener le flux hémorrhoïdal, cependant elles le réduisent à un état moyen s'il est trop considérable ; parfois même, quand la pléthore abdominale avec infarctus est complètement guérie, « le flux hémorrhoïdal périodique, s'il n'est ni trop fort, ni trop faible, et s'il n'est accompagné de symptômes accessoires douloureux, n'éprouve aucun changement par ces eaux (Wiesbaden), surtout s'il est nécessaire à la conservation de l'économie animale. Si, au contraire, il menace la vie, par exemple, par une perte de sang trop abondante, ou par des coliques violentes, les eaux de Wiesbaden, surtout si elles ne sont pas employées trop chaudes, éloignent ces phénomènes dangereux. Le flux trop fort diminue ; celui qui est trop faible augmente, ou cesse entièrement si l'économie du malade l'exige. » (Peez, *op. cit.*, p. 128.) — Lentin, premier médecin du roi d'Angleterre, cité par Peez, confirme par sa haute expérience les résultats remarquables de ces eaux sur les hémorrhoïdes. « Les eaux de Wiesbaden, dit-il, sont particulièrement à recommander à ceux qui éprouvent les symptômes précurseurs des hémorrhoïdes....; la diminution des affections hémorrhoïdales, jointe à des selles faciles et naturelles, annonce que les eaux thermales ont maintenant terminé leur rôle au désir du malade. » (Peez, *op. cit.*, p. 199.)

Ces observations semblent prouver que les eaux chlorhydratées sodiques ne guérissent pas la pléthore abdominale toujours par leur effet seulement progressif, mais très probablement par une action spéciale tout autre, en vertu de laquelle l'engorgement viscéral disparaît. Ce qui nous confirme dans cette opinion, c'est d'une part la remarque faite plus haut, « que la guérison souvent imparfaite, même par une grande quantité de médicaments » (Peez), devient complète et plus facile, si l'on a recours aux eaux de Wiesbaden ; et d'autre part, le fait de cures bien avérées obtenues par ces eaux sans évacuations intestinales ou sanguines; aussi, quelques auteurs, Braünn entre autres, ont-ils cru devoir attribuer l'efficacité des eaux chlorhydratées sodiques à une espèce d'action dissolvante chimique que leur communiquerait le sel marin. D'après ce dernier écrivain, la pléthore abdominale aurait sa cause dans la constitution albumineuse du sang (il nomme cette constitution albumineuse ou vénosité), et dans la congestion des veines abdominales. « Dans cette maladie, dit-il, nos thermes (Wiesbaden) agissent directement sur la cause immédiate du mal, d'une part en *liquéfiant l'albumine*, de l'autre en excitant les parois vasculaires et en opérant la résolution des engorgements. » (Braünn, *op. cit.*, p. 74.) Il nous semble qu'on fait jouer, ici, aux réactions chimiques, un rôle supérieur qu'il serait difficile, pour ne pas dire impossible, de justifier en tout point. Pour nous, nous préférons nous appuyer sur les déductions cliniques que nous avons développées en premier lieu. Le médecin, du moins, fondé sur l'expérience raisonnée, pourra y puiser des lumières sûres pour le guider dans les applications qu'il voudra faire des eaux chlorhydratées sodiques : c'est là le point important de notre art, et cela nous doit suffire.

Les considérations cliniques que nous venons d'exposer s'appliquent également à toutes les eaux chlorhydratées sodiques de notre première classe. Seulement l'action sera moins vive, moins prompte, à mesure que le degré de minéralisation baissera. Mais celles qui seront encore assez fortement minéralisées par le sel marin possèderont une action bien marquée sur la phéthore abdominale et les hémorrhoïdes.

Les tableaux statistiques suivants, en confirmant ces propriétés médicales, justifieront ainsi l'emploi des eaux de notre première classe dans les maladies que nous venons de spécifier.

Niederbronn (*Rapport* de M. Pâtissier, 1854).

Hémorrhoïdes	Amélioration très marquée.	6
	Simple amélioration.	8
	Insuccès	2

On voit que, sur 16 cas d'hémorrhoïdes, il y a eu 14 améliorations et deux insuccès seulement. Bien que le nombre de ces malades ne soit pas élevé (16), la proportion des amendements est cependant très forte (14/16), et prouve que ces eaux conviennent dans ces circonstances. Mais, ce qui doit ajouter à la confiance que peuvent inspirer ces chiffres et leur donner une grande valeur malgré leur faible élévation, ce sont les réflexions dont les accompagne M. Kühn : « On conçoit, dit-il, que des eaux laxatives, jointes à l'exercice qu'on se donne, conviennent singulièrement à l'affection hémorrhoïdale. Sous leur influence les fonctions du tube digestif reprennent plus d'activité, plus de régularité.. et les stases sanguines se résolvent peu à peu... Outre la propriété qu'ont ces eaux de dissiper les congestions hémorrhoïdales, elles en possèdent une autre, qui de prime abord semblerait impliquer contradiction, mais qui n'en existe pas moins réellement, c'est celle de rappeler les hémorrhoïdes supprimées ou déplacées. » (*Rapport* de M. Pâtissier, 1854.) Nous retrouvons signalés dans ce *Rapport* les mêmes effets sur les hémorrhoïdes, que nous avons déjà mis en évidence pour les eaux chlorhydratées sodiques de Wiesbaden et de Hombourg. Voici maintenant une citation qui prouvera que les eaux de Niederbronn, comme celles de Wiesbaden et de Hombourg, peuvent dissiper les engorgements abdominaux. « Ces eaux (Niederbronn) offrent l'avantage d'entretenir vers l'intestin une dérivation lente, continue et sans secousse : elles activent les sécrétions de la muqueuse, de manière à désemplir les capillaires engorgés et à exercer sur les viscères parenchymateux une action résolutive. Les hypocondriaques se trouvent également bien de l'usage des eaux de Niederbronn. » (C. James, 1851, p. 239.)

Bourbonne et Balaruc :

Tableaux statistiques extraits des rapports sur les eaux minérales de M. Pâtissier pour les années 1839 et 1841 :

Engorgements abdominaux
- Nombre 66
- Guéris 18
- Améliorés 31
- Insuccès . . . . . . : . . 17

Extrait du rapport de M. Renard, 1856 :

Affections chroniques des viscères abdominaux
- Nombre 40
- Guéris 12
- Améliorés 26
- Insuccès 2

Additionnant les chiffres de ces deux tableaux, nous trouvons, sur un total de 106 cas :

Guéris : 30 ; — améliorés : 57 ; — insuccès : 19.

Ces chiffres sont très favorables, assurément, à l'usage des eaux de notre première classe dans les diverses affections chroniques des viscères de l'abdomen dont nous avons parlé dans ce chapitre.

Contre-indications. — Il est pourtant des circonstances dans lesquelles le médecin doit y renoncer sous peine de voir s'aggraver les accidents. « Des flux de sang chroniques et habituels chez des individus très irritables ne supportent que l'usage de nos sources les plus faibles. On évitera soigneusement les bains trop fréquents et trop chauds... Dans les maladies hémorrhoïdales, si le centre de la circulation a été atteint et qu'il se soit formé dans la poitrine des épanchements séreux, des épaississements des parois des vaisseaux, des métastases goutteuses, les sources de Wiesbaden sont le plus souvent sans effet.. Mais, si les efforts des hémorrhoïdes, pour ainsi dire, dirigés vers les parties supérieures, ne sont pas encore éteints, alors les eaux de Wiesbaden arrêtent cette tendance irrégulière en provoquant des hémorrhoïdes. L'usage des bains demande ici beaucoup de précautions. » (Peez, *op. cit.*, pp. 369-372.)

Maladies de l'appareil biliaire

(engorgements du foie, calculs biliaires).

L'étude de la pléthore abdominale va nous faire comprendre l'influence des eaux chlorhydratées sodiques sur le foie, à cause des relations phy-siologiques intimes qui existent entre cet organe et la veine-porte.

Commençons par éliminer, comme contre-indication ou inefficacité complète de ces eaux, les cas où le foie est squirrheux, cancéreux, at-teint, en un mot, d'une désorganisation profonde. Ici le mal ne ferait qu'empirer par l'usage de telles eaux : il faut les rejeter. Il n'en est plus de même dans les engorgements ou ictères simples et les inflamma-tions chroniques avec troubles de la digestion. Dans ces derniers cas, les eaux chlorhydratées sodiques ont une action très favorable sur la mar-che de la maladie. « Les eaux de Hombourg agissent ici (hépatite chro-nique) dans le même sens et mieux que les autres fondants, les extraits végétaux et les sels qu'on emploie si souvent dans ce cas..; la jaunisse simple se dissipe généralement très vite sous l'influence de ces eaux. » (Stœber, *Notice* citée, p. 50.) — Les eaux chlorhydratées sodiques de Wiesbaden possèdent les mêmes vertus, et l'ictère simple y trouve un re-mède assuré. « L'eau de Wiesbaden favorise l'élimination des principes bilieux, en excitant et en élevant l'activité de toutes les fonctions sécré-toires, et en premier lieu la sécrétion biliaire.» (Braünn, *loc. cit.*, p. 68.) Et plus loin le même auteur ajoute : « L'indolence et l'atonie des fonc-tions entraînent généralement la diminution de la sécrétion; par là des principes bilieux restent dans le sang, engendrent l'ictère et ont pour conséquence les troubles de la digestion et de la nutrition. L'eau thermale (de Wiesbaden) excite les fonctions et augmente les sécrétions.» (*Ibid.*, p. 83.)

Mais les affections du foie dans lesquelles les eaux chlorhydratées so-diques fortement minéralisées paraissent être le plus efficaces sont celles qui ont été contractées dans les régions tropicales. Depuis longtemps les médecins de l'Angleterre et de la Hollande envoient à Hombourg et à Wiesbaden un grand nombre de malades arrivant des colonies et atteints d'affections du foie que n'ont modifiées ni le changement de climat, ni un régime mieux entendu : si la lésion n'a pas fait subir à l'organe hépa-tique des changements trop graves dans sa contexture, la guérison est alors.... une presque certitude..... « Le volume du foie diminue insen-siblement, la teinte cachectique est de moins en moins prononcée, l'ap-pétit prend plus de vigueur, et avec lui les forces se raniment. Voilà évidemment les circonstances où ces eaux (Hombourg) agissent avec le plus de difficulté. Le foie est seulement sous l'influence d'une lésion or-ganique, incurable dès qu'elle s'est établie; la circulation veineuse, la plus importante des deux, s'y fait mal, mais son irrégularité est le fait

primitif.., c'est elle qui a déterminé l'engorgement.. Quelle que soit l'o-
pinion qu'on se fera de l'interprétation, les faits sont irrécusables.»(Gardey, *Des eaux minérales de Hombourg*, 1847, p. 70.) — « Parmi les
suites de ces maladies endémiques des Indes, il faut compter des tumé-
factions souvent énormes du foie, de la rate, ainsi que d'autres tumeurs
de la cavité abdominale...., des jaunisses opiniâtres, des cardialgies avec
vomissement des aliments... Les deux sources (Carlsbad et Wiesbaden)
produisent dans les maladies désignées un effet vraiment surprenant. »
(Peez, *Traité sur les eaux minérales de Wiesbaden*, p. 208.) — On
s'étonnera moins de cette efficacité des eaux fortement minéralisées par.
le sel marin, dans les engorgements du foie contractés dans les pays
chauds, si l'on fait attention que dans ces cas il existe toujours des phénomènes de pléthore abdominale plus ou moins marqués. C'est, en effet,
à la suite de la dyssenterie ou de la fièvre jaune, que l'on voit les Euro-
péens rester exposés à ces engorgements hépatiques et tomber plus tard
dans un état de dépérissement cachectique. Or, nous l'avons vu, les eaux
salines chlorhydratées sodiques ont une puissance curative bien prononcée sur ces pléthores abdominales et sur les cachexies qui les suivent; il est donc facile de comprendre leur action curative dans les cas
particuliers qui nous occupent (engorgements du foie). En effet, « avant
que l'état de l'organe (foie) se soit grandement amendé, la santé générale est devenue plus florissante. » (Gardey, *op. cit.*, p. 71.)

C'est en bains et en boissons que les eaux chlorhydratées sodiques sont
administrées dans ces maladies. Parfois l'on favorise la diminution de
l'engorgement hépatique en douchant la région elle-même. « Dans les
engorgements du foie comme dans tous les autres engorgements, c'est la
méthode franchement résolutive qu'il convient d'employer. Pour cela il
faut des bains d'une à deux heures et demie de durée, et d'une température de 30 à 35 degrés. Chez les sujets mous, phlegmatiques, peu irritables, cette température pourra être dépassée. Chez les individus nerveux, sanguins, on fera toujours mieux de rester un peu au-dessous de
cette température. Quant à la boisson, ce n'est pas précisément par la
purgation que l'eau minérale doit agir dans le cas présent; elle doit agir
principalement comme fondante, c'est à dire pénétrer dans la composition intime de l'organisme et influencer d'une manière plus ou moins
profonde l'acte de la nutrition ; l'effet laxatif n'est donc pas de rigueur.»
(Kühn, *Rapport* de M. Pâtissier, 1854, pp. 148-149.)

Calculs biliaires. — Les eaux chlorhydratées sodiques ne paraissent pas exercer une influence bien marquée sur la guérison des calculs

biliaires. Peut-être pourraient-elles, par les modifications qu'elles impriment à la nutrition et à la circulation abdominale, en prévenir la formation ; mais, une fois qu'ils sont développés, l'action des eaux semblerait peu sensible. « La présence de calculs biliaires soupçonnée ou reconnue réclame plutôt l'usage des sources alcalines telles que celles d'Ems et de Vichy. » (Gardey, *Des eaux de Hombourg*, p. 68.) — M. Stœber paraît pencher aussi vers cette opinion. « Nous croirions, dit-il, volontiers à la propriété de l'eau de Hombourg de provoquer l'expulsion des calculs biliaires : l'irritation spéciale du duodénum propagée à la vésicule du fiel peut en rendre raison ; quant à leur diminution de consistance dans cette poche, elle est plus difficile à concevoir.» (*Notice* citée, 1844, p. 31.)

Suivant M. Kühn, les eaux chlorhydratées sodiques de Niederbronn « réussissent quelquefois dans le traitement des calculs biliaires qui se trahissent par des coliques hépatiques. » (Pâtissier, *Rapport* cité, 1854, p. 150.) — On voit par ces citations combien l'on doit peu compter sur les eaux salines de notre première classe pour la destruction des calculs biliaires. Lorsqu'il y a des coliques hépatiques , elles soulagent, sans doute, en diminuant l'engorgement des conduits hépatiques, engorgement qui s'oppose au libre passage du calcul et dont la présence excite de si vives douleurs : nous le répétons, les eaux alcalines sodiques (Vichy, Vals, etc.) sont bien préférables dans les cas de calculs biliaires.

Maladies de l'appareil urinaire

(gravelle, catarrhe vésical).

Gravelle. — Il est peu probable que les eaux chlorhydratées sodiques puissent dissoudre la gravelle ou les calculs vésicaux. S'il était vrai cependant, comme l'assure B. Jones (v. *Physiologie*), que le sel marin eût la propriété de tenir les urates en dissolution, il y aurait alors peut-être lieu d'espérer la dissolution de cette dernière espèce de calculs. Quoi qu'il en soit, le sel marin peut s'opposer au développement de cette gravelle et paraît aussi en favoriser l'expulsion. « Nous renonçons, dit le docteur Braünn, pour nos thermes (Wiesbaden), à cette vertu-là (dissolution des calculs), d'autant plus que la pratique n'a pas un seul exemple à citer en sa faveur ; par contre ils sont propres à combattre la formation et le développement des calculs, et, pris en bains, ils en favorisent l'excrétion. Ils sont surtout très efficaces contre la formation des concrétions uratées. » (*Eaux de Wiesbaden*, par Braünn, 2me cahier, p. 85.) Cette expulsion est probablement favorisée par l'abondance de l'urine, provoquée, comme nous l'avons dit (v. *Physiologie*), par les eaux chlorhydratées sodiques. « La grande quantité d'eau ingérée et la qualité de celle-ci augmentent la diurèse et entraînent les graviers avec l'urine.» (Stœber, *Notice* citée, p. 35.)

Catarrhe vésical. — Les catarrhes vésicaux peuvent être avantageusement modifiés par les eaux de cette classe, et c'est « ce qu'elles font, en effet, dans les cas de catarrhe vésical chronique. Ceux si rebelles qu'on observe chez les vieillards, et qui sont accompagnés d'un certain degré d'incontinence d'urine, cèdent souvent à cette médication. Peu à peu le sphincter (de la vessie) reprend sa contractilité, en même temps que le mucus devient d'abord moins épais, puis disparaît.» (Stœber, *Notice* citée, p. 34.)

Toutefois nous devons avouer qu'à nos yeux, les eaux alcalines sodiques ou magnésiennes (Vichy, Vals, etc.) sont bien mieux appropriées à ces diverses affections des voies urinaires.

Maladies de l'appareil sexuel

(dysménorrhée, engorgement utérin, métrorrhagie).

Dysménorrhée. — L'influence physiologique si prononcée que les eaux chlorhydratées sodiques avaient sur l'utérus (v. *Physiologie*) fait pressentir qu'elles doivent contribuer à modifier puissamment les affections du système utérin. C'est, en effet, ce qui a lieu, mais il faut distinguer à quelle cause tiennent ces désordres : « Les menstrues douloureuses et tardives qui s'annoncent par des coliques, par des spasmes de la vessie, des vomissements, sont guéries à Wiesbaden, si la cause de ces anomalies tient à des obstructions du bas-ventre, de la matrice, ou à des obstacles dans le système de la veine-porte, à un défaut d'énergie vitale dans le système utérin.» (Peez, *Eaux de Wiesbaden*, p. 290.) C'est à dire que les eaux de cette nature conviennent parfaitement, s'il faut résoudre des engorgements utérins ou autres (obstructions de la matrice ou du bas-ventre) qui s'opposent à l'écoulement des menstrues ; il en sera de même si la leucorrhée ou les métrorrhagies reconnaissent une cause semblable : les eaux chlorhydratées sodiques, en ramenant les tissus de l'utérus ou du vagin à leur état normal, en régulariseront les fonctions. « Les causes

déjà mentionnées occasionnent fréquemment aussi des dérangements considérables dans la période menstruelle, aussi bien pour le temps de l'é-
ruption que pour la qualité de l'excrétion. Rien n'est plus propre à rétablir l'équilibre dans ces fonctions, que les eaux de Wiesbaden administrées
en bains, en boissons, en injections et en douches. » (Peez, *op. cit.*,
p. 298.)

Contre-indications. — Mais ces eaux chlorhydratées sodiques seront contre-indiquées si l'organe utérin est passé à l'état squirrheux, à
plus forte raison, s'il est cancéreux ; si l'on ne fait que soupçonner l'état
squirrheux et que la constitution soit encore bonne, ces eaux pourront,
employées avec ménagement, modérer les symptômes les plus importants ; mais il ne faut pas trop compter sur la guérison. « Jamais, dit le
docteur Peez, je ne vis un squirrhe de mauvaise nature bien prononcée
guérir ici (Wiesbaden) ; mais, dans beaucoup de cas de cette espèce,
j'obtins une grande diminution dans les symptômes accessoires très douloureux qui paraissent à la suite de cette maladie, et je réussis, par là,
à prolonger décidément la vie. » (*Op. cit.*, p. 284.) Et plus loin le même
auteur ajoute : « Si l'état du corps est déjà si miné, qu'il approche de la
fièvre hectique, ou qu'il ait déjà passé à cet état de consomption, les eaux
de Wiesbaden doivent nécessairement hâter la dissolution. » (Peez, *op.
cit.*, p. 285.)

« Les fleurs blanches qui paraissent à la suite d'excès et de débauches,
ou après des accouchements trop fréquents et trop rapprochés, et qui
sont souvent accompagnées de la chute du vagin, ne réclament point l'u-
sage des eaux de Wiesbaden : un pareil état doit être abandonné aux
eaux ferrugineuses. Les fleurs blanches qui dépendent d'un squirrhe de
l'utérus ou des ovaires sont incurables, et s'il y a fièvre hectique les eaux
thermales ne peuvent qu'augmenter cet état. » (Peez, *op. cit.*, p. 368.)

Voici quelques chiffres statistiques qui serviront de preuve et de com-
plément aux observations qui précèdent.

Wiesbaden (Ritter, cité par Peez) :

	Nombre.	Guéries.	Améliorées.	Insuccès.
Leucorrhées.	27	16	7	4

Luxeuil (Pâtissier, 1841.) :

	Nombre.	Guéries.	Améliorées.	Insuccès.
Leucorrhées.	5	4	1	»
Métrites chroniques	10	4	4	2

Nous ferons observer que, dans ces diverses affections, on a souvent
joint à l'emploi des eaux salines les préparations ferrugineuses ; ainsi, à

Luxeuil, M. Revillout se loue beaucoup, dans ces cas, de la source ferrugineuse qui s'y trouve, et le docteur Ritter ajoute que, sur les 16 guérisons obtenues à Wiesbaden, il eut recours cinq fois à d'autres remèdes
tels que le fer, l'alun, etc. (Peez, *ibid.*) — On ajoute à l'efficacité des
eaux en les employant en même temps sous forme de douches vaginales, à divers degrés de température. (Revillout, 1836, *Des Eaux de
Luxeuil*, p. 120.)

Maladies de l'appareil de la locomotion

(goutte, rhumatisme, paralysie).

Les eaux chlorhydratées sodiques ont-elles une action curative bien
prononcée sur le rhumatisme, la paralysie et la goutte? Ces questions
tant controversées ne peuvent, ce nous semble, être toujours résolues
par l'affirmative ou la négative. Dans tous les cas il est utile d'établir
des distinctions dans l'origine même de toutes ces affections.

Rhumatisme. — Il n'est presque aucune eau minérale naturelle (alcaline, sulfureuse ou saline) qui n'ait été vantée dans le rhumatisme. Y
a-t-il erreur ou exagération dans le récit des observateurs ? Nous pensons
qu'ils étaient dans le vrai; mais ils ont trop souvent fait honneur de la
cure aux principes minéralisateurs eux-mêmes, tandis qu'ils n'en pouvaient revendiquer que la plus faible part. Remarquons, en effet, que
toutes ces eaux naturelles (alcalines, sulfureuses, salines) qui ont guéri
des rhumatismes étaient thermales ; c'est en bains chauds, en douches
ou en vapeur qu'on les administre. Or, nous savons qu'à une température
qui dépasse celle du sang (35° et au dessus), l'absorption cutanée est faible ou suspendue (v. *Physiologie*). Il devient donc évident que ce n'est
point à l'action des éléments minéralisateurs que l'on peut, le plus généralement, attribuer les bons effets de ces eaux thermales : c'est leur
température élevée qui a procuré la guérison ou les améliorations.

Voici, du reste, une opinion très explicite sur ce point, que nous trouvons dans l'excellent *Rapport* de M. Pâtissier pour 1854, à propos des
eaux sulfureuses d'Ax (Ariége): « Le rhumatisme chronique, quelles que
soient ses variétés, est modifié seulement par la chaleur et l'eau. Il est
traité avec les mêmes avantages par la plupart des sources, d'où la conséquence que le principe sulfureux est indifférent dans le traitement de
cette affection. » (*Rapport sur les établissements thermaux*, 1854,
p. 29.) Nous adoptons les mêmes conclusions pour les eaux thermales

salines. « Presque toutes les sources thermales sont recommandées dans les cas de rhumatisme ; et il n'y a pas de doute que plusieurs de ceux qui ont retiré du soulagement des eaux de Wiesbaden n'eussent été également traités avec avantage à d'autres eaux. (Almost all thermal springs are however recommanded in cases of rheumatism, and there is no doubt that several of those who have derived benefit from the Wiesbaden waters, would have also have been benefited by others.)» (Edwin Lee, *The principal baths of Germany*, 1840, p. 29.)

Tableaux statistiques de rhumatismes traités à diverses eaux minérales chlorhydratées sodiques, extraits des rapports de M. Pâtissier pour les années 1839, 1841 et 1854, et de celui de M. Renard, 1850, pour les eaux de Bourbonne.

Bourbonne :

	guéris.	améliorés.	insuccès.
334 rhumatismes musculaires.	108	178	48
365 rhumatismes articulaires.	93	211	61

Balaruc :

25 rhumatismes musculaires.	7	11	7
14 rhumatismes articulaires.	3	7	4

Luxeuil :

13 rhumatismes musculaires.	4	9	»
43 rhumatismes articulaires.	8		

Bains :

64 rhumatismes	7	47	10

Bourbon-l'Archambault :

1,807 rhumatismes	895	825	87

Ces chiffres élevés sont assez éloquents et n'ont pas besoin de commentaires.

Paralysies. — Beaucoup de paralysies ont été guéries ou soulagées aux eaux de notre première classe, surtout à celles qui sont thermales. Mais, ici, il faut avoir égard, pour ne pas nuire, et à l'époque à laquelle remonte l'affection, et à sa cause. « Il ne saurait être question, ici (à Bourbonne) pas plus qu'à aucune eau thermale, des paralysies symptomatiques d'une lésion du cerveau, de la moelle épinière ou des cordons nerveux, mais seulement de celles qui se rattachent à l'atonie et à la faiblesse : on obtient quelquefois dans ces cas des cures qui tiennent du prodige. » (C. James.)

Mais entrons dans quelques détails sur la distinction dans la nature des paralysies : « Nous ne connaissons pas de meilleurs remèdes (que les eaux thermales de Wiesbaden) dans les *paralysies rhumatismales* et *arthritiques*, dans celles survenues à la suite de la *colique saturnine*, ou après des crises incomplètes dans les maladies graves, ou dans celles par métastase, comme par exemple après les maladies cutanées mal soignées, les métastases laiteuses (*paralysis lactea*). » (Peez, *op. cit.*, p. 257.) Voilà, ce nous semble, des distinctions cliniques très précises. Il est très probable que c'est à l'excitation produite par la température élevée de ces eaux, que l'on doit rapporter les cures obtenues dans ces espèces de paralysies. En effet, « toutes les *sources thermales* agissent dans ces cas d'une manière plus ou moins salutaire.... D'après cela, on peut espérer des effets extraordinaires de celles de Wiesbaden, qui, suivant l'expression de Hufeland, appartiennent aux *héros* de l'armée médicale. » (Peez, *op. cit.*, p. 258.) « Depuis un temps immémorial, on a recours aux sources de Balaruc, Bourbonne, Bourbon-l'Archambault, contre les différentes espèces de paralysies..... On ne doit les appliquer qu'autant qu'il n'existe *plus* de *congestion active* vers le cerveau.... Ce sont les *paralysies rhumatismales* qui obtiennent le plus souvent une guérison radicale par l'usage des eaux salines fortes. » (Pâtissier, *Rapport* cité, 1841, pp. 53-54.)

Certaines paralysies paraissent reconnaître pour cause un embarras dans la circulation veineuse abdominale. Les eaux chlorhydratées sodiques activent, comme nous l'avons vu (voy. *Physiologie*), cette circulation, poussent aux hémorrhoïdes, et par là peuvent dégorger les sinus cérébraux ou ceux de la moelle épinière ; d'où la guérison de ces espèces de paralysies. « Ces eaux (Wiesbaden) possèdent encore des propriétés spécifiques dans les paralysies dont la cause réside dans le bas-ventre. Des obstacles dans la circulation abdominale, en tant qu'ils dépendent de causes matérielles, d'empâtements dans les viscères du bas-ventre, des vices dans le système de la veine-porte ou de la pléthore réelle, et qu'ils sont accompagnés de congestion vers la poitrine, la tête et la moelle de l'épine, déterminent souvent des accès d'apoplexie dont les suites sont la paralysie ou une faiblesse paralytique, une insensibilité des extrémités, une surdité, etc. » (Peez, *op. cit.*, p. 259.) Ne serait-ce point à cette espèce de paralysie qu'il faudrait rattacher celles qui, d'après les recherches de M. Dechambre, lui ont fait admettre que le sang pouvait s'arrêter passivement à l'intérieur du crâne dans les veines et les sinus ?

Dans les paralysies rhumatismales ou métastatiques, nous avons vu plus haut que les eaux thermales salines pouvaient convenir ; mais, dans celles qui sont le résultat d'une ancienne congestion cérébrale, il faut débuter par les bains tempérés. Si la température était trop élevée, l'excitation produite par le calorique pourrait aggraver les symptômes et même déterminer une attaque complète d'apoplexie. Ainsi, à Nieder-bronn, « dans les congestions vers la tête, on n'emploie que des demi-bains tempérés, afin de congestionner le moins possible la tête. Chez le plus grand nombre de ces malades, le traitement a été secondé par l'emploi de ventouses scarifiées le long de l'épine du dos. Dans l'apo-plexie, c'est toujours par la méthode doucement évacuante que nous cherchons à opérer ; c'est là le fond du traitement suivi à nos eaux..... Les ventouses scarifiées le long du dos constituent encore un de nos moyens auxiliaires.... Les bains et les douches sont employés avec une certaine réserve, et là seulement où les forces du malade semblent le permettre. » (Kühn, *Rapport* de M. Pâtissier, 1854, pp. 150-151.) Et, à propos des douches, nous mentionnerons ici une remarque impor-tante, faite par M. Rousset aux eaux de Balaruc : c'est que ce médecin aurait employé les douches froides, pour éviter probablement l'excita-tion trop vive du calorique. « M. le d^r Rousset m'a dit souvent que, s'il a obtenu quelques succès dans les paraplégies et autres affections du rachis, de l'action des douches à Balaruc, il l'avait dû à l'emploi de l'eau minérale *entièrement refroidie.* » (*Bains de mer à Cette*, par le d^r Vial, 1847, p. 84.)

Contre-indications. — On comprend que les eaux minérales chlorhydratées sodiques thermales seront contre-indiquées, lorsque la paralysie sera récente, due à un épanchement considérable. « Les eaux de Wiesbaden offrent aussi peu de ressources dans les effets consécutifs des attaques d'apoplexie, lorsqu'ils consistent dans un épanchement de lymphe dans le cerveau et la moelle de l'épine. » (Peez, *op. cit.*, p. 373.) On peut espérer, d'après le d^r Ed. Lee, des succès par les eaux de Wiesbaden ou « d'*autres eaux* minérales, dans les paralysies succédant à des attaques d'apoplexie, pourvu qu'il n'y ait plus les symptômes d'une congestion cérébrale ou d'une maladie organique. Les individus pléthoriques.... réclament souvent un traitement préparatoire avant l'usage des bains, soit dans la paralysie, soit dans d'autres maladies. (Plethoric individuals.... will frequently require some preparatory treatment previous to using the baths, in paralysy, as well as in other diseases.) » (Ed. Lee, *The principal baths*, etc., 1840, p. 37.)

C'est en tenant compte des considérations cliniques précédentes, que les chiffres statistiques suivants pourront avoir quelque valeur pratique réelle.

Tableaux statistiques extraits des rapports de M. Pâtissier, 1839, 1841 et 1854 ; rapport de M. Renard (Bourbonne, 1850).

Bourbonne :

		guérisons.	améliorations.	insuccès.
281	hémiplégies, para-plégies et para-lysies diverses.	19	166	96

Balaruc :

		guérisons.	améliorations.	insuccès.
329	hémiplégies, para-plégies et para-lysies diverses.	30	170	123

Niederbronn :

		guérisons.	améliorations.	insuccès.
23	congestions cérébrales	3	16	4
21	apoplexies	1	16	4

On voit, par les chiffres de ces tableaux, que les eaux de Balaruc ne possèdent point une propriété anti-paralytique supérieure à celle des autres eaux de même nature (Niederbronn, Bourbonne), et que l'Académie de Médecine fut sage lorsque, il y a quelques années, à propos d'une communication faite par M. Chrestien, elle formula ainsi son opinion : « Les eaux de Balaruc paraissent jouir de quelque efficacité dans le traitement de certaines paralysies. » Quant à ces paralysies que les eaux de Balaruc ou d'autres eaux minérales sont appelées à soulager ou à guérir, nous pensons avoir jeté quelque lumière sur ce point, et établi quelques distinctions fondamentales utiles pour guider le médecin dans ces circonstances.

Goutte. — Les eaux chlorhydratées sodiques paraissent surtout utiles dans cette espèce de goutte qui est liée à la pléthore abdominale, ou qui a succédé à la disparition de quelque dermatose, ou bien, enfin, qui dépend de la suppression de la transpiration. Ce sont alors les eaux thermales qui conviennent le mieux. « Les eaux de Wiesbaden guérissent la goutte, le rhumatisme, qui sont la suite d'une transpiration fortement et continuellement troublée, et qui proviennent de l'humidité, de fatigues, de bivouacs, etc.; l'organe cutané a besoin ici d'une forte irritation excitant puissamment l'action de ses vaisseaux. Administrées en bains, elles guérissent la goutte et le rhumatisme qui se sont développés à la suite d'éruptions psoriques ou herpétiques répercutées. » (Jenner, de Tenneberg, 1806, cité par Peez, p. 221.)

Le dr Braünn rend le même témoignage sur l'efficacité des eaux de Wiesbaden dans la goutte : « Les eaux de Wiesbaden, dit-il, revendiquent le premier rang parmi les eaux minérales pour le traitement de la goutte, et doivent en partie leur réputation aux succès qu'on y a obtenus.... Elles déploient leur action salutaire contre le trouble des facultés digestives, combattent la vénosité (pléthore abdominale)....., dissolvent les dépôts d'acide urique et l'éliminent du corps. » (Braünn, *op. cit.*, p. 67.) « Les eaux de Wiesbaden conviennent dans ces nombreuses affections chroniques qui semblent être du domaine de presque toutes les eaux minérales, pourvu que celles-ci aient une température élevée; mais on les recommande spécialement contre la goutte et le rhumatisme. » (C. James.)

« Hombourg, je le dis hautement, ne guérit pas la goutte. » (Gardey, *Eaux minérales de Hombourg*, 1847, p. 73.) Mais, ce judicieux observateur pose une exception à cette sentence absolue d'exclusion : « Chez certains individus, dit-il, l'affection goutteuse alterne en quelque sorte avec le flux hémorrhoïdal : sa suspension ou l'insuffisance de l'évacuation habituelle rend les attaques plus vives, si elle ne les détermine....; lorsqu'il en est ainsi, on se rend facilement compte de l'action thérapeutique des eaux de Hombourg : leur influence déjà notée sur l'abondance des hémorrhoïdes est aussi favorable à la goutte, qu'elle l'était à l'hypocondrie. » (Gardey, *ibid.*, p. 77.) Quant à la goutte qui ne se présente point liée soit aux affections hémorrhoïdales, soit à la pléthore abdominale, qui sévit chez des individus dont l'état général d'ailleurs est bon, chez lesquels l'extrême intensité de la douleur locale est le seul symptôme dominant, Gardey repousse l'emploi des eaux chlorhydratées sodiques : « Leur usage aggraverait les accidents....; les eaux alcalines de Vichy sont alors efficaces. » (Gardey, *ibid.*, p. 74.)

Ainsi se trouvent, ce nous semble, bien fixées, d'après l'observation clinique, les formes de la goutte qui admettent ou rejettent l'emploi des eaux chlorhydratées sodiques, ou qui réclament au contraire les eaux alcalines (Vichy, Vals, Châteldon, etc.); au reste, les mêmes considérations s'appliquent à toutes les eaux minérales de notre première classe : toutes sont capables de soulager ou de guérir la goutte, à des degrés divers, il est vrai, mais leur usage reste subordonné aux circonstances particulières que nous avons tâché de définir. Nous ajouterons, pour compléter ce paragraphe des indications, que ce sont surtout les eaux thermales salines qui réussissent.

Contre-indications. — L'emploi de ces eaux sera formellement repoussé dans la goutte « accompagnée de fièvre.....; les douleurs et la fièvre augmentent par l'usage des bains (de Wiesbaden). » (Peez, *op. cit.*, p. 374.)

Maladies de l'appareil respiratoire et de la peau

(bronchite chronique, phthisie pulmonaire, dermatoses).

Les observations publiées dans ces derniers temps par M. Amédée Latour sur l'emploi du sel de cuisine dans les tubercules pulmonaires, sembleraient plaider en faveur des eaux chlorhydratées sodiques naturelles dans la même maladie, et pourtant, si l'on consulte l'expérience clinique, l'on voit que ces eaux sont à peu près toujours nuisibles. « Les malades atteints de tubercules pulmonaires et que les médecins ont envoyés à Hombourg s'en sont rarement bien trouvés. » (Stœber, *Notice* citée, p. 37.) — Ritter, il est vrai, a rapporté plusieurs cas de phthisies pulmonaires grandement amendées ou guéries par les eaux de Wiesbaden. (*Journal de Médecine pratique*, 1799.) Mais, à l'époque où écrivait Ritter, le moyen certain de diagnostiquer la maladie n'existait pas, puisqu'il lui manquait l'auscultation; on peut donc à bon droit douter s'il a réellement traité des tuberculeux. Aussi, le dr Peez témoigne-t-il peu de confiance dans ces observations : « Quel que soit le mérite de Ritter, je n'oserais jamais me permettre de conseiller l'usage de nos eaux (Wiesbaden) dans les phthisies pulmonaires confirmées. » (Peez, *op. cit.*, p. 278.)

Nous verrons plus bas (voy. *Eaux sulfatées calciques*) que, suivant la période à laquelle ils sont arrivés, les tubercules pulmonaires trouvent au contraire dans l'usage des eaux sulfatées calciques un remède plus efficace. Notons, cependant, que l'on a conseillé, dans la phthisie sub-aiguë, les eaux de Baden-Baden (Nassau), qui renferment 2 $^{gr.}$ 078 de sel marin sur 3 $^{gr.}$ 00 de principes fixes. « De temps immémorial, écrit M. Pâtissier, ces thermes sont prescrits dans les catarrhes chroniques, les enrouements et les affections de poitrine avec éréthisme. On mélange l'eau thermale avec un quart de lait d'ânesse ou de chèvre, et un peu de sucre candi ou de gomme arabique : on en boit plusieurs fois par jour de petites doses; on prend chaque jour un bain tiède de quinze à vingt minutes seulement, et deux ou trois fois par jour on respire la vapeur de l'eau thermale. Les médecins de la localité témoignent obtenir de ce mode de traitement des succès remarquables, surtout quand les accidents thoraciques sont dus à une métastase rhumatismale herpétique. » (*De l'emploi des eaux minérales naturelles dans le traitement de la phthisie tuberculeuse*, par M. Pâtissier, 1858, p. 20.)

Les eaux de Baden-Baden ont une température qui s'élève de 45° à 67° centig. En raison de ce degré de chaleur nous en comprenons l'usage et les succès dans les affections thoraciques liées à une métastase rhumatismale ou herpétique; mais, nous l'avouons, malgré la grande autorité de M. Pâtissier, nous oserions à peine les conseiller dans la phthisie déclarée à l'état sub-aigu; cette eau étant prise à sa température native, ou au moins encore très chaude. Nous serions d'avis de la laisser au moins refroidir jusqu'à la température tiède. M. Pâtissier, d'ailleurs, conseille lui-même les eaux de Soden (qui sont fortement chlorhydratées sodiques) dans la phthisie *indolente torpide*.... « C'est dans la phthisie pulmonaire indolente, dit-il, que le lait de chèvre minéralisé avec le chlorure de sodium me paraît parfaitement applicable. » (*Ibid.*, p. 34.) C'est, en effet, dans de telles circonstances, que nous croyons utiles les eaux chlorhydratées sodiques. D'après M. Rotureau, les sources de Nauheim sont formellement contre-indiquées dans la phthisie pulmonaire même scrofuleuse, parce qu'elles hâtent la fonte des tubercules. (*Des eaux de Nauheim*, p. 126.)

Catarrhe pulmonaire chronique. — « Les individus pituiteux se trouvent bien d'un séjour de quelques semaines aux eaux de Hombourg, et l'on en voit qui les quittent complètement débarrassés de leur catarrhe chronique. » (Stœber, *Notice* citée, p. 37.) Nous devons dire que, cependant, les auteurs insistent peu sur l'usage des eaux chlorhydratées sodiques dans le traitement des catarrhes pulmonaires chroniques : d'autres eaux sont mieux appropriées à ce genre d'affections. Nous en parlerons avec détails, en traitant des eaux sulfatées calciques comme agents thérapeutiques. (Voy. plus loin.)

Dermatoses. — Les maladies cutanées paraissent être influencées favorablement par les eaux chlorhydratées sodiques prises en bains et en boissons. Sous le rapport thérapeutique, M. Gardey préfère la vieille distinction des dartres en dartres sèches et humides. (*Op. cit.*, p. 85.) « Les dartres sèches sont de toutes les plus persistantes; une fois établies elles restent presque toujours stationnaires, et les moyens adoucissants n'ont sur elles aucune influence. L'indication est alors de recourir à une médication qui transforme, s'il se peut, la lésion et lui en substitue une plus facile à guérir (dartre humide). » (Gardey, *op. cit.*, p. 86.) Cette plus grande facilité de la dartre humide à être guérie avait déjà été no-tée avant M. Gardey par Peez : « La maladie cutanée est le plus promp-tement guérie si l'éruption offre, en même temps, une surface humide, et qu'elle ne soit point accompagnée de fièvre. Après les premiers bains la sécrétion est ordinairement un peu augmentée. » (Peez , *op. cit.*, p. 228.)

Niederbronn. — « L'eczéma est peut-être, de toutes les formes pa-thologiques, celle que les eaux de Niederbronn influencent de la ma-nière la plus favorable. Depuis plus de vingt ans nous avons été con-stamment frappé des bons effets du traitement minéral dans ce genre de dermatoses. Il faut, sans doute, attribuer cet effet remarquable à ce qu'il y a presque toujours quelque prédominance lymphatique ou scro-fuleuse chez les eczémateux.... Nous ordonnons les bains à la tempéra-ture de 28 à 35 degrés et de 45 à 120 minutes de durée. Les douches trouvent quelquefois leur application dans certaines dartres circonscrites. Quant à la boisson, elle est ordinairement prescrite à doses laxatives. » (Kühn, *Rapport* de M. Pâtissier, 1854, pp. 151-152.) — Les chiffres statistiques suivants achèveront la démonstration.

Tableaux statistiques de dermatoses guéries à diverses eaux naturelles chlorhydratées sodiques. (Extraits des *Rapports* de M. Pâtissier, 1839-1841 .)

Niederbronn :

	nombre.	guéris.	améliorés.	insuccès.
Eczéma	15	6	9	»

Bourbon-l'Archambault :

—	210	36	174	»

Bourbonne :

—	61	14	29	18

A l'égard de Bourbonne, nous avons à faire une remarque importante
que nous empruntons à M. Pâtissier : « A Bourbonne et à Balaruc, on
traite avec quelque succès les maladies chroniques de la peau ; mais ce
n'est pas aux principes minéraux contenus dans ces sources qu'appartiennent uniquement les guérisons obtenues, puisqu'on mêle à chaque
bain d'eau thermale 60, 125 ou 250 grammes de sulfure de potassium. »
(Pâtissier, 1841, p. 55.) — Nous terminerons en disant que, s'il est
vrai que les eaux chlorhydratées sodiques puissent guérir certaines dartres, pourtant dans ce genre de maladies les eaux sulfureuses et les salines sulfatées calciques (v. plus loin) conservent jusqu'ici une préémi-
nence marquée.

Affections générales

(cachexies, scrofules, chlorose).

Cachexies. — Nous avons eu, déjà plus d'une fois, l'occasion de traiter de cet état général cachectique qui accompagne des affections organiques diverses, en parlant de la pléthore abdominale et des maladies de
l'appareil biliaire (v. plus haut). Nous avons observé que, souvent, l'état
général s'amendait avant que l'état local fût notablement modifié, et nous
avons distingué les cas où les eaux chlorhydratées sodiques sont indiquées ou contre-indiquées. L'histoire thérapeutique est donc faite; puisqu'il nous faudrait de nouveau répéter ce que nous avons déjà exposé,
nous n'ajouterons rien à ce sujet.

Scrofules. — *Hombourg.* — « On a vu des engorgements ganglionnaires se dissiper très rapidement par l'usage des eaux de Hombourg....
Elles ne sont pas moins indiquées lorsque la détérioration de l'organisme
est arrivée au degré qui constitue la maladie scrofuleuse..... L'efficacité
bien constatée des sources de Hombourg dans toutes les variétés de l'affection scrofuleuse s'explique facilement par la composition
chimique des eaux. » (Stœber, *Notice* citée, pp. 54 et 46.) « Une des
classes d'affections cutanées qui guérissent le plus sûrement à Hombourg
c'est celles qui reconnaissent pour cause le tempérament, ou mieux encore, comme disaient les anciens, le vice scrofuleux..... Je ne sais pas
de moyens plus efficaces à opposer à la scrofule que les eaux salines muriatiques secondées par les eaux-mères. » (Gardey, *op. cit.*, pp. 88-89.)
Or, les eaux-mères dont parle ici le docteur Gardey sont celles de Kreuz-

nach, qui contiennent des iodures et des bromures. L'action adjuvante de ces derniers agents ajoute à celle du sel marin pour combattre plus sûrement la scrofule.

Nauheim. — Aussi les sources chlorhydratées sodiques de Nauheim, qui sont naturellement iodurées et bromurées, sont-elles très efficaces dans les affections scrofuleuses. « En tête de toutes les conditions morbides sur lesquelles les eaux de Nauheim ont le plus de prise se place assurément la scrofule. Toutes ses manifestations, qu'elles soient intérieures et puissent être perçues cependant ou échappent à nos moyens d'investigation, ou bien qu'elles soient extérieures et se présentent sous forme de tumeurs ou d'ulcères, en reçoivent des modifications profondes et avantageuses. » (Rotureau, *Etudes sur les eaux de Nauheim,* 1856, p. 88.)

Wiesbaden. — « Nos eaux thermales (Wiesbaden) déploient leur efficacité contre les scrofules.... Elles excitent les glandes lymphatiques, stimulent les fonctions sécrétoires, et déterminent de cette manière l'élimination du principe scrofuleux. Elles sont surtout indiquées chez des malades qui viennent d'atteindre l'âge de puberté, et dans les cas où les scrofules se compliquent de rhumatisme, d'hémorrhoïdes, de goutte, de syphilis, de désordres survenus dans la menstruation, etc. » (Braünn, *op. cit.*, p. 72.) — Il résulte des faits et des autorités que nous venons de citer, que si les eaux chlorhydratées sodiques (Wiesbaden, Hombourg) ont une incontestable utilité dans le traitement des affections scrofuleuses employées seules, cette efficacité s'accroît si l'on y joint l'usage d'eaux chargées de quelques iodures ou bromures ; et que les sources minérales chlorhydratées sodiques qui offrent ce mélange naturellement sont aussi les plus efficaces ; telles sont les eaux de Nauheim. — C'est, sans doute, en raison de ces mixtions naturelles que les eaux de la mer (soit dit en passant) ont une puissance curative peut-être supérieure dans la scrofule.

Quelques chiffres statistiques feront voir d'ailleurs que l'affection scrofuleuse trouve un remède bien approprié dans l'emploi de diverses sources chlorhydratées sodiques. (Extraits des *Rapports* de M. Pâtissier pour les années 1839 et 1841.)

Bourbonne :

Scrofules, ulcères et engorgements scrofuleux.	Nombre.	Guéris.	Améliorés.	Insuccès
	207	73	94	40

Balaruc :

| — | 58 | 2 | 16 | 40 |

Bourbon-l'Archambault :

| — | 43 | 18 | 15 | 10 |
| Total | 308 | 93 | 125 | 90 |

Notons pourtant que, malgré l'éloquence de ces chiffres, ces eaux ne sont ni iodurées ni bromurées.

Chlorose. — On trouve dans les auteurs des observations de chloroses guéries aux sources chlorhydratées sodiques de Wiesbaden, Hombourg, Luxeuil, etc. ; mais nous ferons remarquer qu'alors on a presque toujours soin d'associer des préparations d'eaux minérales ferrugineuses à l'usage de ces sources minéralisées par le sel marin. — Ainsi se passent les choses à Luxeuil où l'on boit la source ferrugineuse, à Hombourg (Gardey, Stœber) où l'on fait usage aussi de la source ferrugineuse, etc. En sorte que les sources salines chlorhydratées sont d'un emploi plutôt accessoire pour la guérison de cette maladie, dans le traitement de laquelle l'emporteront toujours les eaux minérales ferrugineuses (Spa, Forges, Passy, Pyrmont, etc.). — Si toutefois la chlorose était compliquée de pléthore abdominale, de quelques engorgements chroniques du bas-ventre, les eaux chlorhydratées sodiques seraient indiquées, au moins pendant une partie de la cure, soit seules, soit unies à des eaux ferrugineuses. « Chez les malades qui souffrent aussi de constipations habituelles, d'irrégularité dans les fonctions digestives, l'eau de la source ferrugineuse de Hombourg réussit très bien. Elle présente l'avantage sur les eaux ferrugineuses pures, d'être facilement digérée, de rétablir les fonctions de l'estomac et des intestins, d'entretenir la liberté du ventre. » (Stœber, *Notice* citée, 1844, p. 32.) — « Le chlorure de sodium aidera utilement l'action du fer sans accroître ses inconvénients (congestion sanguine vers l'appareil pulmonaire), qu'il tendrait plutôt à diminuer. » (Gardey, *op. cit.*, p. 83.)

Ainsi le sel marin, s'il ne peut, employé seul, guérir avec certitude la chlorose, est cependant souvent un utile auxiliaire, une espèce de passe-port des préparations ferrugineuses, chez les personnes lymphatiques ou atteintes d'irritations chroniques des intestins. Il peut même être utile dans d'autres circonstances. C'est ainsi que M. Marc Pégot l'a uni aux boissons sulfureuses pour faire passer plus facilement celles-ci. « Depuis trois ans j'expérimente ce médicament (chlorure de sodium) ajouté à la boisson sulfureuse ou dissous dans le bain. J'ai obtenu généralement des résultats très remarquables chez les individus plus ou moins lymphatiques, surtout lorsqu'il y a faiblesse des organes digestifs, ou chez les malades atteints d'irritation chronique des bronches ou menacés de tuberculisation. » (*Essai clinique sur les eaux de Bagnères-de-Luchon*, par le docteur Marc Pégot, 1854, p. 37, note.)

DEUXIÈME GROUPE. — EAUX SALINES CHLORHYDRATÉES SODIQUES-CALCIQUES.

Nous avons placé dans ce groupe, comme type, les eaux de Nauheim : nous avons vu, dans les pages précédentes, que ces eaux possèdent une action thérapeutique semblable à celle des eaux chlorhydratées sodiques presque pures. Elles renferment, en effet, une proportion de sel marin bien suffisante pour expliquer cette parfaite analogie de vertus curatives ; mais, en raison du chlorhydrate de chaux (chlorure de calcium) qu'elles offrent, en outre, elles seront, plus spécialement encore, recommandables dans les maladies où les médicaments altérants réussissent : telles sont, entre autres, la scrofule et ses diverses manifestations. Ces affections paraissent être réellement le triomphe des eaux de Nauheim, d'après les observations rapportées par M. Rotureau (*Notice* citée), et d'après le témoignage concordant de divers praticiens de l'Allemagne qu'il a consultés. Nous n'avons donc rien, ici, de particulier à ajouter à ce que nous avons dit, dans le premier groupe, touchant les propriétés thérapeutiques des sources de Nauheim. Rappelons, seulement, qu'il est très rare que l'on n'ait pas recours, dans cette localité, contre toutes les maladies, aux eaux-mères (Mutter-laüge). Pour apprécier les résultats de cette dernière médication, nous renvoyons le lecteur à ce nous en avons dit plus haut (voy. p. 257) : on aura alors sous les yeux les conditions essentielles qui réclament l'usage des eaux chlorhydratées sodiques-calciques de Nauheim.

DEUXIÈME ORDRE. — EAUX SALINES SULFATÉES.

L'action thérapeutique des eaux salines sulfatées est, il faut l'avouer, généralement peu connue, sinon même ignorée ; ce n'est pas seulement sous le rapport chimique qu'elles constituent un ordre à part (voy. chapitre 1er) ; elles se distinguent aussi, d'une manière nette et tranchée, par leurs propriétés médicales : nouvelle justification de la classification qui nous est propre.

Les considérations nouvelles que nous avons à développer sur ce sujet, les vertus particulières dont jouissent ces eaux, et les applications cliniques, aussi nombreuses qu'importantes, qui en découlent, auraient peut-être laissé le lecteur dans la surprise et l'hésitation, si nous n'avions pris soin de l'initier déjà dans le premier chapitre et surtout dans le chapitre deuxième, où nous avons étudié d'une façon spéciale l'action physiologique des sources de cet ordre. — Nous suivrons pour la clinique le même ordre que nous avons établi pour la chimie : nous examinerons d'abord les eaux sulfatées calciques ; nous passerons ensuite aux eaux sulfatées calciques-sodiques, et nous terminerons par les sources sulfatées sodiques-magnésiennes.

PREMIER GROUPE. — EAUX SALINES SULFATÉES CALCIQUES.

1° MALADIES DE L'APPAREIL DIGESTIF.

A. *Gastrite et entérite muqueuses chroniques.*

« Les médecins de Weissembourg ont souvent observé les bons effets de l'eau minérale dans le traitement de l'irritation chronique de presque toutes les muqueuses ; l'effet peut être curatif dans ces maladies : il réussit plus sûrement lorsque la phlegmasie chronique n'est que la suite d'une phlegmasie aiguë. Quand la maladie est bornée à l'estomac, M. Müller fait couper l'eau minérale avec celle de Gurnighel ; c'est avec du lait, quand elle réside seulement dans l'intestin. » (Pointe,

Monogr. des thermes de Weissembourg, 1853, p. 65.) « L'effet curatif de l'eau de Weissembourg est plus marqué dans la dyssenterie chronique succédant à la période aiguë. Le ténesme, les selles sanguinolentes et renfermant des débris de muqueuse intestinale, disparaissent rapidement (dr Müller) sous l'influence de l'eau thermale prise intérieurement et extérieurement. » (Jonquières, *Act. thérapeutique de Weissembourg*, 1849.)

M. le dr Lutz considère comme des *contre-indications* une complexion lâche...., la constipation ou la diarrhée (provenant de l'atonie des organes digestifs)...., le tempérament lymphatique. Cependant ces maladies et ces prédispositions constitutionnelles ne contre-indiquent pas la cure d'une manière absolue, surtout dans les affections pulmonaires. (Jonquières, *ibid.*, p. 76.)

Ce n'est pas dans les maladies du tube digestif que les eaux de Weissembourg sont surtout recommandées ; sur 563 malades envoyés à Weissembourg de l'hôpital de l'Isle de 1825 à 1848, on en trouve 260 dont les noms sont accompagnés du résultat de la cure, et l'on n'y voit pas une seule gastro-entérite chronique. — Nous aurons les mêmes remarques à faire au sujet de la plupart des eaux minérales de cet ordre ; pour *Bagnères-de-Bigorre*, M. Pâtissier se borne à dire : « Ces eaux *peuvent* être employées avec avantage dans des langueurs d'estomac avec perte d'appétit occasionnées par la présence de matières saburrales.» (*Manuel*, 1837.) « Prise en boisson, elle se montre efficace dans les gastralgies, les entéralgies. » (Pâtissier, *Rapport*, 1854, p. 170.) Il ne mentionne pas les maladies de cet appareil dans l'article de *Bath*. (*Ibid.*, p. 476.)

Cap-Vern. — « On dit ces eaux utiles... dans les dérangements des voies digestives. » (Pâtissier, *ibid.*, p. 485.)

« Les eaux de *Louëche* sont utiles.... dans plusieurs cas d'irritation chronique de l'estomac, des intestins. » (Pâtissier, *ibid.*, p. 463.)

B. *Maladies chroniques du foie et de la veine-porte.*

(Pléthore abdominale, hémorrhoïdes.)

Engorgements chroniques du foie. — « La cure (Weissembourg) est indiquée dans les cas caractérisés par des douleurs légères et un sentiment de gêne et de pesanteur dans l'hypochondre droit ; par une teinte ictérique peu intense mais reparaissant fréquemment. » (Jonquières, *op. cit.*, p. 58.) « A la première période, la cure peut être ra-

dicale ; plus tard il ne restera d'espérance que pour un résultat palliatif. »
(Pointe, *op. cit.*, p. 66.) — Sur les 260 malades de l'hôpital de l'Isle
traités à Weissembourg, on trouve 5 maladies chroniques du foie dont 4
ont été soulagées et 1 guérie. (Dans ce cas, ce sont les eaux chlorhydratées sodiques qui sont de beaucoup préférables.)

Calculs biliaires. — « L'emploi de l'eau de Weissembourg facilite l'expulsion des calculs biliaires, expulsion qui est non seulement fa-
cilitée, mais provoquée par les propriétés calmantes et résolutives de
l'eau et par l'impulsion que la cure donne aux diverses sécrétions et
excrétions. On sera autorisé à prescrire les bains de Weissembourg dans
les cas où l'on supposera la présence de concrétions biliaires et *a fortiori*
lorsqu'on aura la preuve de leur existence. » (Jonquières, *ibid.*, p. 59.)
M. Pointe confirme ces faits par son propre témoignage. (*Op. cit.*,
p. 66.) — Une revue rapide de quelques sources salines sulfatées calciques va nous faire juger de l'ensemble de ces résultats : « Les eaux
d'*Encausse* se montrent salutaires dans la dyspepsie, les engorgements
passifs du foie, etc. » (Pâtissier, *Rapport*, 1854.) MM. Granville, Ed.
Lee et Pâtissier s'accordent à signaler les bons effets des eaux de *Bagnères-de-Bigorre* dans les engorgements du foie ; il en est de même pour
les eaux d'*Audinac*, de *Cap-Vern*, de *St-Amand*, etc. ; le tout dans
une certaine mesure.

Pléthore abdominale, hémorrhoïdes. — Nous trouvons dans
la monographie du docteur Jonquières, un article fort intéressant sur ce
point encore peu étudié ; il s'appuie sur les observations du docteur Lutz :
« L'eau de Weissembourg est indiquée dans la pléthore abdominale,
l'embarras de la circulation dans la veine-porte, les hémorrhoïdes à leur
période de développement, et la prédisposition au mélæna ; plusieurs
autres maladies qui reconnaissent pour cause première l'oxygénation incomplète du sang, résultant de sa stagnation dans les veines abdominales, sont aussi améliorées par la cure. Dans les affections de ce genre, il
est souvent difficile de savoir auquel on doit donner la préférence, de
Gurnighel ou de Weissembourg ; dans ces cas douteux le médecin pren-
dra pour base de sa détermination les indications et contre-indications
ci-dessus. (Voyez *Gastrite chronique.*) Car règle générale, les constitutions qui contre-indiquent l'eau de Weissembourg indiquent celle de
Gurnigel, et *vice versa*. — L'hypochondrie avec penchant à la mélancolie rentre dans cette classe, et dans ces cas l'eau de Weissembourg
rend de grands services. — Ces effets salutaires de l'eau thermale s'expliquent par les modifications qu'elle imprime à la composition du sang

et à sa circulation, par l'absorption et l'excrétion des obstructions et par l'augmentation de la sécrétion intestinale. » (Jonquières, *ibid.*, p. 78.) — Remarquons ici qu'on a signalé l'action avantageuse, sur les hémorrhoïdes liées à une constipation habituelle, qu'exercent les eaux de *Bagnères* (Pâtissier, 1837), celles de *Cap-Vern* (*id., ibid.*), etc.

Cap-Vern. — Les sources de Cap-Vern ont été reconnues utiles aux hémorrhoïdes, d'après M. Tailhade, médecin inspecteur. « Quand le sang est appauvri par des pertes fréquentes et abondantes, il faut associer à l'eau minérale des préparations ferrugineuses, une alimentation substantielle et des demi-lavements d'eau minérale surtout après la défécation. Des douches ascendantes sur le périnée et la marge de l'anus favorisent singulièrement la résolution des tumeurs hémorrhoïdaires. » (Pâtissier, *Rapport* de 1854, p. 113.)

Loëche. — Les eaux de Loëche amènent les mêmes succès dans les mêmes circonstances. — « Les engorgements sanguins de quelques organes du bas-ventre, provenant ordinairement de pléthore abdominale ou des hémorrhoïdes, les indurations de la rate, du foie, du pancréas, etc., qui s'ensuivent, cèdent à l'emploi des sources thermales de Loëche pourvu que ces affections ne soient pas dégénérées en squirrhes, etc. » (*Notice sur les eaux de Loëche*, par Lorétan, 1857, p. 64.) — A Brides, d'après le témoignage du docteur Laissus, on retire de grands avantages de ces eaux « dans les embarras hémorrhoïdaires, dans une circulation viciée de la veine-porte..., les engorgements chroniques du foie, du pancréas, de la rate, etc. » (*Manuel des eaux de Brides*, 1857.)

2° MALADIES DE L'APPAREIL GÉNITO-URINAIRE.

A. *Maladies de l'appareil urinaire.*

Catarrhe vésical chronique. — « M. Müller a observé plusieurs malades atteints de catarrhe vésical chez lesquels l'emploi de l'eau de Weissembourg coupée avec du lait avait été suivi d'une amélioration plus ou moins considérable. Dans un cas de catarrhe léger survenu à la suite d'une *blennorrhée urétrale* ancienne, M. Jonquières a vu les deux maladies guéries par une cure de 15 jours. (Jonquières, *ibid.*) M. Pointe expose la même opinion. — Remarquons toutefois que, dans la statistique précitée de 260 malades, on ne rencontre pas un cas de cystite chronique.

On a conseillé les eaux sulfatées calciques d'*Encausse* dans la gravelle (Pâtissier, *Rapport*, 1854); de *Bagnères-de-Bigorre* dans les maladies néphrétiques (Granville) et les embarras muqueux des voies urinaires (Pâtissier, 1837); de *St-Amand* dans la gravelle, les coliques néphrétiques, l'atonie de l'urètre et de la vessie (Granville); d'*Audinac* dans le catarrhe vésical et l'hématurie passive, etc. — « Les eaux de Bagnères-de-Bigorre (source du Salut) étant très diurétiques sont par conséquent favorables aux personnes affectées de maladies des voies urinaires. » (Pâtissier, *Rapport*, 1854, p. 170.) — Alibert a cité l'observation d'une *hématurie* datant de plusieurs années, qui avait résisté aux traitements des plus habiles médecins de Toulouse, et qui fut guérie radicalement par l'usage des eaux d'Audinac en bains et en boissons. (*Précis sur les eaux minérales.*)

Les détails dans lesquels nous sommes entrés au sujet de l'action physiologique des eaux sulfatées calciques (voy. chap. ii) rendent compte de leur influence thérapeutique, dans ces circonstances.

B. *Maladies de l'appareil génital.*

Dysménorrhée. — « La dysménorrhée, dit M. Lutz, et les irrégularités de la première menstruation chez les jeunes filles *non chlorotiques* rentrent dans la classe des maladies qui retirent beaucoup d'avantages de la cure de Weissembourg, surtout lorsque cette évacuation périodique est remplacée par des saignements du nez ou de l'oppression. Plusieurs jeunes personnes atteintes fréquemment d'érysipèles de la face, érysipèles provenant de cette dysménorrhée, ont été guéries de cette affection par l'eau de Weissembourg. (Jonquières, *ibid.*)

Ménopause. — L'eau de Weissembourg n'agit pas moins favorablement dans nombre d'affections dont se plaignent les femmes à l'époque de la cessation des règles. (*Ibid.*)

La spermatorrhée qui est liée à une irritabilité morbide des organes génitaux est notablement modifiée. — Dans la statistique des 260 cas ci-dessus, on trouve :

	Nombre.	Guérison.	Amélioration.
Aménorrhée	1	1	»
Menstruation irrégulière	1	1	»
Spermatorrhée	1	»	1

Ces faits, peu nombreux, seraient sans valeur, si l'on ne voyait les mêmes effets produits par les sources du même ordre, à savoir, *Encausse*, dans la leucorrhée (Pâtissier, *Rapport*, 1854); *Bagnères-de-Bigorre*, dans les cas d'affaiblissement par des couches réitérées ou par des flux immodérés (Granville); *Cap-Vern*, pour régulariser le flux menstruel; *Cambo*, dans l'aménorrhée; *Louëche*, dans les maladies de la première menstruation et de l'âge critique; *St-Amand*, dans la leucorrhée et la suppression menstruelle; *Ussat*, dans les ménorrhagies qui dépendent d'un excès de sensibilité de l'utérus.

5° MALADIES DE L'APPAREIL DE LA LOCOMOTION.

A. *Rhumatisme*.

Les eaux salines sulfatées calciques ne jouissent pas d'une efficacité particulière contre les affections rhumatismales; il est vrai que quelques-unes de ces sources modifient heureusement ce genre de maladies, mais ce sont surtout celles qui sont thermales; ce résultat paraît donc provenir plus spécialement de leur température (comme nous l'avons déjà dit pour les *eaux chlorhydratées sodiques*), d'autant mieux qu'il n'est pas même mentionné pour la plupart de celles qui sont au-dessous de 25°.

B. *Paralysie*.

On peut appliquer aux paralysies les mêmes remarques qui viennent d'être formulées pour le rhumatisme, et nous renvoyons, pour la distinction des cas, à l'étude qui a été faite pour les *eaux chlorhydratées sodiques*.

C. *Rhumatisme goutteux*.

Nous n'avons rien trouvé de spécial ni de bien précis sur ce sujet; et nous devons nous en tenir ici au doute méthodique.

4° MALADIES DES APPAREILS PULMONAIRE ET CIRCULATOIRE.

A. *Maladies de l'appareil pulmonaire*.

Les eaux sulfatées calciques exercent une notable influence sur les muqueuses gastro-pulmonaires ; elle est des plus remarquables sur l'appareil respiratoire : c'est ici que se dévoile surtout leur spécialité.

Bronchite chronique (catarrhe chronique).

« Des catarrhes chroniques datant de plusieurs mois sont souvent guéris complètement par l'emploi de l'eau minérale de Weissembourg, en une, deux ou trois semaines. Dans les cas où la toux existe depuis plusieurs années, on voit survenir, pendant la durée de la cure, une amélioration considérable, et ordinairement, quelques semaines plus tard, arrive la guérison complète. Il est impossible de poser en chiffres le nombre d'années qui pourrait être considéré comme l'extrême limite, après laquelle il n'y aurait plus de soulagement à espérer : ce terme varie d'après les individus.... J'ai remarqué que les sujets réfractaires étaient en général phlegmatiques, torpides ou anémiques, et que l'affection locale était caractérisée par une expectoration muqueuse très abondante. Dans la moitié des cas à peu près.... il y a d'abord des symptômes d'exacerbation, auxquels succèdent ceux d'amélioration ordinairement à dater du moment où elle agit sur la sécrétion intestinale. Dans l'autre moitié des cas, surtout chez les personnes qui toussent depuis nombre d'années, cette exacerbation passagère manque, et l'amélioration ne se fait pas attendre... — Lorsque le catarrhe cède au traitement, l'expectoration diminue et disparaît avec tous les autres symptômes morbides. » (Jonquières, *ibid.*, p. 18.) — « Cette maladie (le catarrhe bronchique) est une de celles qu'on traite le plus souvent et avec le plus de succès à Weissembourg. — Sur 41 individus atteints de bronchite chronique que le collége des médecins de l'hôpital de l'Isle, à Berne, envoya à Weissembourg, de 1823 à 1848, on en trouve 7 guéris, 31 très améliorés, 2 sans effet, et 1 seul aggravé. Ces médecins furent tellement satisfaits des résultats de ce traitement, qu'en 1849 ils élevèrent de 20 à 40 le nombre de ceux auxquels ils le prescrivirent. — M. Vogt pense que le traitement de Weissembourg réussit surtout 1º chez les sujets atteints de catarrhe très ancien consécutif à une irritation (aiguë) de la muqueuse, accompagné d'une expectoration peu abondante ; 2º chez les jeunes sujets à système nerveux et sanguin très morbide, et 3º chez les individus d'un âge moyen..... très prédisposés à la bronchite, et qui, une fois atteints de cette affection, ont la plus grande peine à s'en débarrasser. » (Pointe, *Monographie*, p. 25.) — A Louëche, d'après le docteur Lorétan, « on voit s'améliorer les catarrhes chroniques accompagnés d'expectoration, qui ont leur siége dans la membrane muqueuse relâchée des poumons. » (*Notice* citée, 1857, p. 61.)

Bronchite chronique compliquée de dilatation des bronches, d'emphysème vésiculaire, d'asthme.

Dilatation des bronches. — « L'affection catarrhale est améliorée par la cure, sans changement appréciable des signes physiques de la dilatation bronchique. » (Jonquières, *ibid.*, p. 21.)

Emphysème. — « Dans un cas, la bronchite chronique fut seule améliorée, mais la dilatation morbide des vésicules pulmonaires ne subit aucun changement.... Dans un autre cas, où le patient était atteint depuis cinq ans de catarrhe chronique, la cure facilita l'expectoration et produisit une légère diminution de la dyspnée..... L'emphysème du côté droit n'avait subi aucun changement ; à gauche, il y avait eu, jusqu'à un certain point, retrait de l'affection morbide. » (Jonquières, *ibid.*, p. 24.) — « Les individus affectés de l'un ou de l'autre de ces états morbides trouveront rarement une guérison radicale à Weissembourg ; mais ce traitement ne leur rendra pas moins de très grands services comme palliatif.... — Sur 7 malades de l'hôpital de l'Isle, atteints de catarrhe compliqué d'emphysème, 5 ont été améliorés, 1 sans changement, et 1 est mort. » (Pointe, *ibid.*)

Asthme. — M. Pointe termine par l'observation d'un asthme, compliquant un catarrhe, où l'on voit que le traitement de Weissembourg a amené une amélioration très naturelle. (Voy. Pointe, *Monographie*, p. 31.)

Laryngite chronique.

« J'ai été frappé du peu d'influence de l'eau minérale de Weissembourg sur cette affection, surtout comparativement aux résultats obtenus dans la bronchite chronique. » (Jonquières, *ibid.*, p. 21.)

Aphonie. — « L'enrouement disparaît rarement ; cependant M. Müller dit l'avoir vu cesser plusieurs fois quelques semaines après la fin de la cure. » (Jonquières, *ibid.*)

Sur les malades de l'hôpital de l'Isle, on voit que 3 atteints de *laryngite chronique* ont tous obtenu une amélioration, mais non une guérison, et que, sur 3 autres où la laryngite tournait à la *phthisie laryngée*, 2 seulement ont été améliorés et 1 a été aggravé, enfin que le seul cas d'aphonie cité n'a pas éprouvé de changement.

Hémoptysie.

« Lorsque cet état morbide n'est pas une complication de la phthisie pulmonaire et qu'il est en quelque sorte idiopathique, il peut diminuer et même guérir à Weissembourg.... La guérison se maintient ensuite d'autant plus longtemps qu'on a suivi plus exactement les conseils qu'on reçoit en quittant l'établissement. » (Pointe, *ibid.*, p. 35.)

Pneumonie chronique.

Il ne s'agit point de la pneumonie chronique *primitive,* maladie excessivement rare et dont Laennec a nié l'existence.

« *Pneumonie chronique,* c'est à dire pneumonie qui, après avoir été franchement aiguë et inflammatoire, a passé à l'état chronique. — L'efficacité des eaux de Weissembourg dans le traitement de cette forme paraît incontestable ; des cures authentiques sont attestées par MM. Müller, Vogt et Jonquières. » (Pointe, *op. cit.*, p. 36.) « Les résidus d'exsudations fibrineuses (pneumonie chronique) qui ne marchent qu'à pas lents vers la résolution et la résorption, qui occasionnent un sentiment de malaise non seulement dans les organes thoraciques , mais dans tout l'organisme, et qui peuvent se prolonger plusieurs mois, sont guéris rapidement, écrit le prof. Vogt, par l'emploi des eaux de Weissembourg, surtout lorsqu'ils sont accompagnés d'un certain degré d'irritation du poumon. J'ai surtout été frappé des heureux résultats obtenus dans quelques cas où des exsudations fibrineuses très étendues passaient à l'état de purulence : la plus grande partie de l'un des poumons était encore engorgée ; accès de toux forts et fréquents, suivis de l'expectoration d'une quantité considérable de muco-pus ; fièvre hectique et amaigrissement, etc. L'eau de Weissembourg amena une amélioration rapide des symptômes tant généraux que locaux. Un examen attentif me donna plus tard la certitude que le poumon avait recouvré ses propriétés normales. — M. Deunlet, de Berthoud, a observé aussi, par l'usage de l'eau de Weissembourg, la résolution d'engorgements du poumon qui avaient succédé à l'inflammation de cet organe, et qui dataient de plusieurs mois. » (Jonquières, p. 53.)

Parmi les 260 cas exactement annotés sur les 563 malades de l'hôpital de l'Isle, on remarque :

	nombre.	guéris.	améliorés.	sans effet.	empirés.
Malad. chron. du poumon	22	1	18	2	1
Congestions pulmonaires	4	»	4	»	»

Nous verrons plus loin ce qui regarde la pneumonie chronique dont est compliquée l'infiltration tuberculeuse. — Les autres eaux salines sulfatées calciques ont été peu étudiées sous le rapport qui nous occupe en ce moment, mais nous ne doutons pas qu'un examen plus complet n'y révèle aussi quelques-uns des résultats que nous venons de faire connaître, avec des différences toutefois relatives à leurs degrés divers de minéralisation et de température.

Phthisie tuberculeuse.

« *Phthisie pulmonaire*. — Nous sommes malheureusement loin de pouvoir présenter l'eau de Weissembourg comme un remède infaillible de cette cruelle maladie ; cependant il résulte des renseignements que j'ai recueillis, que plusieurs malades en ont ressenti de si bons effets, qu'ils ont quitté l'établissement remplis de l'espoir d'une guérison dé-finitive et prochaine..... La possibilité de guérir cette phthisie, même dans une période avancée, est reconnue. » (Pointe, p. 38.) — M. Jon-quières commence par établir avec beaucoup de soin le diagnostic dif-férentiel de la phthisie à ses différentes périodes ; il consacre douze pages de son intéressante brochure à l'examen critique et approfondi des signes indiqués par les meilleurs observateurs de France, d'Angle-terre et d'Allemagne : il n'entre pas dans notre sujet de le suivre sur ce terrain ; mais il importait de bien préciser ce point de départ, pour faire voir quelle confiance on doit accorder à ses assertions.

Phthisie au 1er *degré.* — « M. Müller assure avoir guéri des phthi-sies à cette époque peu avancée de la maladie. » (Pointe, *ibid.*, p. 38.) « Les changements favorables (avec ou sans exacerbation préalable)....apparaissent souvent dès les premiers temps de la cure. Non seulement la toux, les douleurs, les palpitations, la gêne de la respiration dimi nuent ou disparaissent, mais on remarque aussi une grande améliora-tion des symptômes de la fièvre....; souvent après le premier septenaire les malades sont délivrés de ces frissons auxquels succédaient la chaleur et un sentiment de brûlure dans le creux de la main, frissons qui revenaient surtout après le repas ou le soir ; le pouls, dont la fréquence était augmentée, revient à son type normal. Vers la fin de la cure j'ai observé plusieurs fois une augmentation de l'embonpoint portant principalement sur les parties musculaires. — Les changements successifs offerts par les matières expectorées correspondent en général aux changements que nous avons décrits à l'occasion du catarrhe chronique. Cependant j'ai remarqué que dans plusieurs cas de phthisie peu avancée, la toux et l'expectoration diminuaient ou même cessaient complètement, sans que les crachats passassent par la période de *coction* (*sputa cocta*).

« *Auscultation :* Les bruits d'expiration prolongée et de respiration rude, après avoir diminué graduellement, ont fait place au murmure vésiculaire normal....

« *Percussion :* Chez deux malades offrant à la percussion une matité très prononcée dans les régions sous-claviculaires, cette matité fut, à mon grand étonnement, remplacée par une résonnance à peu près normale vers la fin de la cure. » (Jonquières, *ibid.*, p. 38.)

2e *degré* (conglomération et infiltration tuberculeuses) : MM. Müller et Jonquières ont obtenu d'heureux résultats dans le traitement de la phthisie pulmonaire arrivée à cette période ; ils ont vu cesser la toux, l'expectoration, la dyspnée, la fièvre hectique, les sueurs nocturnes, et ils ont constaté le retour des forces et de l'embonpoint. Ces résultats se faisaient remarquer surtout quelques semaines après la cure ; malheureusement ces guérisons n'étaient pas définitives, et pour l'ordinaire la maladie reparaissait l'hiver suivant, mais avec un degré d'intensité moindre que précédemment. » (Pointe, p. 42.)

3e *degré* (cavernes, fonte tuberculeuse) : « Quoique, dans les cas d'ulcération *avancée* du poumon, l'eau de Weissembourg exerce presque toujours une influence délétère, j'ai remarqué, à mon grand étonnement, que, dans la majorité des cas, les résultats momentanés de la cure paraissent plutôt favorables que désavantageux : la toux est moins pénible, la respiration moins gênée, l'expectoration plus facile ; les douleurs dans l'intérieur de la poitrine disparaissent aussi, ou du moins diminuent sensiblement ; la fièvre hectique et même les sueurs nocturnes subissent une amélioration analogue dans les 8 ou 15 premiers jours. Quelquefois les malades paraissent reprendre des forces et de l'embonpoint. » (Jonquières, p. 48.) — Mais, si l'on a l'imprudence de trop insister sur le traitement thermal, si l'on ne s'arrête pas à temps, la scène change : « Il survient de la diarrhée....; l'appétit se perd....; les forces s'en vont...; l'ulcération des poumons fait des progrès rapides ;

la période de consomption marche vite, et la mort arrive à grands pas. »
(Jonquières, p. 49.)

Arrêtons-nous un instant sur l'étude de ce point important. Et d'abord,
se peut-il que l'eau de Weissembourg soit capable de guérir la phthisie?
« Je rappellerai, dit M. Pointe, que la possibilité de guérir la phthisie,
même arrivée au 3ᵉ degré, est aujourd'hui un fait acquis à la science :
les médecins français et étrangers le reconnaissent également, et l'ana-
tomie pathologique vient de loin en loin nous en fournir des preuves
irrécusables. » (*Ibid.*, p. 43.) — « On lit dans le tableau des malades
envoyés de l'hôpital de l'Isle, de 1825 à 1848, que, sur 121 qui étaient
atteints de phthisie tuberculeuse, il y en eut 5 de guéris, 96 dont l'état
fut amélioré, 15 qui n'éprouvèrent pas de changement, 3 seulement dont
la maladie empira, et 2 qui moururent. » (Pointe, *ibid.*, p. 55.) —
M. Jonquières est parvenu à expliquer les causes générales d'insuccès
et de succès (1), c'est à dire les contre-indications et les indications.

Contre-indications. — « Ces cas se caractérisent par la constitution lymphatique ou scrofuleuse, par l'âge avancé, par un état anémique, enfin, par un manque plus ou moins complet de symptômes de

---

(1) D'après un savant hydrologue, M. Pâtissier, si l'on veut apprécier convenablement
l'action médicatrice des eaux minérales dans la phthisie, il faut distinguer trois éléments:

1º Le tubercule , corps étranger, inorganique, dont aucune médication ne peut, jusqu'à ce
jour, opérer la résolution ;

2º Un état catarrhal de la muqueuse bronchique ;

3º Enfin, un état congestif plus ou moins aigu du tissu pulmonaire.

« Or, dit-il, le danger principal du tubercule réside dans une congestion sanguine plus ou
moins vive, que leur présence et leur action mécanique déterminent dans le parenchyme
pulmonaire.... C'est évidemment la réunion de ces causes aggravantes qui rend les tubercules
pulmonaires beaucoup plus funestes que ceux des autres organes. A la rigueur, ce ne sont pas
les tubercules qui tuent, mais bien la phlogose qu'ils provoquent dans les parties où ils
résident... Prévenir ou combattre cet état phlegmasique, c'est préparer les voies de l'amélioration qu'on peut raisonnablement demander. Son degré d'intensité exerce une si grande
influence sur l'opportunité de la cure hydro-minérale et sur le choix de la source, que nous
avons jugé indispensable de distinguer dans la phthisie trois formes principales, à savoir : la
forme *aiguë*, la forme *sub-aiguë*, et la forme *chronique ou indolente*. Ces distinctions sont
extrêmement importantes dans la pratique. » (*De l'emploi des eaux minérales dans le traitement de la phthisie tuberculeuse*, par Pâtissier, 1858, pp. 7-8.) — C'est dans la phthisie
sub-aiguë ou éréthique, « caractérisée par l'excitation des systèmes vasculaire ou nerveux,
que M. Pâtissier conseille les eaux minérales qu'il appelle *hyposthénisantes*, parmi lesquelles il place Weissembourg, Ems, et des eaux sulfureuses : la source Baudot aux *eaux
chaudes*, St-Honoré, Pierrefonds, etc. (*Ibid.*, p. 19.) Nous ne pouvons que souscrire à
d'aussi sages préceptes.

congestion active ou d'irritation inflammatoire des organes de la respiration, etc. »

Indications.— « Il y a des cas exceptionnels où les eaux le Weissembourg font beaucoup de bien, même à une époque avancée de la phthisie (excavation pulmonaire); ces exceptions concernent presque toujours des personnes qui, malgré l'état avancé de l'affection locale, conservent (à part l'amaigrissement) l'apparence extérieur d'une assez bonne santé, et chez lesquelles les symptômes ne sembleraient indiquer que la première période de la maladie, tandis que le signes plessimétriques et stéthoscopiques mettent hors de doute l'existence des cavernes. » (Pointe, p. 48.)

On a cherché à expliquer le mode d'action des eaux de Weissembourg dans la phthisie : « Nous avons vu, dit M. Jonquières, qu'à tutes les périodes de la phthisie tuberculeuse, les symptômes dépendant de l'irritation de la muqueuse bronchique, du tissu pulmonaire et de la plèvre, symptômes qui accompagnent la formation et le développement des tubercules, étaient amendés ou disparaissaient sous l'influence de l'eau de Weissembourg : nous rangeons dans cette catégorie la toux et l'expectoration (du moins pendant les deux premières périodes), la dyspnée, les douleurs dans la poitrine (symptômes locaux), et la fièvre hectique (symptômes généraux). Ces résultats, du moins palliatifs, dans la phthisie pulmonaire, doivent être attribués aux propriétés antiphlogistiques de l'eau. — Dans certains cas, nous avons aussi pu constater que cette eau minérale active la résorption d'exsudations de nature probablement tuberculeuse, et dénote par là ses propriétés résoluties dans la première période de l'affection tuberculeuse (1). Enfin, mme à la période d'infiltration et d'ulcération du poumon, on obtient, par l'emploi de cette eau minérale, non seulement une amélioration momentanée, mais la marche progressive de la maladie paraît souvent ralentie. » (Jonquières, p. 50.)

(1) Nous devons ici rappeler ses bons effets dans les pneumonies chroniques lobulaires qui entourent les tubercules. Or, « si même avec Rokitanski on nie le ramollissement du tubercule par sa macération dans le pus provenant de l'inflammation des tissus environnants, et qu'on adopte avec lui que ce ramollissement va du centre à la périphérie, l'eau de Weissembourg, par ses propriétés antiphlogistiques, n'en reste pas moins un remède puissant et capable d'empêcher l'extension rapide de l'ulcération tuberculeuse. » (Jonquières, p. 51.)

B. *Maladies de l'appareil vasculaire*

(affections organiques du cœur).

« Les bains de Weissembourg jouissent d'une réputation spéciale dans cetaines affections désignées sous le nom de *congestions céré-brales* e *congestions pulmonaires*. — J'ai trouvé, dans la majorité des cas ains: désignés, une *lésion organique du cœur* comme cause princi-pale. J(suis arrivé au même résultat chez d'autres personnes considé-rées come *asthmatiques*, mais n'apportant aucun diagnostic détaillé. L'hypertrophie ou la dilatation du cœur, soit simple soit combinée à des altéations organiques, jouait dans ces cas le rôle principal. — On ne peut méconnaître, dans ce genre d'affections, l'utilité de la cure comme noyen palliatif : les palpitations et la dyspnée diminuent sou-vent au point de permettre d'assez longues promenades et même une ascensia dans les montagnes, à des personnes qui auparavant ne pou-vaient astreindre à la moindre fatigue sans en être très péniblement affectée. L'hémoptysie produite par une maladie organique du cœur disparaî, du moins momentanément .L'amélioration s'étend aussi aux céphalagies, vertiges, éblouissements, tintements d'oreilles, symptô-mes dot l'hypertrophie du ventricule gauche est si souvent accompa-gnée. L rougeur de la face, l'injection des yeux, la tension et la dureté du poul diminuent dans la même proportion. » (Jonquières, p. 58.)

Conrc-indications. — « L'eau de Weissembourg paraît contre-indiqué lorsque la lividité et l'anémie sont très prononcées, le pouls petit, itermittent, misérable, et lors aussi que la disposition à l'hy-dropisi est prononcée ; car dans ces cas son usage augmenterait la fai-blesse e l'anémie. » (*Id., ibid.*, p. 57.)

Toutfois on ne doit pas se faire illusion sur ce traitement comme cu-ratif : «Dans aucun des cas cités, je n'ai rencontré un changement qui ait pu aire supposer une marche rétrograde des lésions organiques. » (Jonquires, p. 57.) — Reconnaissons néanmoins que, même à titre de traitemat palliatif, les effets obtenus sont des plus satisfaisants : on pourrai même espérer davantage selon M. Pointe, en envisageant, avec lui la question sous un autre point de vue : « Lorsqu'une maladie du cœu est arrivée à ce degré marqué par la formation des dépôts albumineux et même fibrineux qui ont leur siége dans les valvules, cette mdication peut-elle être suivie d'une guérison radicale ? Il est permis de l'espérer : elle peut, par la résorption de ces dépôts, prévenir l'infiltration des sels calcaires qui sont la trame de ces dégénérescences organiques auxquelles les malades finissent toujours par succomber : il est donc à croire que l'on préviendrait beaucoup de maladies graves du cœur, en décidant les malades à suivre de bonne heure le traitement de Weissembourg. — Sur 32 malades atteints d'affections organiques du cœur, envoyés par les médecins de l'hôpital de l'Isle, l'état morbide de 26 s'est amélioré; 4 n'ont éprouvé aucun changement, et 2 ont vu leur état s'aggraver. MM. Müller et Jonquières ont observé d'autres malades atteints de la même affection, qui se sont également bien trouvés de l'usage de ces eaux. » (Pointe, p. 63.)

DEUXIÈME GROUPE. — EAUX SALINES SULFATÉES CALCIQUES-SODIQUES.

1° MALADIES DE L'APPAREIL DIGESTIF.

A. *Gastralgies, gastrites et gastro-entérites chroniques.*

« Il y a, dit M. Savoyen, quelque chose de remarquable dans l'action des eaux de Brides-la-Perrière sur les organes de l'assimilation. » (*Précis médical*, 1835, p. 10.) Il signale « leur puissante efficacité dans l'asthénie idiopathique des voies digestives. » (*Ibid.*, p. 12.) Et il ajoute : « Les eaux de La Perrière sont d'une utilité reconnue dans les affections chroniques des membranes muqueuses : leur action sur la membrane gastrique les rend précieuses dans le traitement.... de toutes les maladies du tube digestif passées à l'état chronique, telles que la gastrite chronique, l'entérite, etc. » (*Ibid.*, p. 17.) Dès 1824, le docteur Socquet, dans son *Essai analytique et médical*, a rapporté un assez grand nombre d'observations tirées des registres du dr Hybord, inspecteur de ces eaux, relatives à des guérisons de gastralgies, de gastrites et de gastro-entérites chroniques (voy. p. 226 et suiv.). — M. Faucher, de Corvey (*Compte-rendu des eaux de Brides*, 1846), a donné la statistique des malades qu'il a vu traiter à Brides ; on trouve :

	nomb.	guéris.	amél.	sans résult.	empir.
Maux d'estomac, gastralgies, gastrites, constipation . .	129	81	37	9	2

B. *Maladies chroniques du foie*

(ictère, calculs biliaires).

« Les inflammations chroniques du foie, du pancréas, du mésentère, de la rate, les tumeurs biliaires, l'ictère, cèdent très bien à l'administration des eaux de La Perrière : celles-ci ont de plus la propriété particulière de faciliter l'expulsion des calculs biliaires. » (Savoyen, *ibid.*, p. 19.) On trouve, en effet, dans l'ouvrage cité du d^r Socquet, plusieurs guérisons de maladies chroniques de l'appareil biliaire, soit simples soit compliquées de celles du système gastro-intestinal. (*Ibid.*, p. 226 et suiv.) La statistique du docteur Faucher, de Corvey, donne les chiffres suivants :

	nombre.	guéris.	améliorés.
Maladies du foie. . . .	12	8	4

2° MALADIES DE L'APPAREIL GÉNITO-URINAIRE.

« La membrane génito-urinaire, siége ordinaire de certaines affections si rebelles à la thérapeutique, reçoit avec beaucoup d'avantage l'influence modificatrice des eaux de La Perrière : ainsi compte-t-on plusieurs cas de guérison de métrite chronique, de leucorrhée, de cystite, de spermatorrhée, et même de certains rétrécissements de l'urètre qui, suivant la distinction si bien établie par M. Amussat, tiennent au gonflement chronique de la muqueuse. » (Savoyen, p. 17.) — Citons, sur les propriétés du sulfate double de soude et de chaux, les judicieuses réflexions du d^r Socquet, qui ouvre un nouveau point de vue : « Je ne désespère pas, dit-il, que les médecins.... qui étudient avec tant de zèle..... l'action de tous les modificateurs de la puissance vitale...... ne ramènent..... les praticiens de bonne foi et éclairés à reconnaître que le sulfate de chaux et surtout le sulfate double de chaux et de soude est un des excitants les plus efficaces, un des modificateurs des organes urinaires les plus révulsifs et les plus prompts, dans le plus grand nombre des affections des viscères qui sont passées sous l'influence habituelle d'une phlegmasie chronique; alors.... on verra tous les analystes.... s'efforcer de trouver dans la plupart des eaux minérales cet agent précieux, et rectifier avec enthousiasme nombre d'analyses qu'ils proclament aujourd'hui. » (*Op. cit.*, p. 208.) On lit dans son résumé plusieurs guérisons d'affections chroniques des organes urinaires (*ibid.*, p. 235) et génitaux ; parmi ces dernières figure surtout la métrite chronique. (*Ibid.*, p. 246.)

Leucorrhée. — « Avant d'entreprendre le traitement de la leucorrhée par les eaux de La Perrière, il est essentiel de bien faire attention à tous les symptômes qui caractérisent sa nature : la leucorrhée que les auteurs appellent *passive* exige un traitement stimulant bien entendu; il n'en est pas de même de la leucorrhée *active*. Dans le premier cas, les eaux sont ordinairement très avantageuses; dans le second, elles sont souvent nuisibles. »

Aménorrhée. — « La boisson modérée des eaux, et quelques douches prudemment dirigées vers l'utérus, ont produit d'heureux résultats dans les cas d'aménorrhée opiniâtre. » (Savoyen, *ibid.*, p. 18.)

La *chlorose* peut être guérie par les eaux de La Perrière, qui renferment une notable quantité de fer.

Voici un extrait de la statistique du d^r Faucher, de Corvey :

	nombre.	guéris.	améliorés.
Maladies de la vessie, etc.	6	5	1
Maladies de l'utérus, chlorose, etc.	22	16	6

Nous renvoyons, pour expliquer l'ensemble de ces effets, à l'étude particulière que nous avons faite de ces eaux et de leurs principes constituants, dans le chapitre de la *Physiologie*. Nous nous bornerons à ajouter ici les réflexions suivantes : « L'appareil sur lequel les eaux de La Perrière ne manquent presque jamais d'agir, c'est l'appareil urinaire : ceux mêmes qui n'éprouvent aucun effet du côté des voies digestives n'échappent point à l'excitation modificatrice dont les reins deviennent le siége..... Cette excitation des voies urinaires, qui est un effet presque constant des eaux de La Perrière, constitue dans plusieurs maladies un moyen efficace de guérison, cet appareil sécréteur devenant alors un point de révulsion salutaire. » (Savoyen, 1835, p. 11.)

3° MALADIES DE L'APPAREIL DE LA LOCOMOTION.

Rhumatisme. — Les eaux de Brides ont une certaine efficacité dans ces cas, au point que « on a prétendu que les eaux de La Perrière n'étaient bonnes que dans les maladies graveleuses, arthritiques, etc. »

(Savoyen, p. 21.) Le docteur Socquet a rapporté plusieurs exemples de guérisons de rhumatismes. (*Op. cit.*, p. 249 et suiv.) On trouve les chiffres suivants dans la statistique du d^r Faucher, de Corvey :

	nombre.	guéris.	améliorés.	stationnaires.
Rhumatisme, lombago, courbatures.	30	23	6	1

Paralysie, indications. — « L'usage des eaux de La Perrière constitue une médication puissante dans les différents cas de paralysie, soit totale, soit partielle : c'est principalement dans le traitement des paralysies rhumatismales qu'elles réussissent le mieux. » (Savoyen, *ibid.*, p. 19.)

Névralgie. — La même remarque s'applique aux névralgies. M. Faucher, de Corvey, donne la statistique suivante :

	nombre.	guéris.	améliorés.	stationn.
Paralysies, congestions.	4	1	3	»
Maladies nerveuses, névralgies, etc.	11	8	2	1

Goutte, contre-indications. — « Les eaux de La Perrière sont contre-indiquées dans la goutte. » (Savoyen, p. 21.) Il s'agit de la goutte sthénique.

4° APPAREIL CARDIAQUE ET PULMONAIRE.

Catarrhe. — « L'action des eaux de La Perrière sur la membrane gastro-pulmonaire les rend précieuses dans le traitement des catarrhes chez les individus avancés en âge. » (Savoyen, p. 17.) — L'expectoration est assez promptement modifiée, s'il existe une affection catarrhale : l'expectoration devient alors écumeuse, blanchâtre, visqueuse ; ce qui nous porterait à croire que l'action des eaux se porte sur toute la muqueuse qui tapisse les voies aériennes, jusque même aux derniers rameaux bronchiques. » (*Ibid.*, p. 10.)

	nombre.	guéris.	améliorés.	stationn.
Bronchites, asthmes.	4	1	3	1

(Dr Faucher, de Corvey, p. 13.) — « Nous prescrivons les eaux de Brides contre l'asthme, contre les catarrhes pulmonaires ; mais il faut que l'inflammation soit passée à l'état sub-aigu. » (Laissus, *Manuel* cité, p. 30.)

Maladies organiques du cœur.

Contre-indications. — « L'usage de ces eaux ne convient ni dans les affections organiques du cœur ni dans celles des gros vaisseaux. » (Savoyen, p. 22.) — « Leur action est prononcée sur la circulation du sang qu'elles rendent plus active. » (*Ibid.*, p. 11.)

5° MALADIES DE L'APPAREIL CUTANÉ.

Dermatoses. — « Les maladies cutanées sont en général celles qui cèdent le mieux à l'administration de ces eaux (Brides) : on dirait même que cette source minérale est un spécifique prodigieux contre ce genre d'affection. Les exanthèmes, les dartres, qui ont résisté aux ressources thérapeutiques les mieux combinées, trouvent ici une médication efficace. L'efficacité de ces eaux n'est pas moins remarquable dans les maladies internes compliquées de répercussion exanthématique ou dartreuse. » (Savoyen, p. 17.) Voici la statistique du d'' Faucher, de Corvey, (1846) :

	nombre.	guéris.	améliorés.	stationn.
Dartres, maladies chron. de la peau	40	24	12	4

« Ces eaux, disait, en 1824, le d'' Socquet, ne sont pas moins énergiques prises en bains et en douches pour les maladies externes, telles que les affections du système dermoïde. » (*Op. cit.*, p. 250.)

Rappelons ici, pour expliquer cette propriété thérapeutique particulière des eaux sulfatées calciques, ce que nous avons dit plus haut (voy. *Physiologie*) de la décomposition du sulfate de chaux et du mode de formation des eaux sulfureuses accidentelles. Or, qu'arrive-t-il quand on fait usage des eaux séléniteuses ? « Dans plusieurs circonstances, écrit M. Herpin, il y a production dans les intestins et dégagement d'hydrogène sulfuré à la suite de l'ingestion des eaux sulfatées. » (*Op. cit.*, p. 200.) Il en est de même lorsque ces eaux sont administrées en bains : ainsi, M. Fontan a établi « que les eaux de Louëche, que l'on a comparées et que l'on a même crues identiques aux eaux de Baréges, *ne sont aucunement sulfureuses* prises à leur source ; mais elles le deviennent dans les piscines, ou du moins elles dégagent une certaine odeur sulfureuse due à la décomposition du sulfate de chaux contenu dans ces eaux, par les produits de la transpiration des baigneurs qui

restent 6 à 8 heures par jour dans le bain. » — Les thermes de Louëche
jouissent, comme on le sait, d'une réputation ancienne contre les dermatoses : telle est du reste l'origine du *Bain-des-Lépreux*. « J'ai observé
que, dans toutes ces affections, qui engendrent ordinairement des dartres, on obtient à Louëche des succès signalés. » (Lorétan, *Notice*
citée, p. 75.) C'est du reste un fait de notoriété.

Il demeure donc démontré que le sulfate de chaux peut se décomposer et se décompose souvent en effet au contact du corps humain, soit
à l'extérieur (bain), soit à l'intérieur (boisson), et que, réduit à l'état de
sulfure, il doit en posséder les propriétés ; et c'est précisément ce que
l'on observe : « Les trois quarts des personnes qui se rendent à Louëche
sont atteintes de maladies de la peau, telles que dartres, couperose,
boutons, rougeur du front, de la face, ainsi que toutes affections de nature psorique. » (Pâtissier, *Manuel*, 1857.) — Nous venons de voir
aussi que les dermatoses sont en général les maladies qui cèdent le
mieux aux eaux sulfatées calciques-sodiques de La Perrière. On trouve
dans l'ouvrage du dᵣ Socquet plusieurs observatious d'affections herpétiques guéries par ces eaux. — Les eaux de Bath sont également reconnues excellentes contre les maladies cutanées. (Granville.) — De la
sorte on s'explique encore comment les eaux sulfatées calciques peuvent
imprimer une modification assez marquée soit aux organes pulmonaires
soit aux organes urinaires, en se rappelant l'action incontestable
qu'exercent sur ces mêmes appareils les eaux sulfurées calciques d'Enghien, Eaux-Bonnes, de Pierrefonds (Oise), de Bilazay (Deux-Sè-
vres), etc.

6° MALADIES GÉNÉRALES.

Fièvres intermittentes.

Les eaux salines sulfatées calciques et sulfatées calciques-sodiques
jouissent de la remarquable propriété de guérir les fièvres intermittentes.
— « Plusieurs observations de fièvres intermittentes opiniâtres guéries
par l'usage des eaux de La Perrière...... déposent en faveur de cet établissement. » (Savoyen, p. 19.) Dans la seule saison de 1845, sur 5
fièvres intermittentes, 4 furent guéries et 1 améliorée. (Dᵣ Faucher, de
Corvey.) — Rappelons que « l'efficacité des eaux d'Encausse contre les
fièvres intermittentes opiniâtres, signalée par MM. Doneil et Camparon,
est reconnue par tous les médecins des localités voisines. C'est aujour-

d'hui un fait acquis à la science, que cette action fébrifuge des eaux d'Encausse. (Pâtissier, *Rapport*, 1854.) M. Pâtissier fait la même remarque
pour les eaux salines de Cambo, du même ordre (*ibid.*,1854) ; et il a été
établi également que celles d'Audinac ont une vertu particulière contre
les fièvres quartes. Ajoutons que M. James insiste sur les précautions
qu'il faut prendre dans l'administration des eaux de Louëche, en raison
du privilége qu'elles auraient de réveiller les anciennes fièvres intermittentes. (*Guide*, 1851.) — Cette action fébrifuge des eaux salines
sulfatées (calciques et calciques-sodiques) est en quelque sorte un fait
nouveau en thérapeutique, sur lequel nous sommes heureux d'appeler
l'attention des praticiens et des hydrologues,

Nous ne croyons pas devoir pousser plus avant l'étude de l'action
thérapeutique des eaux sulfatées (1er et 2e groupe) ; nous avons exposé
ce qu'elles offrent de spécial : nous n'aurions plus guère à dire que des
choses communes qu'on rencontre ou qu'on peut rencontrer dans la plupart des eaux minérales. Nous préférons donner ici une formule générale.

7· CONSIDÉRATIONS GÉNÉRALES SUR L'ACTION DES EAUX SULFATÉES CALCIQUES.

En analysant les observations que nous avons présentées sur les eaux
sulfatées (calciques et calciques-sodiques), nous croyons qu'on peut en
formuler l'action essentielle dans les propositions suivantes :

1º Toutes les eaux de cette classe (1er et 2e groupe) ont une action
marquée sur les voies urinaires : elles accroissent notablement la quantité des urines et modifient la muqueuse de la vessie en faisant disparaître les catarrhes de cet organe.

2º Plusieurs d'entre elles (Weissembourg, Brides-la-Perrière, etc.)
agissent d'une manière presque spécifique sur la muqueuse bronchique
et sur le parenchyme pulmonaire lui-même. Cette action a été mise en
évidence par des observateurs différents et d'un mérite incontestable, à
savoir : Jonquières, Müller, Pointe, Vogt, Ruth et Benoît, pour Weissembourg ; Socquet, Savoyen, Faucher, pour Brides-la-Perrière, etc. —
Cette influence spéciale sur l'appareil respiratoire n'a pas été, il est
vrai, énoncée avec la même précision pour les autres eaux sulfatées
calciques ; cependant déjà à Bath, nous trouvons notée une augmentation de la sécrétion salivaire, et, si l'on fait attention que la même obser-

24

vation a été faite pour les eaux de La Perrière, nous ne serions pas
très éloignés de croire, en raisonnant par voie d'analogie, que peut-être
les sources de Bath ne sont pas sans quelque influence sur la muqueuse
bronchique ; et, ce qui semble venir à l'appui de cette opinion, c'est
que Cheyne les avait défendues dans certaines maladies de la poitrine.
(Pâtissier, 1837, p. 476.) — Enfin, si l'on veut se rappeler qu'un certain nombre de nos eaux sulfatées (calciques et calciques-sodiques) ont
été signalées comme modifiant avantageusement les affections catarrhales des bronches, toutes ces considérations réunies paraîtront militer
fortement en faveur de l'opinion que nous avons exposée, et faire ressortir l'influence spéciale de ces eaux sur l'appareil pulmonaire. —
Quoi qu'il en soit, nous serions heureux, en appelant l'attention sur un
sujet aussi important, d'engager les médecins à mieux noter, à l'avenir,
les phénomènes que présentera l'appareil pulmonaire pendant l'usage
des eaux sulfatées calciques et calciques-sodiques.

3° La plupart de nos eaux sulfatées calciques semblent exercer une
action laxative ; mais, en y regardant de plus près, on ne tarde pas à s'a-
percevoir que cet effet est loin d'être constant et exige des conditions
particulières. — Et d'abord, remarquons que, parmi les sources séléniteuses, celles dans lesquelles la propriété laxative paraît manquer le
moins souvent, sont les sulfatées calciques-sodiques ou magnésiques
(Weissembourg, La Perrière, Cap-Vern, etc.), tandis que les sulfatées
calciques presque pures sont incertaines et veulent être bues en assez
grande quantité, ou même additionnées d'un sel purgatif. (Voyez Encausse, Bagnères-de-Bigorre.) Ainsi, « les eaux de Bath ne purgent point,
à moins qu'on n'en prenne une trop grande quantité. » (Pâtissier, 1857.)
— A Bagnères-de-Bigorre, les eaux des sources de Lasserre et de la
Reine (qui sont plus chargées en sulfate de chaux) sont considérées
comme légèrement purgatives ; toutefois, « pour les rendre plus actives,
on ajoute quelquefois un peu de sel neutre. » (Pâtissier, 1837, p. 429.)
— « On prend à jeun 2 à 6 verres de l'eau (de Bagnères-de-Bigorre);
quelquefois on ajoute quelques gros de sulfate de magnésie pour augmenter l'effet laxatif. » (Raige-Delorme, *Dictionn.* en 30 vol., t. IV.) —
Enfin, les eaux d'Encausse, qui sont prises à la dose de 4 à 5 verres le
matin, sont loin d'activer toujours suffisamment la sécrétion intestinale;
aussi « on ajoute un peu de sulfate de soude pour favoriser leurs propriétés laxatives. » (Pâtissier, *Manuel*, p. 277.) — Il y a plus : quelques eaux séléniteuses sembleraient même agir en sens contraire.
« Dans quelques cas, elle (eau d'Audinac) détermine la constipation et

semble avoir un effet tonique. » (Raige-Delorme, *Dictionn.* en 30 vol.,
t. IV.)

Il résulte de tous ces faits, que le sulfate de chaux n'imprime pas aux
eaux qu'il minéralise une vertu laxative ni très marquée ni constante.
Mais, lorsque cette action se développe après avoir bu, dans une matinée et en peu de temps, 5 ou 6 verres de ces eaux à jeun, on peut supposer que cette dose introduite dans l'estomac amène une espèce d'indigestion (pesanteurs d'estomac, nausées, abattement, faiblesse, etc.),
et que l'eau, comme toute substance non digérée, provoque alors des évacuations alvines à la suite desquelles le malade ressent un grand bien-
être. D'ailleurs ces eaux ne sont pas administrées positivement dans l'in-
tention de purger, et les médecins ont fort bien remarqué que leur action diurétique et expectorante était plus manifeste quand les intestins
n'étaient pas ébranlés. « Les eaux séléniteuses, soit de source soit de
rivière, dit M. Michel Lévy, ont des propriétés indigestes : Magendie
dit qu'elles restent plus longtemps dans l'estomac ; parfois elles agissent
comme purgatives. » (*Traité d'hygiène*, 1845, t. II, p. 162.) Et, d'après
le savant Hallé, « les inconvénients de ces eaux sont de rendre les digestions pénibles, surtout chez les personnes délicates et celles qui n'y
sont pas habituées. » (*Dictionnaire des sciences médicales*, article
Boisson.)

TROISIÈME GROUPE. — EAUX SALINES SULFATÉES SODIQUES-MAGNÉSIENNES.

Rien n'est plus connu que la propriété purgative du sulfate de soude
et du sulfate de magnésie ; nous n'avons pas à insister ici sur cette question, mais nous nous arrêterons sur quelques particularités thérapeutiques qui les concernent.

En hydrologie médicale, il ne faudrait point considérer le sulfate de
soude uniquement comme sel purgatif ; nous avons démontré que ce sel,
administré à dose modérée (non purgative), exerce sur les fonctions nu-
tritives une action analogue à celle du sel marin. (Voy. *Physiologie,*
chapitre II.) C'est, sans doute, grâce à cette combinaison, que l'existence
du sulfate sodique, dans les eaux chlorhydratées sodiques, vient accroître l'influence qu'elles ont dans les troubles nutritifs, quand on les administre à dose altérante. Nous pouvons ici nous appuyer sur l'autorité

de Bosquillon, qui avait reconnu un grand avantage à unir, dans certains cas, le sel marin au sulfate de soude : « Le sel de Glauber, dit-il, est un des sels neutres que l'on peut prescrire avec le plus d'avantage dans la colique ; mais, comme il peut irriter l'estomac, il est bon d'y ajouter 1/4 ou 1/8 de sel marin ; alors il agit mieux, et l'estomac le supporte plus facilement : c'est pourquoi les médecins lui préfèrent le sel d'Epsom (naturel) qui contient du sel marin. » (Cullen, *Eléments de médécine*, 1785, t. II, p. 422, *note de Bosquillon*.)

Ce premier point établi, nous avons à rappeler que les sulfates de soude et de magnésie, pris à dose altérante soit à part soit dans les eaux minérales qui les contiennent, ne sont pas purgatifs, mais jouissent de propriétés fondantes et diurétiques : « Prises en petite quantité, les eaux minérales purgatives sont simplement excitantes et toniques : elle augmentent l'action péristaltique des intestins et favorisent surtout la sécrétion urinaire, comme beaucoup d'eaux salines. » (Guersent, *Dict.* en 30 vol.) — Continuons : « Les eaux sulfatées sodiques et magnésiques agissent spécialement sur les organes et les viscères abdominaux, sur les intestins. Bues à dose modérée, suffisante pour déterminer chaque fois une ou deux évacuations seulement, elles ne déterminent aucune irritation ni lésion dangereuse sur le canal intestinal. Leur emploi, continué pendant plusieurs semaines *avec les précautions convenables*, détermine vers ces points et par cette voie la plus naturelle d'élimination, une fluxion habituelle, une dérivation des plus salutaires.

« Ainsi, les maladies du foie, de la rate, les maladies sympathiques de la tête et d'autres organes, les constitutions viciées, malsaines, exposées depuis longtemps à des influences délétères morbifiques, surtout dans les climats chauds, éprouvent de l'usage de ces eaux les effets les plus salutaires et les plus bienfaisants. » (Herpin, *op. cit.*, p. 18.) — La pratique médicale procède comme l'hydrologie médicale : « On l'emploie beaucoup (le sulfate de soude) dans tous les cas où il est nécessaire de provoquer des évacuations alvines, sans produire d'excitation générale ; surtout dans les maladies inflammatoires et dans l'ictère. » (Bouchardat, *Matière médicale*, t. II, p. 76.)

En regard de ces *indications*, faisons connaître les *contre-indications* qui peuvent provenir de l'abus ou de l'usage inopportun : « Les sels neutres, fréquemment réitérés, dit Bosquillon, paraissent affaiblir les intestins, donner lieu à l'atonie, et disposer à la flatulence. Quand ils purgent ils rendent les malades sujets à la constipation. » (Cullen, *Elém. de médec.*, t. II, p. 290.) On a tiré parti, en médecine, de cette propriété, pour combattre la diarrhée.

Pénétrons maintenant plus avant dans les *indications:* nous verrons les eaux sulfatées sodiques conseillées dans « les excitations du système vasculaire, les congestions sanguines ; le mal à la tête, à la poitrine ; les battements de cœur ; le trouble dans les fonctions de l'utérus par suite de pléthore sanguine ; engorgement, tuméfaction de cet organe. » (Herpin, *op. cit.*)

Nous verrons les eaux sulfatées magnésiennes recommandées « dans les dérangements de la menstruation accompagnés d'une constipation habituelle et opiniâtre ; les hémorrhoïdes lorsqu'elles sont occasionnées par une congestion sanguine active ; l'état pléthorique ; les congestions actives du sang vers la tête ou la poitrine ; les douleurs de tête, les tintements d'oreilles, le vertige, l'anxiété précordiale, les battements de cœur violents, l'oppression, l'asthme, etc. » Herpin, *op. cit.*, p. 203.)

Seidlitz. — « L'eau de Seidlitz naturelle est rafraîchissante, diurétique et apéritive. Dans les fièvres, donnée à petites doses, elle remplace avantageusement la médecine la plus purgative, surtout si le malade est déjà épuisé par des remèdes trop énergiques ou par des crises fréquentes. » (Granville, *Guide aux bains d'Europe.*) — « Les eaux de Seidlitz peuvent être placées parmi les purgatifs cathartiques salins, et remplir par conséquent les mêmes indications. On les prescrit souvent dans les embarras gastro-intestinaux muqueux ou bilieux, chez les personnes habituellement constipées, les hypochondriaques, dans les engorgements viscéraux suite de fièvres intermittentes. » (Galtier, *Matière médicale,* t. ii, p. 1216.)

Suivant MM. Mérat et Delens (*Dict.*, 1834, t. vi, p. 281), les eaux de Seidlitz, « par verrées seulement en qualité de laxatif ou de simple fondant, sont d'un bon usage pour les personnes lymphatiques, replètes, pituiteuses, dont le ventre est paresseux, flatulent, engorgé ; pour les hypochondriaques, pour les enfants sujets aux affections vermineuses.»

Seidschutz. — « Ces eaux ont les mêmes propriétés que les eaux de Seidlitz. » (Soubeiran, *Dict.* en 30 vol., t. xxviii, p. 266.) Rappelons avec Granville que « cette eau est un purgatif puissant qui, entre les mains d'un habile médecin, peut être avantageusement substitué aux drogues d'apothicaires dans les cas d'obstructions et de légères atteintes de maladies du foie. » (*Guide*, p. 135.) — « Elle est employée avec beaucoup d'avantage, dit M. Edwin Lee, dans l'état languissant de la circulation et de l'absorption intestinale, soit comme moyen révulsif, soit pour diminuer la plasticité morbide du sang. » (*The baths,* etc., p. 171.) Elles agissent de la sorte comme fondant. — « On les combine avantageusement avec une cure faite aux eaux thermales pour des maladies de la peau telles que acné, éruptions herpétiques, etc., lorsque ces dermatoses se compliquent avec des désordres de la digestion, soit chez les jeunes sujets soit chez des personnes d'un âge mûr. » (Edwin Lee, *ibid.*)

Contre-indications. — Il ne faut pas abuser de ces eaux : « Lorsqu'on en fait un usage excessif ou trop prolongé, il survient une débilité de l'estomac, la perte de l'appétit, de la diarrhée, et quelquefois un état inflammatoire des entrailles. » (E. Lee, *ibid.*)

Pullna. — « Contenant plus de sels que les deux précédentes, elle est plus purgative : 2 à 3 verres suffisent pour obtenir cet effet. On la donne dans les mêmes cas. » (Galtier, *Matière médic.*, p. 1217.) « On peut l'administrer avec succès dans quelques maladies inflammatoires et fébriles dans lesquelles les laxatifs rafraîchissants sont indiqués, et surtout dans les troubles chroniques de la digestion, compliqués d'une disposition pléthorique ou d'une tendance aux congestions locales soit sur les organes de la tête, de la poitrine ou du ventre, soit sur les vaisseaux hémorrhoïdaires. On ne l'emploie pas avec moins de succès dans la disposition à la goutte ou aux concrétions calculeuses, dans la dysménorrhée chez les femmes replètes, et qui ont besoin souvent d'une médecine apéritive, enfin chez les enfants qui ont le ventre gros et engorgé. » (Ed. Lee, p. 168.) — Nous devons ici signaler, en passant, dans quelques-uns des effets que nous venons de faire connaître, une grande analogie d'action avec les eaux chlorhydratées sodiques.

En résumé, nous dirons avec M. Herpin, que les maladies contre lesquelles on a employé avec le plus de succès les eaux sulfatées magnésiques sont :

1° Les engorgements et obstructions des viscères abdominaux, avec accumulation de bile, de mucosités, etc. ;

2' L'état pléthorique, les congestions sanguines actives vers la tête ou la poitrine, etc. ;

3° La constipation habituelle ou accidentelle, paresse des intestins. Dans ces cas, ces eaux, employées avec les précautions convenables, rappellent les évacuations, rétablissent leur cours normal et préviennent les congestions vers des organes importants. — Bues pendant 8 ou 15 jours avant l'accouchement, elles le facilitent notablement.

4° Les exanthèmes chroniques de la peau, spécialement du visage, dartres, psoriasis, mentagre, etc. , surtout lorsqu'ils proviennent de congestions sanguines anormales, de suppression de la menstruation ou des hémorrhoïdes. Les préparations antimoniales, employées dans ces divers cas, ajoutent beaucoup à l'action des eaux.

5° Les affections goutteuses ou rhumatismales, compliquées d'un état pléthorique ou d'une prédisposition aux congestions actives.

6° Les engorgements, tumeurs occasionnées ou entretenues par des congestions actives, spécialement les tumeurs commençantes du sein, etc. (*Op. cit.*, p. 204.)

TROISIÈME ORDRE. — EAUX SALINES MIXTES.

Ce que nous aurons à exposer sur l'action thérapeutique des eaux minérales salines mixtes ne sera, pour ainsi dire, que le résumé de l'étude que nous avons faite séparément des eaux minérales salines des deux premiers ordres. Nous trouverons, en effet, ici réunies les propriétés curatives des eaux chlorhydratées et sulfatées, comme nous y avons déjà reconnu combinés les effets physiologiques : nous entrons donc de suite dans les détails des faits cliniques qui ressortissent aux eaux minérales de notre troisième ordre.

PREMIER GROUPE. — EAUX SALINES MIXTES SODIQUES.

MARIENBAD (BOHÊME).

Affections abdominales. — « L'usage du Kreutzbrunnen convient très bien dans ces cas où il existe des désordres du côté de la muqueuse intestinale, avec collection de mucosités dans le canal alimentaire ; dans l'obésité, les engorgements abdominaux, et les congestions des divers organes, dépendant de la plénitude des veines. (The use of Kreutzbrunnen is most applicable in those cases where there is a deranged state of the mucous membrane of the alimentary canal, with collection of mucosities, in cases obesity, abdominal engorgement, and congestion of various organs from repletion and fulness of the veins.)» (Ed. Lee, *Baths of Germany*, p. 149.) — M. Ed. Lee cite aussi l'opinion de Vetter, qui est tout à fait conforme à la sienne.

BOURBOULE (PUY-DE-DÔME).

Les sources de la Bourboule fortement minéralisées (6 grammes de sel par litre) devraient, ce semble, par leur constitution chimique, être utiles dans la pléthore abdominale, les affections du tube digestif et la cachexie ; malheureusement, les observations sur ce point font défaut, parce que ces eaux, étant administrées surtout en bains ou en douches à leur température native (50°), n'ont été proposées, jusqu'ici, presque que dans les affections rhumatismales et cutanées. Nous avons vu (voy. *Eaux chlorhydratées sodiques*), en effet, que dans la guérison de ces maladies, la thermalité jouait le principal rôle, et que toutes les sources thermales pouvaient être employées avec succès. C'est donc là une lacune regrettable dans l'histoire médicale de la Bourboule : pour nous, nous pensons que ces eaux, employées à une température tiède, seraient, comme celles de Wiesbaden, de Hombourg, etc., utiles dans le traitement des engorgements viscéraux accompagnés de pléthore abdominale ou d'hémorrhoïdes. Et ce qui paraîtrait appuyer cette opinion, c'est que M. Mercier a constaté que « la fontaine des Fièvres, qui est laxative, est fort utile dans les engorgements scrofuleux et dans ceux de l'abdomen qui surviennent à *la suite des fièvres intermittentes*. » (Pâtissier, *Rapport* cité, 1854, p. 255.) Or, ce sont bien là les propriétés que nous avons reconnues aux eaux chlorhydratées sodiques (Wiesbaden, Hombourg, etc.), et, comme souvent ces espèces d'engorgements sont le résultat de la pléthore abdominale ou l'accompagnent, il est probable que les sources de la Bourboule seraient efficaces contre cette dernière affection : il appartient à une observation ultérieure de justifier plus amplement ces prévisions.

La distinction des effets dus à la thermalité, et dont il faut parfois tenir compte dans la cure, ressort bien évidente des observations faites aux eaux de Bains par M. Bailly. « Il est des cas de gastralgie rhumatismale, dit-il, où l'on a dû recourir à des bains chauds...; d'autres réclament les *bains frais prolongés*. » (Pâtissier, *Rapport*, 1854, p. 166.) C'est ainsi que, si l'affection gastro-intestinale revêt encore le caractère inflammatoire, « l'on n'obtient pas en général de bons effets de ces eaux thermales. » (*Id., ibid.*)

En résumé, les eaux salines mixtes sodiques, si elles sont thermales, doivent être ramenées à une température tiède, dans les affections chroniques du tube digestif ayant encore quelque caractère inflammatoire ; mais leur thermalité, qui était nuisible dans ce cas, devient, au contraire, une qualité précieuse lorsqu'il s'agira de traiter des affections atoniques ou rhumatismales de ces mêmes organes: dans cette distinction clinique, réside la loi des indications et contre-indications des eaux salines mixtes sodiques.

APPAREIL GÉNITO-URINAIRE.

Maladies des voies urinaires (gravelle, catarrhe vésical).

Bourboule. — Nous n'avons rien trouvé sur l'emploi des eaux de la Bourboule dans les maladies des voies urinaires ; et pourtant, leur thermalité et leur constitution chimique nous semblent les indiquer comme utiles dans plusieurs de ces maladies. — Ainsi, pour l'affection graveleuse, nous présumons, en raison de la quantité de carbonate sodique qui les alcalise ($1^{gr.}$ 35 à $1^{gr.}$ 94 par litre), qu'elles doivent la combattre avec efficacité ; en outre, la dose de sel marin qu'elles tiennent en dissolution, activant la sécrétion urinaire (v. *Physiologie*) et modifiant la nutrition générale, tendra à expulser les petits graviers et à faire disparaître la diathèse urique, qui souvent accompagne l'existence de la gravelle et de la goutte. — Nous en dirons autant des affections catarrhales de la muqueuse vésicale.

Bains. — Ces prévisions que nous émettons sur l'action des eaux thermales de la Bourboule sur l'appareil urinaire nous semblent justifiées par ce qui se passe aux sources thermales de Bains. « Autrefois, je ne pensais pas que nos eaux pussent avoir une action thérapeutique sur ces maladies (gravelle, cystite).... Depuis que j'emploie un *traitement excitant*, bains à 41 degrés, douches fortes et chaudes, étuves, j'ai été surpris de constater des effets très avantageux. » (Bailly, *Rapport* de M. Pâlissier, 1854, p. 168.)

Nous trouvons dans le tableau statistique de M. Bailly :

		guéris.	améliorat.	insuccès.
Sur 8	gravelles, cystites	2	5	1

Assurément ces chiffres sont peu élevés ; mais, avec le commentaire qu'y a joint M. Bailly et que nous avons cité, ils doivent nous inspirer une certaine confiance.

Marienbad. — Les sources de Marienbad sont un peu rendues alcalines par des carbonates de soude, de chaux et de magnésie. Elles doivent donc, aux propriétés que leur donnent le sulfate et le chlorhydrate de soude, unir celles qui sont généralement attribuées aux eaux alcalines : pour les maladies de la vessie, ces propriétés thérapeutiques réunies dans la même eau concourent à la guérison avec plus d'efficacité. Aussi, « ces eaux sont-elles très convenables pour provoquer l'expulsion de la gravelle ou des calculs de la vessie. Ici encore se retrouve la qualité diurétique qui favorise heureusement l'issue de ces concrétions lorsqu'elles sont formées. (This water is also well adapted to procure the evacuation.... of gravel or stone in the bladder.... Here also the diuretic property of the water has a beneficial effect in causing the expulsion of these concretions when formed.) » (Edwin Lee, *Baths of Germany*, 1854, p. 150.)

Maladies des organes génito-utérins.

Les sources salines mixtes comptent toutes des succès dans ces affections.

Bains. — Les eaux de Bains sont administrées avantageusement dans les dysménorrhées avec éréthisme, et dans certaines métrites. Voici quelques chiffres statistiques empruntés aux *Rapports* de M. Pâtissier, années 1839 et 1854.

	nombre.	guéris.	améliorés.	insuccès.
Dysménorrhées (par excitation utérine).	15	9	4	2
Métrites	25	2	19	4

Il est probable, bien que les *Rapports* de M. Pâtissier ne le disent pas, que ces eaux ont été administrées ici à une température tiède, au moins pour les 15 cas de dysménorrhée avec excitation utérine, comme nous avons vu qu'on le pratiquait à d'autres eaux thermales.

MALADIES DE L'APPAREIL DE LA LOCOMOTION.

Rhumatisme, goutte, paralysie.

Les eaux thermales salines mixtes sont toutes utiles dans les maladies rhumatismales, goutteuses ou paralytiques aux mêmes titres que les eaux thermales chlorhydratées sodiques. Nous avons, à propos de ces dernières, assez longuement discuté les indications et les contre-indications de leur emploi dans les affections qui nous occupent, pour n'avoir rien à ajouter ici. Rappelons seulement que « les sources dont la température est élevée ont une grande efficacité dans les paralysies qui ont pour cause une métastase rhumatismale, herpétique, qui sont la suite de maladies internes ou le produit d'émanations métalliques. » (Pâtissier, *Rapport*, 1839, p. 38.) Il nous suffira de transcrire quelques chiffres statistiques sur les résultats obtenus, dans ces divers cas, aux eaux salines mixtes thermales. (Pâtissier, *Rapports* de 1839, 1841 et 1854.)

Bains :	nombre.	guéris.	améliorés.	insuccès.
Rhumatismes	80	10	60	10
Paraplégies.	8	1	6	1
Arthrite chronique . . .	18	5	11	2
Bourboule :				
Rhumatismes	14	10	4	»

MALADIES GÉNÉRALES.

Scrofules, fièvres intermittentes, chlorose.

Scrofules. — Les eaux salines mixtes sodiques sont utiles dans les affections scrofuleuses et en modifient bien la diathèse, tout comme nous avons vu que le faisaient les eaux salines chlorhydratées sodiques.

Bourboule. — Ainsi, aux sources de la Bourboule, « la scrofule, sous les formes d'ophthalmie, d'ulcères, de fistules, etc., a été singulièrement améliorée. » (Pâtissier, *Rapport* cité, 1854, p. 156.) — « Elles conviennent surtout dans les affections scrofuleuses, et plus d'une fois les bains et les douches ont triomphé d'engorgements articulaires réputés incurables. » (C. James, *Guide* cité, 1851, p. 137.)

Marienbad. — « On combine l'usage des bains et de la boisson dans un grand nombre de cas, surtout dans les affections goutteuses et scrofuleuses. » (Ed. Lee, *Baths of Germany*, p. 158.) — Les autres eaux salines mixtes de notre tableau, renfermant peu de principes minéralisateurs et agissant surtout par leur thermalité, paraissent peu efficaces dans les affections scrofuleuses, du moins elles ont été peu étudiées sous ce point de vue.

Fièvres intermittentes. — Nous avons peu de choses à dire sur ce sujet. Les eaux salines mixtes sodiques sont à peine citées pour la cure de ces fièvres, dans lesquelles les eaux sulfatées calciques ont, au contraire, assez d'efficacité. Notons, toutefois, qu'à *la Bourboule* existe une source appelée source *des Fièvres*, laquelle est laxative, et guérit, dit-on, les fièvres intermittentes : telle est l'opinion du dr Mercier, que nous avons rapportée dans le premier chapitre (voy. analyse de la Bourboule). Ajoutons que MM. Pâtissier, dans son *Rapport* de 1854, et C. James, dans son *Guide pratique*, ont complètement passé sous silence cette action curative de la Bourboule. Ne serait-il pas probable que ces eaux auraient guéri, non pas des fièvres intermittentes simples, mais bien celles qui s'accompagnent d'engorgements abdominaux ? Ce que nous avons dit, à ce sujet, en parlant des eaux chlorhydratées sodiques, nous ferait pencher vers cette opinion, et donnerait jusqu'à un certain point la raison des succès et des insuccès de ces eaux.

Chlorose. — Quant à la chlorose, nous n'avons aucune propriété curative certaine à revendiquer pour les eaux salines mixtes sodiques; car presque toujours, lorsque nous avons trouvé citées des cures, ou bien les malades avaient fait usage en même temps d'une source ferrugineuse située au voisinage, ou bien l'eau minérale elle-même présentait une certaine quantité de fer carbonaté (Bourboule, Marienbad), ou bien, enfin, on administrait aux chlorotiques des pilules ferrugineuses (Bains). C'est donc, en réalité, au fer, qu'il faut, dans ces cas, attribuer la guérison de l'état chlorotique, plutôt qu'à la source saline elle-même.

DEUXIÈME GROUPE. — EAUX SALINES MIXTES SODIQUES-CALCIQUES.

Cette action dépend, pour plusieurs eaux de cette classe, et de leur thermalité, et de leurs principes minéralisateurs : après avoir, dans ce qui précède, exposé les indications et les contre-indications soit de la thermalité, soit du sel marin ou du sulfate de chaux, il nous suffira ici de ne faire, pour ainsi dire, qu'une énumération des affections dans lesquelles les sources salines mixtes sodiques-calciques sont recommandées.

LAMOTTE-LES-BAINS (ISÈRE).

Rhumatisme. — Ces eaux sont surtout très utiles dans les divers rhumatismes chroniques , musculaires ou arthritiques, employées à une haute température (42° à 45° centig.), en bains ou sous forme de douches. — « Des 190 observations individuelles relatées par M. Buissard, 88 appartiennent à des rhumatisants. » (Pâtissier, *Rapport* de 1854, p. 153.) « Sur ces 88 rhumatismes, 43 ont été guéris, 35 ont été améliorés, et 10 seulement ont été réfractaires. » (Pâtissier, *ibid.*) — « Les névralgies sciatiques, dont l'origine est fréquemment rhumatismale, ne sont pas traitées avec moins de succès : sur 25 cas, 10 ont été guéris, 10 améliorés, et 5 seulement ont été sans résultats. Ce genre d'affections exige des douches de 47 à 50 degrés. » (Pâtissier, *ibid.*, p. 154.)

Paralysies. — « Les eaux de Lamotte, dont la composition chimique présente quelque analogie avec celles de Bourbonne et de Balaruc, ont la réputation d'être salutaires dans les paralysies. Sur 20 de ces infirmités, 6 ont été guéries, et 14 plus ou moins améliorées. » (Pâtissier, *Rapport* cité, 1854, p. 154.) M. Buissard (*Clinique des eaux de Lamotte*, 1854), a publié 60 observations particulières de paralysies dues soit à une affection du cerveau, soit à une myélite, soit, enfin, à une atrophie des racines antérieures des nerfs spinaux (atrophie musculaire progressive). — Il conclut « que les eaux de Lamotte ont peu d'action sur les phénomènes de paralysie dus à l'atrophie des nerfs ou de la moelle épinière. » (*Clinique des eaux de Lamotte*, 1854, p. 115.) — Quant aux indications et aux contre-indications des eaux thermales de Lamotte dans les diverses paralysies, nous renvoyons encore à ce que nous avons exposé sur ce point clinique, plus haut. (Voy. *Eaux chlorhydratées sodiques.*)

Scrofules. — « Les nombreuses formes de la scrofule sont notablement amendées par l'emploi des eaux de Lamotte, grâce à la présence de l'iode, du brome et de l'arsenic qu'elles renferment. » (Pâtissier, *Rapport* cité, 1854.)

Affections des organes utérins. — « Nos thermes (Lamotte) conviennent aux femmes atteintes de flueurs blanches, d'écoulements chroniques des organes sexuels, toutes les fois que ces accidents seront liés à un état d'atonie de ces mêmes parties, aux irrégularités de la menstruation, ou à son défaut absolu, aux stérilités que l'on pourrait appeler chlorotiques. » (*Guide aux eaux thermales de Lamotte*, par le d^r Dorgeval-Dubouchet, 1849, p. 107.) — « Les inflammations chroniques de l'utérus, son développement anormal hypertrophique, les indurations, les ulcérations de son col...., trouvent à Lamotte un soulagement certain et souvent une guérison inespérée. » (Dorgeval-Dubouchet, *Guide* cité, p. 74.)

Appareil pulmonaire et cutané

(bronchorrhée, phthisie, dermatoses).

Bronchorrhée, phthisie. — Nous avons déjà fait observer (voy. *Physiologie*) que les eaux de Lamotte pouvaient, « en modifiant l'état général, agir favorablement sur le flux muqueux des bronches, en modérer l'abondance, et souvent en tarir la source. » Nous ajouterons que, « pour obtenir cet heureux résultat, il faut que le malade soit vierge de toute hémoptysie, et encore qu'il ne soit pas doué d'un tempérament trop irritable, autrement les eaux ne tarderaient pas à produire un effet de surexcitation tout contraire à celui qu'on attend..... Cette action trop excitante est surtout à redouter dans ces cas de déplorable consomption présentée par tant de malades que moissonne presque inexorablement la phthisie pulmonaire. » (Dorgeval-Dubouchet, *Guide* cité, p. 71.)

Dermatoses. — « Pour le traitement d'un grand nombre d'affections dartreuses, nos thermes (Lamotte) offrent tout *autant* de *ressources* que les eaux sulfureuses les plus en vogue. » (Dorgeval-Dubouchet, *Guide* cité, 1849, p. 90.) — « Ces eaux (Lamotte) sont utiles : 1° dans les maladies de la peau qui sont la conséquence d'une débilité ou d'une affection lymphatique, comme dans la teigne vraie, l'éléphantiasis des Arabes; 2° dans celles qui, comme la dartre rongeante, tiennent souvent à un vice scrofuleux; 3° dans ces affections cutanées, si variées dans leurs formes, et qu'on connaît sous le nom de *syphilides ;* 4° enfin, dans celles qui, alternant avec la goutte ou le rhumatisme, paraissent en être l'écho. » (*Essai thérapeutique et clinique sur les eaux thermales et salines de Lamotte*, par le d^r Buissard, 1842, p. 24.)—Les médecins que nous venons de citer n'ont pu se rendre compte de cette efficacité bien constatée des eaux de Lamotte dans les dermatoses. Pour nous, le sulfate de chaux qu'elles renferment nous explique en grande partie ces propriétés; nous pensons avoir démontré comment agit dans ces cas le sulfate de chaux. (Voy. *Physiologie* et *Thérapeutique* des eaux sulfatées calciques, 2ᵉ et 3ᵉ chapitres.)

SALINS PRÈS MOUTIERS (SAVOIE).

Les eaux de Salins (Savoie) possèdent les mêmes vertus thérapeutiques que celles de Lamotte; elles s'en rapprochent, d'ailleurs, et par leur thermalité (37° centig.) et par leur constitution chimique (sel marin, sulfate de chaux, etc., des traces de bromure et d'iodure). — Nous avons (voy. *Physiologie*) déjà constaté que les propriétés physiologiques rapprochaient ces deux sources, et indiqué sommairement quelques-uns des cas dans lesquels on les a louées : il nous suffira d'ajouter ici quelques lignes à ce sujet. Voici comment M. Savoyen résume les cas dans lesquels les eaux de Salins sont utiles. (*Mémoire sur les eaux minérales de Salins*, par le dʳ Savoyen, 1840, p. 34.)

« Les diverses maladies qui peuvent être combattues avec efficacité par les eaux de Salins, sont :

1º La cachexie scrofuleuse et toutes les affections qu'elle peut compliquer ;

2º Les dartres, toutes les maladies de la peau, ainsi que les maladies internes causées et entretenues par leur répercussion ;

3º Le rachitisme...., pourvu qu'il ne soit pas déjà trop invétéré ;

4º Les rhumatismes articulaire et musculaire, et les névralgies rhumatismales ;

5º La leucorrhée ou pertes blanches accompagnées de faiblesse du système utérin ; l'aménorrhée, la dysménorrhée par atonie ;

6º Les engorgements lymphatiques du bas-ventre ;

7º Les ulcères atoniques, abcès, trajets fistuleux ;

8º Les tumeurs indolentes, les tumeurs blanches ;

9º L'ankylose incomplète ;

10º La débilité générale du corps, celle dont certains enfants sont affectés, qui retarde leur développement et les empêche de se tenir sur les jambes. » (Savoyen, pp. 34-35.)

Contre-indications. — « En général, ces eaux doivent être évitées toutes les fois qu'il existe un mouvement fébrile, dans les hémorrhagies dites actives, dans toutes les surexcitations organiques, et dans tous les cas de marasme fort avancé. » (Savoyen, *Bulletin des eaux minérales de Salins*, 1843, p. 45.)

M. Paul Collet cite un grand nombre d'observations qui viennent confirmer de tous points les déductions de M. Savoyen que nous venons de relater. (*Guide en Tarentaise*, par Paul Collet, p. 61 et suiv.)

TROISIÈME GROUPE. — EAUX SALINES MIXTES SODIQUES-MAGNÉSIENNES.

Eau de mer.

L'eau de mer, comme toute autre eau minérale, peut être employée à l'intérieur ou à l'extérieur.

1° EAU DE MER A L'INTÉRIEUR (boisson).

L'eau de mer, du moins en France, est peu employée à l'intérieur comme remède adjuvant des bains, si ce n'est lorsqu'on veut purger le malade. Ainsi, MM. James, dans son *Guide pratique*, et Pâtissier, dans son *Rapport* de 1854, ne parlent que des bains de mer. Dans le *Manuel* de 1837, MM. Pâtissier et Boutron-Charlard disent seulement : « En boisson, elle est purgative et doit être prescrite avec beaucoup de prudence ; elle ne convient qu'aux tempéraments lymphatiques, dans les affections qui tendent lentement à leur solution. » (*Manuel des eaux minérales*, p. 500.) — Enfin, si l'on en croit MM. Andral et Rattier, l'on ne ferait pas beaucoup de cas de son emploi à l'intérieur. (*Dict. de Médecine et de Chirurg. pratique*, Eau de mer.) Pourtant, en Italie, en Allemagne et en Angleterre, l'on a recours très souvent à l'eau de mer en boisson. Voici les cas dans lesquels on l'a trouvée utile. Russel, auteur anglais cité par Macquart, avait mis en vogue et beaucoup vanté l'eau de mer à l'intérieur pour provoquer *la menstruation*. Il la recommandait contre les affections *scrofuleuses* des glandes du mésentère : « Il conseille l'usage de l'eau de mer pour faciliter l'issue des *calculs* et des *graviers* qui peuvent se rencontrer dans le conduit biliaire, dans les obstructions du *foie*, la jaunisse ; il y joignait alors l'usage du savon ;

enfin, quand on a de grandes fontes à opérer, il faut soutenir la liberté du ventre par une quantité d'eau de mer suffisante pour procurer deux ou trois selles tous les jours. » (Macquart, *Des Propriétés de l'eau*, 1783, p. 169.) — Cette citation résume à peu près tous les cas dans lesquels on a employé et l'on emploie de nos jours l'eau de mer en boisson. « Il résulte aussi de notre propre observation, qu'il est rare qu'un engorgement veineux ou une tumeur lymphatique échappe à l'action de l'eau de mer longtemps continuée ; nous avons eu la satisfaction de voir souvent des engorgements et des duretés, qui avaient résisté aux plus puissants remèdes ordinaires, disparaître à la longue sous l'influence de l'eau marine. » (*Des eaux de mer considérées comme remède interne*, par le dr Guastalla. *Annales de thérapeutique*, 1843, p., 238.)

« Bréra s'en loue beaucoup contre les congestions du foie, des mamelles, des glandes du cou, et il cite un très grand nombre de cas de guérison. Greenhow a constaté, comme nous, que rien ne dissipe aussi admirablement que les boissons d'eau de mer, les hépatites lentes et les obstructions chroniques du foie. Cet auteur rapporte que les ouvriers mineurs d'Alstoor-Moon se rendent en foule tous les étés à Tynmooth ; ils y restent trois à quatre semaines, boivent l'eau de mer, et, au bout de ce temps, ils sont guéris de leur ictère, qui s'accompagne d'inappétence, de constipation, de dyspnée et de douleur aux hypochondres. L'auteur s'est guéri lui-même, par le même moyen, d'une hépatite grave ; les purgatifs et les amers avaient échoué ; il buvait une pinte d'eau par jour... J'ai guéri moi-même, à l'aide de la seule boisson d'eau de mer, continuée pendant trois mois, un cas de marasme général, dépendant de l'obstruction des glandes mésaraïques chez un enfant âgé de deux ans. Il était malade depuis huit mois... Assegond rapporte que plusieurs maladies cutanées, qui s'étaient exaspérées par les bains de mer, ont guéri par la même eau prise intérieurement. » (Guastalla, *Mémoire* cité, *ibid.*, p. 239.) « En résumé, l'eau de mer pure est incontestablement un remède très énergique et parfois souverain : c'est l'eau minérale saline par excellence, la plus abondante et la plus active de toutes ; il s'agit seulement de savoir s'en servir. » (Auber, *Guide du baigneur à la mer*, 1851, p. 166.)

Tous les faits cliniques que nous venons de relater découlent presque naturellement, comme nous l'avons déjà fait pressentir, des phénomènes physiologiques que nous avons étudiés. (V. *Physiologie*, art. Eau de mer.) Ajoutons que le dr Lecœur, après avoir répété les expériences de MM. Guastalla et Trais (de Trieste), conclut « que l'eau de mer, em ployée à l'intérieur, agit, selon les cas, comme diurétique, fondante, vermifuge, purgative, excitante, et qu'elle offre, sous ce dernier rapport, de précieuses ressources contre les affections paralytiques. » (Auber, *Guide du baigneur*, etc., p. 169.) « On connaît depuis longtemps son efficacité dans le traitement des affections scrofuleuses. Par son secours, on voit diminuer ou disparaître les ophthalmies, les taies, les fluxions avec épaississement, ulcérations des lèvres ou des ailes du nez, les engorgements glanduleux du cou (écrouelles) et du mésentère (carreau)..., du foie, de la rate. » (*Des bains de mer*, par le d^r Pouget, 1851, p. 41.)

Il est inutile que les doses de l'eau de mer à l'intérieur soient poussées jusqu'à effet purgatif. « Dans les cachexies, et en général dans les maladies accompagnées d'une grande prostration et désassimilation, il est même plus avantageux qu'elle ne détermine pas de selles, car ce n'est pas sur son action purgative que le praticien doit compter, mais bien sur son effet résolutif. » (Guastalla, *Mémoire* cité, *ibid.*, p. 239.)—«La dose varie, selon l'âge et la tolérance. Chez les enfants de trois à sept ans, on débute par six à huit onces en deux fois, et l'on arrive jusqu'à une livre par jour (livre médicale d'Italie, de 360 grammes). Chez les adultes, on peut débuter par douze onces (quatre à cinq verres), et l'on arrive jusqu'à deux ou trois livres par jour (10 à 12 verres), en deux ou trois intervalles. » (Guastalla, *ibid.*) — L'eau de mer, pour être bue, doit être puisée loin des côtes et à une certaine profondeur; elle est alors beaucoup plus pure. Il est, toutefois, malgré cette précaution, utile, d'après le conseil de MM. Guastalla et Auber , de la laisser déposer pendant une heure, de la décanter et de la filtrer avant de la boire.

On sait que, dans ces dernières années, l'on a conseillé, pour faire mieux supporter l'eau de mer, de la charger d'acide carbonique. Cette addition aurait encore l'avantage d'en « masquer le goût désagréable » (Rayer, *Rapport à l'Académie de médecine*, 1843), et d'en rendre la conservation parfaite pendant plusieurs mois. Ainsi additionnée, elle est connue sous le nom d'eau de *mer gazeuse*.

2° EAU DE MER A L'EXTÉRIEUR. (Bains. — Cataplasmes.)

C'est sous la forme de bains que l'on fait surtout usage de l'eau de mer et qu'on en a plus spécialement étudié les vertus thérapeutiques. L'effet que l'on attend des bains de mer dépend, comme nous l'avons dit dans la Physiologie, de la réaction. Nous avons indiqué alors quels sont les signes d'une bonne réaction, et ce qu'il fallait faire lorsqu'elle était trop faible ou trop intense. Il résulte de ce que nous avons dit à ce sujet, que la sédation produite par la première impression de la fraîcheur de l'eau de mer devait être surveillée avec soin pour ne pas dépasser certaines limites, et qu'elle se manifestait avec plus ou moins de rapidité et d'énergie, suivant chaque malade. Il nous reste maintenant à indiquer dans quels cas les bains frais d'eau de mer peuvent être utiles.

En thèse générale, ces bains seront bien conseillés toutes les fois qu'il s'agira d'exciter les fonctions languissantes, de relever l'économie d'un état d'atonie plus ou moins marqué. « L'usage prolongé de ces bains tend à produire une pléthore générale, à faire prédominer le système artériel aux dépens des systèmes veineux et lymphatique; en un mot, à donner à la constitution un nouveau degré de force et d'énergie capable de triompher de la plupart des affections chroniques qui ont pour cause un état d'asthénie locale ou générale de ce système. Ils sont indiqués spécialement chez les sujets lymphatiques et d'une constitution molle, *contre-indiqués* chez ceux qui sont *trop faibles* pour développer *une réaction suffisante*, chez les hommes pléthoriques, disposés aux congestions cérébrales, aux hémorrhagies, chez les phthisiques, et de plus, dans toutes les maladies aiguës. » (Mérat et Delens, *Dict. de matière médicale*, tom. III, p. 20.) — De ces appréciations générales, descendons à des faits plus spéciaux.

Affections du tube digestif et névroses.

« Ce bain (de mer) réussit souvent dans les gastralgies avec constipation habituelle, dans les douleurs intestinales avec ou sans diarrhée, dans les affections hystériques, hypochondriaques, la chorée, etc. » (Pâtissier, *Manuel des eaux minérales*, 1837, p. 506.) — Cette simple énumération de maladies est loin, à nos yeux, de suffire pour prouver l'utilité des bains de mer, dans leur traitement; il en est, en effet, plusieurs, telles que la chorée, l'hystérie, dont la guérison, souvent obtenue par la simple immersion dans de l'eau de rivière froide, semble ne point appartenir d'une manière plus particulière à la constitution chimique de l'eau de mer, mais plutôt à sa température (1).

____

(1) Cette opinion est aussi celle de M. C. James : « La plupart des névroses, dit-il, telles que la chorée, l'hystérie, certaines palpitations, sont heureusement influencées par l'emploi des bains et des affusions d'eau de mer. Ces moyens agissent surtout par *leur température*, le

Quant aux affections chroniques du tube digestif, d'après ce que nous avons exposé en parlant des eaux chlorhydratées sodiques (v. plus haut), l'on comprend que les eaux de mer doivent y trouver un heureux emploi. Ainsi, « d'après M. Verhaegen, le d^r Janssens pourrait citer une multitude de cas de guérison, par l'usage des bains de mer, chez des individus atteints d'affections chroniques des voies digestives parvenues à un degré fort avancé. » (*Dissertatio medica de balneis marinis*, 1841, p. 50.) — « Les bains de mer réussissent parfaitement contre les affections nerveuses de l'estomac, des intestins et des viscères contenus dans l'abdomen; contre toutes les vésanies du goût et les caprices de la sensibilité, tels que le défaut d'appétit et les goûts dépravés; contre les vers intestinaux et la jaunisse, quand elle ne se rattache pas aux engorgements et aux obstructions du foie. » (Auber, *Guide du baigneur* cité, p. 31.) Suivant le d^r Montègre, cité par M. Auber, les bains de mer constitueraient le seul remède efficace contre les hémorrhoïdes douloureuses, « affection qui fait la désolation des gens de lettres et des personnes sédentaires. » (Auber, *ibid.*) Quelques verrées d'eau de mer nous sembleraient, dans ces dernières affections, très bien seconder l'action des bains.

Affections des voies aériennes

(bronchites chroniques, dyspnée, phthisie).

Les bains de mer sont peu conseillés dans les affections des voies respiratoires; on doit, du moins, en user avec une extrême prudence, car l'on doit craindre qu'une congestion grave ne s'établisse sur des organes aussi essentiellement vasculaires que les poumons. M. Viel cite deux observations de bronchites chroniques, déjà anciennes, guéries par trente bains d'eau de mer pris à Cette. (*Bains de mer à Cette*, par M. Viel, 1847, p. 77.)

« Les bains de mer conviennent, selon M. Lecœur, dans la dyspnée produite par l'atonie des muscles inspirateurs. Ils conviennent, selon Buchan, contre la disposition singulière qu'éprouvent certaines personnes pour les affections catarrhales en général, et en particulier pour une toux muqueuse et rebelle qui commence, en certaines contrées britanniques,

froid étant en pareil cas le plus puissant sédatif que l'on connaisse. » (*Guide* cité, 1851, p. 502.)

à la fin de l'été, et se prolonge ainsi jusqu'au printemps. » (Auber, *Guide du baigneur* cité, p. 30.) — Il est préférable dans tous ces cas, suivant nous, d'avoir recours aux sources minérales sulfatées calciques (Weissembourg, Brides, etc.) ou sulfurées calciques (Bonnes).

Quant à la phthisie, bien que M. C. James dise, d'une manière générale, avoir « vu un grand nombre de malades venir compléter, à Biarritz, la cure qu'ils ont commencée aux Eaux Bonnes, et qu'en général, ils s'en trouvent bien » (*Guide* cité, 1851, p. 502), nous préférons adhérer à l'opinion de M. Affre, qui pose des restrictions à l'emploi de ces bains. « Quelques médecins, dit-il, préconisent les bains de mer contre la *phthisie pulmonaire* à son début ; mais, sans parler de la difficulté que l'on éprouve trop souvent à diagnostiquer cet état morbide, je ne puis et n'ose admettre l'usage des bains froids que chez les individus prédisposés à cette maladie par une faible constitution, un tempérament lymphatique ou scrofuleux, et chez ceux qui n'ont pas reçu en héritage les germes de cette cruelle affection. » (*Rapport* de M. Pâtissier, 1854, p. 134.) — Dans tous ces cas, « le premier soin qu'il faut avoir, c'est de bien constater l'état des organes pulmonaires par l'auscultation et la percussion, pour s'assurer s'il n'y a pas de tubercules dans les poumons, pas de congestions actives, pas de phlogose. S'il n'y a que de l'atonie, du catarrhe bronchique, de l'éréthisme nerveux, on devra essayer les bains de mer. » (Pouget, *loc. cit.*, p. 357.) Les bains de mer doivent, dans de telles circonstances, être de courte durée (de quelques minutes), du moins au début, afin de tâter, pour ainsi dire, la réaction du sujet, car il faut éviter que celle-ci ne dépasse certaines limites, ce qui pourrait être la cause de graves accidents du côté des poumons.

Affections des organes génito-urinaires.

Dans la chlorose, l'anémie, les aménorrhées et les dysménorrhées, dans certains flux leucorrhéiques, « les bains de mer produisent un excellent effet, en réveillant les organes de l'espèce de *torpeur* où ils languissaient. C'est ainsi qu'ils ont, plus d'une fois, fait cesser la stérilité... L'action tonique et astringente de ces bains les rend utiles encore contre les anciennes blennorrhées, les pertes séminales involontaires, les abus de l'onanisme et l'inertie de l'appareil viril. » (C. James, *Guide pratique* cité, 1851, p. 502.) « Ils (bains de mer) ne sont pas moins utiles dans la chlorose, dans l'état de langueur qui succède quelquefois aux couches, dans les déplacements de l'utérus, les engorgements chroniques du col de cet organe, les flueurs blanches, la stérilité, l'aménorrhée, la dysménorrhée, la métrorrhagie, lorsque, toutefois, ces affections peuvent être attribuées à un état *de faiblesse générale* ou *locale* » (Pâtissier, *Manuel* cité, 1837, p. 506), c'est à dire, lorsqu'il n'existe pas d'inflammation aiguë. « Les femmes épuisées par un mariage prématuré, des grossesses, des couches pénibles rapprochées, un allaitement prolongé, trouvent aussi, dans les bains de mer, une ressource précieuse. » (Pouget, *loc. cit.*, p. 236.) Suivant le d^r Pouget, il faut débuter par des bains de mer chauffés de 30° à 32° cent., c'est à dire tièdes ; puis l'on fait prendre des bains à la *lame*, qui sont plus stimulants, pendant *une à deux minutes*, quand la température extérieure sera chaude. On prolonge, peu à peu, la durée du bain, suivant l'intensité de la réaction, mais sans jamais dépasser quelques minutes. « Avec ces précautions, on voit, après quelques bains froids, l'appétit revenir, les fonctions digestives se régulariser, le visage s'animer et s'épanouir, l'embonpoint et les forces reparaître. Les nouvelles accouchées doivent attendre, avant de se baigner, qu'il se soit écoulé deux ou trois mois depuis leur délivrance, et que tout symptôme d'irritation abdominale ait disparu. » (Pouget, *loc. cit.*, pp. 236-237.) — Les bains de mer doivent être interdits, par prudence, aux femmes enceintes. (Pâtissier, 1854.)

Affections rhumatismales

(paralysies et dermatoses).

Nous avons vu que les rhumatismes chroniques trouvaient un remède précieux dans l'emploi des eaux salines *thermales* (Wiesbaden, Balaruc, Bourbonne, etc.). Il semble que les bains frais de mer ne pourraient convenir ici ; pourtant il est certains rhumatismes qui sont guéris par l'usage des bains de mer. Voici les caractères que présentent ces espèces de rhumatismes d'après le docteur Von-Halem cité par M. Verhaegen : «Les bains de mer, employés avec certaines précautions dont on ne peut jamais s'écarter, sont un moyen précieux dans les affections rhumatismales et goutteuses à l'état chronique. Le rhumatisme *mobile, ambulant* et qui a auparavant affecté un organe essentiel à la vie, *exclut l'idée des bains froids,* leur usage pouvant être suivi de métastases funestes. Ces bains sont, au contraire, *très utiles* dans les rhumatismes depuis longtemps *immobiles* et qui s'accompagnent ordinairement de *débilité locale.* On peut aussi les employer avec succès, pendant les intervalles qui séparent les attaques, dans le but de les éloigner et de les rendre moins intenses. » (*Dissertatio medica de balneis marinis*, auctore Verhaegen, 1841, p. 51.) — Telles sont, en quelques lignes, les *indications* et les *contre-indications* bien précises des bains frais de mer dans le rhumatisme. Il est un phénomène sur lequel nous devons appeler l'attention du médecin, c'est que les bains de mer *froids réveillent* souvent les douleurs *rhumatismales et névralgiques;* leur action est en cela semblable à celle des eaux thermales. « Parfois, dit M. Pâtissier, ils exaspèrent ces douleurs à un point tel, que les malades veulent renoncer à leur emploi. » (*Rapport*, 1854, p. 134.)

Paralysies. — Les bains de mer ont parfois réussi dans les paralysies ; mais il faut distinguer encore et la cause de la paralysie et sa date récente ou ancienne. « Des *paralysies partielles*, qui ne sont point liées à un état maladif des centres nerveux, ont été souvent guéries par des bains de mer.... Nous avons vu plusieurs cas de paraplégies, chez des jeunes gens épuisés par des *excès vénériens*, être sensiblement modifiés par l'usage répété des bains de mer. » (Verhaegen, *Dissertat.* citée, p. 47.) « Si les bains de mer sont avantageux dans la paraplégie, il ne nous paraissent pas également utiles dans la paralysie cérébrale, parce que le saisissement occasionné par le froid du bain peut *provoquer un coup de sang.* » (Pâtissier, *Manuel* cité, p. 507.) On voit que les bains froids demandent peut-être plus de réserve encore que les bains chauds ou les douches (v. plus haut *Eaux chlorhydratées sodiques* et *mixtes sodiques*). Car le froid peut provoquer des épanchements sanguins 1° par le refoulement des liquides à l'intérieur, et 2° par l'énergie de la réaction, qui opère alors de la même manière qu'un bain très chaud.

Dermatoses. — Les maladies cutanées sont peu avantageusement traitées par les bains de mer. « Cette médication ne réussit dans les *dermatoses*, qu'autant qu'il existe peu de phlogose à la peau et que les malades sont d'un tempérament lymphatique, peu irritable. » (Pâtissier, *Rapport* cité, 1854, p. 134.) — Cependant des médecins recommandables, Alibert, Batteman, William, en ont retiré de bons effets. William conseillait les bains de mer dans l'éléphantiasis des Grecs, après avoir fait tomber les incrustations squammeuses par des bains chauds. Enfin M. Gaudet, inspecteur aux eaux de Dieppe, a eu beaucoup à se louer de ces bains dans diverses affections cutanées. De ce qui précède nous pourrons conclure avec le docteur Pouget que « l'eau de mer employée à l'intérieur et à l'extérieur, sous diverses formes..., peut rendre des services dans les maladies cutanées... L'eau de mer modifie l'état général aussi bien que l'état local, et c'est ce changement imprimé à l'organisme entier qui joue *le plus grand rôle* dans la guérison radicale des dermatoses. » (*Loc. cit.*, p. 389.) — Ils ont été recommandés contre la gale par Russel et le docteur Jadelot. « Lind les faisait prendre contre la gale et les ulcères rebelles des extrémités. M. Delaporte, en 1806, a traité ainsi, sur l'île de Tréberon en rade de Brest, un grand nombre de galeux. » (Mérat et Delens, *Dictionn. de matière médicale*, t. III, p. 2.) L'eau marine nous semble, par sa composition, très propre à faire périr, en effet, l'acarus scabieux, et en joignant de vives frictions sur toutes les parties atteintes par la gale, nous pensons que cette maladie pourrait être aujourd'hui guérie très promptement. En résumé les bains de mer paraissent faiblement utiles dans les dermatoses, surtout si elles se présentent sous la forme de dartres humides (Pâtissier), et ne peuvent être employés qu'avec une extrême prudence dans les paralysies qui succèdent à des lésions des centres nerveux ; ils sont, au contraire, très favorables dans les paralysies partielles qui reconnaissent pour cause, un coup de froid, un état rhumatismal, quelques anciennes lésions traumatiques, qui ont modifié, sans la détruire, la texture d'un nerf. Ainsi, d'après M. Verhaegen, M. d'Aumérie aurait rapporté « le cas d'un jeune homme qui, à la suite d'une fracture de l'humérus, avait conservé une paralysie du bras, et qui, après être resté trois ans dans cet état, fut parfaitement guéri par 83 bains de mer. » (Verhaegen, *Dissertat. medic.* citée, 1847, p. 47.)

Affections générales

(scrofules, fièvres intermittentes).

Scrofules. — C'est principalement dans les affections qui reconnaissent pour cause le vice scrofuleux, que les bains de mer déploient toute leurs vertus. Sous ce rapport le témoignage des observateurs est unanime. « Les bains de mer ont une action souveraine et vraiment spécifique contre le vice scrofuleux... Ils réussissent alors que les toniques, les amers, le ferrugineux, les préparations d'iode, les huiles de foie de raie, de morue, ont complètement échoué.... Mais ce ne sont pas seulement les bains de mer qu'on emploie.... On a recours aussi à l'eau de mer prise intérieurement. » (Auber, *Guide du baigneur* cité, pp. 33-34.) — « Parmi les maladies dans le traitement desquelles les bains de mer sont évidemment avantageux, les scrofules tiennent le premier rang. » (Verhaegen, *Dissertat. medic.* citée, p. 39.) — « Il résulte des observations consignées

dans les rapports de MM. Robert, Rouxel, Boulanger, Hameau, que la thérapeutique ne présente aucun remède dont l'efficacité puisse *rivaliser*
avec celle des bains de mer et de l'eau marine prise en boisson, pour le
traitement et la guérison des maladies strumeuses, surtout chez les enfants. » (Pâtissier, *Rapport* de 1841, p. 58.) Le docteur Pouget (dans
son *Traité des bains de mer*) affirme aussi que les scrofules sont combattues avec le plus grand succès par l'eau de mer en boisson et en bain ;
et d'après le docteur Monnoyer, les scrofuleux sont très rares à St-Tropez,
ce qu'il attribue à l'habitude que les habitants ont de se baigner à la mer
dès leur enfance.

Nous ne pousserons pas plus loin les citations: celles-ci suffisent à prouver, sans conteste, toute la puissance thérapeutique de l'eau de mer en
boisson et en bains contre les manifestations diverses de la scrofule.

« C'est surtout, dit M. Verhaegen, dans les engorgements glandulaires et les ulcères cutanés, que ces bains exercent une action qu'on pourrait qualifier de spécifique. » (*Dissert. med.* citée, p. 39.)

Dans certains engorgements scrofuleux atoniques, on a quelquefois recours à l'eau de mer sous forme de douches, à divers degrés de température et de force. C'est un excitant local utile encore dans les « douleurs
arthritiques, les rhumatismes invétérés et les tumeurs blanches. » (Auber ,
Guide du baigneur cité, p. 182.) — Mais ici, les résultats obtenus sont
dus plutôt au choc et à la température, qu'à la qualité de l'eau. Il n'en
est plus de même lorsqu'on emploie l'eau de mer ou les algues marines
sous forme de cataplasme : dans ce cas il se fait toujours une absorption
plus ou moins considérable des principes minéralisateurs de l'eau de
mer, et la constitution chimique de celle-ci n'est pas alors sans influence.
Cette manière d'utiliser les vertus thérapeutiques des eaux de mer, usitée,
si l'on en croit le docteur Mugna, depuis longtemps en Italie, était peu
mise en pratique en France; nous empruntons à l'excellente monographie de M. Auber l'énoncé des résultats obtenus par cette médication
dans nos établissements maritimes. « De toutes les manières d'employer
l'eau de mer froide à l'extérieur, aucune ne produit un effet plus avantageux que celle qui consiste à l'appliquer en topique.... On couvre les
parties malades de linges ou de compresses imbibés d'eau de mer froide
ou dégourdie au soleil ou au feu, et l'on renouvelle l'eau à mesure qu'elle
s'évapore... L'application prudente et raisonnée de l'eau de mer en topique a parfaitement réussi dans quelques affections passives des organes
de la génération; et les irrigations utérines ont produit des effets merveilleux dans des cas opiniâtres de stérilité chez les femmes... On em-

ploie en cataplasme différentes plantes marines, telles que les fucus, les varechs et les algues, et l'on en retire de bons effets thérapeutiques, dans divers cas d'engorgements articulaires, dans les affections scrofuleuses, dans les douleurs rhumatismales ou goutteuses. Toutefois ce sont des expériences à continuer, et elles devront particulièrement fixer l'attention des médecins qui se livrent à la clinique des eaux. » (Auber, *Guide du baigneur à la mer*, 1851, pp. 182-183.)

Nous devons ajouter, cependant, que dès 1847, le docteur Viel (de Cette) pansait les ulcères scrofuleux avec l'eau de mer, et s'en félicitait. « Nous faisons plus, nous maintenons continuellement la même eau appliquée sur les tumeurs et les engorgements de même nature ; la résolution en est plus prompte. » (*Bains de mer à Cette*, 1847, p. 93.) — Ces observations corroborent puissamment l'opinion de M. Auber.

Fièvres intermittentes. — Enfin on a cité des cas de fièvres intermittentes rebelles qui ont cédé à l'usage des bains de mer. (Buchan.) Le docteur Rouxel dit avoir vu fréquemment « des personnes venant du Bengale affectées, depuis plusieurs années, de fièvres intermittentes rebelles, guérir en peu de temps par l'usage des bains de mer. » (*Observations pratiques sur les bains de mer*, par Buchan, *traduites de l'anglais* par Rouxel, 1835, p. 43.) — Nous devons avouer, cependant, qu'en général les bains de mer n'ont pas une grande renommée pour la guérison de ces fièvres.

FRIEDRICHSHALL (Duché de SAXE-MEININGEN).

La constitution chimique des eaux de Friedrichshall les rapproche de celles de la mer. Leurs effets physiologiques (en boisson) sont les mêmes (v. *Physiologie*). Leurs vertus thérapeutiques tendent encore à les confondre. Ce n'est qu'en boisson qu'on fait usage de ces eaux ; aussi n'aurons-nous pas à les comparer avec l'eau de mer en bains. Prises à l'intérieur elles ont été reconnues efficaces dans les maladies où l'eau de mer (en boisson) est elle-même recommandée, ainsi que les eaux chlorhydratées sodiques simples ou mixtes.

« En général, elle convient à des personnes d'un tempérament lymphatique ou scrofuleux et à des constitutions bilieuses, produit d'une *pléthore abdominale.* » (*De l'eau de Friedrichshall*, par le docteur Shoenfeld, 1851, p. 6.)

Très utile dans le traitement des engorgements chroniques du foie, les affections hémorrhoïdale et goutteuse (Shoenfeld), « l'eau de Frie-drichshall offre des avantages semblables dans le traitement des scrofu-les. » (Shoenfeld, *Notice* citée, p. 8.)

« À petite dose et longtemps continuée, l'eau amère de Friedrichshall est fort salutaire aux individus scrofuleux. On l'a vue amener la résolu-tion d'engorgements qui avaient résisté à l'emploi de l'iode. » (*Les eaux amères de Friedrichshall*, par le docteur Bartenstein.)

On voit, en résumé, que l'eau de Friedrichshall combat les mêmes af-fections que les eaux chlorhydratées sodiques (Wiesbaden, Hombourg) ou sodiques mixtes magnésiennes (eau de mer), ce que faisait prévoir la constitution chimique de cette eau minérale.

SUPPLÉMENT.

EAUX MINÉRALES SALINES DE L'ALGÉRIE.

HAMMAN-MÉLOUANE (ALGÉRIE).

Au pied de l'Atlas, près du village de Rovigo, à 42 kilom. d'Alger. Température 39 à 40°.

Analyse par M. de Marigny, 1854. (Payn, *Sources chaudes salées d'Hamman-Mélouane*, 1856.)

	gr.			gr.
Chlorure de sodium	26 50	Carbonate de chaux	0 10	
— magnésium	0 32	— magnésie	0 07	
Sulfate de chaux	2 82	Silice	0 01	
— magnésie	0 18	Iode (Marcigny)	} traces	
Oxyde de fer	0 02	Arsenic (Tripier)		
			30 05	

La haute température de ces sources salines (chlorhydratées-sodiques), fortement minéralisées, leur assure une grande activité thérapeutique. — Les Arabes en font usage depuis longtemps.

HAMMAN-MESCOUTIN (CONSTANTINE).

Bains-Maudits, analyse par M. Tripier. (*Annal. de Chimie*, 5ᵉ série, t. 1.)

				gr.
Acide carbonique	97 p.	Carbonate de chaux	0 25722	
— hydro-sulfurique	1	— magnésie	0 04235	
Azote	2	— strontiane	0 00150	
	gr.	Silice	0 00700	
Sulfate anhydre de chaux	0 38086	Arsenic dosé à l'état métalliq.	0 00050	
— soude	0 17655	Matière organique	0 06000	
— magnésie	0 00765	Fluorure	} traces	
Chlorure de calcium	0 41560	Oxyde de fer		
— magnésium	0 07864			
— sodium et potassium	0 02918		1 45681	

Ces eaux salines mixtes sont gazeuses, légèrement hydro-sulfurées et notablement arsenicales ; ce qui leur a valu probablement le nom de *Bains-Maudits*. Ce sont les premières sources où la présence de l'arsenic ait été décelée. (Tripier.) — Les Arabes en font usage depuis longtemps.

LIVRE TROISIÈME.

DES EAUX MINÉRALES SULFUREUSES.

CHAPITRE PREMIER.

Détermination et classification des sources minérales sulfureuses.

Nous appelons *eaux minérales sulfureuses* les sources qui doivent leurs propriétés médicales, en totalité ou en grande partie, à la présence soit d'un sulfure soluble, soit de l'hydrogène sulfuré, soit d'un hyposulfite terreux. De là, nous en ferons trois ordres.

1° Les sulfures qu'on y trouve en dissolution sont principalement celui de sodium et celui de calcium; on y rencontre aussi, rarement, il est vrai, du sulfure de magnésium (Gournigel, Echaillon, Enghien, Auzon, etc.), mais c'est toujours exceptionnellement et en proportion minime; et les sulfures sodiques (Baréges, Bagnères, Cauterets) et calciques (Enghien, Eaux-Bonnes, Cauvalat, etc.) sont réellement les principaux éléments minéralisateurs de cet ordre. Ils jouissent tous deux d'une réaction alcaline (plus prononcée pour celui de sodium) : les eaux qu'ils minéralisent auront aussi une réaction et des effets médicaux propres à chacun des alcalis combinés au soufre. Nous adopterons, pour ces sources, le nom d'*eaux sulfurées.* — 2° Quant à celles qui doivent leurs propriétés sulfureuses à la présence de l'hydrogène sulfuré (acide sulfhydrique), soit dissous, soit en partie libre (Weilbach, Allevard, St-Honoré, etc.), et qu'elles laissent ensuite, au contact de l'air, dégager avec plus ou moins de facilité, nous proposons de les nommer *eaux hydro-sulfurées.* (M. Anglada, et, à son exemple, plusieurs hydrologues, les ont appelées *eaux sulfhydriquées*, et nous aurions adopté cette appellation, si elle n'avait quelque chose de malsonnant. — 3° Enfin, nous désignerons sous le nom d'*eaux hyposulfitées*, celles qui sont principalement minéralisées par la présence d'un hyposulfite terreux ou alcalin (Gournigel, source du Stock).

Ces trois subdivisions embrassent l'ensemble des eaux sulfureuses, et les dénominations que nous avons choisies ont l'avantage de présenter aussitôt à l'esprit le mode de sulfuration de ces trois ordres. Au reste, il faut savoir que ces trois agents de minéralisation s'y trouvent en faible proportion, et que ces sources sont caractérisées par l'existence plutôt que par la prédominance d'un principe sulfureux, à l'exclusion toutefois d'une autre substance en quantité assez considérable pour les déclasser; aussi, nos deux derniers ordres sont généralement omis par les auteurs, et même, pour le premier, il y a, dans les écrits les plus modernes, une grande confusion. Ainsi, M. Durand-Fardel et les auteurs de l'*Annuaire* confondent plus d'une fois les sources *sulfurées* avec les sources *salines sulfatées*, et *vice versâ*.

Indépendamment des principes sulfureux qui les caractérisent, les eaux sulfureuses renferment aussi différents sels, tels que des sulfates, des chlorhydrates, des carbonates, et de l'acide carbonique : le praticien doit en tenir grand compte lorsque les proportions en sont assez notables ; il est aisé de comprendre combien ces distinctions sont importantes pour l'emploi méthodique et raisonné des eaux minérales, puisque la nature des sels qui y coexistent avec l'élément sulfureux ajoute notablement à leurs propriétés médicamenteuses. Ainsi, parmi les eaux sulfurées calciques, les sources de Bilazay et de Pierrefonds sont *alcalines*, et celles de Salies, de Cauvalat, de St-Gervais et de Montmirail sont *salines* ; parmi les eaux hydro-sulfurées, les sources de Schinznach, Euzet et surtout Uriage, Castellamare, Harrowgatt, etc., sont notablement *salines*.

Les eaux sulfureuses ont une saveur et une odeur hépatiques qu'elles perdent par le contact de l'air et par l'effet de la chaleur; exposées à l'air, elles ne tardent pas à se troubler et à loucher, phénomène qu'on a nommé blanchîment ou bleuissement. On y voit nager une poussière blanchâtre, qui n'est autre chose que des molécules de soufre hydraté. Leur surface se recouvre parfois d'une pellicule d'un blanc grisâtre, et il s'y dépose, au bout de quelque temps, des particules de semblable apparence, toutes également de nature sulfureuse. Cette facilité de décomposition, plus ou moins prononcée, suivant les sources, et généralement plus grande dans les eaux thermales, rend très difficiles la conservation et le transport des eaux sulfureuses, qui, bues loin de la source, ont, pour la plupart, perdu une partie de leurs propriétés (1).

Les sources sulfureuses renferment une matière organique végéto-animale azotée, qui est onctueuse, grasse au toucher et comme gélatineuse, et qu'on nomme *barégine, glairine, zoogène*. Elle existe en grande quantité dans certaines eaux : on a remarqué que celles d'Amélie-les-Bains en fournissaient 755 kilogr. par jour, celles d'Escaldas 812, et celles de Thuès 2,800. Cette matière présente, au microscope, une multitude d'animalcules infusoires (rotifères, monades, etc.). Les sources sulfureuses contiennent, en outre, une substance organisée, que M. Fontan a reconnu être une conferve et qu'il a appelée *sulfuraire ;* elle n'existe dans ces eaux qu'au dessous de + 45° et au contact de l'air. M. Filhol a trouvé de l'iode dans la sulfuraire et la barégine.

Les eaux sulfureuses agissent d'une manière particulière sur la peau ; en thérapeutique, elles ont une spécialité d'action dans les affections cutanées chroniques. Cette action s'exerce aussi sur le système muqueux, et notamment sur la muqueuse broncho-pulmonaire. On connaît leur efficacité dans les maladies chroniques des bronches et du poumon ; cette efficacité se montre surtout quand il y a eu répercussion de fluxions cutanées. Leur utilité n'est pas moins grande dans les blessures par armes de guerre, les plaies et ulcères, les rétractions musculaires et les pseudo-ankyloses, la carie, etc. Nous devons signaler aussi leur bienfaisante influence dans les cachexies, le rachitisme, les différentes complications de la scrofule, les accidents mercuriels, la syphilis invétérée et dégénérée. Enfin, les sources thermales sont puissamment avantageuses dans le rhumatisme chronique, la sciatique et les névralgies, la paralysie saturnine.

---

(1) La décomposition des eaux sulfureuses s'opère à la fois par le fait de la glairine, de la silice ou de l'acide carbonique qu'elles renferment, et par le contact de l'air ; cette altération peut se produire de plusieurs manières : tantôt la silice ou l'acide carbonique de l'eau s'empare d'une partie de la base du sulfure, et il en résulte un polysulfure qui ne tarde pas à dégager son excès de soufre à l'état d'hydrogène sulfuré ; tantôt l'oxygène de l'air convertit le sulfure en hyposulfite, et l'élément sulfureux semble disparaître masqué qu'il est dans ses nouvelles combinaisons. Ajoutons que l'altération de la matière organique contribue elle-même à la décomposition des eaux sulfureuses.

La *sulfhydrométrie* est l'art d'apprécier leur richesse en soufre ; on évalue celle-ci à l'aide d'un instrument inventé par Dupasquier, de Lyon, qui l'a nommé sulfhydromètre. Le praticien, pour estimer les propriétés thérapeutiques des sources, devra considérer non seulement leur degré de sulfuration, mais encore les modes de combinaison du soufre, leur plus ou moins de stabilité, et l'ensemble des autres éléments minéralisateurs.

PREMIER ORDRE. — EAUX SULFURÉES.

Les eaux minérales sulfurées sont, nous l'avons dit, caractérisées par la présence d'un sulfure terreux (sodique ou calcique); de là une subdivision naturelle en 1° *sulfurées sodiques*, et 2° *sulfurées calciques*. M. Fontan veut qu'on nomme les premières *eaux sulfureuses naturelles*, supposant que le principe sulfureux s'y forme par la réunion de ses éléments dans la roche primitive où il n'existe pas de matières organiques; et il appelle les secondes *eaux sulfureuses accidentelles*, présumant que ce sont des sources d'origine saline (eaux salines sulfatées calciques), qui deviennent sulfureuses par la décomposition du sulfate de chaux ensuite de la réaction des substances organiques qu'elles traversent dans leur cours ou entraînent avec elles.

Si ces caractères distinctifs sont utiles, bien que contestables sur certains points, pour grouper l'ensemble des sources, il nous semble vrai de dire que, sous le rapport pratique, on tirera plus d'avantages de la division en eaux *sulfurées* 1° *calciques*, 2° *sodiques*.

———

PREMIER GROUPE. — EAUX SULFURÉES CALCIQUES.

Ce groupe forme une transition naturelle des eaux salines aux sulfureuses, en rapprochant les eaux sulfatées calciques des eaux sulfurées calciques, qui offrent plus d'un point de ressemblance. Selon l'*Annuaire* et plusieurs hydrologues, les sources sulfureuses *froides*, dont le principe sulfuré consiste en *sulfure de calcium*, en opposition avec les sources *thermales*, minéralisées par le *sulfure de sodium*, sont évidemment en rapport avec les dépôts de gypse qui accompagnent ordinairement le sel gemme dans une foule de points, notamment au pied de la chaîne des Pyrénées ; le sulfure de calcium ne serait alors que le résultat d'une altération du sulfate de chaux.

Les *eaux sulfurées calciques* ont des caractères généraux tranchés : non seulement elles sont caractérisées par un sulfure calcique, mais elles renferment du sulfate de chaux et laissent toutes dégager un peu d'hydrogène sulfuré, ce qui n'a pas lieu aussi généralement pour les sulfurées sodiques. Elles sont, pour la plupart, d'une température froide, ou du moins peu élevée. Elles sont faiblement minéralisées et présentent des carbonates alcalins calciques, tandis que les sulfurées sodiques ont surtout des silicates ; elles sont moins nombreuses que ces dernières, généralement un peu plus minéralisées, et elles offrent une plus faible réaction alcaline. Ajoutons qu'elles sont, toutes choses égales d'ailleurs, moins excitantes.

EAUX-BONNES (BASSES-PYRÉNÉES).

Altitude 780 m. — Température 32° c.

Les Eaux-Bonnes (ou Aigues-Bonnes) sont situées dans la vallée d'Ossau, à 4 kil. de Laruns, 42 de Pau. « Cette station thermale est enfermée dans une gorge dominée de toutes parts et resserrée étroitement par des montagnes élevées, sur lesquelles, cependant, la végétation est encore puissante et active. Cette gorge n'est ouverte qu'à l'ouest où, après 3 kil. de parcours en pente rapide, elle va se perdre à angle droit dans la vallée d'Ossau. Il résulte de ces circonstances topographiques, que, aux Eaux-Bonnes, l'atmosphère est généralement très calme et que les vents s'y font peu sentir, parce qu'ils se brisent à angle droit sur les montagnes à l'entrée de la gorge, et que, d'ailleurs, toute issue leur est fermée du côté de la source ; que l'air y est pur et entretenu dans un état convenable d'hygrométrie par l'activité de la végétation ; enfin, qu'il n'y existe aucune cause infectieuse ou miasmatique, parce que les pentes rapides du sol obligent les eaux pluviales ou autres à disparaître immédiatement dans les torrents. La tranquillité de l'atmosphère, l'absence de vents, la pureté de l'air et un état hygrométrique convenable, tels sont les avantages climatériques particuliers au village de Bonnes, et qui le distinguent parmi beaucoup d'autres stations thermales ; et ce sont là des circonstances de majeure importance pour les malades atteints des diverses affections des voies respiratoires. » (Note communiquée par M. René Briau.)

L'établissement actuel renferme trois sources minérales : 1° la *source Vieille*, 32° 50 ; c'est elle qui alimente la buvette et les bains, et c'est à elle que les Eaux-Bonnes doivent leur réputation ; 2° la *source Neuve*, 30°, et 3° la *source d'Ortech*, froide. On prend surtout les Eaux-Bonnes en boisson ; on les emploie moins en demi-bains et en bains, sans doute parce que, peu abondantes, elles ne pourraient alimenter un grand nombre de baignoires. « C'est peut-être à tort…, dit M. Durand-Fardel, qu'elles sont rangées dans les eaux sulfurées sodiques, et plus en considération du voisinage géographique qu'en raison de l'analyse chimique. » M. C. James, il est vrai, indique 0^{gr} 0214 de sulfure de sodium; mais ce sel, que M. Longchamp y avait signalé, n'est plus dosé dans une analyse plus récente; M. Filhol y soupçonne avec raison du sulfure de calcium provenant de la décomposition du sulfate de chaux, ce que semble indiquer, d'ailleurs, le dégagement d'hydrogène sulfuré.

Analyse par M. O. Henry. (*Annuaire des eaux.*) — Température 32°.

	lit.		
Acide sulfhydrique.	0 0055	Chlorure de sodium	0 5125
Acide carbonique.	0 0064	— potassium	traces
Sulfure terreux (1)		— magnésium	0 0044
Sulfate de chaux.	0 1180	Acide silicique et oxyde de fer	0 0160
— magnésie	0 0125		0 6015
Matière organique *sulfurée*	0 1065		

(1) « *Serait-ce le sulfure de calcium qui minéralise cette eau?* » (*Annuaire*, p. 521.) La note suivante de M. O. Henry (oct. 1857), que nous devons à l'obligeance de M. René Briau, nous permettra de répondre à cette question jusqu'ici non résolue, en suppléant à l'insuffisance de l'ancienne analyse qui date de 24 ans. « L'eau, expédiée fort limpide et paraissant très intacte, marqua au sulfhydromètre 8° 5 à 9°; elle accusa par les réactifs la présence de *sulfures*, de sulfates et de carbonates, de beaucoup de chlorures, de la chaux, des traces de magnésie, d'iodure, de silicate, etc. Évaporée avec soin, elle a laissé, à côté de sels à base de soude, du *sulfate de chaux* très manifeste. Une certaine quantité d'eau intacte, agitée dans un vase très plein et sans air avec 0 gr. 50 de magnésie calcinée, a fourni un *dépôt* où l'on reconnaît, à côté de l'excès de magnésie et de son carbonate, du *carbonate de chaux* très distinct. Le liquide clair, additionné de phosphate d'argent en bouillie peu épaisse et récemment préparé, m'a produit du *sulfure* noir d'argent mêlé à l'excès du phosphate argentique et à du phosphate de chaux des plus sensibles. Enfin, la liqueur filtrée, évaporée, a fourni, après des traitements alcooliques, du phosphate de soude en proportion également très évidente, et il ne pouvait y avoir aucun doute sur la nature de ces deux phosphates produits, que j'ai examinés : ils proviennent évidemment de la transformation des *sulfures calcique* et *sodique* primitifs. — Ainsi l'Eau-Bonne donnerait, entre autres éléments, la présence de *sulfures de calcium* et *de sodium*, de *sulfates de chaux* et *de soude*, de *carbonate de chaux*, à côté de *chlorure de sodium*, de *silicate* et d'*iodure*, etc. » (O. Henry.)

M. Ed. Cazenave écrit : « Bien que l'analyse (ancienne) de M. O. Henry ne mentionne pas la présence d'un sulfure, le sulfhydromètre de Dupasquier m'a donné les résultats suivants : source *Vieille*, 0,219 par litre; source *d'Ortech*, 0,207; source *Froide*, 0,192. — D'après M. Chatin, 1 litre d'eau minérale de Bonnes, prise au dépôt à Paris, a fourni 0,01 de milligramme d'iode; il présume qu'elle en contient une plus forte quantité, prise à la source même. Elle renferme aussi du brome. » (*Recherch. cliniq. sur les eaux de Bonnes*, par Ed. Cazenave, 1854.)

A la sortie des sources, l'eau est limpide, légèrement gazeuse, onctueuse au toucher ; elle exhale une odeur d'œufs couvis ; sa saveur est douceâtre, un peu amère ; les malades la boivent sans répugnance. La dose est d'un demi-verre à deux ou trois verres par jour. La saison des eaux dure du 1er juin au 15 septembre. — Ces eaux se décomposent par la chaleur et le contact de l'air ; elles perdent une partie de leurs vertus par le transport : néanmoins on les administre encore avec avantage dans ces cas.

Les Eaux-Bonnes jouissent, depuis Bordeu, d'une réputation qui n'a fait que s'accroître, pour le traitement des maladies chroniques des voies respiratoires, telles que la pharyngite chronique, soit simple, soit granuleuse, la laryngite chronique et l'aphonie, le catarrhe pulmonaire chronique, l'asthme humide atonique, l'engorgement pulmonaire, certaines pleurésies anciennes, la phthisie à forme lente, du 1er et du 2e degré. — On a vanté encore ces eaux pour les personnes chlorotiques, les scrofules, les maladies cutanées, les ulcères anciens ; mais il est d'autres sources bien préférables dans ces cas. — Chacun, jusqu'ici, s'est posé, sans en trouver la réponse, cette question que formule M. C. James : « Comment expliquer cette spécificité d'action des Eaux-Bonnes ?..... *Il y a certainement là quelque agent qui nous échappe.* Sans cela, comment comprendre que certaines sources des Pyrénées, quoique beaucoup plus sulfureuses, produisent cependant des effets bien moindres sur l'appareil pulmonaire? etc. » (4e édit., p. 62.) Nous croyons avoir résolu cet important problème de thérapeutique. (Voy. *Physiologie* 1o des eaux sulfatées calciques, 2o de l'hydrogène sulfuré et des sulfures.)

ENGHIEN (SEINE-ET-OISE).

ENGHIEN est situé dans la belle vallée de Montmorency, à quelques kilomètres de St-Denis, et à 12 kilomètres de Paris (chemin de fer du Nord). — Les sources d'Enghien sont au nombre de 5 : les sources *Cotte* (du nom du Père Cotte, curé de Montmorency, qui en fit la découverte en 1766), *Deyeux, Péligot, Bouland* et *la Pêcherie*.

Analyse par M. O. Henry. (*Annuaire des eaux de France.*) — Température 10 à 14°.

Sources :	Cotte.	De la Pêcherie.	Sources :	Cotte.	De la Pêcherie.
	gr.	gr.		gr.	gr.
Acide sulfhydrique. . .	0 018	0 016	Bicarbonate de chaux. .	0 530	0 400
— carbonique . . .	0 248	0 254	— magnésie	0 038	0 050
Sulfure de calcium. . .	0 016	0 119	Chlorure de sodium. . .	0 050	0 020
— magnésium .	0 101		— magnésium .	0 010	»
Sulfate de chaux. . . .	0 450	0 060	Acide silicique.	0 040	0 051
— magnésie . .	0 105	0 075	Matière organique . . .	indét.	0 025
				1 140	0 779

En 1853, MM. Puysaye et Lecomte ont contesté l'existence du sulfure
et soutenu que le soufre tout entier était à l'état d'hydrogène sulfuré
libre. M. O. Henry a persisté, déduisant de ses expériences « qu'il y a
un rapport et un lien réel entre les sulfates et les sulfures ou le principe
sulfureux, que celui-ci soit engagé en tout ou en partie en combinaison; »
il établit que le soufre s'y trouve 1° à l'état d'hydrogène sulfuré libre pour
1/3 environ, et 2°, pour le reste, à l'état de sulfhydrate (sulfure) de
chaux. (*J. de pharmacie*, 1854, t. xxiv, p. 172.) — Les eaux d'Enghien
sont limpides à leur émergence et exhalent une forte odeur d'hydrogène
sulfuré. Elles ont une saveur douceâtre mais amère, une température
de 11 à 12°, une densité de 1,0006. Elles perdent leur odeur à l'air,
et se troublent. — On les emploie en bains, en douches, en étuves, et
en boisson à la dose de 2 à 3 verres.

On les recommande dans le traitement des affections chroniques de
la peau, et notamment dans l'eczéma, l'impétigo, l'acné, le pityriasis et
le lichen ; elles conviennent surtout dans les cas où il faut relever le ton
des organes affaiblis, comme pour les tempéraments lymphatiques ou
scrofuleux, chez les sujets débilités dont les fonctions sont languissantes
et le sang appauvri. On les emploie avec avantage dans les engorgements glanduleux, les tumeurs blanches, la leucorrhée, certaines métrites chroniques, la suppression des règles, les rhumatismes anciens, etc.
On peut d'après leur composition prévoir qu'elles ont une action heureuse dans les maladies chroniques de la respiration, les affections catarrhales anciennes de larynx et des bronches, certains emphysèmes, etc.
Leur réputation en ce genre ne fera que s'accroître.

SALIES (HAUTE-GARONNE).

« Cette eau, très riche en sulfure provenant sans doute de la désoxydation des sulfates, n'est pas encore employée ; elle mérite une attention réelle *si la sulfuration y persiste.* » (*Annuaire.*)

Analyse par M. Filhol. (*Annuaire des eaux de la France*)

	gr.			
Sulfure de calcium	0 1155	Sulfate de soude.	traces
— magnésium	traces	Chlorure de sodium.	traces
Sulfate de chaux.	1 2142	Acide silicique.	0 0150
— magnésie	0 2750	Alumine.	traces
Carbonate de chaux	0 1405	Matière organique	indéterm.
— magnésie.	0 0220		1 7802

Ne se dégage-t-il point d'hydrogène sulfuré ? On est autorisé à le supposer.

PUZZICHELLO (CORSE).

Puzzichello est situé sur la côte orientale de la Corse, à 9 lieues environ de Cervione, 20 d'Ajaccio, autant de Bastia, et à une petite distance d'Aléria, antique cité fondée par Sylla. La saison des eaux, à cause de la *malaria,* se borne aux mois de mai, d'octobre et de novembre.— Il y a deux sources minérales, l'une limpide, l'autre trouble (source Grise), toutes deux froides (15 à 17°), d'une saveur styptique et nauséeuse. On les emploie en bain, piscine, douches et boisson.

Analyse par M. O. Henry. (*Annuaire des eaux.*) — Température 15 à 17°.

Acide sulfhydrique et carboniq.	indéterm.	Chlorure de sodium et magnés.	0 218
Sulfure de calcium	0 040 (gr.)	Acide silicique et alumine	sensible
Sulfate de chaux et magnésie.	0 220	Matière organique.	
Bicarbonate de chaux et magnés.	0 441		0 919

(M. Loetsher a dosé, à la source, l'acide sulfhydrique : 0 $^{gr.}$ 047.)

Ces eaux sont actives et un peu excitantes : les bains portent à la peau. Ils réussissent dans les maladies cutanées ; on signale leur efficacité dans les cas où il y a complication d'ulcérations atoniques et serpigineuses. (Les paysans des environs les emploient pour déterger les ulcères de leurs bestiaux.) A la dose de plusieurs verres, ces eaux purgent légèrement ; elles finissent par congestionner le plexus hémorrhoïdal. On en vante l'emploi dans les anciens flux supprimés, surtout celui des hémorrhoïdes. Elles réussissent dans les engorgements des viscères abdominaux, dans la goutte atonique ; elles favorisent la disparition des tophus. Nous pensons qu'on pourrait les administrer avec avantage dans les maladies chroniques des voies respiratoires.

CAUVALAT-LÈS-VIGAN (GARD).

La source sulfureuse de CAUVALAT est située dans une vallée pittoresque du Gard, à 1 kilomètre du Vigan, sur la route d'Aix à Montauban, à proximité d'Alais et de Nîmes. Ces eaux minérales, découvertes vers 1840 par le dr Verdier, sont froides (15° c.), limpides, d'une odeur et d'une saveur franchement sulfureuses, laissant, quand on les boit, un arrière-goût d'amertume ; elles marquent, par litre, en moyenne 0 gr. 0243, au sulfhydromètre de Dupasquier.

Analyse par M. O. Henry. (*Annuaire des Eaux de la France.*)

	gr.			gr.
Acide sulfhydrique libre	0 014		Bicarbonate de soude	0 080
— carbonique	1/6 vol.		— chaux et magnésie.	0 400
	gr		Silicate alcalin	0 260
Sulfure de calcium.	0 019		Matière organique brune . . .	0 100
Sulfate de chaux.	0 760			
— soude et magnésie . .	0 120			1 799
Chlorure de sodium	0 060			

D'après les comptes-rendus du médecin-inspecteur, M. Verdier, pour 1843, 1844 et 1845, on voit que ces eaux ont été employées avec avantage dans le catarrhe pulmonaire chronique, les dermatoses invétérées, (dartres furfuracées, herpétiques, squammeuses), le lupus, la teigne, les engorgements abdominaux, la sub-inflammation chronique, soit du vagin et de l'utérus, soit, chez l'homme, des voies génito-urinaires, enfin dans le rhumatisme ancien, etc.

PIERREFONDS (SEINE-ET-OISE).

PIERREFONDS (Seine-et-Oise) est situé sur la lisière sud de la forêt de

Compiègne, à 18 kilomètres de Compiègne (chemin de fer du Nord) et à 118 kilom. de Paris. L'établissement thermal est de date récente; la découverte des sources est due à M. Deflubé, et leur réputation médicale à M. Sales-Girons. L'eau de Pierrefonds s'emploie en boisson, en bains et en douches; elle est froide (12°), claire et limpide et d'une saveur franchement hépatique. On recommande ces eaux dans les maladies de la peau, les engorgements abdominaux, les maladies des muqueuses, les rhumatismes. M. Sales-Girons a publié plusieurs observations qui prouvent qu'elles jouissent d'une efficacité réelle dans le traitement des maladies de l'appareil respiratoire et en particulier du catarrhe chronique du larynx et des bronches. « Je puis, à cet égard, dit M. C. James, joindre mon témoignage au sien, car je les ai vus réussir dans les cas les plus graves. » Cela n'étonnera pas, si l'on étudie son analyse chimique avec les vues et les documents que nous faisons les premiers connaître.

Analyse par M. O. Henry, 1845. (Annuaire des eaux de la France.)

Acide sulfhydrique libre . . .	0 0022	Chlorure de sodium . . . . . }		0 0220
— carbonique libre. . . .	indéterm.	— magnésium . . . . }		
Sulfure de calcium.	0 0156	Sel de potasse. . . . . . . }		
Sulfate de chaux . . . . . . }	0 0200	Acide silicique, alumine . . . }		0 0500
— soude. . . . . . . }		Fer, matière organique. . . . }		
Bicarbonate de chaux . . . . }	0 2400			
— magnésie. . . . }				0 3276

On voit que Pierrefonds, sauf sa température (12°), a beaucoup d'analogie avec les Eaux-Bonnes ; elle renferme de même du sulfure calcique, de l'hydrogène sulfuré, du sulfate de chaux, avec une petite proportion de salins, alcalins et silicates. Nous croyons que M. Sales-Girons est dans le vrai au sujet de leur utilité dans les maladies de poitrine. Il a de plus installé une salle d'inhalation non plus de simples vapeurs aqueuses qui généralement n'entraînent avec elles que fort peu des éléments minéralisateurs de la source, mais de l'eau minérale elle-même, répandue dans l'atmosphère sous forme de poussière à l'aide d'un appareil qui la pulvérise. Les malades aspirent ainsi en ouvrant la bouche une poussière très fine et très divisée d'eau minérale ; ce mode d'inhalation conviendra surtout dans les cas où une irritabilité morbide des organes exige une basse température.

ACQUI (PIÉMONT).

La ville d'Acqui, située dans un pays de montagnes, à 5 lieues d'A-
lexandrie et 10 de Gênes, possède plusieurs sources sulfureuses, froides
et thermales. La plus chaude, la *Bollente*, marque 70° et débite 6 millions
de litres par jour. Nous n'en avons pas d'analyse récente : celle que M. Gra-
netti (*Terme d'Acqui*, 1853) et après lui M. Durand-Fardel (*Traité thér.
des eaux min.*, 1857) produisent sous le nom de Cantù, est du P. Otta-
vio Ferraris et se trouve déjà dans l'*Idrologia minerale* de Bertini (2e éd.
1843). Sur 10,000 grains, source la *Bollente* :

Acide sulfhydrique. . .	00	0002	44	Chlorure de calcium . .	00	0024	04
Sulfure de calcium. . .	00	0012	48	— sodium . .	00	0155	00
Sulfate de chaux. . . .	00	0008	00	— magnésium.	00	0020	21
— soude . . .	00	0033	75	Acide silicique.	00	0004	50
— magnésie. .	00	0008	00	Fer comb. à mat. organ.	00	0004	25
Iode		traces		Matière organique . . .	00	0007	00
				Eau.	09	9691	47
					10	0000	00

Mojon, d'après M. Herpin, donne 0,3029 pour l'hydrogène sulfuré et le
sulfure calcique sur un total de 2,0370. Les eaux sulfureuses d'Acqui sont
moins célèbres que les boues minérales, qu'on emploie à 2 kilomètres
de là, dans un autre établissement sur les rives de la Bormida. Celles-ci
paraissent être sulfureuses, iodurées et salines ; elles se composent d'une
sorte d'humus où l'on trouve de la soude, de la chaux, de la potasse et
de la magnésie à l'état de chlorure ou de sulfate, de la silice, de l'alumine et du fer, enfin du soufre, une matière bitumineuse, de l'iode et
des traces de brome. Elles sont réputées efficaces contre les affections
scrofuleuses, les maladies de la peau, les accidents mercuriels, les névralgies, les paralysies, le rhumatisme et la goutte chronique. On prend
des *bains de fange*, accompagnés de massage, et suivis d'un bain d'eau
minérale sulfureuse. La saison dure 3 semaines, à raison de 2 opérations
par jour.

ST-GERVAIS (SAVOIE).

St-Gervais est situé en Savoie, à 2 lieues de Sallanches, 11 de Genève,
à l'entrée de la célèbre vallée de Chamouny, à 856 mètres (2,568 pieds

d'après Raymond, ou seulement 1,830 selon Chaix) au-dessus du niveau de la mer. Les sources ont été découvertes vers 1806, par M. Gouthard, notaire à St-Gervais ; elles sont au nombre de 4, dont 3 sulfureuses salines, et 1 ferrugineuse saline non thermale.

Analyse par M. Grange, 1850. (Payen, *Eaux de St-Gervais*, 1854.)

	Sources pour LA BOISSON. 39°.		Source DU MILIEU. 42°.		Source DU TORRENT. 39°.	
Hydrogène sulfuré libre	0	00081	0	00159	0	00316
Acide carbonique libre.	indéterm.		indéterm.		indéterm.	
Sulfure de chaux	0	00420	0	00801	0	02385
Sulfate de chaux	0	84208	0	86000	0	85600
— soude	2	03492	2	00094	2	02162
— potasse.	0	06591	0	06218		»
Carbonate de chaux.	0	40466	0	23000	0	21150
— soude.		»		»	0	08568
Chlorure de sodium	1	60337	1	66274	1	79456
— magnésium	0	11625	0	12267	0	12490
Silice.	0	04250	0	04600	0	03700
Alumine	0	00400	0	00400	0	00700
	5	14488	4	99153	5	04627

Les sources de St-Gervais, dit M. Durand Fardel, « fournissent un exemple de plus de la difficulté de classer les eaux où plusieurs principes, viennent simultanément à dominer; » et il les range parmi les sulfatées sodiques, non sans avouer que la présence du chlorure de sodium, en quantité égale, vient quelque peu infirmer cette décision. Pour nous, tout en reconnaissant la valeur des éléments salins qui s'y trouvent, nous dirons, d'une part, que la proportion notable de sulfure de calcium et d'hydrogène sulfuré qu'elle contiennent et la propriété qu'elles ont de *déposer beaucoup de soufre* et de glairine, nous paraissent leur imprimer une caractéristique particulière ; et, d'autre part, que la clinique leur assigne des vertus qui les rattachent aux eaux sulfureuses.

Ces eaux s'administrent en bains, douches, boisson et vapeur. On les recommande dans les maladies cutanées, surtout dartreuses, les dartres squammeuses, la couperose et l'acné, les rhumatalgies viscérales, les engorgements abdominaux, les névroses de l'appareil digestif, les vers intestinaux, et les affections catarrhales des voies respiratoires ; et sans l'humidité dont les malades ont souvent à souffrir à St-Gervais, nous croyons que leur réputation en ce genre serait plus considérable.

AUZON (GARD).

AUZON se trouve près du chemin de fer d'Alais à Bességes, à peu de distance de Cauvalat ; ses sources minérales sont oubliées par la plupart des hydrologues (Alibert, Pâtissier, Granville, C. James) ; on en distingue deux.

Analyse par O. Henry. (*Annuaire des Eaux.*)

Source Delbos :	supér.	infér.	Source Delbos :	supér.	infér.
	gr.	gr.		gr.	gr.
Hydrogène sulfuré	0 025	0 020	Bicarbon. de chaux et mag.	0 550	0 525
Azote, acide carbonique. .	indét.	indét.	Chlorure alcalin	0 040	0 050
Sulfure de calcium	0 159	0 110	Hyposulfite, silice, alumine		
— sodium et magnés.	peu, non évalués		Fer, phosphate.	0 054	0 050
Sulfate de chaux	1 585	0 800	Matière organique, perte .		
— soude et magnésie .	0 550	0 440		2 701	1 995

On recommande ces eaux dans le catarrhe pulmonaire chronique, certaines phthisies du 1er et 2e degré, les maladies de la peau, la cachexie syphilitique, la carie, les scrofules, le rhumatisme chronique, les entorses, etc.

MONTMIRAIL (VAUCLUSE).

MONTMIRAIL est situé à une lieue de Vacqueiras et non loin de Carpentras, à 14 kilomètres du chemin de fer de Lyon à Marseille. La source (*Gigondas*) est froide (16º), limpide, d'une odeur d'œufs couvis, d'une saveur nauséabonde et salée. Après plusieurs mois, elle a présenté au sulfhydromètre 17º 4.

Analyse par O. Henry. (*Bulletin de l'Académie de Médecine*, 1856.)

	gr.		gr.
Acide sulfhydrique libre . . .	0 0067	Bicarbonate de chaux et magn.	0 440
Sulfure de calcium.	0 040	Iodure.	indic. lég.
— sodium et magnésium.	0 007	Matière organique de l'humus .	très notab
Sulfate de chaux.	1 670	Phosphate, silice, alumine. . .	
— soude et magnésie.	0 523	Fer, sulfuré sans doute	
Chlorure de magnésium . . .	0 504	Principe arsenical.	0 150
— sodium et calcium.	0 096	Sel de potasse et ammoniaque .	
			5 250

La saison dure du 1er juin au 15 septembre. — Les eaux s'emploient en boisson, bains, douches, étuves, lotions et injections. On les conseille dans les affections psoriques et dartreuses, les ulcères atoniques, les fièvres intermittentes avec engorgements abdominaux, le catarrhe pulmonaire chronique, l'asthme pituiteux, le rhumatisme chronique, la leucorrhée, les dérangements de la menstruation.

Il y a une deuxième source, nommée *source Verte*, qui a beaucoup d'analogie avec l'eau de Seidlitz, de Pullna et de Seidchütz.

LA CAILLE (SAVOIE).

L'établissement de LA CAILLE est situé en Savoie, dans la vallée des Usses, à égale distance de Genève et d'Annecy, dans une contrée pittoresque. Il est alimenté par deux sources d'une température de 30°, fournissant par minute plus de 100 litres d'eau.

Analyse par Pyrame Morin, 1841. (*Journal de Pharmacie*, 1853, t. xxiii.)

	gr.		gr.
Hydrogène sulfuré.	0 007	Bicarbonate de chaux	0 104
Acide carbonique.	0 016	— potasse.	0 003
Azote	0 032	— soude	0 063
		— magnésie. . . .	0 013
	gr.	Silicate d'alumine	0 005
Sulfure de calcium	0 005	— magnésie . :	0 021
Sulfate de chaux	0 012	Glairine abondante, au point que	
— magnésie	0 051	les malades peuvent en pê-	
— alumine	0 004	cher dans leur bain	non dosée
Chlorure de sodium	0 005		
			0 293

BILAZAY (DEUX-SÈVRES).

Bourg à 12 kilomètres de Thouars, 40 de Bressuire, 60 de Poitiers. L'eau minérale, température 18°, s'écoule dans trois bassins superposés, où elle se décompose (comme à Louëche, Brides), de façon que, dans l'inférieur, elle présente des sulfures alcalins qui n'existent pas d'abord. Elle nous a paru former une transition de l'ordre des sulfurées calciques à celui des sodiques.

Eau du troisième bassin. — Analyse par M. O. Henry. (*Annuaire.*)

Acide sulfhydrique	sensible	Bicarbonate de chaux	0 450 (gr.)
— carbonique	indéter.	— soude	0 207
	gr.	— magnésie	0 024
Sulfure de calcium	0 039	Silice et alumine	0 126
— sodium	0 063	Chlorure de sodium	0 167
— fer	indéter.	— magnésium	traces
Sulfate de chaux	0 050	Matière organique	0 200
— et phosphate sodique. .	traces.		1 300

Il n'y a pas d'établissement; l'eau est transportée à l'hospice d'Oyron, distant de 3 kil., où elle s'administre en bains et en douches.

DEUXIÈME GROUPE. — EAUX SULFURÉES SODIQUES.

Les eaux sulfurées sodiques sont caractérisées par la présence du sulfure de sodium; en général, elles ne laissent pas dégager d'hydrogène sulfuré ou du moins toujours en moindre proportion que les sources sulfurées calciques? Elles sont pour la plupart d'une température élevée, toujours plus haute que celles du premier groupe (sulfurées calciques); elles contiennent presque toutes des silicates alcalins, et sont pauvres en sels solubles de chaux et de magnésie; au reste, elles sont toutes faiblement minéralisées : aucune ne va à plus de 1 gramme de principes fixes par litre. Elles tiennent généralement en dissolution des proportions notables d'une substance gélatineuse et azotée qu'on nomme *glairine, barégine.*

BARÉGES (HAUTES-PYRÉNÉES).

BARÉGES (en celtique, *lieu caché*) est situé dans une gorge sauvage des Pyrénées (altitude 1,270 m.), sur la rive gauche d'un torrent (*le Bastan*), à 7 kilomètres de Luz, 24 de Bagnères-de-Bigorre, 40 de Tarbes (à peu de distance de Capvern, de Cauterets et de St-Sauveur), et à environ 900 kilomètres de Paris. M. Gasc a dit que Baréges était la *Sibérie de la France ;* la saison des eaux est moins longue qu'aux autres stations thermales, à cause des rigueurs du climat. La réputation de Baréges date du voyage qu'y fit madame de Maintenon avec le duc du Maine, en 1675. — L'établissement laisse beaucoup à désirer, il n'est pas en rapport avec la réputation de Baréges. C'est dans ces eaux que Longchamp a pour la première fois signalé la substance azotée qu'il nomma pour cette raison *barégine*. Les eaux de Baréges sont un type des eaux sulfurées sodiques : elles sont limpides ; leur saveur franchement hépatique laisse un arrière-goût fade et nauséabond. Elles sont plus fixes ou moins altérables que les autres eaux sulfureuses des Pyrénées : l'hydrogène sulfuré ne s'en dégage que lentement ; elles ne déposent pas cette couche de lait de soufre qui produit le phénomène du *blanchîment*. Il ne s'y trouve pas autant de principes sulfureux à absorber par la respiration, et les bains sont ainsi plus constants dans leur durée ; de là l'efficacité des piscines : M. Filhol l'attribue au peu de silicate qu'elle renferme.

L'eau minérale s'emploie en boisson, lotions, injections, bains et douches. Nous avons dit que l'établissement laisse beaucoup à désirer : on n'y compte que 16 cabinets de bains ; il n'y a que 2 douches ; il existe trois piscines, la piscine *militaire*, la piscine *civile* et la piscine *des pauvres* ; les deux premières sont alimentées surtout par l'*eau qui vient de servir aux bains de baignoires* (la piscine militaire reçoit de plus l'eau de la grosse douche) ; la dernière sert de déversoir aux deux autres, de façon que l'eau en est *à sa troisième édition*. (C. James.) Chaque piscine peut contenir tout au plus 12 à 15 personnes.

Voici un tableau qui présente la température des 8 sources, leur richesse en sulfure sodique, et la quantité de ce sel que contient un bain de 300 litres.

	Températ.	Sulfure de sodium pour 1 litre.	Sulfure de sodium dans un bain de 300 litres.
Le Tambour	45° c.	0 040	9 012
L'Entrée	41	0 057	8 592
Polard	58	0 025	7 140
Bain-Neuf.	57	0 054	7 250
Le Fond	36	0 024	7 440
Dassier	55	0 023	7 020
Genecy.	52	0 022	
La Chapelle.	51	0 020	6 090
Barzun	51	0 052	

« On ne saurait admettre aujourd'hui la soude, la potasse, la chaux et la magnésie à l'état caustique comme l'a supposé M. Longchamp ; *ces analyses auraient donc besoin d'être reprises.* » (*Annuaire des eaux.*)

Nous donnerons l'analyse de la source de *Barzun* faite en partie sur les lieux par MM. Boullay et O. Henry.

	gr.			
Sulfure de sodium	0 0330	Carbonate de soude	sensible
Sulfate de soude et de chaux.	0 0640	Silicate de soude et de chaux .	0 1060
Chlorure de sodium.	0 1170	Oxyde de fer, iodure alcalin. .	0 0300
— potassium et magnés.	traces	Glairine.	indéter.
			0 3500

Les eaux de Baréges sont excitantes et toniques; elles conviennent surtout aux tempéraments lymphatiques et scrofuleux; il faut s'en abstenir dans les cas de pléthore ou de congestion. Elles déterminent facilement la fièvre thermale, administrées à une haute température. — Elles ont une spécialité d'action dans les vieilles blessures, les ulcères, les plaies d'armes à feu, les suppurations entretenues par des corps étrangers, la carie ou l'exfoliation des os, les entorses anciennes, les raideurs articulaires, les engorgements consécutifs aux fractures et aux laxations, les paraplégies essentielles, les rhumatismes chroniques et les dermatoses.— La durée moyenne d'une cure est de 5 à 6 semaines. — Nous devons mettre en relief la remarque suivante : « Mais les affections pulmonaires catarrhales ou tuberculeuses, l'asthme... et la nombreuse classe des névroses ne s'amendent point ou plutôt elles s'aggravent par l'usage de ces eaux. » (C. James.)

Les eaux de Baréges sont héroïques comme médication externe et pour des lésions en général chirurgicales.

BAGNÈRES-DE-LUCHON (HAUTE-GARONNE).

La ville de LUCHON est située dans une belle vallée des Pyrénées (altitude 313 m.), à 8 kil. de la frontière d'Espagne, 12 de St-Béat, et 32 de St-Gaudens (de Paris à Limoges et à Toulouse, 691 kilomètres; de Toulouse à Luchon par Muret et St-Gaudens, 36 kilom.).

Luchon possède un grand nombre de sources (environ 30), dont la température varie de 34 à 68°. — L'eau minérale au griffon est claire et limpide, d'une saveur franchement hépatique, et exhalant une odeur prononcée d'œufs couvis; elle noircit rapidement les pièces d'argent qu'on y plonge. Ce sont les eaux sulfureuses les plus altérables de la chaîne pyrénéenne : la plupart présentent le phénomène *du blanchîment*, c'est à dire qu'à l'air elles prennent assez rapidement une teinte lactescente:

M. Filhol l'attribue à l'action de la silice qui s'y trouve en excès, d'où résulte un dégagement d'hydrogène sulfuré qui lui-même se décompose et précipite du soufre en nature; c'est ce soufre, à l'état naissant, qui, mêlé à un peu de silice, donne à l'eau une apparence laiteuse. Malgré les précautions prises pour la protéger, de la source à l'établissement, l'eau minérale perd dans son trajet une notable proportion de sulfure de sodium : elle devient riche en polysulfure, en sulfite et en hyposulfite, c'est à dire en sels dont on rencontrait à peine des traces au griffon. (C. James.) Voici, d'après M. Filhol, la quantité de sulfure de sodium et d'hyposulfite de soude que renferme un bain de 300 litres.

	Tempé-rature.	Sulfure de sodium pour 1 litre.	DANS UN BAIN DE 300 LITRES quantité de	
			Sulfure de sodium	hyposulf. de soude
Reine	57° c.	0 050	5 875	1 061
Bayen	68	0 077	»	»
Azemar	54	0 048	»	»
Richard supérieur. .	51	0 059	6 896	1 440
Grotte supérieure . .	56	0 031	»	»
Blanche	47	0 033	variable	2 160
Ferras supérieur n° 2	54	0 005	2 550	2 400
Bordeu n° 1	55	0 069	7 179	3 561
Pré n° 1	61	0 072	»	»
Grotte inférieure . .	56	0 058	9 258	1 620
Richard inférieur . .			9 741	1 080
Bosquet			7 650	3 140
Etigny			3 876	5 015

Les eaux de Luchon sont éminemment actives. On les emploie en demi-bains, bains, douches, étuves, lotions et injections. On les prend en boisson à la dose de 2 à 3 ou 4 verres, pures ou coupées avec du lait. L'établissement thermal comprend huit pavillons où se trouvent les cabinets de bains, les douches, les bains de vapeur et les piscines; ces dernières sont, comme à Baréges, alimentées par l'eau des douches.

Analyse de la source *la Reine* par M. Filhol. (*Annuaire des eaux.*)

Acide sulfhydrique libre . . .	traces	Sulfure de fer.	0 0028
Sulfure de sodium	0 0550	— manganèse	0 0055
Hyposulfite de soude.	traces	— cuivre	traces
Sulfate de soude	0 0222	Acide silicique.	traces
— potasse.	0 0087	Silicate de soude.	traces
— chaux	0 0325	— chaux.	0 0118
Chlorure de sodium	0 0674	— magnésie	0 0085
Alumine, phosphate	traces	— alumine.	0 0274
Carbonate et iodure sodiques .	traces		0 2671

Les eaux de Luchon s'emploient avec succès contre les maladies de la peau, comme l'eczéma chronique, le lichen, l'impétigo, les dartres sèches et humides, les syphilides. — Elles sont efficaces dans le rhumatisme chronique, les ulcères, les engorgements glanduleux, les raideurs articulaires, la carie, les cachexies suite d'intoxication saturnine ou d'excès soit vénériens soit alcooliques.

CAUTERETS (HAUTES-PYRÉNÉES).

Cauterets est situé dans la jolie vallée de Lavedant (altitude 992 m.), à 7 lieues de Baréges (de Paris à Bordeaux, Pau, Luz, Pierrefitte et Cauterets, 899 kilom.). La saison des eaux s'étend du mois de juin au mois d'octobre ; mais c'est surtout en juillet et août que le temps est le plus favorable.

Cauterets possède 12 sources minérales qu'on distingue en deux groupes : 1° de l'est, 2° du midi. Leur température varie de 30 à 59°, et leur sulfuration de 0,015 à 0,38. Leurs caractères physiques et chimiques varient aussi : elles sont assez riches en silice et en glairine, et s'altèrent rapidement ; cependant elles dégagent peu d'hydrogène sulfuré ; leur altération principale consiste dans la transformation du sulfure en sulfite et en hyposulfite. De cette grande diversité dans leur composition, provient une notable différence dans leur action, qu'on a utilisée en médecine. Ces sources ont l'inconvénient d'être disséminées dans les environs de Cauterets, et quelques-unes à une assez grande distance. On y a construit des établissements distincts. Voici un tableau qui permettra de voir d'un coup d'œil leur nom, leur température et leur sulfuration :

		Tempér.	Sulfuration			Tempér.	Sulfuration
1° SOURCES DE L'EST.	César	48°c.	0 0305	2° SOURCES DU MIDI.	La Raillère	59°c.	0 0191
	Les Espagnols	48	0 0334		Petit-St-Sauveur	32	0 0099
	Pauce-Vieux	45	0 0305		Le Pré	47	0 0159
	Pauce-Nouveau	46	0 0247		Malsourat	30	0 0162
	Bruzand	40	0 0385		Les Œufs	59	0 0191
	Rieumizet	30			Le Bois	45	0 0161

On administre les eaux de Cauterets en boisson, bains, douches, étuves, lotions et injections. Voici quelques détails : les sources de César (qui fournit aujourd'hui 145 mètres cubes d'eau par 24 heures) et des Espagnols alimentent les thermes de la ville, où se trouvent la buvette,

les bains et les douches; ce sont les eaux les plus excitantes de Cauterets. En bains, on les emploie contre les rhumatismes chroniques, les
dartres et les scrofules; en boisson, contre le catarrhe chronique et certaines formes de l'asthme. — Les deux Pauces, qui sont reçus chacun
dans un établissement distinct, sont recommandés dans les mêmes cas
que les deux sources précédentes; seulement leur action est plus douce.
— Bruzand qui, dans son trajet de 180 m., perd une grande partie de
sa sulfuration et de son activité, s'emploie en bains et en douches ascendantes; on l'administre dans les cas où les autres sources seraient trop
excitantes. — Rieumizet est aussi un succédané du même ordre.

La Raillère est la source la plus renommée de Cauterets; elle est à 20
minutes de la ville. L'eau est abondante, limpide, onctueuse au toucher,
d'une saveur douceâtre; l'établissement qu'elle alimente présente des
bains, une buvette dont la réputation est européenne, une douche descendante et une ascendante. On la prescrit, comme les Eaux-Bonnes,
dans les affections catarrhales des voies respiratoires et les tubercules;
on la dit moins excitante que les Eaux-Bonnes; l'on la donne en boisson, bains et douches. Citons ici un fait de médecine vétérinaire important à connaître. Les chevaux atteints de bronchite chronique avec
diarrhée, amaigrissement et spermatorrhée, boivent avidement les
eaux de La Raillère, et en moins de trois semaines la toux s'en va, les
digestions se rétablissent, les pertes disparaissent, les forces reviennent
avec l'embonpoint. — Nous aurions voulu donner l'analyse de La Raillère; mais celle de Longchamp étant aujourd'hui inadmissible, puisqu'il
fait figurer la soude, la chaux et la potasse *à l'état caustique*, nous
sommes réduits à citer la seule analyse complète qui existe pour Cauterets d'après l'*Annuaire*.

Source *Larramiau* n° 1, analyse par M. Latour de Trie. — Température 45° c.

	gr.			gr.
Azote	petite quantité	Carbonate de soude	0	0105
Sulfure de sodium	0 0172	— potasse		traces
Sulfate de soude.	0 0400	Bicarbonate de chaux.	0	0050
— chaux.	0 0050	— magnésie.	0	0040
Chlorure de sodium	0 0506	— strontiane (évalué).	0	0050
— magnésium . . .	0 0100	— fer.	0	0010
— calcium	0 0105	Oxyde de fer	0	0022
Iodure de sodium (évalué) . .	0 0040	Silicate de chaux et d'alumine	0	0525
Bromure de sodium	traces	Glairine, et perte.	0	0445
			0	2400

Le *Petit-St-Sauveur* s'emploie surtout en bains et en douches ;
c'est une eau adoucissante, utile dans quelques leucorrhées et les affections nerveuses avec éréthisme. — *Le Pré* est utilisé contre le rhumatisme. — *Mahourat* s'emploie dans les affections chroniques de l'estomac (gastralgies, gastro-entéralgies). — *Le Bois*, à 3 kilomètres de Cauterets, est reçu dans un établissement distinct, avec cabinets de bains
et deux piscines munies de douches. — Ces eaux conviennent dans les
rhumatismes nerveux.

ST-SAUVEUR (HAUTES-PYRÉNÉES).

ST-SAUVEUR est situé dans la belle vallée de Luz, sur le bord du Gave
de Gavarnie (altitude, 770 mètres), à 1 kilomètre de Luz et 4 de Baréges. On y arrive par une route hardiment taillée dans le roc, que
M. d'Etigny fit commencer en 1732. — L'établissement thermal, un des
plus jolis des Pyrénées, contient seize cabinets de bains, une buvette
et deux douches ; il est alimenté par une source unique dont l'eau est
claire et limpide, onctueuse au toucher et au goût à cause de la grande
quantité de glairine qui s'y trouve en suspension. Sa température, au
griffon, est de 34° 5, et sa sulfuration, d'après M. Gintrac, est à la douche et à la buvette, 0,0241, et au bain n° 14, de 0,0229. On l'emploie
en boisson, bains, douches , injections. Une deuxième source, *source
Hontalade*, jaillit à 50 ou 60 m. au-dessus du village ; on la préconise
comme hyposthénisante, notamment dans la phthisie. (Peyramole,
Eaux minérales de St-Sauveur, 1854.) — Ces sources n'étaient pas
connues anciennement : on raconte qu'un évêque de Tarbes, exilé à
Luz, s'étant bien trouvé de ces eaux, y fit graver l'inscription : *Vos
haurietis aquas de fontibus* SALVATORIS ; de là, dit-on, serait venu le
nom de *St-Sauveur*.

Source *Hontalade*, analyse par M. Bérard, de Montpellier. (*Annuaire*.) — Température 22°.

	gr.			gr.
Acide sulfhyd., comb. avec la soude	0 5000	Carbonate de chaux	0 0063
Azote.	0 7000	— magnésie	0 0045
		Acide silicique.	0 0145
Sulfure de sodium	0 0516	Iodure (Pailhasson).	traces
Sulfate de magnésie	0 0040	Barégine	0 0260
Chlorure de sodium.	0 0760		0 1029

Les eaux de St-Sauveur conviennent aux tempéraments nerveux et aux personnes irritables. On les conseille dans les névroses, la céphalée, la migraine, les affections spasmodiques, hystériques, etc. Elles ont une grande réputation dans les affections chroniques de la matrice, les engorgements utérins, les flueurs blanches, etc. : la plupart des malades, dit M. Fabas, laissent leur pessaire à St-Sauveur. On les donne en bains et en injections. — Elles réussissent aussi dans les maladies du tube digestif, et surtout, d'après M. Hédouin, dans les dyspepsies. On les donne aussi avec avantage dans les affections catarrhales de la vessie : elles modifient la vitalité de cet organe dont elles ramènent la sécrétion à ses conditions normales. — Les bains (tièdes) de St-Sauveur sont sédatifs et calmants. M. Filhol a calculé qu'un bain de 300 litres renferme :

Sulfure de sodium.	6 gr.	30
Chlorure de sodium	30	57
Carbonates ou silicates alcalins	18	30

Il faut attribuer les propriétés tempérantes de ces eaux surtout à leur faible température, ainsi qu'aux sels alcalins, à l'azote et à la glairine qu'on y trouve en abondance. — La saison des eaux dure de mai à septembre.

EAUX-CHAUDES (BASSES-PYRÉNÉES).

Les *Eaux-Chaudes* sont situées dans la vallée d'Ossau (Basses-Pyrénées), sur la rive droite du Gave, à 4 kilomètres de Laruns et 8 des Eaux-Bonnes. L'établissement thermal est alimenté par trois sources (*le Clot, l'Esquirette, le Rey*), qu'on utilise en boisson, bains et douches. Il y en a trois autres (*Baudot, l'Aressecq* et *Mainvielle*), qui n'ont pas reçu d'aménagement spécial. Voici un tableau de leur température et de leur sulfuration d'après Longchamp :

Sources.	Températ.	Sulfuration	Sources.	Températ.	Sulfuration
Le Clot	55° 25	0 0063	Baudot	27° 25	0 0086
L'Esquirette	54	0 0090	L'Aressecq	25 10	0 0090
Le Rey	55 60	0 0063	Mainvielle	11 10	0 0007

On voit que ces sources, malgré leur nom (Eaux-Chaudes), n'offrent qu'une température moyenne, moins élevée que la plupart de celles des

420   EAUX SULFURÉES.

Pyrénées. Elles contiennent beaucoup de glairine, sont peu minéralisées et faiblement sulfureuses. L'eau est limpide, d'une saveur fade, d'une odeur d'œufs couvis. Ces sources ont de l'analogie avec les eaux de St-Sauveur et de Cauterets.

Analyse de la source *Baudot* par M. Filhol, 1852. (*Annuaire des eaux.*)

	gr.			gr.
Sulfure de sodium.	0 0087	Carbonate de soude	0	0350
Sulfate de soude.	0 0420	Silicate de chaux.	0	0050
— chaux.	0 1050	— magnésie et alumine		traces
Chlorure de sodium	0 1150	Glairine et iode		traces
				0 5087

On recommande ces eaux dans certains rhumatismes musculaires, dans quelques névroses et névralgies. — On les dit spécifiques pour régulariser la menstruation dans la dysménorrhée, la chlorose. — On vante la source *Baudot* dans les maladies des voies respiratoires, à l'instar des Eaux-Bonnes.

LABASSÈRE (HAUTES-PYRÉNÉES).

LABASSÈRE est situé dans la vallée de Trébons, à 8 kilomètres de Bagnères-de-Bigorre. La source a été découverte en 1800 par l'abbé Pédefer. Elle est froide (13º c.), d'une odeur hépatique, d'une saveur douceâtre, peu désagréable. Son peu d'altérabilité (ce qui est étonnant, vu la quantité de matière organique qu'elle renferme) la rend précieuse pour l'exportation. M. Filhol a trouvé au griffon que son degré sulfhydrométrique était 0,150, et, après deux mois et demi d'embouteillage, 0,147.

Analyse par M. Filhol. (Cazalas, *Eaux minér. sulf. de Labassère*, 1851.)

	gr.			gr.
Sulfure de sodium.	0 0464	Carbonate de soude	0	0252
Sulfate de soude.	traces	Silicate de chaux.	0	0452
— potasse et chaux. .		— alumine.	0	0007
Chlorure de sodium	0 2058	— magnésie	0	0090
— potassium	0 0056	Alumine.	0	0018
Sulfure de fer, cuivre et mang.	traces	Matière organique	0	1358
Iode	traces			0 4815

Une analyse faite par M. Poggiale a confirmé celle-ci, en donnant pour sulfuration 0,0400 et pour total 0,496.

On boit rarement l'eau de Labassère à la source même, où il n'y a pas d'établissement. On s'en sert à Bagnères-de-Bigorre pour alimenter la *buvette de Théas*, qu'on recommande d'une manière spéciale dans le catarrhe chronique des bronches, les toux convulsives, la laryngite chronique, les congestions passives du poumon, la phthisie commençante et, selon M. Cazalas, dans la pellagre.

LE VERNET (PYRÉNÉES-ORIENTALES).

Le village du VERNET est situé au pied du mont Canigou, à 4 kil. de Villefranche, 8 de Prades et 32 de Perpignan (de Paris à Perpignan, 968 kil.; de Perpignan à Prades, 32 kil.). Ce qui distingue Le Vernet, c'est l'installation d'un séjour et d'un traitement d'hiver ; on a réussi à maintenir les chambres à une température de 15 à 18°, en les chauffant avec des conduits que parcourt l'eau thermale.

Il existe au Vernet trois établissements de bains : 1° *l'établissement des Commandants* contient 26 baignoires, 24 douches et un vaporarium ; il est alimenté par trois sources : la *source des Anciens-Thermes* offre 58° c. et contient 0 gr. 026 de sulfure de sodium ; la *source Elisa* a 33° et 0,0105 de sulfure ; la *source de la Comtesse* est froide (8° seulement) et digestive. — 2° L'*établissement Mercader* est alimenté par cinq sources, dont la température varie de 33 à 42° ; la principale renferme 0 gr. 0155 de sulfure sodique. — 3° Enfin, le *Petit-St-Sauveur*.

Source *Mercader*, dite du Torrent, analyse par M. Bouis. (*Annuaire.*) —Température 57°.

	gr.		gr.
Sulfure de sodium.	0 041315	Chlorure de sodium	0 015124
Sulfate de soude.	0 018555	Acide silicique.	0 049000
— chaux.	0 005000	Alumine, oxyde de fer . . .	0 010000
Carbon. de chaux et magnés.		Glairine.	0 014000
— soude.	0 104984		0 267117
— potasse	0 009541		

Les eaux du Vernet sont préconisées contre les dartres, la gale, les paralysies, les pseudo-ankyloses, les ulcères ; on les emploie beaucoup en inhalations dans les maladies de l'appareil respiratoire.

AMÉLIE-LES-BAINS (PYRÉNÉES-ORIENTALES).

Amélie-les-Bains (qu'Anglada nomme *bains près d'Arles*) est un village situé sur la rive droite du Tech, à 3 kilomètres d'Arles et 32 de Perpignan.

Anglada mentionne 14 sources. — La plus abondante, la source du *Grand-Escaldadou* qui fournit 551,000 litres par 24 heures, alimente l'*hôpital militaire* que l'État a récemment fait élever à Amélie, d'après les conseils du savant professeur de Montpellier. Il renferme vingt cabinets de bains, de nombreuses douches, trois piscines dont une de natation, des étuves et des bains russes. Voici l'analyse d'après Anglada :

	gr.			gr.	
Sulfure de sodium	0 0396	Carbonate de soude	0 0750	
Sulfate de soude	0 0421	— potasse	0 0026	alcalins
— chaux	0 0007	— magnésie	0 0002	0 1688
Chlorure de sodium	0 0418	— chaux	0 0008	
Glairine	0 0109	Silice	0 0902	
			0 5039	

Les autres sources sont aménagées dans les deux établissements *Pujade* et *Hermabessière*. On les administre en bains, douches, piscines et étuves, contre les rhumatismes, les ulcères, les affections dartreuses, scrofuleuses, etc. Voici, d'après MM. François et Juge, un tableau de la température et de la sulfuration des principales sources :

	Températ.	Sulfuration.
Grand-Escaldadou, au griffon	61° c.	0 020
Source Arago, aux bains Pujade, au griffon	60	0 016
Source des bains Hermabessière, au griffon	61	0 016
Petit-Escaldadou, au griffon	64	0 021
Source Amélie, au griffon	37	0 008
Source Maujolet, à la buvette, au griffon	45	0 015
Source du Gourg.-Nègre, à la buvette	44	0 012
Piscine de natation	40	

On attribue aux eaux d'Amélie-les-Bains une spécialité d'action dans les maladies de poitrine ; elles offrent, comme Le Vernet, l'avantage que présente l'installation d'un traitement d'hiver. On fait respirer au malade, dans cet établissement, le gaz sulfureux venant directement des sources, et les eaux entretiennent dans l'établissement une température douce et constante.

OLETTE (PYRÉNÉES-ORIENTALES).

Les sources d'OLETTE (qu'Anglada nomme sources de Thuès) sont situées sur les bords de la Têt (altitude 700 m.), entre Prades et Mont-louis, sur la route de France en Espagne. (Pont sur la Têt débouchant sur les sources, 690 m. selon l'ingénieur Tastu.) — M. Bouis mentionne 31 sources, dont 28 sont sulfureuses, qu'il divise en trois groupes.

		Température.	Degrés au sulfhydromètre.
Saint-André.	St-André	75° c.	150?
	St-Louis	48	54
	De la Prairie.	42	50
De l'Exalada.	De l'Exalada (3 jets)	56 à 62	90
	Anglada.	65	115
	Carrère.	65	106
De la Cascade.	De la Cascade	78	160
	St-Etienne	60	88
	De *las Aigues-Calentes* . . .	55	65

D'après un jaugeage fait avec soin en 1851, le total du produit des sources s'élève à 1,772,640 litres par jour ; c'est, comme on l'a dit, une véritable *rivière d'eau minérale*. (*Rapport* à l'Académie de médecine.)

Analyse de la source St-André par M. Bouis. (Annuaire.)

	gr.		gr.
Sulfure de sodium	0 02820	Carbonate de soude.	0 04785
Sulfate de soude	0 06500	Potasse, silicate ou carbonate?	0 00821
Chlorure de sodium.	0 03160	Soude id.	0 03542
Magnésie, fer, alumine, iode	0 03000	Chaux id.	0 00813
Glairine	0 03400	Acide silicique	0 14300
			0 43450

Il n'y a pas d'établissement thermal ; celui qu'Anglada réclamait en 1833 n'existe pas encore. Notons que M. Puig a publié des observations de guérison de rhumatisme chronique, de sciatique, de névropathie, d'affections dartreuses, de bronchite chronique, d'entorses, de laryngite chronique, etc.

LA PRESTE (PYRÉNÉES-ORIENTALES).

L'établissement de LA PRESTE est à 2 lieues de Prats-de-Mollo, 5 d'Arles

et 14 de Perpignan; il y a quatre sources; une seule alimente l'établissement, c'est la *source d'Apollon*, température 44°, sulfuration 0,0157,
d'après M. Roux; débit 308,448 litres par jour.

Analyse de la source d'*Apollon* par M. Anglada. (*Annuaire.*)

	gr.			gr.
Sulfure de sodium	0 0127	Carbonate de soude		0 0597
Sulfate de soude.	0 0206	— potasse		traces
— chaux.	0 0007	— chaux et magnésie .		0 0011
Chlorure de sodium	0 0014	Acide silicique.		0 0421
Barégine ou glairine	0 0105	Perte.		0 0051
				0 1357

On emploie cette eau dans les dermatoses, les rhumatismes, les pseudo-
ankyloses, le catarrhe pulmonaire, la phthisie commençante. Ses qualités alcalines et silicatées expliquent son efficacité dans certaines maladies des reins et de la vessie, comme la colique néphrétique, la gravelle, etc.

MOLITG (PYRÉNÉES-ORIENTALES).

MOLITG est situé sur le Têt, à 9 kil. du Vernet, 12 de Prades, 16 de
Villefranche et 28 de Perpignan. — On compte neuf sources qui alimentent deux établissements : les *bains de Llupia*, garnis de 10 baignoires
et 2 buvettes, et les *bains Massia*, pourvus de 8 baignoires et 1 douche.
Les qualités des diverses sources sont analogues; leur température
moyenne, 35 à 37°; leur sulfuration, de 0 gr. 013 à 0 gr. 019, selon
M. Roux.

Source *Llupia*, analyse par M. Bouis. (*Annuaire.*)

	gr.		gr.
Sulfure de sodium	0 0146	Soude, silicatée ?	0 0222
Sulfate de soude.	0 0111	Potasse id.	0 0081
— chaux.	0 0023	Magnésie id.	0 0001
Chlorure de sodium.	0 0168	Acide silicique.	0 0411
Carbonate de soude.	0 0355	Glairine.	0 0075
— chaux ?	0 0015		0 1584

Les eaux de Molitg se rapprochent de celles de St-Sauveur par
leurs qualités tempérantes, et de celles de La Preste par l'emploi qu'on
en fait dans les maladies des voies urinaires.

ESCALDAS (PYRÉNÉES-ORIENTALES).

ESCALDAS est à 4 kilom. de Puycerda et 88 de Perpignan. On y trouve trois sources dont la température varie de 35 à 42° c., et la sulfuration de 0 gr. 0155 à 0 gr. 0186, selon M. Roux. Elles alimentent deux établissements (*bains Colomès* et *bains Merlat*).

Source *Merlat*, analyse par Anglada. (*Annuaire.*) — Température, 55°.

	gr.			gr.
Sulfure de sodium (dr Roux) .	0 0155	Carbonate de soude	0 0479
Sulfate de soude	0 0945	— chaux	0 0064
Chlorure de sodium	0 0218	Acide silicique.	0 0261
Glairine ou barégine	0 0261	Perte	0 0070
				0 2298

Les eaux d'Escaldas s'emploient surtout dans les dermatoses.

VINÇA (PYRÉNÉES-ORIENTALES).

VINÇA est situé dans la vallée du Têt, à proximité du Vernet et de Molitg. On y distingue deux sources dont la principale marque 23° c. — On l'administre en boisson dans les affections chroniques de l'appareil pulmonaire.

Analyse de la source principale par Anglada. (*Annuaire.*)

	gr.			gr.
Sulfure de sodium	0 02590	Carbonate de soude.	0 07880
Sulfate de soude	0 04430	— chaux.	0 00595
— chaux?	0 00305	— magnésie . . .	0 00035
Chlorure de sodium.	0 03310	Acide silicique	0 04480
Glairine	0 00660		0 24085

AX (ARIÉGE).

Petite ville au confluent de l'Ariége et d'Ascou (altitude 710 m.), à 12 kilom. de Tarascon et d'Ussat, et 814 de Paris par Toulouse, Foix et Tarascon. « On ne compte pas moins de 40 sources sulfureuses à divers degrés et formant une véritable série thermale. » (*Annuaire*.) Elles alimentent trois établissements, le *Teich*, le *Couloubret* et le *Breilh*, et un petit hôpital. Voici, d'après M. Filhol (1851), un tableau synoptique des principales sources :

		Température.	Sulfure sodiq.
			gr.
Breilh. . . .	Fontan	55°	0 0221
	Douche	56	0 0184
	Etuve	62	0 0098
Couloubret .	Bain fort.	45° 80	0 0196
	Eau majeure.	52	0 0184
	Etuve	66	0 0196
Teich, . . .	Buvette St-Roch	42	0 0184
	Filhol	54	0 0184
	Vignerie.	75	0 0284

Les eaux d'Ax laissent déposer du soufre et présentent le phénomène du blanchîment. On n'en possède qu'une seule analyse « qui, exécutée au moyen de procédés très différents de ceux qu'on emploie aujourd'hui, aurait besoin d'être répétée. » (*Annuaire*.)

Analyse de l'eau du Teich par M. Magnes-Lahens. (*Annuaire*.)

Acide sulfhydrique.	indéterm.	Carbonate de soude	0 1090
	gr.	— chaux	0 0066
Sulfure de sodium (Filhol) . .	0 0109	Acide silicique dissous	0 1090
Chlorure de sodium	0 0163	— — non dissous . .	0 0509
Fer et alumine.	0 0044	Matière organique azotée. . .	0 0052
Magnésie	traces	Perte	0 0510
			0 5524

On a comparé les eaux d'Ax à celles de Luchon, mais elles ont moins de réputation. Largement utilisées, elles présenteraient de grandes ressources pour la thérapeutique ; on peut les administrer sous toutes les formes et à des degrés divers de température et de sulfuration. (La source Vignerie refroidie à 35° contient, par bain, 8 gr. de sulfure alcalin.)

GUAGNO (CORSE).

Les eaux de GUAGNO se trouvent dans une vallée à 63 kilom. d'Ajaccio, et 10 de Vico ; il y a deux sources qui, réunies, ont une température de

41° c. Elles alimentent un établissement thermal et un hôpital militaire, qui reçoit par an 3 à 400 militaires. On les administre en bains et boisson ; le service en paraît bien organisé. L'eau contient, outre les éléments sulfureux, quelques sulfates, un peu d'azotate potassique et de silice, et beaucoup de glairine.

Analyse par M. Poggiale. (A. Robert, *Revue d'Hydrologie médicale.*)

	lit.		gr.
Acide carbonique	0 033	Azotate de potasse	0 019
— sulfhydrique	indéterm.	Carbonate de soude.	0 087
	gr.	— chaux.	0 043
Sulfure de sodium	0 106	— magnésie	0 038
Sulfate de soude	0 113	Acide silicique	0 048
— chaux	0 148	Glairine	0 072
— alumine	0 025	Perte.	0 027
Chlorure de sodium	0 242		0 961

Ces eaux s'emploient dans les maladies cutanées, notamment l'eczéma (avec moins de succès dans le psoriasis), dans le rhumatisme chronique, la sciatique ; elles sont analogues à celles de Baréges pour les blessures par armes de guerre. La saison dure de juin à septembre.

DEUXIÈME ORDRE. — EAUX HYDRO-SULFURÉES.

L'hydrogène sulfuré ou acide sulfhydrique est le seul élément sulfureux qui minéralise les *eaux hydro-sulfurées ;* on n'y trouve ni sulfure ni hyposulfite ; dans l'état actuel de la science, beaucoup d'eaux minérales viennent se ranger dans cet ordre. Nous ferons observer que l'acide sulfhydrique, tout en leur imprimant des qualités sulfureuses, ne peut, par sa nature même, s'y rencontrer en grande quantité ; aussi les sources qui présentent les types les plus purs du genre ont-elles une faible minéralisation, comme Allevard, Bagnols, St-Honoré, Aix, etc. Toutefois il n'en est pas qui soit exclusivement minéralisée par cet élément ; elles contiennent toutes des carbonates, des sulfates ou des chlorhydrates terreux ; si le premier de ces sels vient à prédominer, elles seront alcalines comme Weilbach ; si ce sont les deux derniers, elles deviendront salines comme Uriage, mais sans perdre les propriétés sulfureuses, ce qui thérapeutiquement les rattache à cette classe.

WEILBACH (DUCHÉ DE NASSAU).

(*Itinéraire :* De Paris à Weilbach : chemin de fer de Forbach, Manheim et Mayence jusqu'à
la station de Florsheim, dont Weilbach est voisin.)

L'établissement thermal est alimenté par une source unique, qui, étant
froide (14° c.), conserve assez bien son principe sulfureux ; c'est de
l'hydrogène sulfuré libre, à la dose de 0,0997 d'après Kastner et Jung.
On prend l'eau en bain, et surtout en boisson, à la dose de 6 à 8 demi-
verres par jour ; elle est facilement supportée par l'estomac en raison de
l'acide carbonique et des alcalins qu'elle renferme.

Analyse par Jung. (Herpin, *Eaux minérales*, 1855.) — Température 14°.

	lit.			gr.	
Hydrogène sulfuré	0	0997	Carbonate de soude	0	58778
Acide carbonique	0	2124	— chaux	0	28971
	gr.		— magnésie. . . .	0	25502
Chlorure de sodium.	0	26664	— strontiane . .	0	00455
— magnésium . . .	0	11622	Silice, silicate	0	04883
Sulfate de chaux.	0	04446		1	59102

On préconise l'eau de Weilbach contre les maladies de poitrine, le
catarrhe pulmonaire chronique et la phthisie commençante ; elle calme
et fait tomber le pouls ; — elle est sédative et peut devenir débilitante
si on en continue longtemps l'usage ou qu'on en abuse. Elle agit contre les congestions actives du poumon, les hémorrhagies nasales, les hémorrhoïdes, sur la circulation de la veine-porte, et réussit chez les sujets pléthoriques.

ALLEVARD (ISÈRE).

ALLEVARD (altitude 475 m.) est situé à l'extrémité de la belle vallée
du Graisivaudan, à 40 kilomètres de Grenoble, 148 de Lyon et 665 de
Paris. — La source minérale (qu'on n'a guère commencé à exploiter que
vers 1837) jaillit sur la rive gauche et jusque dans le lit même du torrent de Bréda ; M. Dupasquier lui a trouvé : température 16° c. (elle est
aujourd'hui de 24°), et hydrogène sulfuré libre 0 lit. 024. M. O. Henry
y a de plus découvert des bromures et des iodures alcalins. L'établissement

thermal est pourvu de 46 cabinets de bains, de douches, d'étuves et de vaporarium où l'on respire les émanations sulfurées de la source. On a ajouté une succursale où l'on administre des bains tempérants de petit-lait.

Analyse par Dupasquier, de Lyon. (A. Dupasquier, *Histoire chimiq. et médic. de l'eau minér. d'Allevard*, 1842.)

	lit.			gr.
Acide sulfhydrique libre . . .	0 02475	Carbonate de chaux	0 305
— carbonique	0 09700	— magnésie	0 010
	gr.	— fer	traces
Sulfate de soude	0 535	Acide silicique	0 005
— magnésie	0 523	Sulfate et chlorure d'alumine .	traces
— chaux	0 298	Glairine et matière bitumineuse.	indéterm.
Chlorure de sodium	0 503		2 240
— magnésium . . .	0 061		

Les eaux d'Allevard s'emploient dans le rhumatisme chronique, les névralgies, et notamment les maladies de la peau. — M. Niepce leur attribue une spécialité d'action dans les maladies des voies respiratoires comme la laryngite, le catarrhe pulmonaire, la phthisie commençante ; il a noté, sur l'appareil respiratoire et circulatoire, le même effet sédatif que nous venons de faire connaître pour Weilbach ; il a développé le système des inhalations minérales à des températures diverses.

SCHINZNACH (SUISSE).

SCHINZNACH se trouve dans le canton d'Argovie (altitude de 1,100 pieds) à 12 kil. d'Aarau, sur la route de Berne à Schaffhouse, à 1 heure 1/2 de Bade. L'établissement thermal est dans une belle vallée où coule l'Aar ; il n'y a qu'une source, d'ailleurs fort abondante, qui dégage beaucoup d'hydrogène sulfuré ; température 33° c.

Analyse par Banhof. (Pâtissier, *Manuel des eaux minér.*) — Température 51°.

	lit.			gr.
Acide sulfhydrique libre . . .	0 254	Chlorure de magnésium	0 528
— carbonique	0 093	Carbonate de chaux	0 107
	gr.	— magnésie	0 102
Sulfate de chaux	0 743	Oxyde de fer	0 017
— soude	0 681	Terre ampélite	0 012
— magnésie	0 145		2 696
Chlorure de sodium	0 560		

On emploie l'eau de Schinznach en boisson, et surtout en bains; on en prend jusqu'à 2 par jour; leur action prolongée détermine, comme à Louëche, une *poussée* qui d'ailleurs, moins constante et moins régulière, offre rarement de pustules. Ces eaux sont efficaces dans les maladies cutanées chroniques, surtout les dartres squammeuses. — On administre aussi à Schinznach des douches, des bains de vapeurs et de gaz. On pourrait ajouter des inhalations, comme à Weilbach et Allevard. — L'effet de ces eaux se rapproche de ceux des eaux sulfurées calciques. Notons d'ailleurs que cette analyse, déjà ancienne, aurait besoin d'être refaite, et que Lewig a en effet signalé un sulfure terreux.

ST-HONORÉ (NIÈVRE).

St-Honoré est dans la Nièvre, aux pieds des montagnes du Morvan, à 12 kilomètres de Moulin-Engilbert, et 40 environ d'Autun (à 15 heures de Paris). L'établissement a été réédifié en 1854; il contient un service de bains, de douches, de buvette, et des salles d'inhalation. La source, température 32º c., fournit près de 900 mètres cubes d'eau en 24 heures.

Analyse sur les lieux par O. Henry, 1851. (Allard, *Eaux sulf. therm. de St-Honoré*, 1857.)

	lit.			gr.
Acide sulfhydrique libre	0 070	Bicarbonate de chaux et magn.		0 098
— carbonique	1/9 vol.	— soude et potasse		0 040
	gr.	Silicate d'alumine.		0 025
Sulfure alcalin	0 003	— soude et potasse. . . .		0 034
Sulfate de soude	0 132	Oxyde de fer et matière organiq.		0 007
— chaux	0 032	Manganèse		indic.
Chlorure de sodium	0 500	Matière organique, glairine . .		indéterm.
— potassium (évalué) .	0 005			0 674
Lithine, iodure alcalin	traces			

O. Henry assimile l'eau de St-Honoré aux sources modérées de Bonnes, St-Sauveur, etc. En raison de sa faible minéralisation, elle peut, sans produire d'irritation, s'administrer dans la laryngite chronique, dans les gastralgies; — elle paraît efficace dans les maladies chroniques de la poitrine, comme le catarrhe. — M. Allard la prescrit avec avantage dans les maladies cutanées, notamment l'eczéma, l'impétigo, et dans les leucorrhées.

BAGNOLS (LOZÈRE).

BAGNOLS est situé dans les Cévennes (Lozère), sur la rive gauche du Lot, à 20 kilomètres de Mende, qui est à 223 kil. de Lyon (aujourd'hui grâce aux chemins de fer, à 30 heures de Paris par le chemin de fer du Centre, 20 heures de Lyon par le chemin de fer de St-Etienne, et 15 heures de Marseille par le chemin de fer d'Alais). — Il y a 4 sources thermales sulfureuses (dont la plus abondante et la plus chaude a 45° c.), fournissant environ 260,000 litres par 24 heures, et une 5ᵉ source ferrugineuse et sulfureuse, à 31° c. ; elles forment un dépôt onctueux. Elles alimentent 2 établissements pourvus de 6 piscines, contenant chacune 20 à 25 personnes, 25 cabinets de bains, 4 douches, 4 salles d'étuves, 1 vaporarium, salle d'inhalation, et 5 buvettes dont une sulfuro-ferrugineuse.

Analyse par O. Henry. (*Annuaire des Eaux.*)

	gr.		gr.
Hydrogène sulfuré	0 027	Bicarbonate de chaux	0 0684
Sulfate de chaux.	0 0148	— soude.	0 2205
— soude.	0 0890	Silice, alumine. . . . . }	0 0529
Chlorure de sodium	0 1428	Oxyde de fer . . . . }	
— potassium	0 0050	Matière organique azotée. . .	0 0558
Arsenic (dans le dépôt). . . .	traces		0 6159

Ces eaux s'emploient dans les affections cutanées, les rhumatismes, les névralgies, certaines paralysies, les scrofules, la leucorrhée, les ulcères, les entorses, la carie, les raideurs articulaires, les maladies chroniques de la poitrine, etc. M. Dufresse de Chassaigne les a utilisées dans quelques maladies du cœur d'origine rhumatique.

VALDIERI (PIÉMONT).

VALDIERI se trouve dans la vallée du Gesso, dans le haut Piémont, à 7 kil. du bourg de Durazzo, non loin de la route de Nice. Ces sources sourdent au pied du Matto, d'une roche granitique ; elles sont thermales, 60° c. (Bertini.)

Sources St-Martin et St-Laurent, analyse par Peyronne et Brugnatelli. (Garelli, *Valdieri e le sue acque*, Torino, 1855.)

	gr.		gr.
Acide sulfhydrique	0 00149	Magnésie	0 00082
Ammoniaque	traces	Chlorure de sodium.	0 03998
		Oxyde de fer et magnésie . .	0 00150
Sulfate de soude	0 08736	— alumine	0 00200
Silicate de soude	0 03298	Acide phosphorique.	0 00078
— potasse	0 04190	Iode.	traces
Acide silicique	0 02531		
Chaux.	0 00902		0 24146

Ces eaux s'emploient en boisson, bains, douches, bains de vapeur, ou-tre les *muffe* et les boues minérales. M. G. Garelli les conseille dans les maladies cutanées, les dartres, les syphilides, les affections catarrha-les, les névropathies. Il a insisté sur l'emploi des *muffe* (glairine et con-ferves) de Valdieri (Torino 1857), et sur les inhalations minérales. (*Ib.*, 1858.)

AIX (SAVOIE).

« Aix, qu'on nomme aussi *Aix-les-Bains*, est une petite ville de la Sa-voie, de 3,566 habitants (recensement de 1849), située dans une vallée agréable, d'un climat très doux (latitude 45° 38', longitude 3° 34'), et élevée seulement de 792 pieds (264 mètres) au-dessus du niveau de la mer. Placée entre la France, la Suisse et l'Italie, à 3 lieues de Cham-béry, 12 de Genève, 14 de Grenoble, 20 de Lyon, 40 de Turin, etc., elle offre un point de rendez-vous facile aux étrangers de tous les pays.

« Aix possède 2 sources principales. 1° L'une, dite *de soufre*, est la plus abondante : elle donne, d'après M. Francœur, 1,700,000 litres par 24 heures. Dans la grotte calcaire où on la voit sourdre, je lui ai trouvé 44° 7/10 c.; au sulfhydromètre elle m'a donné 4°; sa pesanteur spécifique est de 100,01. — 2° La source dite *d'alun* sort d'un autre banc calcaire.... La plupart des auteurs, se copiant successivement, la rangent dans la classe des sulfureuses dégénérées, sous le prétexte que son ingrédient sulfureux se détruisait dans son cours souterrain. Mais, n'est-ce point une erreur ? En 1851, l'eau prise au robinet de l'établisse-ment m'a donné 1 6/10 au sulfhydromètre, et, dans le réservoir dit *Cul-de-Lampe*, elle a marqué jusqu'à 3 6/10.... Je lui ai trouvé dans ce réservoir une température de 46° 3/10 c. Sa pesanteur spécifique est 100,025. » (Pétrequin, *De l'action des eaux d'Aix dans les maladies des yeux*, Chambéry, 1852.) Ces deux sources, grâce aux récents travaux de captage, fournissent aujourd'hui 4 millions de litres par jour. Elles s'administrent en bains, en douches, en étuves, et assez peu en boisson ; elles alimentent deux établissements : 1º l'*établissement Royal* fondé en 1773 par le roi Victor-Amé III. Il comprend des cabinets de bains, deux piscines, un vaporarium subdivisé en étuves isolées, enfin un grand nombre de douches chaudes et écossaises, et la division de l'*Enfer*, pour des bains de vapeurs et des douches. Aix se distingue par une admirable organisation du service des douches ; les doucheurs savent fort bien joindre le massage à la friction. — 2º Thermes Berthollet alimentés par la source d'alun pour les douches et étuves des indigents ; douches locales, et des bains servant à l'hôpital et à la médecine vétérinaire.

Analyse par J. Bonjean. (J. Bonjean, *Analyse chim. des eaux minér. d'Aix*, 1858.)

	Eau de soufre. 45º. gr.	Eau d'alun. 46º.
Acide sulfhydrique libre	0 04140	indéterm.
— carbonique libre	0 02578	0 01354
Azote	0 03204	0 08010
Sulfate de soude	0 09602	0 04240
— chaux	0 01600	0 01500
— magnésie	0 03527	0 03100
— alumine	0 05480	0 06200
Chlorure de sodium	0 00792	0 01400
— magnésium	0 01721	0 02200
Carbonate de chaux	0 14850	0 18100
— magnésie	0 02587	0 01980
— strontiane	traces	traces
— fer	0 00386	0 00956
Phosphate de chaux	0 00249	0 00260
Sulfate de fer	traces	traces
Iodure	0 00004	0 00057
Glairine	indéterm.	indéterm.
Perte	0 01200	0 00724
	0 43000	0 41020

D'après un dosage récent (février 1859) fait pour notre *Traité des eaux minérales* par MM. Bonjean et O. Henry fils selon le procédé de ce dernier, l'*eau de soufre* contient : iode 0,0000486, brome 0,0000210, et l'*eau d'alun* : iode 0,0003782, et brome, indices, indéterminé.

Les eaux d'Aix s'emploient avec succès dans les rhumatismes, la sciatique, les engorgements articulaires, les dermatoses, notamment les dartres pustuleuses, les anciennes blessures, certaines paralysies, les syphilides, surtout à forme squammeuse et tuberculeuse, les accidents mercuriels, les leucorrhées, le catarrhe utérin, les indurations du col utérin, les glandes scrofuleuses, etc. — Aix n'avait pas de salle spéciale pour faire respirer les vapeurs sulfureuses ; l'un de nous, M. Pétrequin, en a donné le premier, en 1854, l'indication et l'application (voy. *Courrier des Alpes*, 27 et 29 juin 1854); et depuis lors on a fondé des salles d'inhalation sulfureuse, utiles dans les affections de poitrine.

L'établissement de Marlioz est un utile auxiliaire. (Voy. *Eaux iodurées.*) « L'expérience de mes devanciers et la mienne m'ont donné la certitude que les eaux d'Aix, unies au mercure, donnent dans les affections syphilitiques anciennes les résultats les plus satisfaisants ; et, chose remarquable, on n'a presque jamais à redouter le ptyalisme. » (Pétrequin, *op. cit.*) L'un de nous, M. Pétrequin, a cherché à ouvrir une voie nouvelle à la médication thermale dans les maladies des yeux : « Nous avons vu, dit-il, les eaux d'Aix produire des effets résolutifs dans certaines blépharites chroniques; spéciaux et réparateurs dans l'ophthalmie scrofuleuse et sa tendance aux récidives ; presque spécifiques dans l'ophthalmie et l'amaurose rhumatismales ; dépuratifs dans l'ophthalmie syphilitique; antispasmodiques dans le tic palpébral ; anthelminthiques dans les affections vermineuses ; toniques dans la paralysie des paupières, l'amaurose chlorotique, etc. » (Pétrequin, *ibid.*) L'auteur cite à l'appui de nombreux faits cliniques.— Disons en terminant que les eaux d'Aix, fort bien étudiées, ont fait l'objet de nombreuses et intéressantes publications (que le défaut d'espace ne nous permet pas de citer) de la part des médecins actuels, MM. Despine, Davat, Blanc, Veyrat, Berthier, Guilland, Vidal, Forestier, Gaillard, Dardel.

GUILLON (DOUBS).

Village rapproché de Baume-les-Dames, connu par une source sulfureuse qui jouit d'une certaine réputation dans le pays.

Analyse par M. Desfosses, de Besançon. (Annuaire.)

	lit.		gr.
Acide sulfhydrique	0 011	Carbonate de magnésie	0 038
— carbonique	0 017	Chlorure de sodium	0 255
Azote	0 008	Résidu insoluble	0 035
			0 441
Carbonate de chaux	0 gr. 117		

« Cette analyse mériterait d'être refaite. » (*Annuaire.*)

CASTERA-VERDUZAN (GERS).

Village sur la route d'Auch à Condom, à 120 kilom. de Bordeaux. Il y a une source sulfureuse, à peine thermale (25° c.), déposant de la barégine dans son parcours ; elle alimente un établissement garni de 28 baignoires en marbre, 1 douche et 2 baignoires pour les pauvres.

Analyse par Vauquelin. (*Annuaire des eaux.*)

Hydrogène sulfuré	indéterm.	
Sulfate de chaux	0	424
— soude	0	278
Carbonate de chaux	0	207
— soude	traces	
Chlorure de calcium	0	128
— sodium.	0	033
Matière animale (barégine). . .	0	076
	1	146

Ces eaux s'emploient dans les maladies de la peau, le catarrhe pulmonaire, le rhumatisme chronique, la gravelle, les fièvres intermittentes. Elles sont constipantes à petite dose, et laxatives à dose élevée.

EUZET (GARD).

L'établissement d'EUZET se trouve au pied d'une colline (altitude 135 m.) à 2 kilom. d'Euzet (Gard), entre Uzès et Alais. — Ces eaux furent découvertes en 1705 ; l'établissement est alimenté par 3 sources : la *Comtesse*, 13° c., jauge 15,000 litres par jours ; la *Valette*, seule source pour l'exportation, 13° c., débite 18,000 litres par 24 heures ; la *Marquise*, 16 à 18° en été et 9 à 10° en hiver, débite environ 25,000 litres ; la source de *St-Jean-de-Ceyrargues* varie de 18 à 19° en été et de 8 à 9° en hiver.

Analyse par M. O. Henry, 1854. (*Annuaire des eaux.*)

Sources :	La Valette.	Marquise.	Sources :	La Valette.	Marquise.
Hydrogène sulfuré . .	0 0047	indéter.	Bicarbonate de chaux . ⎫		
Acide carbonique. . .	indéter.	indéter.	— magnésie . ⎬ 0 735	0	776
Sulfate de chaux . . .	1 660	1 955	Silice, fer, phosphate . ⎫		
— soude et magn.	0 491	0 466	Matière organ., bitume ⎭ 0 166	0	135
Chlorure de sodium. . ⎫				5 150	5 340
— magnésium . ⎬ 0 080	0 050				

Ces eaux se rapprochent beaucoup des eaux sulfatées calciques pour la chimie et pour la thérapeutique. Elles sont préconisées par M. Auphan (*Notice*, 1858) dans les maladies de poitrine : il les nomme *succédanées des Eaux-Bonnes* ; il cite des guérisons de laryngite chronique, de catarrhe pulmonaire, d'asthme, de pneumonie chronique et de phthisie commençante. Quant aux affections des organes digestifs, il indique, sur 40 *dyspepsies*, 25 guérisons et 12 améliorations ; il les recommande dans la constipation, les obstructions intestinales, les engorgements du foie, le rhumatisme nerveux, enfin, dans les maladies de la peau. Il a, avec le sulfhydromètre Dupasquier, trouvé dans 8 essais, en 1856 et 1857, une moyenne de 3 degrés pour la Marquise, de 9 pour la Valette, de 11 pour la Comtesse, et de 17 pour St-Jean.

URIAGE (ISÈRE).

URIAGE (altitude 414 m.) est situé dans une vallée pittoresque, à 10 kilomètres de Grenoble, 118 de Lyon et 633 de Paris. La source sulfureuse, très abondante, qui présenta d'abord 22°, en a aujourd'hui 23 à 26°, grâce aux travaux de captage exécutés par M. de St-Ferriol, sous la direction de M. Gueymard. Elle alimente une buvette et plusieurs établissements thermaux pourvus de nombreuses baignoires, de douches bien organisées et de bains de vapeur. On y donne des bains de petit-lait comme à Allevard. Enfin, on a récemment organisé cinq cabinets de douches utérines et des salles d'inhalation sulfureuse et d'eau minérale pulvérisée comme à Pierrefonds. On administre gratuitement aux malades pauvres 80 bains ou douches par jour. L'eau d'Uriage a une composition chimique à part :

Analyse par M. V. Gerdy, 1849. (Annuaire des eaux.)

	lit.			gr.
Hydrogène sulfuré libre . . .	0 1099	Carbonate de chaux.	0 20510
	gr.	Acide silicique	indéterm.
Sulfate de chaux	1 42956	Iodure de calcium	0 00111
— magnésie.	1 24560	Matière organique.	indéterm.
— soude	1 01161		11 12918
Chlorure de sodium.	7 25617		

L'un de nous, M. Pétrequin, qui a constaté sur les lieux que le chiffre des principes fixes a varié, en 1824 et 1825, de 4 à 7 gr., et en 1840 et

1841, de 5 à 7 et 8 gr. (Gerdy), a trouvé, en 1859, avec M. Doyon, 11 gr., ce qu'il faut attribuer aux améliorations progressives introduites dans l'aménagement de la source par M. de St-Ferriol, qui est le véritable créateur d'Uriage. « Nous n'avons pas hésité, dit M. Durand-Fardel, à ranger Uriage parmi les eaux chlorurées sodiques. » On pourrait objecter qu'il serait mieux placé parmi les *eaux salines mixtes*, en raison de 3 gr. 68 de sulfates salins qu'il ne faut point perdre de vue ; mais ici la qualité sulfureuse prédomine tellement dans la pratique, qu'elle commande impérieusement la classification ; et, pour le thérapeutiste, c'est une *eau sulfureuse saline* qui réunit les propriétés de ces deux classes d'eaux minérales.

A la dose de trois à six verres par jour, l'eau d'Uriage est purgative ; elle agit comme un utile dépuratif dans les maladies humorales ; elle convient chez les lymphatiques, les scrofuleux, les sujets débilités, à constitution cachectique, et les enfants rachitiques. Elle est particulièrement efficace dans les affections cutanées, comme les dartres, l'eczéma, dans les ulcères, la carie, les tumeurs blanches, les engorgements glandulaires, la syphilis dégénérée et les diverses formes de scrofules. On l'emploie encore avec avantage dans le rhumatisme chronique, l'embarras saburral des premières voies, quelques névralgies, certains engorgements de l'utérus.

Il existe, en outre, à Uriage, des *sources ferrugineuses* crénatées, dont l'une a fourni à M. Niepce 0 gr. 040 de peroxyde de fer. On les utilise dans les cas spéciaux.

CASTELLAMARE (ÉTAT DE NAPLES).

Ces eaux ont une certaine analogie avec Uriage, et nous croyons devoir les en rapprocher en leur appliquant les mêmes remarques de chimie médicale.

Analyse par Sementini, Vulpes. (Herpin, *Eaux minérales*, 1855.) — Température 17°.

	lit.			gr.
Acide sulfhydrique libre. . .	0 00806	Bicarbonate sodique.	0	8488
— carbonique.	0 3583	— magnésique. . .	0	1953
	gr.	— calcique	0	5726
Sulfate de soude	0 4020	Silice, silicate	0	1567
— magnésie.	0 2034	Fer	0	0119
Chlorure de sodium.	4 8048		7	6338
— calcium.	0 6580			

HARROWGATE (ANGLETERRE).

Les réflexions que nous venons de formuler pour Castellamare s'appliquent de tous points à Harrowgate.

Analyse par Scudamore. (Herpin, *Eaux minérales*, 1855.) — Température 12°.

	lit.			gr.
Acide sulfhydrique libre. . . .	0 0639	Chlorure de magnésium . . .	0	4794
— carbonique	0 0444	— calcium	0	5501
	gr.	Carbonate magnésique	0	0575
Sulfate de chaux	0 1369	— calcique.	0	2055
Chlorure de sodium	13 0338		14	4606

TROISIÈME ORDRE. — EAUX HYPOSULFITÉES.

On rencontre un hyposulfite alcalin dans nombre d'eaux sulfureuses; nous l'avons signalé dans celles de Bagnères, Auzon; nous devons même ajouter qu'il est beaucoup plus commun qu'on ne le croit généralement; car, lorsqu'il n'y existe pas *primitivement*, il s'y forme *consécutivement:* c'est un résultat assez ordinaire de la décomposition des éléments sulfureux, à tel point que beaucoup d'eaux sulfureuses *transportées* ne sont plus guère minéralisées, quand on les boit loin de la source, que par un hyposulfite et un peu d'hydrogène sulfuré. Cette remarque, qu'on ne paraît pas avoir encore formulée à ce point de vue, nous semble donner une grande importance à l'ordre des eaux hyposulfitées. Nous nous bornerons à un exemple naturel qui peut servir de type.

GOURNIGEL (SUISSE, canton de Berne).

GOURNIGEL est situé à 6 lieues de Berne, sur le versant nord (altitude 3,600 pieds) du mont Gournigel qui lui donne son nom. La source hyposulfitée *du Stock* paraît être connue depuis 1561.

Analyse par **Fellenberg**, 1848. (Verdat, *Eaux sulf. de Gournigel*, 1851.) — Tempér. 7°.

	cc.			gr.	
Gaz hydrogène sulfuré	1	526	Sulfate de strontiane	0	0075
— acide carbonique libre	185	511	Carbonate de chaux	0	1668
	gr.		— magnésie	0	0111
Hyposulfite de chaux	0	0045	Phosphate de chaux	0	0029
Sulfate de chaux	1	5835	Chlorure de sodium	0	0041
— magnésie	0	1035	Carbonate de fer	0	0018
— soude	0	0322		1	9590
— potasse	0	0090			

Il existe une deuxième source, le *Schwarzbrünli*, découverte en 1728 ; température 8°. Sur un total de 1 gr. 8451, outre 18, 094 cc. d'hydrogène sulfuré et 0 gr. 0084 d'hyposulfite de chaux, elle renferme 0,0045 de sulfure de calcium et 0,0012 de sulfure de magnésium. (Fellenberg.)

On conseille ces eaux dans la pléthore abdominale, les hémorrhoïdes, les vers intestinaux ; dans les maladies cutanées, notamment les dartres et les ulcères ; dans les affections catarrhales, comme la bronchite chronique, la pharyngite granuleuse, le catarrhe vésical, la leucorrhée ; dans les affections nerveuses, telles que l'hypochondrie, la migraine, les névroses et névralgies. — Elles sont contre-indiquées dans les inflammations chroniques qui ont de la tendance à la suppuration, dans les maladies organiques du cœur et des artères, dans l'état de gestation. (Verdat, *Eaux sulfureuses de Gournigel*, Berne, 1851.)

PREMIER ORDRE. — EAUX SULFURÉES.	Température.	Acide carbonique.	Sulfure de	Hydrogène sulfuré	Fer.	Prédomin. des éléments salins ou alcalins.	TOTAL des Principes fixes.
PREMIER GROUPE. — EAUX SULFURÉES CALCIQUES.							
		lit.	1er calcium				
Eaux-Bonnes . . .	32° c.	0 0064	indéter.	0 0055	silice 0,01	sal.	0 604
Enghien.	10 à 14	0 248	0 016	0 018	»	alc. et sal.	1 140
Salies.	froide	»	0 113	» ?	»	sal.	1 780
Puzzichello	15 à 17	indéter.	0 040	0 047	»	alc., sal.	0 919
Cauvalat	15	1,6 vol.	0 019	0 014	»	alc., sal.	1 709
Pierrefonds	12	indéter.	0 015	0 002	traces	alc.	0 327
Auzon	»	indéter.	0 159	0 023	fer	sal.	2 701
Montmirail	16	»	0 040	0 006	fer	sal.	3 230
St-Gervais.	39	indéter.	0 004	0 008	»	sal.	5 144
La Caille	50	0 016	0 005	0 007	»	alc.	0 290
Acqui	70	»	0 001	0 002	fer	sal.	1 000?
Bilazay	18	indéter.	0 039	sensible	indéter.	alc.	1 300
DEUXIÈME GROUPE. — EAUX SULFURÉES SODIQUES.							
			2° sodium			silicat.	
Baréges.	31 à 45	»	0 033	»	fer	0 106	0 350
Luchon	34 à 68	»	0 055	traces	0 002	0 047	0 267
Cauterets	50 à 59	»	0 017	»	0 003	0 032	0 240
St-Sauveur	32° c.	»	0 031	0gr.500 ?	»	0 014	0 169
Eaux-Chaudes . . .	25 à 34	»	0 008	»	»	0 005	0 308
Labassère.	15	»	0 046	»	traces	0 055	0 481
Le Vernet.	53 à 58	»	0 041	»	0 005	0 049	0 267
Amélie-les-Bains. .	40 à 64	»	0 039	»	»	0 090	0 303
Olette.	42 à 75	»	0 028	»	0 001?	0 194	0 454
La Preste	44	»	0 012	»	»	0 042	0 135
Molitg.	35 à 37	»	0 014	»	»	0 071	0 158
Escaldas	35 à 42	»	0 015	»	»	0 026	0 229
Vinça	23	»	0 025	»	»	0 044	0 240
Ax	42 à 73	»	0 010	indéter.	0 002	0 159	0 352
Guagno	41	0 lit.033	0 106?	indéter.	»	0 048	0 961

DEUXIÈME ORDRE. — EAUX HYDRO-SULFURÉES.	Température.	Acide carbonique.	Hydrogène sulfuré. (Pas de sulfure).	Fer.	Prédominance des éléments alcalins ou salins.	TOTAL des éléments fixes.	
Weilbach	14° c.	0 lit. 2124	0 lit. 099	»	1 16 alc.	1	591
Allevard . ' . . .	24	0 097	0 024	traces	sal. et alc.	2	240
Schinznach	53	0 095	0 254	0 01	sal.	2	696
St-Honoré.	32	1/9 vol.	0 070	0 007 f.m.	sal., alc.	0	674
Bagnols.	45	»	0 027	0 001 ?	sal., alc.	0	615
Valdieri.	60	»	0 001	0 001	sal., alc.	0	241
Aix.	44 à 46	0 025	0 041	0 008 ?	sal., alc.	0	430
Guillon	»	0 017	0 011	»	sal.	0	441
Castera-Verduzan .	25	»	indéter.	»	sal.	1	146
Euzet.	15 à 18	indéter.	0 004	0 03 ?	sal.	3	130
Uriage	24 à 26	»	0 109	»	sal.	11	129
Castellamare. . . .	17	0 358	0 008	0 011	sal.	7	633
Harrowgate	12	0 044	0 063	»	sal.	14	460

TROISIÈME ORDR. — EAUX HYPOSULFITÉES.	Température.	Acide carbonique.	Hydrogène sulfuré	Hyposulfite de chaux.	Fer.	Prédomin. des éléments salins.	TOTAL	
Gourn. { 1° Stock . .	7° c.	185 cc 31	1 cc 32	0 0045	0 001	sal.	1	939
Gourn. { 2° Schwarzbr.	8° 5	401 cc 13	18 cc 09	0 0084	0 003	sal.	1	845

CHAPITRE DEUXIÈME.

**Études médicales
sur l'action physiologique des Eaux minérales sulfureuses.
Inductions thérapeutiques.**

§ I. — EAUX MINÉRALES HYDRO-SULFURÉES.

Ces eaux, comme eaux sulfureuses, doivent leurs propriétés au gaz qu'elles tiennent en dissolution et qu'elles laissent échapper au contact de l'air avec plus ou moins de facilité. Faire l'histoire physiologique et thérapeutique du gaz hydrogène sulfuré, c'est donc en réalité faire connaître sous ces deux rapports les eaux naturelles hydro-sulfurées. Mais, nous devons l'avouer dès l'entrée, l'action de l'acide sulfhydrique sur l'économie a été un peu négligée ou méconnue par les médecins de nos jours. L'on sait à la vérité qu'inspiré, mélangé à cinq ou six fois son volume d'air atmosphérique, il détermine instantanément la mort; d'après les expériences déjà anciennes de Dupuytren et de Thénard, 1/250 suffirait même pour faire périr un cheval! L'acide sufhydrique est donc certainement un agent puissant, très puissant même, et qui exige une grande prudence dans son administration. Mais à doses thérapeutiques, quel rôle est-il appelé à jouer, et comment modifie-t-il nos fonctions? Là commencent les incertitudes et apparaissent les divergences. Essayons pourtant, en invoquant l'expérience, de déterminer son action la plus probable sur le jeu de nos organes. Comme les eaux hydro-sulfurées laissent constamment dégager une certaine proportion d'hydrogène sulfuré (acide sulfhydrique), et que les malades, même dans le bain, sont forcés d'en inspirer une quantité plus ou moins considérable, il devient surtout nécessaire d'en étudier l'action quand il pénètre par les voies respiratoires. Cette étude a pu être faite surtout aux eaux minérales hydro-sulfurées où l'on établit des salles d'inhalation (Allevard, Uriage, Amélie-les-Bains, etc.).

Action de l'acide sulfhydrique inspiré ou absorbé par la peau.

Les expériences de Nysten, confirmées plus tard par celles d'Orfila, démontrent que tous les animaux plongés dans une atmosphère d'hydrogène sulfuré y périssent rapidement. La mort, d'après les recherches de Broughton (*Bulletin des Sciences médicales*, tom. XXIII), serait due, dans ce cas, à l'action que ce gaz exercerait sur le cerveau, où il ne tarde pas à être transporté par l'intermédiaire de la circulation. D'un autre côté, Chaussier avait reconnu qu'il suffisait de faire agir l'acide sulfhydrique sur la surface cutanée seule, mais dépouillée de poils, d'un chat ou d'un lapin, pour donner la mort à ces animaux; ce qui prouve évidemment son absorption par les pores de cette membrane. Nysten avait conclu de ses recherches que l'acide sulfhydrique injecté dans les veines, dans la plèvre, dans le tissu sous-cutané, faisait bientôt éprouver à l'animal *une grande prostration de forces*, suivie de la mort. « Dans tous ces cas, l'acide hydro-sulfurique absorbé sans subir de décomposition détermine une *faiblesse* générale, une altération profonde dans la texture de nos organes, le système nerveux en particulier, et probablement dans la composition du sang. Le sang et les viscères qu'il imprègne sont noirs, les muscles sans contractilité (Broughton dit ce gaz sans action sur les muscles de la vie organique), toutes les parties molles, fétides, faciles à putréfier.» (Mérat et Delens, *Dictionn. de matière médicale*, tom. VI, p. 469.)

D'après les faits et les autorités que nous venons de citer, il paraîtrait donc très probable, pour ne pas dire certain, que le gaz hydrogène sulfuré, qu'il soit inspiré ou absorbé par une autre voie, exercerait une action débilitante. Voici, d'autre part, comment s'expriment MM. Trousseau et Pidoux dans leur excellent *Traité de thérapeutique* : « Il est certain que le système nerveux et le sang sont particulièrement influencés par ce poison, qui a une vertu *stupéfiante* très manifeste. D'après cela, on conçoit jusqu'à un certain point qu'il *diminue l'excitation* fluxionnaire des poumons dans les catarrhes chroniques et dans les phthisies commençantes, et par là s'expliqueraient les heureux effets des eaux minérales sulfureuses dans les maladies dont nous venons de parler. » (Ouvr. cité, tom. II, p. 664, 5ᵉ édition.) — Ainsi, MM. Trousseau et Pidoux, dont les travaux font autorité en thérapeutique, ne craignent pas d'admettre que le gaz sulfhydrique calme, par sa vertu stupéfiante, l'excitation fluxionnaire des poumons, c'est à dire qu'il agit comme un moyen hyposthénisant. — M. Niepce a fait à son tour, à Allevard, quelques observations sur les effets physiologiques produits par l'inhalation de ce gaz : « Porté directement, dit-il, sur les poumons par l'inhalation, le gaz sufhydrique détermine sur ces organes un *effet séda-tif* marqué, lorsque son action n'est pas prolongée..... L'inhalation du gaz sulfhydrique respiré pendant un temps peu long, et à divers intervalles pendant la journée, calme la toux des malades et exerce une *sédation* très marquée sur les *mouvements du cœur*. Ainsi, les malades chez lesquels il existe, en même temps que l'affection des poumons, un état morbide du cœur, une lésion organique accompagnée de palpitations, l'inhalation gazeuse diminue ces battements du cœur et contribue ainsi à atténuer l'affection des poumons en diminuant la quantité du sang que le cœur envoie à ces organes. Les accidents hémoptysiques diminuent de fréquence, de quantité, sont calmés rapidement sous l'influence de l'inhalation pas trop prolongée de ce gaz. La *sédation* sur les mouvements du cœur, *sur la circulation*, se manifeste également, quand bien même cet organe n'est point affecté, et l'on comprend dès lors le bien-être qui peut résulter, pour les poumons, de ce ralentissement de la circulation. » (*Sur l'action thérapeutique de l'eau sulfureuse d'Allevard*, etc., par le d{r} Niepce, 1855, p. 47.)

L'opinion de M. Pâtissier n'est pas moins formelle sur l'action sédative de l'hydrogène sulfuré. « Nous pensons, dit-il, que l'acide hydro-sulfurique gazeux agit sur la poitrine avec une puissance de sidération tellement prononcée, qu'il n'est pas douteux qu'il ne conserve un effet dépressif lorsqu'il n'existe dans l'air que suivant de faibles proportions. » (*Manuel* cité, 1837, p. 109.)

D'après les observations que nous venons de présenter, l'action sédative de ce gaz ne nous paraît point douteuse. Toutefois, cette sédation, bien que manifeste, a semblé, à quelques auteurs, accompagnée d'une excitation dont ils n'ont pu se rendre compte, deux effets qui paraissent contradictoires. « Outre cette action stupéfiante qu'on ne peut contester, il en est une autre peut-être moins bien constatée..... Nous voulons parler d'une propriété *excitante* telle, que les crachements de sang s'observent souvent après quelques jours d'administration d'eaux (sulfureuses), si la dose en a été trop rapidement accrue. Faut-il attribuer ce résultat à l'élévation des lieux où se prennent ordinairement ces eaux, lieux où les hémoptysies sont si fréquentes, surtout chez ceux qui habitaient des pays peu élevés au-dessus du niveau de la mer ? » (Trousseau et Pidoux, ouvr. cité, t. II, p. 664.) Cette cause d'hémoptysie est à nos yeux la moins influente, ou du moins la plus rare dans cette circonstance. Rappelons, en effet, que les eaux sulfureuses auxquelles affluent le plus grand nombre de malades, situées dans la région des Pyrénées, présentent une température plus élevée que celle du sang (de 36° à 50 et même 60° c.). Or, d'après les faits que nous avons rapportés (voir *Physiologie*, Température), nous avons prouvé que le calorique, quelle que soit la nature de l'eau minérale, excite vivement toutes les fonctions, et surtout la circulation. Il n'est donc pas surprenant que les malades envoyés à des eaux sulfureuses *thermales*, loin d'éprouver une sédation, voient se déclarer un crachement de sang, s'ils n'ont la précaution d'en user à une température tiède. Cette explication trouve d'ailleurs sa sanction dans l'observation clinique. Ainsi, à Allevard, M. Niepce a vu que « l'inhalation des vapeurs sulfureuses, à la température de 18 à 20°, *calme les accidents hémoptysiques*, et qu'elles les *provoquent*, au contraire, si leur *température est plus élevée.* » (*Loc. cit.*, p. 49.) La même différence d'action a été constatée par d'autres médecins hydrologues. « L'observation clinique a déjà appris que l'inhalation des vapeurs à *température élevée provoque* un sentiment de *chaleur ardente* dans la poitrine, de l'anxiété, *le crachement de sang*, de l'agitation avec fièvre plus ou moins vive. Pour devenir salutaires elles doivent être administrées à une température telle, que le malade puisse les respirer assez longtemps, sans qu'il survienne de gêne ou de douleur dans le thorax. Il faut donc, dans l'inhalation des vapeurs, *prendre en sérieuse considération leur degré de chaleur* et la nature des substances plus ou moins actives qu'elles recèlent. » (Pâtissier, *Rapport*, 1854, p. 198.) Ajoutons que M. Filhol avait, en 1827, très bien exposé les inconvénients qui résultaient de la température élevée des vapeurs inspirées.

Action de l'acide sulfhydrique sur le tube digestif.

Prise en boisson, l'eau qui tient en dissolution de l'hydrogène sulfuré développe des phénomènes qui, au premier abord, paraissent se rapporter à une stimulation du tube digestif. Mais il nous semble plutôt que le gaz, n'étant pas absorbé, ou ne l'étant qu'en faible proportion, par la muqueuse intestinale, agit comme un corps étranger dont la présence provoque une espèce d'indigestion : de là, les malaises, les pertes d'appétit, les coliques, l'évacuation par les selles de matières noirâtres et fétides; tels sont, du reste, les accidents que l'on peut observer chez les individus qui font usage d'eaux minérales hydro-sulfureuses; l'explication seule varie un peu suivant les médecins; mais ce n'est là qu'un accessoire. « Je crois que, l'estomac recevant sans réaction digestive l'hydrogène sulfuré, celui-ci passe dans le tube intestinal sans avoir été élaboré, et produit sur les surfaces muqueuses des *effets toxiques* qui se traduisent par une évacuation alvine..... La couleur noire-verdâtre et l'odeur fétide de ces évacuations, le malaise et le délabrement qui les accompagnent, ainsi que la perte d'appétit sont une preuve de plus que l'eau sulfureuse a suscité un véritable état morbide qui réclame, comme premier moyen, la cessation de son usage. » (*Allevard et son établissement*, par le d^r Rigolot, 1843, pp. 74-75.) « Chez la plupart des malades, et surtout chez ceux dont l'estomac a beaucoup de susceptibilité, l'action excitante de l'eau minérale ne tarde pas à causer des symptômes d'irritation des voies gastriques... Il survient de la chaleur à l'épigastre, de la soif, de l'inappétence, de la constipation ou de la diarrhée, une légère accélération du pouls. » (*Histoire clinique, médicale et topographique de l'eau minérale sulfureuse d'Allevard* par Dupasquier, 1841, p. 489.)

Au reste, les effets morbides provoqués sur le tube digestif n'ont lieu que si l'on ingère au moins cinq ou six verres d'eau minérale, car au-dessous de cette dose, la faible proportion de gaz introduit dans l'estomac semble au contraire devenir un moyen calmant. « L'effet sédatif s'obtient par la boisson d'eau minérale à la dose de un, deux, trois ou quatre verres, tantôt pure, tantôt coupée avec du lait ou du sirop. » (*Compte-rendu des eaux d'Allevard*, par le d^r Chataing, 1844, p. 7.) — « Si les malades font abus de la boisson, on voit rapidement diminuer l'appétit, une constipation opiniâtre survenir bientôt et faire place à une diarrhée noire accompagnée de vomissements biliaires, de frissons, enfin de tous les symptômes d'une *intoxication générale*. Dans cet état, le refroidissement du corps est très prononcé, la soif est vive, les battements du cœur ralentis. » (Niepce, *loc. cit.*, p. 50.) — Ces phénomènes d'intoxication produits par l'ingestion d'une trop forte proportion d'hydrogène sulfuré avaient été bien décrits en 1824 par le d^r Laville de Laplaigne, dans son Mémoire sur les eaux et les bains minéraux artificiels. Ses expériences ont été faites avec de l'eau simple, saturée jusqu'à trois à quatre fois son volume de gaz sulfhydrique. Voici le résumé des observations qu'il a faites : placé dans ces conditions, il a noté d'abord que l'hydrogène sulfuré, introduit avec l'eau dans l'estomac, développait une action antispasmodique très sensible sur le système nerveux, et ralentissait la circulation. « A trois fois, trois fois et demie le volume, dit-il, cette propriété antispasmodique est tellement augmentée, que les fonctions digestives en sont interrompues ; et qu'à quatre fois le volume, l'eau qui le contient donne lieu aux symptômes *de la léthargie.* » (*Mémoire* cité, p. 107, 1824.) Mais, suivant le même auteur, il existerait un moyen de s'opposer soit au vomissement que le gaz provoque, soit aux autres accidents du côté du tube digestif : c'est de le combiner dans l'eau elle-même avec cinq à six fois son volume d'acide carbonique. C'est à ce mélange que les eaux sulfureuses de Naples devraient d'être mieux supportées ; c'est aussi ce que nous avons remarqué pour d'autres eaux sulfureuses, telles que Weilbach, etc. — C'est là un fait de thérapeutique hydro-minérale sur lequel nous appelons toute l'attention des praticiens.

De la discussion qui précède, nous croyons pouvoir tirer les conclusions suivantes :

1º L'hydrogène sulfuré, inspiré ou absorbé par la surface cutanée, ralentit la circulation et amène une sédation marquée sur les organes respiratoires.

2º Introduit dans l'estomac, il produit sur le tube digestif une excitation marquée s'il dépasse une certaine dose ; mais en plus faible proportion, il est encore sédatif.

3º Enfin, mélangées à l'acide carbonique, les eaux minérales hydrosulfurées fatiguent moins les organes digestifs.

§ II. — EAUX MINÉRALES SULFURÉES.

Nous avons dit que les eaux sulfurées peuvent chimiquement se diviser en deux groupes bien distincts, à savoir : 1º les eaux sulfurées calciques et 2º les eaux sulfurées sodiques. Or, cette distinction n'est pas moins réelle et utile sous le point de vue de la thérapeutique. En effet, les eaux sulfurées calciques ont des propriétés analogues à celles des eaux sulfatées calciques ; elles contiennent, d'ailleurs, presque toutes du sulfate de chaux, dont la proportion égale souvent la moitié de leurs principes fixes. Les eaux sulfurées sodiques, bien moins minéralisées, et renfermant très souvent des carbonates ou des silicates alcalins, s'adresseront, avec plus d'avantage, à des accidents morbides plus spéciaux (goutte, gravelle, rhumatisme, calculs, etc.). Enfin, rappelons que les eaux minérales sulfurées calciques sont généralement froides, tandis que les sulfurées sodiques sont la plupart thermales; voilà, sans doute, bien des raisons qui doivent assigner à ces deux ordres d'eaux minérales des aptitudes thérapeutiques toutes spéciales; c'est, en effet, ce que démontre l'observation chimique et ce que nous aurons soin de faire ressortir, après avoir cherché à élucider leur action physiologique.

A. — *Action physiologique des eaux sulfurées sodiques.*

Il est assez difficile de bien apprécier le mode d'action physiologique des eaux minérales naturelles sulfurées sodiques; celles-ci, en effet, présentent toutes une constitution chimique complexe. De là résultent des phénomènes physiologiques multiples et une difficulté presque insurmontable pour le praticien, d'assigner dans la cure la part d'action qui revient en propre au sulfure de sodium. Pour nous guider avec quelque certitude au milieu de ce dédale, nous avons pensé qu'il était nécessaire d'examiner en particulier l'action du soufre et celle des sulfures. Cette connaissance une fois acquise, il sera possible, par voie d'exclusion, d'attribuer aux eaux minérales sulfurées les résultats que peut légitimement revendiquer chaque sulfure (de sodium ou de calcium).

Action physiologique du soufre.

Le soufre administré à l'intérieur est absorbé. L'odeur d'acide sulfhydrique qu'exhalent la peau et l'air expiré le prouvent incontestablement; mais l'absorption ne se fait point en nature : suivant M. Mialhe, il se formerait, au contact des carbonates alcalins contenus dans le tube digestif, des sulfures et des hyposulfites, et c'est sous l'une de ces formes que le soufre pénétrerait dans nos humeurs. De plus on trouve, dans les urines des personnes qui ont fait usage du soufre, des sulfates alcalins; réaction tout à fait semblable à celle que présentent les individus qui ont pris un sulfure, ainsi que l'a reconnu M. Wœlher. D'un autre côté, il est également constaté qu'il se forme, dans les intestins, de l'hydrogène sulfuré, ce que témoigne l'odeur des matières et des gaz excrétés. « Quoi qu'il en soit de cette explication, il est certain, dit M. Tabourin,

que de l'acide sulfhydrique existe dans le sang des animaux qui prennent du soufre, et qu'une partie s'en exhale par la *peau et les bronches*,
ainsi que le démontrent les réactifs et la teinte brune qu'acquiert, au bout
d'un certain temps, la surface des téguments des animaux à pelage clair. »
(*Nouveau traité de matière médicale et de thérapeutique vétérinaires*,
par M. Tabourin, 1853, p. 663.)

Puisque le soufre est absorbé à l'état de sulfure, examinons quelle action ce dernier composé exerce sur nos fonctions.

Administré à doses fractionnées mais répétées (de 2 à 4 grammes en
24 heures), le soufre, dit-on, stimule la peau et les membranes muqueuses; puis le pouls s'accélère; il se déclare de la soif, de l'insomnie, en
un mot, une véritable excitation fébrile : « Aussi, disent Mérat et Delens,
ne convient-il pas aux individus irritables, pléthoriques. » (*Dict. de
thérapeutique*, tom. vi, p. 437.) « Quand on le prend à doses fractionnées, de telle manière pourtant qu'il en soit donné 4 à 8 grammes par
jour, on voit survenir une excitation générale caractérisée par une
augmentation dans la fréquence du pouls et dans la chaleur de la peau. »
(Trousseau et Pidoux, ouvr. cité, t. ii, p. 659.) Barbier soutient la même
opinion presque dans les mêmes termes : « Si l'on administre le soufre
par prises d'environ douze grains, que l'on mette une ou deux heures
d'intervalle entre chacune d'elles, qu'en un mot, le mode d'emploi de
ce médicament favorise l'absorption de ses molécules, son action générale devient ordinairement apparente. Cette substance décide une augmentation réelle de la chaleur animale ; elle rend le pouls plus fréquent;
elle donne plus d'activité à la respiration cutanée, etc. Puis on retrouve
les molécules sulfureuses dans les humeurs excrétées du corps. » (*Traité
de matière médicale*, 1837, t. ii, p. 245.) D'après M. Galtier, « si l'u-
sage du soufre est continué pendant longtemps, il peut se manifester
une réaction fébrile, de la soif, de la chaleur, une espèce de pléthore et
même des congestions, des hémorrhagies. » (*Matière médicale*, 1839,
p. 772.) — Enfin, un auteur plus moderne, M. Bouchardat, attribue
encore au soufre des propriétés stimulantes. « A haute dose, il est purgatif; pris en quantité moindre, son action première se rapproche des
médicaments stimulants : il accélère le pouls, augmente la chaleur animale, active les sécrétions cutanées, bronchiques, rénales. » (*Manuel
de matière médicale*, 1856, t. i, p. 508.)

L'ensemble des opinions que nous venons de citer semblerait donc
inévitablement nous porter à cette seule conclusion, à savoir : que le
soufre est un médicament excitant. Pourtant les faits empruntés à la phy-

siologie comparée sont moins rigoureusement exclusifs ; car chez les animaux, lorsque le soufre est continué pendant un certain laps de temps, on voit survenir des phénomènes qui sont loin de représenter l'excitation ; mais, pour bien en comprendre la signification, il est nécessaire de bien distinguer les effets *primitifs* des effets *secondaires*. « Si le soufre, dit M. Tabourin, est excitant dans ses effets *primitifs*, il se montre, au contraire, *altérant, débilitant*, dans ses effets *consécutifs*, surtout quand on le donne pendant trop longtemps ou à doses exagérées. L'expérience démontre, en effet, que sous son influence un peu prolongée, le sang devient noir et diffluent, la nutrition languit, les animaux maigrissent, perdent rapidement leurs forces et ne tardent pas à mourir dans l'épuisement, si l'on ne s'arrête à temps. » (Tabourin, ouvr. cité, p. 663.)

Nous avons dit plus haut que le soufre était absorbé à l'état de sulfure alcalin, et d'après M. Mialhe (ouvr. cité, p. 234), l'absorption de cet élément serait d'autant plus facile et plus complète, qu'on aurait eu le soin de lui adjoindre un alcali (soude ou potasse). Or, d'après les expériences faites sur les animaux par M. Hertwig, professeur vétérinaire à Berlin, voici quel serait le mode d'action des sulfures alcalins de potassium ou de sodium : « Lorsqu'on donne ce sulfure (de potassium) à l'intérieur, à *petites doses*, il *ralentit la circulation et la respiration*, fait pâlir les muqueuses, dissout le sang et augmente la *sécrétion urinaire*. » (Cité par M. Tabourin, p. 667.) Ces paroles nous semblent très explicites et ne laisser place à aucun doute sur la vertu sédative des sulfures alcalins (soude ou potasse). Mais voyons quelle lumière l'observation faite aux sources même sulfurées sodiques pourra nous fournir sur cette question tant controversée. Nous emprunterons nos preuves à une excellente thèse sur les eaux de La Preste, par M. le d^r Ferran, soutenue à Montpellier en 1850.

Voies digestives. — « Prises en boisson, elles donnent de l'activité aux fonctions digestives, surtout après le quatrième ou le cinquième jour. Un de leurs caractères saillants, c'est leur parfaite digestibilité. Mais si on les prend dès le second jour à la dose de sept à huit verres, elles provoquent une légère diarrhée. » (*Thèse* citée, p. 22.) Cependant, malgré la facilité avec laquelle ces eaux passent, elles peuvent causer du dégoût, des rapports nidoreux, de la pesanteur de tête, « si les voies digestives sont en mauvais état. » (Ferran.) Un léger purgatif salin, à moins de contre-indication formelle, en détruisant ces complications saburrales, permet ensuite de revenir avec avantage à l'usage de ces eaux. (*Ibid.*, p. 23.)

Circulation. — Ces eaux ne donnent point lieu à une excitation du système circulatoire, « car, dit M. Ferran, si leur usage est fait avec discernement, elles *n'accélèrent jamais la circulation.* » (*Loc. cit.*, p. 22.)

Voies urinaires. — Ces eaux ont une action marquée sur l'appareil urinaire. Cette observation concorde parfaitement avec ce que nous ont appris les expériences de M. Hertwig, sur les animaux, dont nous avons parlé plus haut. « Elles (les eaux de La Preste) activent la sécrétion urinaire d'une manière très énergique ; et cette action de diurèse est tellement prononcée, qu'il est peu de malades qui n'en manifestent leur étonnement. » (*Loc. cit., ibid.*) Ajoutons que les expériences instituées par M. Ferran et par M. Hortet, médecin de ces eaux, leur ont prouvé que les urines perdaient leur acidité et devenaient *alcalines.* Ces mêmes observations répétées sur des calculeux, en présence notamment de M. François, ingénieur bien connu par ses travaux sur l'aménagement des sources minérales, ont « amené les mêmes résultats, sauf que les urines arrivaient à un degré d'alcalinité bien plus prononcé. » (*Loc. cit.*, p. 23.)

Voies respiratoires. — Ces eaux agissent d'une manière bien sensible sur la muqueuse de l'appareil respiratoire. « Ainsi, dans les affections de la muqueuse bronchique, on voit, sous leur influence, l'expectoration devenir plus abondante pendant les premiers jours, puis diminuer. » (*Loc. cit.*, p. 25.)

Il résulte, de ces recherches sur les eaux sulfureuses sodiques de La Preste, qu'elles portent particulièrement leur action sur les appareils respiratoire et urinaire. Faisons observer que les propriétés diurétiques dont elles sont douées ne se retrouvent point à un degré aussi marqué lorsqu'on fait usage soit du soufre seul, soit du sulfure de calcium. Ces propriétés paraîtraient donc ne point appartenir très particulièrement à l'élément soufré, mais bien à l'élément alcalin (soude) du sulfure de sodium. Nous avons, d'ailleurs, vu que telle était, en effet, la manière d'agir, sur l'appareil urinaire, des eaux minérales alcalines sodiques (Vichy, Vals, etc.).

Des faits rapportés dans cette discussion, il nous semble nettement prouvé que le soufre et les sulfures, administrés à faibles doses pendant quelque temps, développent une vertu déprimante. Or, les eaux minérales naturelles sulfurées sodiques ne renferment précisément que des quantités minimes de sulfure de sodium ; elles doivent donc produire les mêmes effets physiologiques, pourvu qu'elles ne soient point prises, en boisson ou sous forme de bains, à une *température élevée.* Cette dernière condition est, à nos yeux, essentielle, si l'on désire apprécier avec une rigoureuse exactitude l'action réelle intrinsèque des eaux miné-rales sulfurées. M. Bonjean, qui a expérimenté sur lui-même, à la source, les eaux iodurées et sulfurées sodiques froides de Challes, s'exprime dans les termes suivants sur les effets qu'il en a éprouvés : « Quoique infiniment plus riches en principes sulfureux que les eaux des Pyrénées, elles n'en ont pas les inconvénients, car elles sont de facile digestion et supportées par les personnes faibles et irritables. Plusieurs fois j'en ai bu moi-même un litre dans l'espace de trois quarts d'heure, sans jamais avoir éprouvé aucun malaise, aucune perturbation notable dans les fonctions digestives ou autres. » *Recherches chimiques, physiologiques et médicales sur les eaux de Challes*, par M. Bonjean, 1854, p. 36.)

Nous avons nous-mêmes assez souvent prescrit ou vu prescrire les eaux de Challes ou de Baréges, soit dans les hôpitaux, soit dans notre pratique particulière, chez des personnes plutôt délicates, sans avoir constaté ces grands effets d'excitation dont on les accuse. Assurément, prises aux sources mêmes, quelques-unes, comme Baréges, dont la température est assez élevée (45°), peuvent accélérer la circulation, augmenter la tran-spiration, stimuler, en un mot, plus ou moins vivement l'organisme; mais, transportées à distance, ces eaux, bues froides ou tièdes et à doses modérées, n'ont plus conservé les qualités stimulantes qu'elles pouvaient présenter à la source, et dues, sans doute, au calorique qui les impré-gnait. C'est là, du reste, une question de physiologie que nous avons étudiée plus haut avec assez de détails pour ne pas y revenir ici; nous renvoyons aux preuves multipliées et péremptoires que nous avons données à ce sujet. (V. *Physiologie des eaux salines et alcalines*.) Cette distinction que nous établissons entre l'action même des eaux et celle que l'on peut attribuer à la température nous paraît parfaitement expliquer cette opinion de M. Filhol, à savoir : que les eaux les plus excitantes ne sont pas, toutes choses égales d'ailleurs, les plus sulfureu-ses. Or, une telle assertion ne deviendrait-elle pas un non-sens, si le sulfure de sodium, qui minéralise les eaux des Pyrénées, était par lui-même un agent de stimulation énergique? Au reste, voici comment s'exprime un médecin hydrologue dont personne ne récuse l'autorité: « Les eaux sulfureuses sont plus ou moins stimulantes : elles le sont *d'autant plus* que leur température est plus élevée. » (Pâtissier, *Rapport* cité, 1854, p. 10.) Enfin, rappelons que, d'après le témoignage de M. Ferran, les eaux de La Preste, si l'on en fait usage avec discerne-ment, « *n'accélèrent jamais la circulation.* » (*Thèse* citée, p. 22.) — La question de l'action physiologique réelle du sulfure de sodium et des eaux naturelles qu'il minéralise nous paraît désormais complètement élucidée ; seulement nous le croyons plus excitant, toutes choses égales d'ailleurs, que le sulfure de calcium.

B. *Action physiologique des eaux sulfurées calciques.*

Les eaux sulfurées calciques contiennent presque toutes une certaine proportion de sulfate de chaux. Pour plusieurs, la dose de ce dernier sel s'élève à environ la moitié du total des principes fixes. Cette constitution chimique fait du moins soupçonner, sinon affirmer *a priori*, quels seront les principaux résultats physiologiques de leur administration. Mais, pour ne rien laisser à désirer sous le rapport de l'observation clinique dans un problème aussi important, nous allons examiner quel est le mode d'action, sur nos fonctions, de certaines eaux sulfurées calciques et sulfatées calciques bien connues ; telles sont par exemple les *Eaux-Bonnes*. C'est dans l'excellente monographie d'Andrieu (1847) que nous puiserons les principaux faits relatifs à l'action physiologique de ces eaux.

1º **Système nerveux.** — Le cerveau paraît surtout vivement influencé par les Eaux-Bonnes, et cette action se traduit par une agitation nocturne, un état d'insomnie et une excitation nerveuse, comparable à celle que produirait le café. Du reste ces phénomènes seraient assez variables. « Chez certains sujets il survient de la céphalalgie sus-orbitaire ; chez d'autres, des rêves multipliés et pénibles, lesquels coïncident avec un sommeil interrompu par des réveils en sursaut. Quelques malades voient survenir une activité remarquable de certaines facultés intellectuelles ; ils composent facilement des vers.... D'autres, au contraire, éprouvent un sommeil plus profond, plus prolongé qu'à l'ordinaire. » (*Essai sur les Eaux-Bonnes, des indications et des contre-indications de leur emploi*, par Andrieu, 1847, pp. 20-24.) — M. Ed. Cazenave, qui a étudié sur lui-même les effets des Eaux-Bonnes, constate la même influence sur le système cérébral. « Les facultés intellectuelles, dit-il, me parurent acquérir une initiative plus grande ; la conception devint plus rapide, l'émission de la pensée plus facile... Je me souviens d'avoir connu un magistrat chez qui ces eaux développaient une verve poétique des plus remarquables, et, chose étrange, cette verve s'éteignait avec l'interruption même de ces eaux. » (*Recherches cliniques sur les Eaux-Bonnes*, par Ed. Cazenave, 1854, p. 25.)

2° **Voies respiratoires.** — L'action des Eaux-Bonnes sur les voies respiratoires n'est pas moins remarquable chez un individu en bonne santé qui prenait huit à dix verres par jour. Il survint au dixième jour un peu de *toux sèche*. « Les jours suivants, cette toux augmente d'intensité. Le quatorzième jour, la toux continuait, mais il existait en outre, au niveau du *larynx* et de la *trachée, une douleur assez vive,* accompagnée d'une sensation de chaleur et d'érosion. » (*Loc. cit.*, pp. 56-57.)— Au reste, d'une manière générale, chez tous les malades, « la toux augmente souvent dès les premiers jours de l'usage des Eaux-Bonnes, quels que soient son caractère et sa nature, qu'elle soit sèche ou grasse, continue ou quinteuse, spasmodique ou inflammatoire ; l'expectoration devient plus abondante, en même temps qu'elle est ordinairement rendue plus facile. » (*Loc. cit.*, p. 60.) Assurément cette influence toute spéciale que possèdent les Eaux-Bonnes sur le centre nerveux et sur l'appareil respiratoire est très remarquable. « Il y a certainement là, écrit M. James, quelque chose encore qui nous échappe. Sans cela comment expliquer que d'autres sources des Pyrénées, quoique beaucoup *plus sulfureuses,* produisent cependant des *effets bien moindres ?* » (*Manuel* cité, p. 45.) Mais cet étonnement disparaîtra pour le lecteur qui voudra se rappeler les phénomènes physiologiques qui caractérisent les eaux sulfatées calciques (Weissembourg, La Perrière, etc.). Il pourra se convaincre de l'identité d'action fonctionnelle dans les deux circonstances, et, comme toutes ces eaux ont un élément chimique commun, le sulfate de chaux, c'est principalement à ce dernier sel joint au sulfure de calcium qu'il faudra rapporter ces phénomènes tout spéciaux et nullement expliqués ou compris avant nous.

3° **Voies urinaires.** — Après avoir rappelé que les Eaux-Bonnes ne sont point administrées en assez grande quantité pour pouvoir attribuer à l'abondance du liquide ingéré leur influence sur les voies urinaires, Andrieu conclut que cette action appartient aux sels qu'elles renferment. Ceci admis, il a constaté que les individus, dont l'appareil urinaire était affecté ou avait été autrefois atteint d'une maladie de nature phlegmasique ou irritative, éprouvaient une *exacerbation* de leurs souffrances habituelles, ou les voyaient se renouveler bien qu'elles eussent à peu près disparu. C'est ainsi que des catarrhes chroniques de la vessie, des cystalgies, des blennorrhagies chroniques ont été exaspérés par les Eaux-Bonnes en boisson. (*Loc. cit.*, p. 78.) Nous retrouvons encore là analogie complète d'action avec les eaux snlfatées calciques.

4° **Système cutané.** — Les Eaux-Bonnes augmentent l'énergie de la transpiration insensible, et la sensibilité de la peau aux variations atmosphériques a disparu ou diminué. Les eaux sulfatées calciques réagissent de la même manière sur l'appareil tégumentaire.

5° **Voies digestives.** — Quant aux voies digestives les phénomènes en sont assez variés. Chez certaines personnes, l'appétit et la digestion sont augmentés, tandis que chez d'autres, il y a intolérance : il survient de la pesanteur d'estomac, des douleurs épigastriques, de l'inappétence et du dégoût. Tantôt il existe de la diarrhée, tantôt ces eaux amènent de la constipation ou provoquent des ardeurs assez vives à l'anus, surtout s'il existait auparavant une fistule anale. Pour se rendre compte de la diversité de ces accidents du côté du tube digestif, il faut avoir égard non seulement à l'idiosyncrasie de chaque individu, mais surtout à la quantité de verrées que le malade prend dans une matinée ou dans la journée. « Ces eaux ne sont, en effet, purgatives qu'à haute dose. » (Pâtissier, *Manuel* cité, p. 136.) Or, notons bien ici, que ce n'est point parce qu'elles sont sulfurées ou sulfatées qu'elles sont purgatives, mais, ainsi que nous l'avons dit pour les eaux séléniteuses, parce qu'elles sont, à une certaine dose, *indigestibles*. Prises en quantité trop élevée, les Eaux-Bonnes peuvent alors mécaniquement accroître l'irritation intestinale, ou la réveiller si déjà elle était assoupie.

6° **Appareil circulatoire.** — Ici nous rencontrons des différences en apparence plus tranchées : les Eaux-Bonnes accéléreraient notablement la circulation et rendraient les pulsations plus fortes. Ajoutons cependant que, d'après Andrieu lui-même, ces phénomènes d'excitation sont loin d'être constants, et que certains sujets n'en présentent *aucun* à la suite de l'emploi des Eaux-Bonnes. Un observateur spirituel, médecin lui-même, le docteur Taylor, aurait éprouvé par l'usage de ces eaux des phénomènes bien marqués de sédation; voici comment il décrit ses propres sensations : « Je crus faire une prouesse en prenant tous les jours trois verres de la source ; je ne fus pas longtemps à m'apercevoir que je faisais une sottise. La nuit et au moment où les chaleurs de juillet étaient pour tous insupportables, je me sentis grelotter ; en vain mon hôte faisait-il garnir mon lit de toutes les couvertures de laine de sa maison..., je gelais; j'allais, je crois, tourner au glaçon, quand, rencontrant le docteur dans la rue, je lui expliquai les symptômes que j'éprouvais. Il me dit qu'il avait déjà vu plusieurs exemples de cet effet des eaux, prises sans motifs, sans raison, sur des organisations vigoureuses et nerveuses. Il me conseilla d'en rester là de mon sot traitement. » (*De l'influence curative du* *climat de Pau et des eaux minérales des Pyrénées*, traduit de l'anglais de Taylor, par M. O'Quin, 1843.)

En résumé, d'après les observations cliniques dont nous avons esquissé les principales données, l'on voit que les eaux sulfurées et sulfatées calciques de Bonnes agissent dans le même sens et sur les mêmes appareils que les eaux séléniteuses (Weissembourg). Comme celles-ci elles portent sur le cerveau une impression presque spécifique, et agissent avec une certitude presque constante sur l'appareil pulmonaire; nous verrons qu'elles s'adressent encore d'une manière toute particulière aux maladies des voies respiratoires (catarrhe, phthisie, laryngites chroniques). Quant au sulfure de calcium, il agira en premier lieu par le soufre qu'il contient, comme le fait le sulfure de sodium; c'est à dire que transmis par l'absorption dans le torrent circulatoire il sera décomposé, et l'on retrouvera soit dans la sueur, soit dans les urines, de l'hydrogène sulfuré, des hyposulfites, des sulfites et même des sulfates. (Wœlher, Liebig.) Mais d'un autre côté la chaux du sulfure exercera sur les fonctions de l'économie l'action qui lui est particulière et que nous avons étudiée avec détail en traitant des eaux sulfatées calciques, action qui diffère de celle des sels sodiques. Or, c'est là une distinction clinique que les bons observateurs ont parfaitement établie entre les eaux sulfurées sodiques et les eaux sulfurées calciques. Ainsi M. Astrié, qui a écrit une thèse remarquable, en 1852, sur les eaux snlfureuses, pense que le sulfure de calcium est *dépourvu de l'action* altérante et *fluidifiante* du sulfure de sodium; d'ailleurs il possède une réaction alcaline moins marquée, et il se laisserait plus facilement décomposer par les sucs acides de l'estomac, avec dégagement d'acide sulfhydrique : « A doses égales le sulfure de calcium se montre moins actif que celui de sodium, et provoque une *constipation* opiniâtre; il a été employé avec succès contre les scrofules et la phthisie pulmonaire. » (Herpin, ouvr. cité, p. 262.) « Les eaux sulfurées calciques ne produisent pas une excitation aussi vive, aussi directe, que les sulfurées sodiques ; leur action est moins généralisée, moins régulière ; elles tendent à localiser l'excitation aux surfaces intestinale et cutanée. » (Herpin, *loc. cit.*) Nous ajouterons : et aux *voies respiratoires*, comme le démontrent tous les faits cliniques que nous avons eu soin de mettre sous les yeux du lecteur. Cette différence d'action entre les eaux sulfurées calciques et sulfurées sodiques a été aussi notée par M. Pâtissier : « Les eaux calciques (sulfurées) ne possèdent pas les propriétés onctueuses, détersives, des eaux sodiques : à doses égales le sulfure de calcium se montre moins actif que le sulfure de sodium. » (*Rapport sur les eaux minérales*, 1854, p. 11.)

St-Gervais. — La composition de ces eaux est assez complexe ; elles renferment, en effet, du chlorhydrate, du sulfate de soude, du sulfate de chaux et du sulfure de calcium. Leurs effets physiologiques seront ceux qui appartiennent à ces quatre principales substances minéralisatrices et que nous avons étudiés en particulier. (V. *Eaux salines.*) Elles sont, en effet, suivant les cas, diurétiques ou laxatives, ou bien portent leur action sur les voies respiratoires. Or, toutes ces propriétés dérivent manifestement des quatre principaux éléments minéralisateurs que nous avons signalés (sel marin, sel de Glauber, sulfure de calcium, sulfate de chaux). « En général, quatre à six verres par jour, bus à un quart d'heure d'intervalle, suffisent pour amener des évacuations. Au delà de trois garde-robes par jour il est prudent de diminuer ou de suspendre. » (*Notice sur les eaux de St-Gervais*, par le docteur Payen, 1854, p. 14.) « Je n'ai pas observé que ces eaux provoquassent la sueur, et cela s'expliquerait aisément par leur action laxative : on *sue* en dedans. » (*Ibid.* p. 15.)

« Ces eaux sont évidemment *diurétiques*, et chez la plupart des malades elles rendent les urines sédimenteuses, pendant les quatre ou cinq premiers jours. Elles favorisent d'une manière remarquable l'issue des graviers, qui cesse si on suspend l'eau pour reparaître lorsqu'on la reprend. » (*Ibid.*) « Enfin nous dirons que ces eaux réussissent dans les affections catarrhales des divers appareils et les maladies cutanées. » (Payen, *loc. cit.*, p. 11.)

D'après ces observations physiologiques, il est bien facile de prévoir dans quelles maladies les eaux de St-Gervais seront indiquées ; nous le dirons au chapitre de la thérapeutique.

§ III. — Action physiologique de l'hyposulfite de soud .

Les eaux sulfureuses que M. Fontan a nommées dégénérées, c'est à dire celles dont le sulfure de sodium a été décomposé à l'air (comme à Cauterets), ne renferment plus à une certaine période que de l'hyposulfite de soude. Or, quelle action exercent les eaux ainsi transformées ? M. Astrié, à qui l'on doit des recherches intéressantes à ce sujet, a vu : 1° que les sulfites et les hyposulfites possédaient la même action fluidifiante que le sulfure de sodium, mais à un moindre degré, sur les matières protéiques : toutefois les sulfites auraient une action plus prompte que les hyposulfites ; 2° que sous l'influence de ces deux ordres de sels, le sang acquérait une teinte rosée éclatante qu'il conserve en devenant

plus fluide ; 3° que leur action thérapeutique les plaçait à côté du sulfure de sodium. « Je suis convaincu, dit M. Astrié, que beaucoup d'eaux
sulfureuses dépourvues de goût et de réaction sulfurés doivent aux hyposulfites et aux sulfites qu'elles contiennent, le privilége de participer
à l'action des eaux sulfurées dans le traitement des maladies qui réclament leur emploi. Le sulfite ou l'hyposulfite de soude, pris à l'intérieur,
produisent sur l'organisme des phénomènes d'excitation générale analogues à ceux que provoque l'ingestion des sulfures alcalins ; mais ces
phénomènes sont beaucoup moins marqués qu'après l'usage de ces derniers. L'action de l'hyposulfite ou du sulfite est plus douce ; elle irrite
rarement les premières voies. L'appétit est provoqué sans ardeur épigastrique ; le cours des urines augmente presque toujours d'une manière
notable. » (Astrié.) Rappelons qu'il y a longtemps Biett avait eu recours
avec succès à l'hyposulfite de soude, pour combattre les affections cutanées, et que son élève, M. Al. Cazenave, se loue beaucoup de son usage
contre les dermatoses à formes sèches et l'acné. (*Dict. de médecine* en
30 vol., t. xxviii, 1844, p. 444.) — Enfin Chaussier l'avait conseillé
dissous dans l'eau pour remplacer les eaux minérales sulfureuses. (Mérat
et Delens, *loc. cit.*, t. vi, p. 483.)

Dupasquier s'est occupé des effets de l'hyposulfite de soude administré, non plus à doses altérantes, mais à hautes doses, trente grammes, et
il a reconnu à ce sel une action purgative aussi forte et aussi innocente que
celle de trente grammes de sulfate de soude. Au reste, l'observation faite
aux sources mêmes démontre que les eaux minérales hyposulfitées sodiques, prises à une certaine dose, mais au-dessous de trente grammes de
ce sel, sont laxatives.

Concluons, d'après les observations qui précèdent, que les eaux minérales dont le sulfure de sodium a été transformé en hyposulfite ou en sulfite de soude ne sauraient être regardées comme inertes, et que leurs
propriétés physiologiques et thérapeutiques les rapprochent beaucoup
des eaux sulfurées sodiques, si toutefois elles ne les confondent pas avec
elles.

Des remarques analogues s'appliquent à l'hyposulfite de chaux, si on
le compare au sulfure de calcium.

CHAPITRE TROISIÈME.

Etudes médicales
sur l'action thérapeutique des Eaux minérales sulfureuses.
Indications et contre-indications de leur emploi.

« Bien que la plupart des sources hépatiques offrent des analogies frappantes dans leur manière d'agir, cependant l'observation clinique a fait reconnaître chez quelques-unes des aptitudes médicinales que n'expliquent ni leur température, ni leur *degré* de sulfuration; c'est donc à tort que quelques inspecteurs prétendent substituer leurs sources à celles que la nature a douées de propriétés spéciales. » (Pâtissier, *Rapport* cité, 1854, p. 11.) Ces expressions, échappées à la plume d'un médecin hydrologue qui fait autorité, seraient, s'il en était besoin, l'éclatante justification de la division que nous avons établie parmi les eaux sulfureuses. Poursuivant, d'après le même esprit, leur étude thérapeutique, nous verrons chacun de nos ordres répondre à un certain nombre d'indications curatives distinctes, et qu'il est loin d'être indifférent d'adresser à telles ou telles eaux sulfureuses les mêmes maladies.

Voici l'ordre que nous adopterons dans cet examen : nous déterminerons en premier lieu quelle est l'aptitude médicinale 1º des eaux sulfurées calciques, 2º des eaux sulfurées sodiques, 3º des eaux hydro-sulfurées.

En second lieu, nous dirons à quelles indications communes peuvent s'adresser les eaux sulfureuses en général.

§ I. — ACTION THÉRAPEUTIQUE DES EAUX SULFURÉES CALCIQUES.

L'étude de la composition générale des eaux sulfurées calciques et de leurs propriétés physiologiques nous fait déjà entrevoir à quel genre d'affections ces eaux seront probablement le mieux adaptées. Il suffit, en effet, de se rappeler qu'elles influencent plus particulièrement les muqueuses pulmonaire, urinaire et digestive, pour prévoir qu'elles ne sauraient être indifférentes dans les maladies de ces membranes. Mais, dans quels cas les eaux sulfurées calciques sont-elles indiquées ou contre-indiquées ? C'est à l'observation clinique qu'il appartient de nous instruire à ce sujet, et c'est elle que nous allons interroger avec impartialité. Comme nous l'avons fait jusqu'ici, nous choisirons pour type des eaux sulfurées calciques bien étudiées expérimentalement, et ici se présentent en première ligne les Eaux-Bonnes.

« A côté de l'action dynamique d'un médicament existe le plus souvent une autre action plus importante que cette dernière, savoir, l'action *curative spécifique*. Les Eaux-Bonnes ne peuvent faire exception à cette règle. » (Andrieu, *Mémoire* cité, p. 76.) En quoi consiste donc la spécialité d'action réservée aux Eaux-Bonnes ? L'expérience a prouvé qu'elles convenaient surtout aux affections *des-organes respiratoires*. Entrons à ce sujet dans quelques détails.

Laryngite, bronchite chroniques; catarrhe, pneumonie chroniques.

Eaux-Bonnes. — Bordeu a le premier vanté les propriétés curatives de ces eaux dans les maladies chroniques de la poitrine.

« Il n'est pas, dit-il, de béchique qui *échauffe moins ;* elles ont la propriété de mûrir toutes sortes de rhumes; elles font *cracher* copieusement et en fort peu de temps ; elles allégent le poumon et facilitent ses mouvements. » (*Traité des maladies chroniques.*) Depuis cette époque le temps n'a fait que confirmer ces paroles si précises de Bordeu, et aujourd'hui la réputation des Eaux-Bonnes dans les affections catarrhales chroniques de l'appareil respiratoire ne trouve presque pas de contradicteurs. Pourtant au milieu de ces éloges mérités, il ne faut pas tout accorder à la routine, et le médecin doit savoir bien en préciser l'opportunité s'il ne veut rencontrer des mécomptes. Suivant Andrieu, « l'œdème et l'engouement pulmonaires *passifs* résisteront rarement à l'action curatrice des Eaux-Bonnes. » (*Loc. cit.*, p. 89.) Cependant, même dans ces conditions, il est des limites à l'efficacité de ces mêmes eaux. Car si l'état d'hépatisation chronique du poumon peut disparaître par l'action des Eaux-Bonnes, il faut dire aussi que l'on aura d'autant moins de chances d'obtenir la résolution de la matière épanchée, que le dépôt de cette dernière aura mis plus de temps à s'effectuer, et que le point de départ de la maladie sera déjà plus éloigné.... Néanmoins aucune dégénérescence n'étant à craindre, il est indiqué, lorsqu'on a des raisons suffisantes de croire à une *pneumonie chronique* (maladie relativement rare) plutôt qu'à une infiltration tuberculeuse, de soumettre le malade à l'usage des Eaux-Bonnes : ici à moins de contre-indication ces eaux doivent être prises longtemps et à doses considérables, quoique assez lentement, et *progressivement croissantes*. (*Loc. cit.*, p. 90.)

On voit que, dans de telles circonstances, l'efficacité de ces eaux est assez problématiqne ; ce qui revient, du reste, à dire que leur usage est surtout utile quand le parenchyme pulmonaire n'est pas lui-même trop profondément affecté, et que le mal se borne principalement à la muqueuse pulmonaire ou à ses cryptes. Dans les cas d'engouement chronique, dont il s'agit ici, les eaux sulfurées sodiques alcalines, silicatées (Cauterets, Le Vernet, St-Sauveur, etc.), et surtout les eaux sulfurées alcalines et iodurées (Challes, Marlioz, en Savoie, et Bondonneau, en France) seraient bien préférables, comme nous le verrons.

Les autres eaux sulfurées calciques et sulfatées calciques présentent, d'ailleurs, les mêmes résultats dans les affections chroniques pulmonaires.

Pierrefonds. — « M. Baude accorde à ces eaux des effets thérapeutiques analogues à ceux des Eaux-Bonnes, et les recommande en conséquence dans les affections chroniques des voies respiratoires, les catarrhes et les laryngites. » (Pâtissier, *Rapport* cité, 1854, p. 63.) Le médecin inspecteur, M. Sales-Girons, a publié plusieurs observations qui prouvent l'efficacité de ces eaux dans les affections chroniques de la poitrine. (*Etudes médicales sur les eaux minérales de Pierrefonds. Revue médicale*, 1843.) — C'est une eau que M. O. Henry appelle *hydro-sulfatée calcaire hydro-sulfurique*, se rapprochant beaucoup de celles d'Enghien. (*Bulletin de l'Académie*, t. XI.)

Enghien. — Les sources minérales d'Enghien, en effet, qui sont aussi sulfurées et sulfatées calciques, combattent avec succès les affections chroniques des organes de la respiration. Parmi les maladies qui sont heureusement modifiées par ces eaux, « on peut citer en première ligne, dit M. C. James, celles qui affectent les organes de la respiration, spécialement les affections catarrhales du larynx et des bronches, et certains emphysèmes. Vous verrez sous leur influence la toux et l'expectoration se modifier heureusement, puis finir par disparaître. » (*Manuel cité*, p. 255.)

Nous devons faire ici une réserve dans notre opinion pour ce qui concerne l'emphysème. Cette maladie ordinairement est consécutive aux catarrhes bronchiques qui durent depuis très longtemps, et affectent surtout les vieillards, à la suite d'accès d'asthme. Or, si l'emphysème existe depuis un long temps, les vésicules pulmonaires finissent par perdre une partie de leur ressort ou contractilité et ne peuvent plus revenir sur elles-mêmes ; évidemment ici les eaux sulfurées calciques d'Enghien ou autres n'auraient aucune prise sur une semblable lésion, et ce serait se faire illusion que de compter sur ces sources pour obtenir une guérison ; si au contraire l'emphysème est récent, il en sera tout autrement, car alors, une fois guérie la maladie qui lui aura donné naissance, le retrait des vésicules pourra s'opérer et l'emphysème disparaître.

Schinznach. — Le docteur Amsler, qui a publié sur ces eaux une excellente notice en 1846, s'exprime ainsi sur leurs propriétés thérapeutiques, dans ce qu'il appelle la dyscrasie muqueuse : « Dans les catarrhes chroniques des bronches et de l'intestin, de l'utérus et de la vessie, la membrane muqueuse blafarde disparaît, en quelque sorte, sous une couche épaisse de matière glaireuse. L'eau de Schinznach est recommandée sans réserve dans ces affections ; elle excite les capillaires engorgés et réduit les sécrétions à leurs proportions normales. » (*Annales de thérapeutiq.*, 1847, p. 362.)

La Caille. — « On les a également employées avec le plus grand succès contre les maladies cutanées, les catarrhes chroniques de la poitrine, grâce au *sulfure de calcium* qu'elles renferment en abondance. Ces sources ont beaucoup d'analogie avec les eaux des Pyrénées ; seulement celles-ci ont pour base la soude, celles de La Caille la chaux, et par conséquent elles ont une *spécialité* qu'on ne rencontre pas dans les autres eaux minérales de la Savoie. » (*Lettre de Coindet, de Genève, du 18 octobre 1843, et insérée dans une notice sur les eaux de La Caille, 1849.*)

La Preste. — Les eaux de La Preste ne sont pas moins efficaces dans les affections qui nous occupent.

« Nous pouvons dire d'une manière générale que leur action tonique et sédative sur les muqueuses en général se manifeste d'une manière bien tranchée. Ainsi dans les affections de la muqueuse bronchique, on voit sous leur influence l'expectoration devenir plus abondante pendant les premiers jours et puis diminuer. » (Ferran, *Thèse* citée, p. 25.)

Les exemples assez nombreux que nous venons de placer sous les yeux du lecteur suffisent amplement à prouver que les eaux sulfurées calciques ont une action puissante bien manifeste sur les maladies chroniques catarrhales de la muqueuse bronchique (larynx et bronches). Ces faits viennent confirmer les déductions cliniques que nous avait fournies l'étude des eaux sulfatées calciques proprement dites (Weissembourg, La Perrière, etc.) et justifier les rapprochements que nous avons établis entre ces deux classes d'eaux minérales.

Phthisie pulmonaire (tubercules).

Peut-on espérer la guérison de la phthisie pulmonaire aux eaux minérales? C'est là une question que nous avons déjà posée et discutée en parlant des eaux minérales sulfatées calciques, et sur laquelle il faut bien encore s'arrêter quelques instants. Les Eaux-Bonnes ont acquis, sous ce rapport, une célébrité presque unique et qu'elles doivent en partie aux Bordeu. Aussi sont-elles chaque année fréquentées par un nombre considérable de tuberculeux. Mais tous les phthisiques peuvent-ils y trouver la guérison ou du moins uu soulagement à leur mal? Les principes que nous avons établis en traitant de cette question, à propos des eaux sulfatées calciques (v. cette classe d'eau, p. 358), et que nous avons appuyés de l'autorité si imposante de M. Pâtissier, sont encore ceux qui doivent guider le praticien lorsqu'il envoie des tuberculeux aux Eaux-Bonnes.

C'est dire, en un mot, que, si les eaux minérales n'ont pas de prise sur la substance tuberculeuse elle-même, elles peuvent cependant être d'une grande utilité, soit en modifiant favorablement l'état local (engorgement plus ou moins aigu ou chronique du poumon), soit en ramenant à de meilleurs termes l'ensemble de la constitution. Nous allons voir, en effet, que ce sont en somme ces mêmes principes qui ont dicté la conduite des bons observateurs.

Il est d'abord un mode d'action propre aux eaux sulfurées et sulfatées calciques, que tous les médecins ont signalé surtout aux Eaux-Bonnes, et qu'il faut toujours avoir présent à l'esprit pour juger de l'opportunité de ces eaux dans ces circonstances.

Voici en quels termes M. Darralde a consigné son opinion dans le *Manuel* de M. C. James : « Les phénomènes, dit-il, développés par les eaux (Bonnes) sur les affections chroniques des organes respiratoires ne sont d'habitude que la reproduction de ceux qui caractérisaient ces mêmes affections quand elles se trouvaient encore à leur période d'invasion ; par conséquent les eaux ramènent momentanément les choses *à leur état primitif*. L'inflammation a-t-elle été intense, légère ou insensible, attendez-vous à ce qu'elles éveilleront des manifestations correspondantes. Il y a plus : que ce soit la marche suivie autrefois par la maladie elle-même qui vous serve pour la gradation du traitement sulfureux. » (*Manuel* cit., 1857, p. 53.) D'après M. Ed. Cazenave, les Eaux-Bonnes, tout en possédant une action marquée sur les organes pulmonaires, guériraient en faisant passer à la période aiguë, les affections chroniques ; ce qui est en d'autres termes exprimer la même idée que M. Darralde. « *Fidèles à leur mode d'action*, ces eaux, dit-il en parlant d'une laryngite chronique, commencèrent par *exaspérer* les symptômes morbides existants, en substituant un état d'acuité à la forme chronique de la maladie. » (*Recherches cliniques sur les Eaux-Bonnes*, par Ed. Cazenave, 1854, p. 54.) Ces faits expérimentaux aussi nettement formulés vont nous aider à résoudre la question si délicate de l'opportunité et de l'aptitude des Eaux-Bonnes ou de leurs analogues, dans le traitement de la phthisie pulmonaire.

Puisque le premier effet de ces eaux est de ramener les affections pulmonaires au degré où elles ont existé à l'état aigu, nous en tirerons les deux conclusions suivantes :

1° Que, si actuellement le tubercule est accompagné d'une fièvre intense, d'une hémoptysie active, d'une inflammation aiguë du parenchyme pulmonaire, il faut momentanément s'abstenir de l'usage de ces eaux et combattre, avant tout, ces phénomènes de réaction par une médication appropriée ;

2° Que, si l'on a affaire à un malade dont les renseignements fassent juger que, dans le principe, le développement du tubercule a été précédé ou accompagné de symptômes généraux ou locaux, à forme aiguë, il sera prudent, bien que cet état fébrile ou inflammatoire soit tombé, d'essayer avec précaution l'administration de ces eaux, pour éviter de réveiller une inflammation trop vive. On débutera donc, dans leur emploi, par des doses faibles, que l'on coupera même avec du lait ou quelques décoctions mucilagineuses.

Telles sont les déductions qui découlent naturellement du principe posé par M. Darralde, et qui est le résultat d'une expérience de trente années aux Eaux-Bonnes. Or, ce sont aussi là les règles pratiques que les médecins hydrologues bons observateurs nous ont transmises, avec plus ou moins de précision, sur les indications et les contre-indications des eaux sulfurées et sulfatées calciques dans la cure de la phthisie pulmonaire. Ainsi, que le tubercule soit à l'état cru, ou bien qu'il tende et même qu'il soit parvenu à la période de ramollissement, si l'état local n'annonce point une fluxion active, s'il n'existe pas de fièvre hectique marquée avec redoublement vers le soir, sueurs colliquatives, l'on peut conseiller les eaux sulfurées calciques, et, il faut le dire, elles ont souvent, dans de telles circonstances, procuré des guérisons ou des améliorations notables.

Ces idées si simples et tout à fait pratiques, que nous venons de résumer en quelques lignes, trouvent leur confirmation la plus complète dans l'observation clinique faite à diverses sources minérales. Quelques citations suffiront à édifier le lecteur. « Nous devons craindre de voir s'effectuer ce ramollissement des tubercules pulmonaires, lorsque des signes non équivoques de congestion et d'inflammation se manifestent, lorsqu'il se développe, dans l'intérieur de la poitrine, de la chaleur et de la douleur, accompagnée d'une sensation insolite *d'orgasme* et de *plénitude*, lorsqu'il existe tous les soirs une fièvre lente avec coloration des pommettes, chaleur à la plante des pieds et à la paume des mains. » (Andrieu, *Mémoire* cité, p. 83.) Et plus loin, cet auteur ajoute : « Mais, si les symptômes de réaction générale et les symptômes fonctionnels (inflammation) sont peu prononcés ou à peine sensibles ; si la fièvre, la toux, la douleur, l'expectoration font presque défaut..., les Eaux-Bonnes, administrées dans de pareilles circonstances, peuvent concourir efficacement à déterger la surface ulcéreuse et amener la cicatrisation. » (*Loc. cit.*, p. 84.) « Dans les tuberculisations vives et considérables, à quelque époque que ce soit, les eaux minérales doivent être non seulement stériles, mais nuisibles... Mais dans les tuberculisations lentes, progressives, *sans réactions vives*, sans masses tuberculeuses qui menacent de jeter les malades, par leur fonte soudaine, dans le marasme et la colliquation, l'emploi des eaux sulfureuses que nous venons d'indiquer (Enghien, Eaux-Bonnes, Le Vernet) nous paraît devoir rendre de véritables services. » (Durand-Fardel, *Traité des eaux minérales*, 1857, p. 412.) — Ces précautions, répétons-le, sont d'autant plus commandées quand il s'agit de tubercules, qu'il faut éloigner toutes les causes qui tendraient à activer leur fonte. Or, rien ne hâte autant celle-ci que les fluxions vives et les inflammations qui s'emparent du parenchyme pulmonaire autour du dépôt tuberculeux ; mais, d'après l'observation de M. Darralde, tels sont les effets primitifs que tendent à faire naître les Eaux-Bonnes ; donc, si la fluxion désorganisatrice existe déjà, ces eaux seront alors contre-indiquées.

Ces mêmes préceptes s'appliquent de tous points à l'usage des autres eaux sulfurées calciques (Enghien, La Caille, Montmirail, etc.). — Dans leur monographie sur les eaux d'Enghien, MM. Puisaye et Lecomte ont posé les conclusions suivantes sur leur utilité dans la phthisie pulmonaire :

« 1° Les eaux d'Enghien conviennent dans la phthisie pulmonaire ; l'époque la plus favorable à leur administration est la deuxième période, en raison du ramollissement des tubercules et de la crainte moins grande du renouvellement de l'hémoptysie.

« 2° On doit suspendre les eaux sulfureuses, s'il se manifeste une accélération dans le pouls, ou si l'on a à craindre quelque congestion pulmonaire ; renoncer à leur emploi s'il survient de la diarrhée ou des sueurs abondantes qui ne soient justifiées par aucun état de crise, qui, certainement alors, sont l'indice d'un *état colliquatif*.

« 3° Les eaux d'Enghien doivent être administrées à faibles doses et graduellement augmentées, si la tolérance s'établit ; le traitement ne doit pas durer plus d'un mois. » (*Des eaux d'Enghien au point de vue chimique et médical*, 1853.) Dans tous les cas, nous dirons avec M. Pâtissier : « Quelle que soit la forme de phthisie que l'on traite, la cure doit être dirigée avec *beaucoup de lenteur*, parce que les lésions pulmonaires s'accommodent mal des excitations subites et peu ménagées. » (*De l'emploi des eaux minérales dans la phthisie tuberculeuse*, 1858, p. 38.)

Angine granuleuse. — Cette forme d'angine, sur laquelle M. Chomel a d'abord appelé l'attention dans ses leçons cliniques, et qu'il a le premier combattue avec succès par l'emploi des eaux sulfureuses, a été de nouveau bien décrite par M. Noël Guéneau de Mussy. (*De l'angine granuleuse, et observation sur l'action des Eaux-Bonnes dans cette affection*, 1857.) Cette affection se décèle par une toux gutturale, et surtout par un effort expirateur, un râclement laryngien particulier, provoqué par une espèce de chatouillement ; puis les malades rejettent des crachats colloïdes perlés, en même temps que la voix a subi des modifications particulières dans son timbre, sa tonalité et sa puissance. — Les eaux minérales de Bonnes, employées en boisson et en gargarisme, et même en douche, sur le larynx ou sur le pharynx, ont produit d'heureux résultats dans cette affection. Nous devons dire, toutefois, que les eaux sulfurées sodiques (Luchon, Baréges, etc.) peuvent également guérir l'angine granuleuse ; mais les Eaux-Bonnes (qui sont sulfurées et sulfatées calciques, et leurs congénères, très certainement) paraissent, d'après M. Guéneau de Mussy, jouir d'une efficacité plus marquée. Pour comprendre cette spécialité d'action, il faut se rappeler que nous avons vu, en traitant de la physiologie des eaux sulfurées calciques et sulfatées calciques, qu'elles semblaient avoir une prédilection particulière pour la muqueuse du pharynx et du larynx. L'angine granuleuse aurait, d'après M. Guéneau de Mussy, de grandes affinités avec les dartres : sur 45 malades que ce médecin a interrogés avec soin, il n'a pu en rencontrer que 4 chez lesquels il ne lui a pas été possible de rattacher l'angine granuleuse à la diathèse herpétique. — Le même témoignage favorable sur l'emploi des Eaux-Bonnes, dans cette espèce d'angine, est rendu par M. Ed. Cazenave. (*Loc. cit.*, p. 53 et suiv.)

St-Gervais. — Les eaux de St-Gervais sont utiles « dans les engorgements des viscères abdominaux, les névroses de l'appareil digestif, l'hypochondrie, etc. » (*Notice sur les eaux de St-Gervais*, par le d^r Payen, 1854, p. 11.) — « Ces eaux sont encore d'une grande utilité pour combattre ces constipations habituelles et opiniâtres qui font le désespoir d'un si grand nombre de femmes et résistent souvent à toutes les médications. » (C. James, *Guide* cité.)

D'un autre côté, « les médecins de Genève vantent ces eaux comme succédanées de celles de Bourbonne et de Balaruc contre les engorgements chroniques des viscères. » (Mérat et Delens, *Dictionn. de matière médicale*, t. iii, p. 370.)

Appareil urinaire. — ... « Ces eaux favorisent d'une manière remarquable l'issue des graviers, qui cesse si on suspend l'eau pour reparaître lorsqu'on la reprend. » (Payen, *loc. cit.*, p. 14.) En se rappelant la propriété éminemment diurétique qu'elles possèdent et celle de rendre les urines sédimenteuses, l'on ne pourra douter que ces eaux ne puissent agir salutairement dans les catarrhes vésicaux. Nous devons avouer cependant que nous n'avons rien trouvé de précis à ce sujet dans les auteurs. C'est là une lacune importante à combler.

Dermatoses. — Les eaux de St-Gervais, prises en boisson et en bains, ont guéri des maladies de la peau, les dartres particulièrement. Les observations de Jurine, d'Odier (de Genève) et du d^r Mathey le prouvent incontestablement.

Allibert cite, entre autres cas, celui d'un cardinal qui fut guéri par les eaux de St-Gervais, d'une dartre squammeuse humide qui avait résisté à bien des traitements. (*Précis des eaux minérales*, 1846.) Le d^r Davet, de Beaurepaire, parle aussi de plusieurs cures remarquables parmi lesquelles celle d'un évêque d'Annecy, qui ne pouvait marcher qu'appuyé sur deux personnes, à cause des dartres ulcérées qu'il portait aux jambes. (*Histoire des sources minérales de Sardaigne*, 1853.)

Catarrhes pulmonaires. — Les eaux de St-Gervais ont guéri des catarrhes pulmonaires simples. D'après le témoignage de M. Pâtissier, « elles sont très efficaces ... dans les catarrhes pulmonaires chroniques. » (*Manuel* cité, 1837.)

§ II. ACTION THÉRAPEUTIQUE DES EAUX SULFURÉES SODIQUES.

L'action thérapeutique des eaux sulfurées sodiques dérive très nettement de leurs propriétés physiologiques. Celles-ci, comme nous l'avons vu, sont dues tout à la fois et à l'élément soufre (action sur les diverses muqueuses et sur la peau), et à l'élément alcalin, soude (action diurétique et sur les organes glandulaires). Les propriétés curatives de ces eaux seront également celles que l'expérience a assignées au soufre d'une part (dermatoses, catarrhes bronchiques, vésicaux, utérins), et d'autre part, celles que revendique la soude (engorgements chroniques des parenchymes, gravelle, etc.) et que nous avons étudiées avec soin au chapitre des eaux minérales alcalines sodiques. Aussi, les eaux sulfurées sodiques ont-elles réussi principalement dans les engorgements chroniques utérins, dans ceux de la prostate, du foie, et dans les cas de gravelle et de goutte. Citons quelques observations cliniques à l'appui de ces assertions.

Déjà, dans le milieu du siècle dernier, Carrère, de Bonnafos et Marcé avaient reconnu aux eaux de La Preste la propriété de guérir ces deux dernières maladies. Voici un passage de Marcé à ce sujet :

« On transporta, par mon conseil, aux eaux de La Preste, un monsieur de notre ville, alité depuis trois mois à l'occasion d'un rhumatisme goutteux qui occupait toutes les articulations et n'épargnait pas même le diaphragme puisqu'il souffrait le sanglot. Il en but six gobelets tous les matins et prit un bain tempéré chaque après-midi ; dans quinze jours ses douleurs se dissipèrent, il marcha, et dans peu sa guérison fut radicale.

Mon père, attaqué de la goutte depuis plus de vingt ans, n'en souffre aucune atteinte si, une fois dans l'année, il monte à ces eaux pour se baigner huit ou neuf fois; lorsqu'il néglige de le faire, il en est cruellement tourmenté. » (Voir la *Thèse* de M. Ferran, p. 41.) M. Ferran (*Thèse* citée) rapporte quatre observations de graveleux (trois rendaient des graviers rougeâtres) qui ont été guéris par l'usage des eaux de La Preste en boisson et en bains; il ajoute qu'il aurait pu en citer un bien plus grand nombre. (*Loc. cit.*, p. 45.) Rappelons que ces eaux rendent les urines alcalines

« A St-Sauveur, une expérience de vingt ans a prouvé à M. Fabas qu'elles jouissent, en boisson, d'une grande .efficacité dans les catarrhes vésicaux et les affections graveleuses. » (Pâtissier, *Manuel* cité, p. 125.)

La source Hontalade, dont la température n'a que 22 degrés centigr., est regardée comme hyposthénisante par M. Pâtissier, qui la conseille dans la période sub-aiguë ou d'éréthisme de la phthisie pulmonaire. (*Emploi des eaux minérales dans la phthisie*, p. 21.) Elle n'est, du reste, employée qu'en boisson. « Elle est particulièrement fréquentée par les jeunes phthisiques dont le tempérament nerveux n'a pu s'accommoder des Eaux - Bonnes ou de la Raillère. » (Pâtissier, *ibid.* Voir aussi *Aperçu sur les eaux minérales de St-Sauveur*, par le docteur Peyramale, 1854.)

« Les eaux du Petit-St-Sauveur (à Cauterets) sont administrées avec succès... dans certaines irritations de l'utérus, dans les engorgements du col de la matrice accompagnés de sensibilité. Ordinairement, dans ces dernières affections, on ne fait usage de ces eaux que jusqu'à ce que les symptômes d'irritation aient disparu; alors, on envoie les malades à la Raillère (autre source de Cauterets) pour hâter la résolution et compléter le traitement. » (Pâtissier, *Manuel* cité, p. 131.) A La Preste, M. Ferran (*loc. cit.*) a vu se dissiper des engorgements de la prostate.

Campardon, qui a administré les eaux de *Luchon* pendant plus de trente ans, signale leur utilité « dans les *obstructions* du foie, de la rate..., dans les coliques néphrétiques et les autres maladies des voies urinaires. » (Pâtissier, *Manuel* cité, p. 146.)

Molitg. — Les eaux de Molitg sont aussi notées comme efficaces dans la gravelle.

« On recommande l'eau des Canons (à Ax) dans les engorgements du foie, l'ictère... La source du Bain-Fort (Ax) jouit de vertus énergiques et est très appropriée pour les maladies des articulations..., les engorgements de la matrice. » (Pâtissier, *Manuel* cité, p. 165.)

Amélie-les-Bains. — « Les eaux minérales de cette localité sont employées avec succès depuis quatre années contre les affections graveleuses : on leur reconnaît une action spéciale sur l'appareil urinaire. Elles modifient heureusement les fonctions sécrétrices et excrétrices de cet appareil ; et cette modification est profitable aux graveleux en ce qu'elle a pour résultat *l'expulsion de la matière calculeuse* retenue dans les voies urinaires. » (*Notice sur les eaux d'Amélie-les-Bains*, par V.-J. Pujade, Perpignan, 1843, p. 12.)

Il résulte des faits que nous venons de rappeler et qu'il eût été facile de multiplier, que les eaux sulfurées sodiques sont utiles et doivent être recommandées dans les cas où nous avons vu réussir les eaux alcalines sodiques (engorgements parenchymateux, gravelle, goutte, etc.); mais de plus, à cause de l'élément soufre qu'elles contiennent, elles seront encore spécialement indiquées lorsque les muqueuses pulmonaire, vésicale, utérine ou intestinale seront intéressées, et s'il existe aussi des dermatoses. La détermination de telles ou telles eaux alcalines ou sulfureuses devra, ce nous semble, devenir maintenant facile pour le praticien et pour le malade, en prenant toujours en considération la température à laquelle ces eaux seront prescrites.

§ III. ACTION THÉRAPEUTIQUE DES EAUX HYDRO-SULFURÉES.

Les eaux minérales qui ne doivent leur sulfuration qu'à l'hydrogène sulfuré libre sont peu nombreuses. M. Guibourt, en 1849, pensait même qu'elles ne se rencontraient pas naturellement. (*Histoire naturelle des drogues*, t. 1, p. 549.) Mais des analyses plus récentes et plus précises ont démontré l'existence de telles eaux. Parmi celles-ci, les unes sont salines (Uriage, Allevard), d'autres sont alcalines (Weilbach, Bagnols [*Lozère*]), d'autres, enfin, sont sulfatées calciques (Euzet, Schinznach ?); de là trois divisions naturelles, auxquelles répondent des propriétés spéciales qui dépendent de leurs éléments salins. — L'action physiologique et thérapeutique de ces eaux est donc, d'après nos principes, en partie connue du lecteur : ainsi, d'une part, elles possèderont des propriétés sédatives qu'elles emprunteront au gaz sulfhydrique, et d'autre part, elles développeront sur l'organisme des modifications qui seront sous la dépendance de leurs éléments salins : il arrivera même que si ces derniers sont en proportion assez faible, l'action sédative de l'hydrogène sulfuré se fera seule apprécier ou du moins dominera ; tel paraît être le cas pour les eaux alcalines de Weilbach.

Ce que nous disons ici de l'action complexe de ces eaux, se reliant à la constitution complexe qu'elles présentent, avait du reste été entrevu pour certaines eaux. « Les eaux sulfureuses, dit M. Pâtissier, chargées de sulfate de soude et de chlorure de sodium, *participent des propriétés des eaux salines et des eaux sulfureuses*. Telles sont celles d'Uriage. » (*Rapport* cité, 1854, p. 10.) Nous ajouterons : telles sont aussi les eaux de Castellamare minéralisées par du chlorure de sodium et du sulfate de soude et de magnésie. « En général, on peut dire que l'eau d'Uriage (eau hydro-sulfurée chlorurée sodique) convient dans tous les cas où les eaux sulfureuses sont indiquées... Elle convient également, soit en bains, soit en boisson, dans la plupart des cas où sont employées les eaux salines. » (Gerdy, *Etudes sur les eaux minérales d'Uriage*, 1849, p. 169.) — Or, nous avons vu que les eaux salines chlorhydratées ou sulfatées sodiques et magnésiennes portaient leur activité thérapeutique principalement sur l'appareil utérin, sur la circulation veineuse abdominale, et plus spécialement sur les veines hémorrhoïdales, sur les sécrétions intestinale et urinaire ; nous savons aussi, et nous pensons l'avoir amplement prouvé, que ces eaux donnent une activité toute particulière à la nutrition générale : les eaux hydro-sulfurées salines d'Allevard et d'Uriage manifesteront précisément des effets plus ou moins semblables soit physiologiques , soit thérapeutiques.

Les indications et les contre-indications que nous avons eu soin de développer en traitant des eaux minérales salines (chlorhydratées ou sulfatées sodiques et magnésiennes) sont ici applicables aux eaux minérales hydro-sulfurées salines d'Allevard et surtout d'Uriage. Nous renvoyons donc le lecteur au chapitre des eaux salines. Nous ferons seulement observer que les eaux hydro-sulfurées, en raison même de l'hydrogène sulfuré qui les caractérise, offriront au praticien une médication spéciale contre certaines affections auxquelles s'adressent avec succès les préparations sulfureuses ; telles sont, entre autres, les dermatoses. Mais nous traiterons de ces indications dans l'article suivant.

Les eaux hydro-sulfurées alcalines de Weilbach possèderaient, si l'on en croit M. C. James, des propriétés sédatives réellement extraordinaires. Ces eaux, qui sont froides, et ne sont usitées à peu près que sous forme de boisson, calmeraient *d'emblée* et sans déterminer de phénomènes critiques. On verrait, sous leur influence, le pouls, dès les premiers jours, diminuer de quinze à vingt pulsations, et, « de fébrile qu'il était, tomber *au-dessous de son rhythme normal.*» (*Guide* cité, p. 257.) Aussi, d'après cet auteur, ces eaux amèneraient une grande débilité et des symptômes chlorotiques chez les personnes blondes, pâles et d'une constitution lymphatique. Ces effets sédatifs, dont, pour notre part, nous admettons en partie l'existence, sont-ils portés aussi loin que le suppose l'auteur de ce Manuel ? L'on nous permettra d'en douter ; et jusqu'à plus ample informé, nous réservons notre opinion sur ce point. Quoi qu'il en soit, les sources de Weilbach étant en réalité hyposthénisantes, sont recommandées dans les maladies à forme sthénique. Elles seront utiles « aux individus pléthoriques dont le pouls est habituellement élevé et dont la constitution offre les attributs du tempérament sanguin.

« Les hémorrhagies nasales, les congestions *actives* des poumons, bien loin d'être des motifs de s'abstenir, sont autant d'indications de l'emploi de ces eaux. C'est surtout dans le traitement des affections chroniques de la poitrine que les eaux de Weilbach sont le plus renommées: on va même jusqu'à leur accorder une sorte de spécificité contre les catarrhes pulmonaires et les phthisies commençantes. » (C. James, *Guide* cité, p. 257.) — Pour l'administration de ces eaux, l'on se guide d'après la quantité de l'expectoration. Celle-ci devient-elle plus abondante, on diminue la dose de l'eau minérale, parce que l'on suppose que cette augmentation des crachats est plutôt le résultat d'une congestion passive de la muqueuse bronchique. Cette action sédative des eaux de Weilbach se retrouve dans d'autres sources froides ou tièdes hydrosulfurées et peu minéralisées. En France, nous pouvons citer les sources de St-Honoré (Nièvre) appelées hyposthénisantes par Pâtissier (*De l'emploi des eaux minérales dans la phthisie pulmonaire,* p. 20), et dont la température est de 22 à 32 degrés centig. Ce judicieux auteur les conseille dans la phthisie sub-aiguë ou éréthistique, et M. Racle (*Notice sur les eaux minérales de St-Honoré. Annales de la Société d'hydrologie,* t. ii, p. 327) les regarde comme très appropriées au traitement de la phthisie pulmonaire, même à la première période, c'est à dire lorsque généralement elle est à l'état aigu ou sub-aigu. Le dr Allard témoigne aussi que « ces eaux s'appliquent avec avantage à toutes les périodes de la phthisie, lorsque les malades se présentent avec les attributs du tempérament *sanguin* et avec une disposition aux mouvements *fluxionnaires.* » (*Guide médical aux eaux sulfureuses thermales de St-Honoré-les-Bains,* par C. Allard, 1857.)

Les eaux de Lippspringe (Westphalie), tièdes et peu minéralisées, sont, d'après le d^r Heilft, cité par M. Pâtissier, également recommandées par les médecins allemands « dans les maladies pulmonaires avec *éré-thisme :* on en boit trois ou quatre verres le matin, et un à deux verres à cinq heures du soir ; on prend rarement des bains. » (*Des eaux miné-rales dans la phthisie,* par le d^r Pâtissier, p. 19, en note.)

Faisons observer que les sources hyposthénisantes hydro-sulfurées, dont nous venons de parler, sont prises à l'intérieur, à une température peu élevée (tièdes), et qu'ici le calorique ne vient point compliquer les effets directement sédatifs dus à l'hydrogène sulfuré. Quant aux eaux hydro-sulfurées et sulfatées calciques, comme celles d'Euzet, leurs pro-priétés physiologiques et thérapeutiques les confondent avec les eaux sulfurées et sulfatées calciques. Aussi ne sommes-nous point étonnés que le d^r Auphan, dans sa notice sur les sources d'Euzet (1858), les compare aux Eaux-Bonnes, et les regarde comme *succédanées* de ces dernières.

En faisant toujours la part de leur température, les eaux minérales hydro-sulfurées sulfatées calciques nous sont donc connues, et le prati-cien pourra, ce nous semble, désormais en formuler avec précision les indications et les contre-indications.

De quelques maladies dans lesquelles on a employé avec succès toutes les variétés d'eaux sulfureuses.

Parmi les affections dans lesquelles l'on a vu réussir toutes les classes d'eaux sulfureuses, il en est surtout trois qui semblent les réclamer plus particulièrement. Ce sont le rhumatisme, les dermatoses et la syphilis... Examinons ces trois circonstances.

1° Rhumatisme. — Nous avons déjà (voy. *Eaux alcalines,* et *Eaux salines chlorurées sodiques*) assez longuement développé ce qui a trait au rhumatisme, pour n'être pas obligés d'y revenir avec détails. Rappelons seulement que nous avons surtout insisté sur ce point, à sa-voir, que leur guérison dépendait surtout de la température élevée des eaux minérales sous forme de bains ou de douches, en sorte que la cure était très souvent obtenue presque en dehors de la constitution chimique des sources. C'est parce qu'aux diverses stations minérales, l'eau est ad-ministrée à une température élevée, que l'on a pu traiter avec succès les douleurs rhumatismales à presque toutes les sources connues, et l'on peut dire, sans exagération, qu'il n'en est peut-être pas une seule où l'on ne puisse compter chaque année des guérisons, ou de notables améliorations. — Les eaux minérales sulfureuses ne font point, en général, exception à cette distinction pratique capitale ; il est, en effet, d'observation, que celles qui sont le plus renommées dans le traitement des affections rhumatismales sont toutes thermales. Telles sont Baréges, Bagnères-de-Luchon, Cauterets, Aix, Bagnols-les-Bains, etc. Si, au contraire, la source sulfureuse est froide, l'expérience a démontré qu'il était utile de la rendre thermale par des procédés particuliers de caléfaction, afin de l'administrer avec plus d'avantage en bains chauds, ou en douches. Nous rencontrons ce mode d'emploi à Allevard, Uriage, Euzet, etc. Le calorique joue donc un grand rôle dans la cure du rhumatisme, et nous en avons une preuve frappante dans les eaux alcalines et chlorurées sodiques d'Ems. Dans le siècle dernier, ces eaux étaient très renommées pour le traitement du rhumatisme chronique : aujourd'hui, l'on n'y rencontre presque plus de rhumatisants. A quoi peut tenir cet abandon général ? serait-ce que ces sources auraient changé de nature? MM. Trousseau et Lassègue (*Mémoire* cité, p. 379) nous semblent en avoir donné une explication très judicieuse. Ils font, en effet, observer qu'autrefois l'on prenait à Ems les bains aussi *chauds* et aussi prolongés que possible, tandis que de nos jours l'on se contente de les prendre *tempérés* et de courte durée. L'action dans ces deux circonstances n'est point certainement la même : c'était, comme le fait remarquer M. Durand-Fardel, « la médication du Mont-Dore qui se faisait alors à Ems. Et ce mode d'action des eaux..... est tellement artificiel, c'est à dire emprunté bien plutôt à leur mode d'administration qu'à leur nature même, que les eaux du Mont-Dore, à peine minéralisées, exaspèrent habituellement ou renouvellent les douleurs rhumatismales, et sont contre-indiquées si le rhumatisme coexiste avec un état nerveux constitutionnel ou antérieur à l'affection rhumatismale, d'après M. Bertrand. » (*Traité thérapeutique des eaux minérales*, par Durand-Fardel, p. 459.) — Nous sommes loin, cependant, de ne point tenir compte des diathèses ou des états morbides qui peuvent compliquer le rhumatisme, pour le choix des stations thermales : la considération de ces complications n'est point assurément indifférente. Ainsi le rhumatisme « s'accompagne parfois de dartres, d'hémorrhoïdes, de bronchites chroniques. » Or, ces maladies concomitantes devront certainement être d'un certain poids dans la détermination de telles ou telles eaux thermales (sulfureuses, alcaline; ou même salines). « Il arrive même, dit M. Pâtissier, que les indications curatives sont en contradiction ; dans ce cas la conduite du médecin exige beaucoup de prudence et de tact. » (*Rapport*, 1854, p. 196.) C'est à dire que, dans de telles circonstances, les préceptes ne peuvent être formulés à l'avance ; le coup d'œil du praticien judicieux peut seul juger de l'opportunité de l'usage de telles ou telles eaux minérales.

On voit par cet exposé, que si les eaux minérales sulfureuses peuvent revendiquer, en tant que sulfureuses, une part d'action dans la cure du rhumatisme, cependant l'élévation de température de ces eaux et leur mode d'administration (bains de vapeur, douches) sont peut-être les agents les plus efficaces du traitement. « Dans les *bains sulfureux* deux choses sont à considérer : la dose du principe minéralisateur, la température du bain.... Si la température est égale à celle du sang, c'est à dire supérieure à celle de la peau, et que le bain cède au corps du calorique, il s'ensuivra une excitation encore plus vive : or, les bains sulfureux sont donnés dans le but de déterminer une fièvre artificielle, et, comme en même temps la vive excitation de la peau appelle le sang et les crises dans l'organe cutané, on comprend de quel secours de pareils bains peuvent être dans les affections chroniques internes, de celles surtout qui sont liées à un vice humoral, telles que les dartres, les scrofules, les rhumatismes, etc., etc..... On voit quels services ils doivent rendre dans les rhumatismes chroniques apyrétiques, dans la goutte vague atonique. » (*Traité de thérapeutique*, par Trousseau et Pidoux, t. ii, p. 666.) Nous pouvons résumer ces idées par la phrase aphoristique suivante : « Les eaux sulfureuses sont plus ou moins stimulantes ; elles le sont d'autant plus que leur température est plus élevée. » (Pâtissier, *Rapport* cité, 1854, p. 10.)

2° Dermatoses. — Personne n'ignore que les eaux sulfureuses sont préconisées comme le meilleur mode de traitement contre les dermatoses; mais l'observation prouve aussi qu'il est un choix à faire entre les diverses eaux de cette classe, suivant la nature de la dartre ou sa complication avec d'autres affections générales, comme la scrofule. C'est là ce qui doit fixer un instant notre attention. Sous le rapport thérapeutique, la vieille distinction des dartres en dartres humides ou sécrétantes, et en dartres sèches, nous paraît, comme à plusieurs médecins hydrologues, la plus pratique pour l'usage raisonné des diverses eaux minérales sulfureuses.

Nous avons vu que Peez et M. Gardey (Voy. *Eaux salines chlorhy-draatées*) l'avaient adoptée depuis longtemps comme étant la seule ca-pable de fournir des indications précises sur le mode de traitement des maladies cutanées aux diverses eaux minérales. D'autres médecins ont aussi, de nos jours, fini par se fonder sur ces deux caractères d'hu-midité ou de sécheresse. « Je les réduirai, dit M. Bernard, à trois divisions :

« 1° Les dermatoses sécrétantes ou les dartres humides, les vésicu-leuses, les pustuleuses, etc., impétigo, teignes, eczéma, herpes ;

« 2° Les dermatoses sèches ou squammeuses, prurigo, lichen, pso-riasis, ichthyose, etc. ;

« 3° Les tuberculeuses, dartres rongeantes ou lupus, avec toutes ses variétés, les kéloïdes, etc. Les premières de ces maladies (dartres humides) guérissent beaucoup plus vite et plus facilement que les autres ; quelquefois une seule saison suffit..... Celles de la deuxième division (dartres sèches) résistent beaucoup plus longtemps à l'action des eaux. Je ferai une exception pour le pityriasis ; mais le psoriasis et surtout l'ichthyose cèdent bien lentement et exigent de bien longs traitements..... Mais pour la troisième division, ou les tuberculeuses, l'impuissance des eaux minérales toutes seules est reconnue pour moi, par la longue expérience que j'en ai acquise. » (*Notice statis-tique générale de l'établissement thermal d'Uriage*, par le d^r Bernard, 1857, p. 27.)

« Les maladies qui peuvent affecter le système dermoïde se divisent naturellement en deux classes : 1° celles dans lesquelles la peau malade sécrète un liquide particulier (maladies sécrétantes) ; 2° celles dans les-quelles les productions morbides se montrent toujours à l'état solide (maladies non sécrétantes). » (Auphan, *Considérations médicales sur les eaux sulfurées bitumineuses d'Euzet-les-Bains*, 1858, p. 87.) Mais la distinction dont il s'agit, utile sous le rapport du pronostic, est surtout, à nos yeux, la meilleure pour la détermination du choix des eaux sul-fureuses et de leur mode d'administration. Comme dans ce choix réside encore de nos jours toute la difficulté pratique du traitement des dar-tres, nous allons essayer de la résoudre en nous appuyant sur des auto-rités irrécusables.

Toute la cure des affections dartreuses repose sur le principe suivant, implicitement admis ou plus expressément formulé par les médecins les mieux autorisés. Dans le traitement des dartres, on doit se proposer de calmer l'irritation de la peau quand elle est trop vive, ou de l'exciter quand elle languit; ce qui revient à dire qu'il faut diminuer l'acuité des dartres vives, et faire passer à l'état aigu celles qui sont chroniques. Or, il dérive de ce principe la conclusion suivante, à savoir : qu'il faut, lorsque les dartres sont enflammées, envoyer les malades à des eaux tempérées; tandis que, s'il s'agit d'une affection chronique, l'on devra leur conseiller les eaux thermales stimulantes, en bains ou sous forme de douches : sous l'influence des premières, l'excitation tombe, et bientôt la guérison a lieu; sous l'action vivement stimulante des secondes, les dartres s'animent, rougissent momentanément, et, à la suite de cette fluxion vers la peau, la maladie disparaît.

« Au point de vue thérapeutique, dit M. Pâtissier, les eaux sulfureuses ont été distinguées en *fortes* et en *faibles*. Les premières sont administrées aux sujets lymphatiques, peu irritables; les secondes se prêtent davantage à l'absorption et sont appropriées aux individus nerveux, sanguins, et à ceux dont la maladie est accompagnée d'irritation. » (*Rapport* cité, 1854, p. 10.) Or, que veulent dire ces expressions, sources *fortes* et sources *faibles*, dans l'opinion de cet honorable médecin hydrologue? Elles ne se rapportent point à la proportion de soufre ou de sulfures que chaque source minérale contient; car ces différences ne montent jamais au-delà de deux à trois grammes pour un bain de deux cents litres. Or, évidemment pour tout médecin judicieux, un à trois grammes d'un sulfure alcalin en excès dans un grand bain ne sauraient imprimer à celui-ci des propriétés beaucoup plus stimulantes. Il y a plus, certains bains plus sulfurés semblent même produire moins d'excitation. « Il est un fait clinique positif et constaté, c'est qu'un bain Reine, Grotte, et froid à 28°, est plus excitant qu'un bain Bordeu ou Richard même température. Cependant il est démontré que ces deux derniers bains sont plus chargés en sulfuration qu'un bain Reine ou Grotte. » (*Essai clinique sur les eaux thermales sulfureuses de Bagnères-de-Luchon, dans le traitement de la syphilis*, par M. Marc-Pégot, 1854, p. 38.) — Mais si nous consultons les tableaux statistiques donnés par M. Pâtissier dans ses divers rapports, nous ne tarderons pas à nous convaincre que les sources qu'il appelle fortes sont *thermales*, et que les sources *faibles* sont froides ou tempérées. Nous voyons, en effet, qu'il place au nombre des premières (fortes) Baréges, Bagnères-de-Luchon, Greoulx, Bagnols-de-Lozère, Cauterets, qui toutes sont thermales. (*Rapport* de 1841, pp. 26-28.) Au reste, le célèbre rapporteur a soin d'expliquer lui-même sa pensée en ces termes : « Ces effets (de stimulation) sont d'autant plus manifestes que les sources sont plus chaudes. » (*Rapport* de 1841, p. 24.)

Les sources *faibles* sont, au contraire, ou froides ou tempérées. « Les sources sulfureuses *faibles*, dit M. Pâtissier, sont en général *moins chaudes*, et pauvres de principes moins excitants que celles de l'ordre précédent (fortes). » (*Rapport* de 1841, p. 31.) Cet auteur range, en effet, parmi les sulfureuses faibles les sources Ferras (30°) à Bagnères-de-Luchon, Petit-St-Sauveur (29°) à Cauterets, Barzun (30°) à Baréges, Bagnols (Orne) qui a 26°, St-Amand (19°), Barbotan, dont les boues ont 20° à la surface et 30° vers le fond. Ces rapprochements semblent prouver d'une manière générale que les eaux sulfureuses sont *fortes* ou *faibles* suivant que leur température est supérieure ou inférieure à celle du sang. Mais, indépendamment de leur température, les eaux hydro-sulfurées paraissent, toutes choses égales d'ailleurs, plus stimulantes du système cutané, prises en bains, que les eaux sulfurées. Telles sont, en particulier, les sources d'Allevard et d'Uriage. L'hydrogène sulfuré, avons-nous dit, est un agent sédatif lorsqu'il est inspiré ou administré à l'intérieur, après son absorption ; mais s'il est en contact avec la peau, comme lorsqu'il est dissous dans un bain, alors il agit sur cette membrane comme un corps étranger qui la stimulerait et y amènerait une fluxion plus ou moins active. C'est là un fait expérimental aujourd'hui bien démontré. Son action locale, avant toute absorption, est donc stimulante, comme nous voyons certains gaz, l'acide carbonique, par exemple, pris en bains gazeux, exciter d'abord vivement les capillaires cutanés, tandis que ce même gaz, injecté sur un ulcère douloureux de l'utérus, agit comme anesthésique. « Cette action excitante est d'autant plus marquée que le principe sulfureux est plus abondant ; aussi s'observe-t-elle à un très haut degré dans l'emploi thermal de l'eau sulfureuse (hydro-sulfurée) d'Allevard. » (Dupasquier, ouvr. cité, p. 475.) « Quand on est plongé dans un bain *tiède* d'eau d'Allevard, on ne tarde pas à éprouver une sorte de picotement à la peau, qui rougit bientôt d'une manière assez évidente..... En sortant de l'eau, une démangeaison très vive se fait sentir sur toute l'étendue de la peau qui est alors rouge et dans un état de turgescence momentanée. Cet état se prolonge plus ou moins suivant l'état de susceptibilité du baigneur, et laisse le plus souvent des traces en donnant lieu plus ou moins promptement à une éruption cutanée (poussée). » (*Ibidem*, p. 476.) — Cette stimulation locale produite par l'application locale (au bain) de l'hydrogène sulfuré a été prouvée expérimentalement : M. Soubeiran, après avoir formé artificiellement un bain contenant seulement de l'hydrogène sulfuré en solution (bain qu'il appelle sulfhydrique) et s'y être plongé quelques instants, a éprouvé un

vif picotement suivi d'une fluxion à la peau. « Le bain qui contient
l'hydrogène sulfuré en dissolution est celui qui a l'action la plus vive sur
la peau. Chaque fois que j'y ai eu recours, j'ai éprouvé un sentiment de
chaleur et de cuisson que je n'ai jamais ressenti au même degré avec les
bains de sulfures alcalins. » (Soubeiran, *Notice sur les bains sulfureux.
Journal de Pharmacie*, t. xxix, 1856, p. 164.)

Il reste donc bien démontré que le gaz sulfhydrique en solution dans
un bain est un stimulant local ; peut-être est-ce à cause de sa présence
dans certaines eaux sulfatées calciques (Euzet, etc.) que les bains de
ces sources amènent une poussée, une stimulation vive sur l'organe cutané. On sait aussi qu'à Louëche, les bains prolongés portent à la peau,
et l'hydrogène sulfuré n'y est peut-être pas étranger, parce que le sulfate de chaux, au contact du tégument cutané, se transforme en sulfure
de calcium et en gaz sulfhydrique. (Fontan.) — Serait-ce à cette circonstance (présence de l'hydrogène sulfuré dans l'eau) que certaines
sources minérales sulfurées, bien que ne possédant pas une température
ou un degré de sulfuration supérieurs à d'autres, seraient cependant plus
stimulantes ? Cette cause ne nous paraît pas improbable ; c'est à des observations cliniques faites dans ce sens que nous en appelons pour la
solution complète de cette question. Quoi qu'il en soit, le traitement
rationnel des dartres reposera toujours sur cette distinction clinique fondamentale, que tantôt elles sont vives, aiguës, tantôt, au contraire, elles
sont chroniques, peu enflammées ; dans le premier cas, il faut les adoucir, les calmer ; dans le second, les stimuler. Or, ce que nous venons
d'exposer au sujet de l'action des eaux fortes ou faibles et des eaux
hydro-sulfurées peut aider le médecin dans le choix qu'il aura à faire
parmi les eaux sulfureuses pour le traitement d'une affection dartreuse.
Invoquons, sur ce point important de pratique, l'autorité de l'expérience.

« L'eczéma chronique est une de ces maladies de la peau les plus
fréquentes que l'on voie dans les stations sulfureuses. Quelle que soit sa
variété, si elle est *enflammée*, on est certain de *l'aggraver* en la traitant
par les bains *sulfureux d'Ax* (75°). Les bains prolongés d'eau douce sont
préférables. S'il n'y a point d'inflammation à la peau, le malade pren-
dra les bains de Pilhes, Fontan ou du Bain-Fort, à la température de 35°. »
(Allibert, *Rapport sur les eaux d'Ax. Rapport* de 1854, de M. Pâtissier,
p. 30.) « Les bains sulfureux forts (excitants) doivent être administrés
avec la plus grande réserve, parce qu'ils font passer avec une extrême
promptitude à un état aigu des affections indolentes ; ils sont favorables lorsque l'action organique est faible, languissante, chez les individus

à fibres molles et peu irritables. Ils ne sont salutaires que dans les affections chroniques dépourvues de tout caractère inflammatoire, et leur efficacité ressort d'autant mieux que les maladies sont plus anciennes. Ainsi, dans le rhumatisme articulaire, si on fait prendre des bains à une époque trop voisine de l'état aigu, on risque de renouveler les accès ou de retarder la guérison; tandis qu'à une époque éloignée on a beaucoup plus de chance de guérir. Il en est de même des affections dartreuses : ce ne sont pas les plus récentes qui cèdent le plus promptement. » (Pâtissier, *Rapport* de 1841, p. 25.)

Plus loin, cet écrivain judicieux s'exprime ainsi sur la marche qu'affecte la maladie pour arriver à la guérison sous l'influence du traitement thermal sulfureux : « C'est un fait à peu près constant, sous l'action des bains sulfureux, de voir survenir dans les dermatoses une exacerbation qui ravive le mal, s'efface ensuite graduellement pour faire place à une guérison plus ou moins complète. Ces recrudescences ont un si grand pouvoir sur les résultats du traitement thermal, que, d'après la remarque de M. Gerdy (*Observations sur l'influence des eaux minérales d'Uriage*, 1840) et de M. Barrié à Bagnères-de-Luchon, tant qu'elles n'ont pas eu lieu, on ne peut pas compter sur une guérison durable, parce que l'état de la peau n'a pas été suffisamment modifié. » (Pâtissier, *ibid.*) D'après M. Gerdy, les dartres sèches et celles qui sont très anciennes exigent, pour guérir, « une surexcitation énergique qui puisse modifier l'état de la peau; car l'inflammation est le plus sûr remède pour changer la nature des tissus altérés. » (*Etudes sur les eaux d'Uriage*, 1849, p. 253.)

C'est en s'appuyant sur les mêmes principes, que l'on traite avec succès des affections cutanées chroniques à des eaux thermales administrées en bains ou en douches, comme on le pratique à Aix (Savoie) et même à des sources qui ne renferment aucun élément sulfureux. Ainsi, les eaux salines de la Bourboule, prises en bains ou sous forme de douches à leur température native (52°) pendant huit ou dix minutes, rougissent la peau qui se couvre ensuite d'abondantes sueurs. « C'est de cette manière, dit M. Choussy, qu'il faut employer les eaux chez les personnes frappées d'inertie, chez lesquelles il faut réveiller l'action vitale et rappeler au dehors certains principes morbides, tels que dartres, etc. » (*Rapport* cité, 1854, de M. Pâtissier, p. 155.)

Pour résumer tout ce qui a trait à l'administration des eaux sulfureuses dans le traitement des dermatoses, nous emprunterons à M. Pâtissier les réflexions suivantes : « Les mots *dartres* et *soufre* se rencontrent pres-

que toujours ensemble. Eh bien! malgré l'opinion généralement accréditée, nous dirons avec M. Devergie que le soufre a aggravé cent fois
plus de maladies cutanées qu'il n'en a guéries. Les eaux sulfureuses ne
doivent être invoquées que lorsque les dermatoses sont de nature diathésique, que les malades sont peu irritables, d'un tempérament lymphatique
ou d'une constitution scrofuleuse, et lorsqu'il y a en même temps inertie
des propriétés vitales de la peau.

« La cure thermale doit être suffisamment prolongée pour modifier le
tissu cutané et l'organisme lui-même ; car, comme nous l'avons dit, ces
maladies sont souvent entretenues par une altération générale de nos
humeurs ; c'est pour ce motif qu'il est essentiel d'associer au bain la boisson de l'eau minérale. » (*Rapport*, 1854, p. 195.)

Quant à l'aptitude spéciale que peut déployer telle ou telle eau minérale sulfureuse, nous dirons qu'après avoir considéré l'état aigu ou
chronique de la dartre, il faut encore prendre en considération, pour
le choix de la source, les complications qui accompagnent la maladie
cutanée. Ainsi, lorsque le dartreux est évidemment scrofuleux, les eaux
salines hydro-sulfurées (Allevard, Uriage) seront surtout recommandées;
l'on pourra encore avoir recours, dans ces circonstances, aux eaux sulfurées et iodurées (Bondonneau, Marlioz, Challes, Gréoulx, etc.). Existe-
t-il en même temps une affection de la muqueuse intestinale, les eaux
sulfurées sodiques (St-Sauveur, La Preste, Baréges, Amélie-les-Bains, Le
Vernet), ou sulfurées calciques dans le cas spécial d'irritation des muqueuses bronchique, vésicale ou génitale (Enghien, Pierrefonds, Cauvalat, etc.) seront surtout indiquées.

Les dartres se compliquent-elles enfin d'affections parenchymateuses,
d'engorgements des viscères abdominaux (foie, utérus, prostate), les
eaux sulfurées sodiques et silicatées des Pyrénées (Bagnères-de-Luchon,
Cauterets surtout qui présente même une source carbonatée sodique, le
Bruzant, où l'on peut graduer infiniment la médication sulfureuse), les
eaux hydro-sulfurées chlorurées ou sulfatées sodiques, que l'on fera
prendre en même temps en boisson (Allevard, Uriage), mais surtout les
eaux sulfurées et iodurées, déjà citées, trouveront dans ce cas une heureuse application. En un mot, le fait de l'existence d'une dartre ne peut
suffire seul à l'emploi banal d'une eau sulfureuse quelconque. Il faut
envoyer les malades vers des sources dont la constitution chimique, en
dehors de leur sulfuration, soit en rapport avec les complications ou
les diathèses qui accompagnent les dermatoses. Ce que nous venons
d'exposer suffira pour guider et le malade et le praticien dans ce choix.

Les maladies chroniques de la peau viennent fréquemment réclamer le secours des sources sanitaires; quoique portant des noms divers, elles ont entre elles beaucoup d'affinités; elles se lient à tant de *conditions morbides,* « que les eaux les plus disparates par leur composition sont recommandées pour les combattre. Parfois elles sont le reflet d'une phlogose chronique de l'estomac ou des intestins, ce qui s'explique par les relations étroites qui unissent la peau et la membrane muqueuse de ces organes. Si, méconnaissant cette coïncidence, le médecin verse sur la surface intestinale des eaux sulfureuses, il aggrave l'irritation herpétique, qui, au contraire, se dissipe ou s'améliore notablement par l'emploi des eaux rafraîchissantes et douces de Néris, de Plombières, de Neyrac, etc.

« Les eaux ferrugineuses atténuent les dermatoses liées à un état chlorotique. Ces affections se trouvent bien des eaux de Vichy lorsqu'elles dépendent des mauvaises conditions du foie, et des eaux salines de Niederbronn, de Lamotte, ainsi que des bains de mer, lorsqu'il y a prédominance de la diathèse lymphatique ou strumeuse. Les bains alcalins, qui procurent à la peau l'impression d'un liquide doux, onctueux et en même temps réconfortant, sont très favorables dans quelques éruptions sèches accompagnées de démangeaisons, dans le lichen, les diverses variétés du prurigo et certains eczémas avec irritation. » (Pâtissier, *Rapport* cité, 1854, p. 195.)

Que le médecin médite ces paroles profondément senties et portant l'empreinte d'un jugement droit et d'une instruction clinique étendue; il saura alors faire un choix raisonné et judicieux d'une eau minérale dans le traitement des dermatoses.

3° **Syphilis.** — Quelle action les eaux minérales sulfureuses exercent-elles sur l'infection vénérienne? Cette question, agitée et vivement controversée dans ces dernières années, nous semble avoir fait un pas vers une solution pratique satisfaisante. Nous allons d'abord résumer les conclusions auxquelles il nous paraît prudent de s'arrêter, et qui ont surtout été mises en relief avec talent par M. Marc-Pégot dans son *Essai clinique sur l'action des eaux de Bagnères-de-Luchon dans le traitement des accidents consécutifs de la syphilis* (1854).

1° Les eaux sulfureuses thermales ne peuvent point être considérées comme anti-syphilitiques par elles-mêmes; leur usage peut contribuer à améliorer, mais non à guérir seul les accidents consécutifs secondaires ou tertiaires, à moins que le sujet ne fût déjà, pour ainsi dire, saturé de préparations mercurielles; mais les eaux thermales sulfureuses favorisent la cure si l'on joint à leur emploi des sels mercuriels, le proto-iodure, par exemple, si le malade n'y a pas encore été soumis. — Ces premières conclusions ne sont que le résultat des observations publiées par MM. Marc-Pégot (ouvr. cité), C. James (*De l'emploi des eaux miné-rales dans le traitement des accidents consécutifs de la syphilis*, 1852), Fontan (*Des eaux sulfureuses de Bagnères-de-Luchon*) et Lambron (*Annales de la société d'hydrologie médicale*, tom. iii, p. 175).

2° Les eaux sulfureuses paraissent jouir de la propriété de s'opposer à la salivation mercurielle, ou de la guérir si déjà elle est apparue. Cette observation n'est point, du reste, nouvelle dans la science. Bosquillon, dans ses annotations sur la *Médecine pratique* de Cullen (1787), avait déjà dit que le soufre peut être utile pour parvenir à modérer la sali-vation.

3° Les eaux thermales sulfureuses « provoquent au dehors et font ap-paraître certains principes cachés, herpétiques ou autres. C'est pour cela qu'elles peuvent être considérées comme un puissant moyen, une pierre de touche, soit pour faire apparaître une syphilis latente, soit pour vé-rifier si un individu, qui a été traité d'une syphilis constitutionnelle, est parfaitement guéri ou non. » (Marc-Pégot, ouvr. cité, p. 131.)

Tel est le résumé le plus pratique que l'on puisse faire de nos jours sur les effets et sur l'opportunité des eaux thermales sulfureuses dans le traitement des accidents consécutifs vénériens.

Il ne faut point, sans doute, accorder à ces conclusions une valeur trop absolue; quelques faits recueillis çà et là viendraient les contredire. Ainsi M. Ricord dit avoir connu des malades « qui, après deux, trois ou quatre ans consacrés à des traitements par les eaux minérales, ont vu apparaître une exostose à l'improviste, et d'autres qui, malgré un traitement complet, n'ayant rien accusé pendant les poussées, ni dans les mois qui suivent, ont subi une réapparition des symptômes l'été d'après. » (*Annales de la société d'hydrologie médicale. Compte-rendu*, tom. iii, p. 179.) M. Vulf. Gerdy, dans une discussion soulevée à ce sujet à la Société d'hydrologie, a cité aussi des faits exceptionnels à cette propriété des eaux thermales sulfureuses, de raviver les syphilis larvées. Sur un nombre considérable de malades atteints bien évidemment de syphilis constitutionnelle et traités par les eaux sulfureuses, il n'en a vu *que deux* seulement dont l'affection ait été ravivée d'une manière certaine. (*Annales* citées, tom. ii, p. 87.) Mais en admettant en thèse géné-rale cette aptitude des eaux thermales sulfureuses, peut-on dire qu'elles *seules* jouiraient de l'heureux privilége de dévoiler une vérole latente? Ici nous pouvons affirmer hautement qu'il n'en est rien, et que d'autres classes d'eaux minérales possèdent la même vertu. Fréquemment les bains et les douches des eaux salines de Lamotte ont pu rappeler « au dehors des manifestations morbides qui s'étaient déclarées plusieurs années auparavant ; effet qu'un baigneur signalait au médecin par ces mots : *Vos eaux me font faire mon examen de conscience.* Cette remarque est particulièrement applicable aux accidents syphilitiques secondaires ou tertiaires. » (Pâtissier, *Rapport* cité, 1854, p. 154, et Buissard, *Clinique des eaux de Lamotte-les-Bains.*) M. Durand-Fardel dit avoir vu les eaux de Plombières et celles de Vichy déterminer d'une manière fort inattendue la réapparition d'une syphilis tertiaire. (Ouvr. cité, p. 713.)

Suivant Fleckles (*Esquisses balnéologiques*), les bains de Carlsbad ont souvent réveillé les manifestations d'une syphilis latente.

Ainsi les eaux sulfureuses n'ont point le privilége exclusif de révéler une syphilis larvée ; il est constant que des eaux salines et même alcalines (Vichy) présentent la même propriété. A quelle cause faut-il donc attribuer ces réapparitions d'accidents syphilitiques cachés ? Puisque la constitution chimique de ces eaux est dissemblable (sulfureuses, salines, alcalines) et qu'elles se rapprochent en un seul point, la thermalité, nous sommes amenés à conclure que c'est à la puissante action excentrique et stimulante du calorique qu'il faut surtout en faire honneur. Telle est aussi l'opinion de M. Gibert, qui déclare que les eaux minérales n'agissent pas, en pareil cas, autrement que les bains de vapeurs. (*Traité pratique des maladies spéciales de la peau*, 1850, p. 469.) Telle est encore l'opinion formelle exprimée par M. Pâtissier à la Société d'hydrologie médicale, déclarant que non seulement les eaux sulfureuses, « mais toutes les eaux thermales dégagent l'inconnu, qu'on ait affaire aux maladies vénériennes, goutteuses ou dartreuses ; l'action excitante, en pareil cas, est incontestable, et l'excitation de la peau doit être mise en première ligne. » (*Annales de la société d'hydrologie*, tom. I, p. 87.) — « Rien, dit ce médecin dans un autre endroit, n'est plus apte à provoquer cette révulsion extérieure, à éliminer quelque principe morbide emprisonné dans l'économie, que les bains et les douches d'eaux thermales qui, en excitant vivement l'appareil cutané, le rendent le siége d'une rubéfaction modérée, mais à vaste surface. » (*Rapport* cité, 1854, p. 194.)

Mais il ne suffit pas de s'assurer s'il existe encore quelques traces du virus vénérien dans l'économie ; il faut, en outre, et c'est là le point le plus important, se demander quelles classes d'eaux minérales seront le plus utiles pour la cure complète. Ici, dans notre opinion, les eaux thermales sulfureuses l'emporteront en général sur les autres classes. Ainsi les eaux sulfurées sodiques thermales de Bagnères-de-Luchon, de Baréges, d'Amélie-les-Bains, de Cauterets, celles d'Aix-la-Chapelle, d'Acqui, etc., auront, à nos yeux, le double avantage de faire apparaître une syphilis masquée et de favoriser en même temps sa guérison. Nous n'ignorons pas que des médecins hydrologues ont attribué les mêmes vertus à certaines eaux thermales salines non sulfurées ; ainsi le d^r Peez avait déjà vanté les eaux de Wiesbaden comme utiles dans les cas de syphilides (ouvr. cité, p. 228), et de nos jours on traite encore, dit-on, avec avantage, à cette même station thermale, la syphilis constitutionnelle. Le médecin qui pratique aux eaux de Nauheim (chlorurées sodiques) aurait assuré à M. Rotureau qu'elles étaient pour lui « un adjuvant très utile dans les manifestations secondaires et surtout tertiaires. » (*Études sur les eaux minérales de Nauheim*, par M. Rotureau, 1856, p. 120.)

Malgré toutes ces voix en leur faveur, à moins peut-être de complication de diathèse scrofuleuse, les eaux thermales salines auront, suivant nous, moins de chances de succès que les eaux thermales sulfureuses. Tantôt celles-ci suffiront seules à la cure, comme on le voit pour la cachexie syphilitique ou quand le malade a été saturé de mercure ; tantôt, il est vrai, il faudra, pour réussir, leur adjoindre quelques préparations mercurielles ; mais, dans cette dernière supposition, les eaux sulfureuses présenteront encore une grande supériorité ; car avec elles on pourra administrer un traitement mercuriel plus actif, qui sera mieux supporté et pourra épargner les graves inconvénients du ptyalisme.

Terminons cet article sur l'emploi des eaux thermales, par la citation suivante, qui résume très bien notre pensée et achèvera d'éclairer l'esprit du lecteur sur cette grave question. « Beaucoup de médecins-inspecteurs préconisent les eaux qu'ils dirigent contre la syphilis *larvée* et les accidents consécutifs de cette affection. — Il n'est pas rare, en effet, de voir la syphilis qui était latente dans l'économie, se réveiller par l'excitation thermale et faire explosion sous divers aspects ; le médecin peut alors combattre une maladie démasquée. Si l'on observe dans les thermes beaucoup d'accidents syphilitiques secondaires, ce n'est pas qu'aucune source minérale possède une action médicamenteuse spéciale contre cette diathèse ; un voyage aux eaux est seulement, pour plusieurs de ces malades, un prétexte pour abandonner leurs affaires et suivre avec régularité le traitement spécifique ; toutefois, en mettant ces individus dans de bonnes conditions hygiéniques, en les fortifiant, les eaux minérales secondent si puissamment l'effet curatif du mercure et de l'iodure de potassium, que ces substances actives sont mieux tolérées, et que leur efficacité paraît sensiblement accrue (1). En un mot, les eaux thermales *ne sont pas par elles-mêmes anti-syphilitiques ;* ce sont des adjuvants propres à favoriser l'action des remèdes spécifiques et à en assurer l'efficacité. Chose remarquable ! sous l'influence du traitement thermal, la salivation apparaît très rarement, malgré les doses élevées du mercure. » (Pâtissier, *Rapport* cité, 1854, p. 196.) Nous verrons cependant, en traitant des eaux iodurées (livre v), que celles-ci peuvent devenir par elles-mêmes, et seules, un moyen curatif des accidents tertiaires de la syphilis.

(1) L'un de nous, M. Pétrequin, résumait ainsi, dès 1852, sa pratique et celle de plusieurs hydrologues sur cette intéressante question : « L'expérience de mes devanciers et la mienne m'ont donné la certitude que la médication hydro-sulfureuse, unie au mercure, procure, dans la syphilis invétérée, les résultats les plus satisfaisants ; et, chose remarquable, quelles que soient les doses et la manière d'administrer le mercure, on n'a presque jamais à redouter le ptyalisme. » — « Après le rhumatisme, dit M. Berthier (*Obs. minér. sur les eaux d'Aix*, 1851), les affections qui guérissent le plus promptement et le plus sûrement par l'usage des eaux d'Aix (Savoie), sont les maladies syphilitiques secondaires et tertiaires et toutes celles qui en sont la suite. — Je n'ai pas la prétention de faire croire que les eaux d'Aix ont la propriété de guérir seules les affections syphilitiques ; il n'existe pas d'eaux minérales qui aient cette vertu (nous reviendrons plus loin sur cette question, à propos des *Eaux iodurées*) ; seulement j'affirme qu'elles sont un auxiliaire puissant des spécifiques dont elles rendent l'action presque infaillible. » — « On répète, écrit M. Guilland (*Journal de Médecine de Lyon*, juillet 1846), que les eaux sulfureuses ne guérissent pas seules les affections syphilitiques : cela est vrai, si l'on excepte les cas où il s'agit d'abus mercuriaux, de complications rhumatismales. Mais ce qu'on ne dit pas assez, c'est que nos eaux d'Aix facilitent merveilleusement l'administration du spécifique, et le rendent praticable dans les cas où l'on avait cru devoir y renoncer. Ce qu'il importe de savoir, c'est que le mercure ne produit jamais la salivation lorsqu'il est pris concurremment avec nos bains et nos vapeurs.... Le docteur Bouchet, de Lyon, avait observé ce fait et l'attribuait à la sulfurisation du mercure. Mon père, dans sa longue pratique, a plus d'une fois été témoin de succès dus à cette combinaison thérapeutique.... Les eaux sulfureuses ont encore un autre avantage : elles sont une vraie pierre de touche pour discerner la coopération ignorée ou niée du virus vénérien dans certaines douleurs et certaines tumeurs de nature douteuse. » — « MM. Vidal (*Essai sur les eaux d'Aix*, 1851) et Despine émettent les mêmes principes. En somme, c'est là un point de pratique sur lequel l'expérience des médecins d'Aix est univoque. » (Pétrequin, *Recherches sur l'action des eaux d'Aix*, 1852.)

LIVRE QUATRIÈME.

DES

EAUX MINÉRALES FERRUGINEUSES.

CHAPITRE PREMIER.

Détermination et classification des sources minérales ferrugineuses.

On rencontre du fer dans un très grand nombre de sources minérales ; mais il n'y existe pas seul, et d'ailleurs s'y trouve généralement en si faible proportion, que des hydrologues se sont demandé s'il y avait lieu de former une classe d'eaux ferrugineuses. Ainsi les auteurs de l'*Annuaire* se sont bornés à en faire une sous-division des *eaux acidules carbonatées*, ce qui est peu exact et semble peu rationnel, puisque 1° les unes n'ont pas d'acide carbonique ; 2° d'autres ont peu ou même point de carbonate ; 3° enfin, il en est qui ne sont spécialement minéralisées que par des crénates, des sulfates ou des phosphates ferreux. Nous dirons, avec M. Durand-Fardel, qu'une source, pour être ferrugineuse, doit réunir les trois caractères suivants : 1° dépôt ocracé ; 2° goût ferreux ; 3° action thérapeutique spéciale.

Ceci posé, nous appellerons *eaux minérales ferrugineuses* (eaux martiales, eaux chalybées) les sources dans lesquelles le fer existe comme élément caractéristique et qui lui doivent les principales propriétés thérapeutiques qui les distinguent ; ajoutons que dans bon nombre il existe en outre du manganèse, dont l'action similaire, mise en relief par l'un de nous (Pétrequin), est aujourd'hui universellement reconnue, grâce surtout à ses travaux. (Pétrequin, *Emploi thérapeutique des préparations de manganèse comme adjuvant du fer ;* voy. *Gazette médicale*

de Paris, sept. 1849, et *Bulletin thérapeutique*, mars 1852.) Les hydrologues le proclament à l'envi : « Le manganèse est généralement considéré, en thérapeutique, comme un succédané du fer. » (Durand-Fardel,
Traité thérapeutique des eaux minérales, p. 28.) « Ses propriétés se
rapprochent beaucoup de celles du fer....; il agit à titre de simple adjuvant. » (C. James, *Guide*, 4ᵉ édit., p. 28.) « Le manganèse est un
auxiliaire et un adjuvant utile du fer. » (Herpin, *Eaux minérales*,
p. 275.) Ce sont alors des *eaux ferro-manganiques* (1).

Le fer existe dans les eaux minérales à l'état de protoxyde, sous différentes formes de combinaisons : c'est un *carbonate* dans le plus grand
nombre des sources. Il peut coexister plus ou moins d'acide carbonique
libre ; c'est ce qui constitue les *eaux ferrugineuses acidules* ou *gazeuses*.
— C'est à l'ordre des carbonatées qu'appartiennent les stations les plus
nombreuses et les plus renommées, comme Bussang, Provins, en France;
Orezza, en Corse ; Spa, Pyrmont et Schwalbach, à l'étranger, etc.

Quelques sources sont minéralisées par des *crénates* ou *apocrénates*
ferreux; nous citerons celles de Forges, St-Pardoux, La Malou, Jonas,
St-Denis, Château-Gontier, Castel-Jaloux, etc. L'acide *crénique* a été
découvert par Berzélius dans l'eau de Porla et retrouvé dans nombre de
sources. Il n'a pas été étudié thérapeutiquement, mais nous savons que
c'est un acide organique, fort semblable dans sa composition à l'acide
ulmique (acide de l'humus), et que, chimiquement, le crénate se comportera et se décomposera dans l'économie comme les carbonates ; et de
fait, l'action des sources de cette catégorie est tout à fait analogue à celle
des précédentes.

Ce que nous venons de dire des crénates s'applique parfaitement
aux *silicates ;* l'un de nous, M. Pétrequin, a démontré expérimentalement que ce dernier sel est assimilable aux carbonates quant à ses effets
physiologiques. (Voy. p. 94.) Les sources de cette espèce sont peu nombreuses : nous nommerons Rieu-Majou, Ruillé, etc.

Il est d'autres sources qui sont minéralisées par du *sulfate* ferreux
(*eaux vitriolées*); nous citerons Passy, Auteuil, Cransac, où le manga-

---

(1) Leur importance commence à être mieux connue ; leur nombre ne l'est point encore :
« Je suis convaincu que, partout où le fer se montre en quantité notable, le manganèse y
existe aussi ; et qu'en le cherchant mieux, on le rencontrera là où il n'a pas encore été
soupçonné. » (Pétrequin, *Bulletin thérapeutique*, ibid.) Cette prévision s'est déjà réalisée
pour plusieurs eaux minérales, et M. Durand-Fardel fait remarquer, à propos de la division
des eaux manganésiennes, « que les progrès de l'analyse pourront bien plus tard en augmenter
le nombre. »

nèse figure pour une large part. Notons que les sulfates sont des sels fixes et n'ont pas la propriété de se décomposer et de se transformer aisément dans l'économie, comme les carbonates : ce qui établit une différence spéciale entre eux.

Enfin, le *phosphate* ferreux entre dans quelques sources comme principal élément minéralisateur ; nous signalerons Luxeuil et Kockel, qui, l'un et l'autre, renferment aussi du manganèse. Rappelons ici que l'un de nous (M. Pétrequin) a démontré que l'adjonction du manganèse au fer ajoute beaucoup à l'action physiologique et thérapeutique des ferrugineux. Nous avons expérimenté isolément le phosphate de fer; il a moins de stypticité que les autres martiaux ; mais il nous a paru avoir la même action, et pouvoir, comme sel fixe, se ranger dans la même catégorie que le sulfate. — De là, selon nous, deux sous-divisions seulement dans les eaux ferrugineuses :

1° Sources ferrugineuses carbonatées, crénatées ou silicatées;

2° Sources ferrugineuses sulfatées, phosphatées ou chlorhydratées.

Une question se présente : à quel degré, une eau devient-elle ferrugineuse? On se rappelle qu'il y a du fer dans la plupart des eaux minérales ; il faut savoir que, même dans les sources ferrugineuses, il s'y rencontre généralement en faible proportion. Ajoutons que, dans les meilleurs types de ces dernières, la somme des éléments fixes ne dépasse guère 1 à 2 grammes par litre ; or, nous voyons que le fer s'élève à 6 centigrammes (Spa, 0,06 sur 0,30), et 7 (St-Christophe, 0,07 sur 0,16, et Bocklet, 0,07 sur 3,73) ou 8 (Provins, fer et manganèse, 0,08 sur 0,73; Bussang, *idem*, 0,08 sur 1,48) ou, enfin, 9 (Pyrmont, 0,09 sur 3,86); déjà ce sont des eaux martiales fortes. Ainsi à Forges, la source *Cardinale*, qui offre 0,09 de fer sur 0,27, occasionne parfois des crampes d'estomac. Au reste, beaucoup de sources estimées contiennent seulement 4 à 5 centigrammes de fer par litre (Rippoldsau, 0,05 sur 3,52; Jonas, 0,04 sur 0,97; Castel-Jaloux, 0,04 sur 0,61 ; Vittel, 0,04 sur 2,38) et même 3 centigrammes (Bruckenau, 0,03 sur 0,35 ; Rieu-Majou, 0,03 sur 1,23, etc.).

Les eaux ferrugineuses renferment, outre le fer, diverses substances dont il importe de tenir compte en pratique, comme des chlorures, des sulfates ou des carbonates à base terreuse, et l'on a alors des eaux ferrugineuses alcalines (Bussang, Forges, Spa, Jonas, Soultzbach) ou salines (Passy, Cransac, Bocklet, Vittel, etc.). Si ces substances viennent à prédominer en atteignant de hautes doses, le fer n'est plus qu'un annexe à leur égard, et ne doit plus constituer qu'une variété dans la classe. C'est ainsi qu'on a, à tort selon nous, rangé certaines sources comme Abano (Lombardie) et Franzensbad (Bohême) parmi les eaux ferrugineuses.

Abano ; analyse par Andréjewski. (Herpin, *Eaux minérales*, 1855.) — Température 56°.

	gr.			gr.
Fer.	0 0444	Sulfate de chaux.		0 8525
Chlorure de sodium	4 0052	— alumine.		0 0859
— magnésium	0 1525	Magnésie		0 1272
— calcium	0 1562	Matière organique		0 1604
				5 5444

Franzensbad ; analyse par Berzélius. (Herpin, *Eaux minérales*.) — Température 12°.

				gr.
Acide carbonique	1 50	Carbonate de strontiane		0 0004
	gr.	Silice, silicate		0 0616
Fer (carbonate)	0 0306	Sulfate de soude		5 1907
Carbonate de soude	0 6765	Chlorure de sodium		1 2019
— chaux	0 2544	Phosphate d'alumine.		0 0016
— magnésie	0 0874	— calcique.		0 0050
— lithine	0 0049			5 4928

Abano est une eau saline ferrugineuse, et Franzensbad, une eau saline à la fois alcaline (1,03) et ferrugineuse. Il en est de même pour certaines sources de Vichy ou de Vals, auxquelles le fer ajoute des propriétés spéciales, sans rien ôter à celles qu'elles doivent à leur composition propre ; ce sont des eaux alcalines ferrugineuses.

Il faut encore tenir compte des gaz que contiennent ces eaux : azote, hydrogène sulfuré, acide carbonique, etc. Si le premier, jusqu'ici du moins, ne paraît pas exercer d'action prononcée, il n'en est pas de même des deux autres. L'hydrogène sulfuré modifie leurs propriétés ; nous en ferons l'objet d'un appendice, sous ce titre : *Eaux ferrugineuses hydro-sulfurées*. L'acide carbonique libre les rend agréables à boire, analogues aux eaux gazeuses, et faciles à supporter et à digérer, et elles se conservent mieux ; celles qui contiennent peu ou point d'acide carbonique libre sont plus désagréables à boire et moins digestibles, et elles se décomposent vite à l'air.

Les eaux ferrugineuses sont généralement froides ; sur 85 dont l'*Annuaire* fait l'énumération, il n'y en a que 10 qui soient thermales. Leur pesanteur spécifique est en raison du fer et des sels qu'elles contiennent. L'eau minérale est en général claire et transparente, d'une saveur ferrée *sui generis*, aigrelette et piquante, si elle a beaucoup de gaz ; astringente et atramentaire, si elle n'en a pas. A l'air, elle perd de sa limpidité : l'acide carbonique se dégage ; le fer absorbe l'oxygène atmosphériqne, passe à l'état de peroxyde hydraté et se précipite en poudre ou en flocons d'un brun rougeâtre. Bien que certaines sources aient plus de fixité, il n'en est pas moins vrai de dire que les eaux ferrugineuses en général sont de celles qui supportent le moins le transport, qui se décomposent le plus aisément à l'air et à la lumière, et qui ont le plus besoin d'être prises ou bues sur les lieux.

Le *dépôt ocreux* qu'elles forment dans leurs bassins ou leurs conduits renferme divers métaux qu'on ne rencontre guère dans les eaux elles-mêmes. M. Keller a trouvé dans l'eau de Bruckenau, à côté de traces d'arsenic, beaucoup de cuivre, un peu d'étain et d'antimoine, enfin du plomb dans le *Pandur*, à Kissingen ; M. Rammelsberg a trouvé également du cuivre, de l'étain et de l'arsenic dans le dépôt du bain d'Alexis, dans le Harz. (*Annuaire de chimie*, 1848.) — Les *boues minérales ferrugineuses* sont constituées par un limon ferrugineux salin, riche en fer combiné à des matières organiques, des acides végétaux et des sels. Celles de Franzensbad, près d'Egra, se composent, sur 1,000 parties :

Protoxyde de fer.	88	Magnésie	14
Protosulfate de fer	24	Alumine.	29
Acide humide	125	Sulfate de soude.	58
Substances végétales	425	Chlorure de sodium	10

On emploie ces boues en bains et demi-bains contre certaines maladies de la peau, comme moyen à la fois modificateur et tonique.

PREMIER ORDRE. — EAUX FERRUGINEUSES CARBONATÉES, CRÉNATÉES OU SILICATÉES.

« Les eaux minérales ferrugineuses *crénatées* ou *carbonatées*, contenant le métal à l'état soluble, sont, de toutes les manières d'administrer le fer, les plus commodes et les plus agréables à la fois, celles qui méritent le plus la confiance des médecins et qui présentent le plus de certitude d'un bon résultat. » (Herpin.) Le *protocarbonate de fer* est parfaitement soluble, à la faveur d'un excès d'acide carbonique qui en facilite ainsi l'absorption ; les eaux ferrées gazeuses se boivent avec plaisir et se supportent bien. Il faudra tenir grand compte des propor- tions de gaz carbonique libre, ainsi que de son degré de fixité ou d'ad- hérence, puisque c'est lui qui tient le fer en dissolution dans l'eau mi- nérale et que ce métal se dépose à mesure que le gaz s'échappe. — Le *crénate* et l'*apocrénate* ferreux sont dans le même cas que le car- bonate. On a prétendu récemment qu'ils avaient plus d'activité; tel est l'avis de M. Fontan, qui explique ainsi pourquoi, à Spa, la Geroustère aurait plus d'énergie que le Pouhon, quoique contenant moins de fer. Le fait est possible, mais n'est point encore prouvé. Il nous suffit de constater que « les eaux crénatées sont très bien supportées et digérées par l'estomac. » (Herpin.) — Quant aux *silicates*, nous savons qu'ils se comportent dans l'économie comme les carbonates. —En conséquence, nous avons cru devoir réunir dans un seul et même ordre toutes les sources minéralisées par ces trois sels de fer; ils sont tous les trois, en présence de l'acide carbonique, également solubles; ils sont aisément décomposables, et non moins faciles à supporter et à assimiler.

Les stations thermales de cet ordre, très nombreuses, sont les plus fréquentées, et elles méritent de l'être. Rappelons que les eaux ferrugi- neuses, transportées et bues loin de la source, perdent une partie de leurs propriétés spéciales. — Nous commencerons par les sources les plus connues de la France (Bussang, Provins, Forges, Bagnères) et de l'étran- ger (Spa, Pyrmont, Schwalbach), qui présentent des types. Pour les autres, nous les rangerons selon leur force, en suivant une série décroissante; ainsi d'abord les plus fortes (de 0,12 à 0,10 de fer), comme Orezza, Alezzani, Château-Gontier, ; puis celles qui contiennent 0,09 et 0,07 de fer, comme Rouen, Oriol, St-Christophe et Bocklet; enfin celles qui ont un chiffre moyen de 0,05 à 0,04 en fer, comme Rippoldsau, Jonas, Vit- tel ; et en dernier lieu, les sources qui descendent à 0,03 et au-dessous, comme Rieu-Majou, Soultzbach, Bruckenau, etc.

Nous consacrerons un *appendice* aux eaux à la fois ferrugineuses et sulfureuses.

BUSSANG (VOSGES).

Village à 28 kilomètres de Remiremont, 40 de Plombières, et 48 de Bains. L'établissement, incendié en 1799, n'a pas été reconstruit, et depuis 1806, on ne va guère prendre les eaux sur les lieux ; elles sont exportées. Il y a deux sources : la *Fontaine d'en bas*, la seule ferrugineuse ; débit, 90 litres par heure ; et la *Fontaine d'en haut*.

Source d'*en bas*, analyse par M. O. Henry, 1840. (*Annuaire*.)

	lit.		
Acide carbonique libre	0 41	Silicate de soude .... }	0 002
	gr.	— chaux et alumine . . }	
Crénate de fer, avec traces de manganèse et chlorur. sodiq. }	0 078	Crénate de soude.......	pet. quant.
		Carbonate de strontiane	traces
Carbonate de fer.	0 017	Sulfate de soude et de chaux .	0 110
— soude	0 789		1 486
— chaux	0 340		
— magnésie.....	0 150		

C'est une eau ferrugineuse (crénatée), alcaline et gazeuse, qui forme une boisson agréable ; elle convient dans la langueur des forces digestives, les engorgements viscéraux et, en raison de ses alcalins (1 $^{gr.}$ 27), dans la gravelle. Bue sur les lieux, elle est indiquée dans l'appauvrissement du sang ; transportée, elle perd une partie de ses propriétés martiales, car le fer se dépose.

PROVINS (SEINE-ET-MARNE).

PROVINS est à 48 kilom. de Meaux. La source (*source Ste-Croix*) est près des murs de la ville.

Analyse par Vauquelin et Thénard. (*Annal. de chim.*, t. LXXXVI.)

	lit.		gr.
Acide carbonique	0 069	Acide silicique........	0 0250
	gr.	Chlorure de sodium	0 0425
Oxyde de fer	0 0760	— calcium	traces
Manganèse	0 0170	Matière grasse.........	indéter.
Carbonate de chaux	0 5525		0 7555
— magnésie	0 0225		

L'eau ferro-manganifère de Provins est moins alcaline (0,59) et moins gazeuse que celle de Bussang, et par là même doit être moins digestive. Elle est aussi fortement martiale. Elle convient dans les débilités causées par un appauvrissement du sang.

FORGES (SEINE-INFÉRIEURE).

FORGES est un bourg à 4 lieues de Gournay, 9 de Rouen et 25 de Paris, sur la route de la capitale à Dieppe. La grande réputation de ces eaux, connues depuis 1578, date du séjour qu'y firent, en 1633, Louis XIII, Anne d'Autriche et Richelieu. Il y a trois sources : *la Reinette*, 0 gr. 022 fer; *la Royale*, 0,067, et *la Cardinale*, 0,098; leur température est de 7°, et leur débit total de 36,720 litres par jour. Elles alimentent une buvette et un établissement garni de 16 baignoires et d'un appareil de douches. On a découvert une *source nouvelle* non ferrugineuse.

Analyse sur les lieux par O. Henry, 1845. (*Annuaire.*)

Sources :	Cardinale.		Royale.	
	lit.		lit.	
Acide carbonique libre	0	225	0	250
	gr.		gr.	
Protoxyde de fer (crénaté)	0	0980	0	0670
— manganèse	traces		traces	
Bicarbonate de magnésie	0	0761	0	0954
Crénate alcalin (potasse)	0	0020	0	0020
Alumine.	0	0550	0	0340
Sel ammoniac (carbonaté ?)	traces		traces	
Sulfate de chaux	0	0400	0	0240
— soude.	0	0060	0	0100
Chlorure de sodium	0	0120	8	0170
— magnésium.	0	0050	0	0080
Azotate de magnésie	»		indices	
Matière organique	indéterm.		indéterm.	
	0	2701	0	2554

L'eau de Forges est plus gazeuse, mais moins alcaline que celle de Provins ; elle est aussi forte ; et de plus, on a, à Forges, l'avantage de pouvoir en graduer l'action à l'aide des trois sources, qui ont une force différente : on commence par *la Reinette*, on passe ensuite à *la Royale*, puis à *la Cardinale*, que même beaucoup de malades ne peuvent supporter pure. L'eau de Forges a une action tonique ; elle convient dans les états morbides caractérisés par la langueur des fonctions et l'appauvrissement du sang ; on la recommande dans la chlorose, l'anémie consécutive à des hémorrhagies, les diarrhées séreuses par inertie de l'intestin, la stérilité qui se lie à une atonie de l'appareil utérin ou se complique de leucorrhée, enfin dans les cas où il s'agit de fortifier la constitution et de redonner du ton aux organes. — Elle est contre-indiquée dans la phthisie, les vertiges, l'asthme, la goutte.

BAGNÈRES-DE-BIGORRE (HAUTES-PYRÉNÉES).

La plupart des sources de BAGNÈRES (69 sur 76) renferment une notable quantité de carbonate de fer : source *des Yeux*, 0,044, *de St-Roch*, 0,078, de *la Reine*, 0,080 (voy. p. 223); celle de *Pinac* en contient 0,060, du *Petit-Bain*, 0,068, du *Bain de Théas*, 0,088, de *Cazaux*, 0,098, et du *Dauphin*, 0,114.

Le *Dauphin*, analyse par Ganderax et Rozière. (*Annuaire des eaux*.) — Température 48°.

	gr.			gr.
Acide carbonique	38 p.	Sulfate de chaux	1	900
Azote	54	— soude	0	400
		Chlorure de magnésium	0	104
Carbonate de fer	0 114	— sodium	0	040
— chaux	0 142	Substance grasse résineuse. . .	0	009
— magnésie	0 119	Substance extractive végétale .	0	008
Acide silicique	0 044	Perte.	0	020
			2	800

Le Dauphin est une source ferrugineuse saline ; M. Filhol croit que la proportion du fer y a été exagérée. Quoi qu'il en soit, cette source, comme celles de la Reine, de St-Roch et de Roc-de-Lannes, convient, comme eau ferrugineuse, dans la chlorose, l'anémie, la dysménorrhée, et pour les hommes de lettres et les sujets à profession sédentaire ou affaiblis par des veilles, de même que pour les femmes pâles et délicates qui ont besoin de l'action tonique des eaux et de l'air vivifiant des montagnes.

SPA (BELGIQUE).

(*Itinéraire :* chemin de fer de Bruxelles jusqu'à la station de Pepinstère où se trouve l'embranchement de Spa.)

SPA est la station la plus fréquentée des eaux de cet ordre. Il est situé (à 6 lieues de Liége, 10 d'Aix-la-Chapelle et 75 de Paris) dans une vallée protégée contre les vents du nord par une montagne escarpée.

On y distingue plusieurs sources ferrugineuses. 1º *Le Pouhon* est la seule source *intrà muros*; c'est aussi la plus active et la plus recherchée. — 2º *La Géronstère* est à 3 kilom. de Spa; c'est l'eau la moins ferrugineuse (0,03 crénate de fer), mais la plus utile après le Pouhon. — 3º *La Sauvenière* et *le Groesbeck*, à 2 kilom. de Spa, sont deux sources voisines. Le Groesbeck contient moins de fer et plus de gaz que la Sauvenière et plaît davantage. — 4º Les sources *du Tonnelet*, au nombre de deux, sourdent dans un sol marécageux, à 2 kilom. de Spa. Elles sont très gazeuses. — L'eau minérale est limpide, d'une saveur fraîche et piquante, laissant un arrière-goût styptique. Sa température est de 10º. On va la boire à la source, à la dose de 2 à 3 verres d'abord, puis de 6 à 8. L'exercice contribue aux bons effets de l'eau minérale.

Lé *Pouhon*, analyse par Jones, 1816. (Pâtissier, *Manuel des eaux minérales*.)

	lit.			gr.
Acide carbonique	1	134	Sulfate de soude	0 0115
			Chlorure de sodium	0 0150
	gr.		Alumine	0 0054
Oxyde de fer	0	0608	Perte	0 0542
Carbonate de chaux	0	1143		
— magnésie. . . .	0	0207		0 5097
— soude	0	0259		
Silice.	0	0259		

Cette analyse aurait besoin d'être refaite. Le fer ne reste pas, sans doute, à l'état d'oxyde, mais se convertit en carbonate, qui est dissous par l'acide carbonique. Cette eau passe moins par ses sels que par le gaz qu'elle renferme en abondance; elle active la digestion et l'hématose, rend le sang plus riche et relève les forces. On recommande plus spécialement *le Pouhon* dans l'anorexie et la dyspepsie, les diarrhées séreuses, l'anémie; *la Géronstère*, dans la dysménorrhée, les flueurs blanches, l'excitabilité nerveuse par appauvrissement du sang, et l'épuisement qui suit de grandes fatigues (elle est célèbre par l'usage qu'en fit le czar Pierre le Grand en 1717) et des couches laborieuses; *la Sauvenière*, dans certaines stérilités; *le Groesbeck*, dans les affections urinaires où il s'agit de combattre l'atonie des reins et de la vessie; enfin *le Tonnelet*, quand on a surtout besoin de l'action d'une eau gazeuse.

SCHWALBACH (DUCHÉ DE NASSAU).

(*Itinéraire :* chemin de fer de Forbach et Mayence jusqu'à Wiesbaden ; de là, omnibus.)

SCHWALBACH se trouve dans une vallée (altitude 900 p.), sur la route d'Ems à Wiesbaden. On compte quatre sources principales ferrugineuses, gazeuses, température 10° c. — 1° le *Weinbrunnen,* près du Kurhaus, est la source la plus ferrugineuse, 0 gr. 137 ; le goût du fer y est masqué par un excès d'acide carbonique, 1 lit. 049.— 2° Le *Paulinenbrunn* renferme moins de fer et plus de gaz, 1 lit. 634. — 3° Le *Rosenbrunn* a peu de gaz et s'emploie surtout en bains. — 4° Le *Stahlbrunn* serait, selon M. C. James, moins riche en fer et en gaz. Toutes ces sources sont très ferrugineuses et fort actives ; il faut les administrer avec réserve. Elles alimentent des buvettes et un établissement thermal où l'on donne des bains et des douches. Ces eaux s'exportent ; le d^r Genth prétend qu'aucune source martiale n'offre plus de fixité.

Analyse par Kastner. (Herpin, *Eaux minérales*, 1855.)

	WEINBRUN.	STAHLBRUN.
	lit.	lit.
Acide carbonique	1 049	1 098
	gr.	gr.
Bicarbonate de protoxyde de fer . . .	0 15726	0 154002
— — manganèse .	0 00071	»
— chaux.	0 40207	0 18945
— magnésie	0 75208	0 55555
— soude	0 05676	0 05255
— potasse	0 00011	»
— lithine	0 00002	0 00002
— strontiane	0 00005	0 00001
Silicate d'alumine	0 00007	0 00009
Crénate d'alumine	traces	»
Fluorure de calcium	traces	»
Chlorure de sodium	0 05585	0 04427
— potassium	0 00005	0 00019
— calcium	0 01500	0 01452
— magnésium	0 01554	0 01502
Iodure de sodium	0 00006	»
Sulfate de soude	0 02600	0 02810
Phosphate de soude	0 00001	0 00001
— alumine	0 00001	0 00001
	1 4147	0 81055

Les eaux de Schwalbach conviennent dans tous les cas où le fer est indiqué : les bains donnent du ton à la peau, et servent à combattre les sueurs profuses dont souffrent les constitutions affaiblies. Les douches seront un adjuvant utile quand elles seront mieux organisées. Ces eaux minérales sont bien supportées par l'estomac ; elles conviennent dans l'asthénie, l'énervation et l'épuisement. Elles ont eu beaucoup de vogue contre la stérilité. Il se rend chaque année à Schwalbach nombre de malades pour y achever leur cure commencée à d'autres sources. On recommande spécialement le *Paulinenbrunn* pour débuter, le *Stahl-brunn*, comme plus astringent dans les hémorrhagies passives, les diarrhées chroniques et les flux muqueux, enfin le *Weinbrunn*, comme plus digestif, dans la généralité des cas.

PYRMONT (WESTPHALIE).

(*Itinéraire :* chemin de fer de Bruxelles, Cologne, Dusseldorf et Hamm, jusqu'à la station de Bielefeld ; de là, omnibus.)

PYRMONT est situé dans une vallée, à 3 lieues du Weser. Ses eaux sont très ferrugineuses (0 gr. 096 fer carbonaté) et très gazeuses (1 lit. 683) limpides, froides, température 12º. Il y a huit sources, parmi lesquelles on distingue 1º le *Trinkbrunnen*, source destinée à la boisson ; 2º le *Sauerling*, qui donne une eau agréable et légère ; 3º le *Puits des Yeux* ; 4º le *Brodelbrunnen*, qui jaillit avec bruit, etc. Elles alimentent un bel établissement. On exporte l'eau du Trinkbrunnen.

Source principale, analyse par Brandes et Kruger. (Herpin, *Eaux minér.*, 1855.)

	lit.			gr.
Acide carbonique	1 685	Sulfate de chaux.		0 9909
	gr.	— magnésie		0 7461
Fer (carbonaté).	0 0961	— soude.		0 4581
Manganèse (carb.).	0 0026	— strontiane.		0 0028
Carbonate de soude	0 5872	— lithine		0 0004
— chaux	0 7647	— baryte		0 0001
— magnésie	0 0410	Phosphate de potasse.		0 0152
Silice	0 0124	Matière organique		0 0147
Chlorure de sodium	0 0527			5 8685
— magnésium	0 0410			

L'eau de Pyrmont, connue dès le temps de Charlemagne, avait une grande réputation dès le milieu du xviᶜ siècle ; on l'a surnommée *la reine des eaux ferrugineuses ;* c'est une excellente médication dans la débilité et l'épuisement qui succèdent à des excès, à de grandes fatigues ou à des pertes de sang, dans la chlorose, les flueurs blanches, la diarrhée, l'aménorrhée, la disposition aux hémorrhagies utérines et à l'avortement; on la préconise dans certaines stérilités, l'impuissance virile, contre les vers lombrics, les ascarides. En raison de ses alcalins (1 gr. 40), elle est bien supportée par l'estomac, et réussit dans la dyspepsie, l'épigastralgie, les affections des reins et de la vessie ; elle n'est pas constipante comme certaines eaux martiales (1 gr. 16, sulfate sodique magnésique). Elle se boit à la source à la dose de quelques verres, surtout le matin. On prétend que, transportée, elle se conserve bien; nous en doutons en raison même de la proportion de sulfate de chaux qui s'y trouve (0 gr. 99) et qui ne peut manquer de se décomposer, à tel point que Brandes et Kruger y ont même signalé un hydro-sulfate alcalin (0 gr. 0035).

OREZZA (CORSE).

Village à 30 kilom. de Bastia, sur la rive du Fiumalto, non loin de la mer. Il y a deux sources. 1° La *source d'en haut (sorgente Soprana)*, gazeuze et sulfurée, est peu employée. — 2° La *source d'en bas (sorgente Sottana)* a une saveur aigrelette agréable ; température 15°; débit 144,000 litres par jour. Elle se prend en boisson à petite dose. On l'exporte.

Sorgente Sottana, analyse par Poggiale.(*Annuaire des Eaux.*)

	lit.			gr.
Acide carbonique libre combiné.	1 248	Sulfate de chaux	0 021
Air atmosphérique.	0 011	Chlorure de sodium et potass.	0 014
		Alumine	0 006
	gr.	Acide arsénique. . . . . }	
Carbonate de fer	0 128		traces
— manganèse, cobalt. .	traces	Fluorure de calcium. . . . . . }	
Carbonate de chaux.	0 602	Lithine, matière organique. . .	indéter.
— magnésie	0 074		0 849
Acide silicique	0 004		

Ces eaux sont très actives. Elles sont suffisamment alcalines et gazeuses et contiennent plus de fer que Spa, Pyrmont et Bussang. Elles sont efficaces dans la chlorose, l'aménorrhée, les hémorrhagies passives, les flueurs blanches, la diarrhée par atonie de la muqueuse, dans quelques cas de gravelle et de catarrhe vésical, enfin dans la fièvre intermittente; on les considère dans le pays comme un puissant antidote contre l'empoisonnement miasmatique par les émanations paludéennes.

MONTLIGNON (SEINE-ET-OISE).

Village près de Montmorency, à 15 kilom. de Paris.

Analyse par Beauchêne, Morelot, Sedillot, Bouillon-Lagrange. (*Annuaire.*)

Acide carbonique	indéter.	Sulfate de chaux.	$0^{gr}\,0285$
Carbonate de fer.	$0^{gr}\,1142$	Chlorure de sodium	0 1713
— magnésie. . . .	0 0571	— calcium	0 1142
— chaux	0 0285		0 5138

ALLEZANI (CORSE).

On trouve, sur les bords d'ALLEZANI, à 2 kilom. de Perelli, 2 sources ferrugineuses, froides (13°), dont la principale débite 4,300 litres par jour.

Analyse par M. O. Henry. (*Annuaire des eaux.*)

	1re Source.	2e Source.		1re Source.	2e Source.
Acide carbonique libre .	2/3 vol.	2/3 vol.	Chlorure de sodium		
Crénate de fer et mat. organ.	traces	traces	Sulfate de chaux.	0 120	0 130
Bicarbonate de fer	0 109	0 109	— soude		
— chaux et magnésie	0 240	0 270		0 619	0 666
— soude	0 150	0 157			

CHATEAU-GONTIER (MAYENNE).

Cette ville possède une source ferrugineuse, froide (*eau de Pougues rouillée*).

Analyse par M. O. Henry, 1849. (*Annuaire des eaux.*)

Acide carbonique libre	1/8 vol.	Sulfate de magnésie	0	5200
	gr.	— soude et chaux . .	0	1000
Fer carbonaté et crénaté . . .	0 1040	Chlorure de sodium et magnés.	0	2004
Manganèse	traces	Silice et alumine (silicate ?) . .	0	0170
Bicarbonate de chaux.	0 4556	Arsenic (dans le dépôt ocracé).		traces
Carbonate de magnésie, azotate	indices		1	3970

ROUEN (SEINE-INFÉRIEURE).

Il existe à ROUEN 2 sources ferrugineuses : la source *St-Paul*, température 13°, et la *Maréquerie;* sans trace d'arsenic ni de cuivre.

La Maréquerie, analyse par MM. Girardin et Preisser, 1842. (*Annuaire.*)

Acide carbonique libre	lit. 0 002	Carbonate de chaux	0	079
		— magnésie.	0	011
Fer carbonaté et crénaté. . . .	gr. 0 094	Chlorure de calcium.	0	087
Sulfure de fer.	traces	— magnésium	0	041
Acides créniq. et apocréniq.. . }		Sulfate de chaux.	0	012
Matière organique bitumineuse. }	0 007	— magnésie	0	008
Acide silicique	0 005		0	343

ORIOL (ISÈRE).

ORIOL, à quelques kilom. de Grenoble, possède 2 sources ferrugineuses, froides (18°), gazeuses.

Analyse par MM. Leroy et Gueymard. (*Annuaire des Eaux.*)

Sources :	n° 1.	n° 2.	Sources :	n° 1.	n° 2.
Acide carbonique.	lit. 1 002	lit. 0 920	Sulfate de chaux	gr. 0 015	gr. 0 090
			— magnésie. . . .	0 091	traces
Carbonate de fer	gr. 0 095	gr. 0 095	— soude	0 009	0 010
Argile ferrug. { silice, alum. } { fer . . . . }	0 028	0 025	Chlorure de sodium. . . .	0 019	0 025
Bicarbonate de chaux. . .	1 505	1 485	Matière organique	indét.	indét.
— magnésie .	0 162	0 320		1 922	2 050

GRIESBACH (DUCHÉ DE BADE).

GRIESBACH est dans la vallée de la Rench, sur la route de Strasbourg à Stuttgard, à 1 lieue d'Antogast et 3 de Soultzbach. Il y a 2 sources, la *Trinkquelle*, source à boire, température 9°, et la *Badquelle*, source des bains, température 8°. Ce sont des eaux ferrugineuses, à la fois gazeuses, alcalines et salines ; elles alimentent un établissement garni de bains, de douches et de salles d'inhalations résineuses.

Trinkquelle, analyse par M. Bunsen, 1855. (A. Robert, *Guide aux bains du Rhin et des Vosges*, 1857.)

	cc.			gr.
Acide carbonique	1214 628	Sulfate de chaux.	0	286298
	gr.	— magnésie	0	193035
Carbonate de fer.	0 078151	— soude.	0	788285
— manganèse . .	0 003911	Chlorure de sodium	0	011150
Acides créniq. et apocréniq.	traces	— potassium . . .	0	023225
Bicarbonate de chaux . . .	1 592142	Alumine	0	002945
— magnésie. .	0 091774	Arsenic	indices	
Silice.	0 045560			
			3	116474

BOCKLET (BAVIÈRE).

Village, à 1 heure de Kissingen, dans une localité salubre. Il y a plusieurs sources ferrugineuses, froides, gazeuses, qui s'emploient en boisson et en bains.

Analyse par Kastner. (Herpin, *Eaux minér.*, 1855.) — Température 10°.

	lit.			gr.
Acide carbonique.	1 4843	Sulfate de soude	0	33100
	gr.	— magnésie.	0	42057
Carbonate de fer	0 07951	— chaux	0	00039
— manganèse . .	0 00015	Chlorure de sodium.	0	85314
— chaux.	0 85221	— magnésium . . .	0	57708
— magnésie . . .	0 45749	— potassium . . .	0	01917
Silice	0 02864	Phosphate de soude.	0	00001
Alumine	0 00029	Matière organique.	0	00261
Bromure de magnésium . . .	0 00002			
			3	73226

ST-CHRISTOPHE (SAÔNE-ET-LOIRE).

St-Christophe est situé dans le Brionnais, sur la route de Mâcon à La Palisse, à 20 kilom. de Charolles, Paray et Charlieu. La source sourd dans une gorge au N.-O., à 400 mètres du bourg.

Analyse par M. O. Henry, 1850. (G. Bouchacourt, *Eaux minér. de St-Christophe.*)

Acide carbonique	1/12 vol.	Sulfate de chaux (anhydre) . .	0 020 gr.
Fer carbonaté et crénaté	0 070 gr.	Chlorure de sodium	0 022
Manganèse	trac. sensib.	Arsenic dans le dépôt	traces
Bicarbonate de chaux	0 040	Matière organique	indéter.
— magnésie. . . .	traces		
Silice, alumine (silicate?) . . .	0 011		0 165

RIPPOLDSAU (BADE).

Les bains de Rippoldsau sont situés dans le vallon de la Wolf, au pied du Kniebis (altitude 1,674 pieds), à 2 lieues de Griesbach. Il existe 4 sources, toutes gazeuses : 1° source *Léopold*, température 8° (carbonate ferreux 0,059, manganeux 0,010); 2° source *Wenzel*, température 9° (carbonate ferreux 0,122, manganeux 0,003); 3° source *des Bains*, température 8° (carbonate ferreux 0,045); 4° source *Joseph*, température 10°, dont voici l'analyse récente :

Analyse par M. Bunsen. (A. Robert, *Guide aux bains du Rhin et des Vosges*, 1857.)

Acide carbonique libre	988 cc.	Sulfate de chaux	0 0557 gr.
Bicarbonate ferreux	0 0514 gr.	— magnésie	0 2450
— manganeux. . . .	0 0045	— soude.	1 2150
— chaux	1 6847	— potasse	0 0605
— magnésie.	0 0707	Chlorure de magnésium . . .	0 0847
Silice	0 0572	Matière organique, arsenic . .	traces
Alumine	0 0044		3 5296

Ces eaux ferrugineuses sont à la fois alcalines (1 gr. 81) et salines (1 gr. 65); on les conseille dans l'atonie du tube digestif, les troubles de la circulation de la veine-porte, les hémorrhoïdes, l'hypochondrie, les flux muqueux, la leucorrhée, la stérilité par atonie de l'utérus, les ulcères, les affections vermineuses.

Source de JONAS (ALLIER).

La source de JONAS surgit à 200 mèt. de la source thermale de Bourbon-l'Archambault ; température 10°.

Analyse par M. O. Henry. (*Bulletin de l'Académie de Médecine*, t. VII.)

Acide carbonique.	1/5 vol.	Silicate de chaux et d'alumine .	0 gr. 500
		— soude	0 020
Oxyde de fer, crénaté et carbon.	0 gr. 040	Sulfate de soude	0 028
Oxyde de manganèse	traces	— chaux	0 012
Bicarbonate de chaux	0 201	Chlorure de sodium et magnés.	0 100
— magnésie. . . .	0 076		0 977

Cette eau ferrugineuse et alcaline (0,79 carbonates et silicates) jouit, dans le pays, d'une certaine réputation contre l'amaurose ; on l'emploie en douche, goutte à goutte, sur les yeux.

ST-DENIS-LÈS-BLOIS (LOIR-ET-CHER).

On trouve 3 sources ferrugineuses dans une vallée près de la route de Paris à Tours, à 6 kilom. de Blois ; elles sont froides (12 à 13°), faiblement gazeuses (1/8 à 1/6 du volume) ; elles offrent, *source Médicis* 0,045 fer crénaté et carbonaté, *Reneaulme* 0,057, et *St-Denis* 0,056.

Analyse sur les lieux par M. O. Henry. (*Annuaire des eaux.*)

Sources :	Médicis.	St-Denis.	Sources :	Médicis.	St-Denis.
Acide carbonique.	1/8 vol.	1/6 vol.	Iodure alcalin, azotate . .	traces	traces
			Sels de pot. et ch. (crén.)	0 054	0 060
Fer crénaté et carbonaté .	0 gr. 045	0 gr. 056	Sel ammoniacal (carbon.)	indices	indices
Acide silicique et alumine.	0 007	0 044	Arsenic dans le dép. ocr.	indices	indices
Bicarbonate de chaux . .	0 154	0 370	Chlorure de sodium . . .	0 026	0 162
— magnésie . .	0 027	0 050		0 311	0 777

Ces eaux, mises en vogue par Marie de Médicis qui y retrouva la santé, sont peu fréquentées depuis 1789.

VITTEL (VOSGES).

VITTEL est à 20 kilom. de Mirecourt, dans une vallée ; on peut s'y rendre par les stations de Langres, de Chaumont et surtout de Charmes. L'établissement est alimenté par 3 sources froides (10°) : la *Grande-Source*, froide, non gazeuse, ferrugineuse, à la fois alcaline et saline, est diurétique ; 2° la *source Marie*, à peine ferrugineuse, est surtout saline (sulfate sodiq. magnésiq. 2,912 sur un total de 3,28) et purgative ; 3° la *source des Demoiselles* est la plus ferrugineuse.

Analyse par M. O. Henry. (J. Patezon, *Vittel, ses eaux minérales*, 1859.)

	gr.		gr.
Acide carbonique libre	0 08	Sulfate (anhydre) de chaux. . .	0 440
		— soude et magnésie .	0 610
Fer carbonaté et crénaté. . . . } Manganèse . . . . }	0 041	Silice, alumine, iode. . . . . . } Phosph., arsenic, mat. organiq. }	0 480
Bicarbonate de chaux . . . . . } — magnésie. . . . }	0 750		2 381

La source des Demoiselles s'emploie dans l'anémie, la chlorose, les fièvres intermittentes rebelles, la leucorrhée. — Les eaux ferrugineuses de Vittel s'administrent en boisson, bains et douches.

CASTEL-JALOUX (LOT-ET-GARONNE).

Source Levadon, analyse par M. O. Henry. (*Annuaire.*)

Acide carbonique libre.	indéter.	Sulfate de soude . . . . } — chaux . . . . }	traces
	gr.	Chlorure de sodium. . . . . . }	
Carbonate et crénate de fer . .	0 048	— magnésium . . . . }	0 025
— manganèse. . . .	0 005	— calcium . . . . . }	
Bicarbonate de chaux	0 450		
Silicate de soude et chaux . . .	0 011		0 619
Acide silicique . . . . , .	0 080		

LAIFOUR (ARDENNES).

Village près de la Meuse, à 16 kilom. de Mézières.

Analyse par Amstein. (*Annuaire des eaux.*)

	lit.			gr.
Acide carbonique	0 019	Sulfate de chaux.	0 0365	
	gr.	— magnésie	0 0291	
Carbonate de fer.	0 0400	Chlorure de sodium	0 0057	
— chaux et magnésie.	0 0051	— calcium et magnésium.	0 0014	
Acide silicique.	0 0045	Perte	0 0077	
			0 1260	

MARTIGNÉ-BRIANT (MAINE-ET-LOIRE).

Les sources de MARTIGNÉ-BRIANT (*Joannette*), au nombre de 3, se trouvent dans un vallon à 1 kilom. de la route de Brissac à Martigné, 20 d'Angers. Température 13°; débit 6 mètres cubes par jour.

Analyse par M. Godefroy, d'Angers, 1847. (*Annuaire des eaux.*)

	lit.			gr.
Acide carbonique	0 032	Sulfate de soude.	0 2285	
Azote.	0 016	Chlorure de sodium.	0 1396	
	gr.	— calcium.	0 0140	
Carbonate de fer.	0 0400	— magnésium	0 0165	
Manganèse, bitume	traces	Matière organique	0 0100	
Carbonate de chaux	0 0905		0 5026	
— magnésie	0 0141			
Acide silicique.	0 0100			

Cette eau se prend en boisson, à la dose de 2 à 6 ou 8 verres, et en bains : ceux-ci produisent une action tonique sur la peau, et le malade se sent plus fort en sortant de l'eau. On conseille cette eau dans les vomissements nerveux, la leucorrhée, la diarrhée atonique, la fièvre intermittente.

NOTA. — M. Charles Menière, pharmacien à Angers, compte plus de 40 sources ferrugineuses dans le département de Maine-et-Loire, dont 20 dans l'arrondissement d'Angers, 9 dans celui de Baugé, 7 dans celui de Beaupréau, 3 dans celui de Segré et 2 dans celui de Saumur. Il a donné l'analyse de 26. (*Annuaire*, p. 474.)

ANTOGAST (DUCHÉ DE BADE).

Les bains d'ANTOGAST sont situés dans la vallée de la Rench (altitude 1,600 pieds badois), à 3 lieues de Rippoldsau. Il y a 3 sources : 1° la *Trinkquelle*, source à boire, température 10° ; 2° la source *d'Antoine*, 99 c. gaz., débit 1,500 litres par jour; 3° la source *de Pierre*, débit 1,000 litres, gaz 95 centilitres.

Trinkquelle, analyse par M. Bunsen. (A. Robert, *Guide aux bains du Rhin et des Vosges.*)

	co.			gr.
Acide carbonique libre . . .	916 94	Chlorure de sodium	0	045926
	gr.	Sulfate de soude.	0	729527
Carbonate de fer.	0 046414	— potasse	0	074070
Manganèse, acide créniq. .	traces	Phosphate de soude	0	000950
Bicarbonate de chaux . . .	0 856401	Alumine	0	008540
— magnésie. .	0 535418	Arsenic.	tr. faib.	traces
— soude . . .	0 648555		5	002456
Silice.	0 056855			

Cette source est une eau ferrugineuse, franchement alcaline et gazeuse. Elle est indiquée dans les mêmes cas que les sources Lardy et des Dames de Vichy. On l'emploie en boisson, à la dose de 2 à 3, puis 6 à 8 verres; en bains et en douches. On l'exporte. (A. Robert, *Eaux ferr. gaz. alcal. d'Antogast*, 1856.)

SOULTZBACH (HAUT-RHIN).

SOULTZBACH est dans un vallon à 6 kilom. de Munster, 14 de Colmar. On y trouve 6 sources ferrugineuses, froides (10°); elles sont aménagées dans un établissement thermal.

Analyse par M. Oppermann, 1854. (A. Robert, *Guide aux bains du Rhin et des Vosges.*)

	lit.			gr.
Acide carbonique	1 039	Sulfate de potasse.	0	114707
	gr.	— soude.	0	009295
Bicarbonate de fer.	0 052000	Chlorure de sodium	0	154256
Oxyde manganeux	traces	Alumine	0	006250
Carbonate de soude	0 918581	Acide phosphorique		
— chaux	0 698040	— borique.		traces
— magnésie. . .	0 269352	Arsenic.		
— lithine	0 008752		2	247905
Silice.	0 056712			

Cette eau, en raison de son gaz (1,039 ^{cc}) et de ses alcalins (1,45 carbonates et silice), est facile à digérer. On la recommande dans les pâles couleurs, les désordres de la menstruation, les affections chroniques des voies digestives et urinaires.

BRUCKENAU (BAVIÈRE).

Village relié par une route pittoresque à Kissingen, qui en est distant de 5 heures. Les sources sont à 1 lieue sud de Bruckenau ; on les emploie en boisson et surtout en bains : ceux-ci sont toniques et raniment l'action de la peau, la vigueur des muscles et les fonctions des viscères.

Analyse par Vogel. (Herpin, *Eaux minérales*, 1855.) — Température 10°.

	lit.		gr.
Acide carbonique.	1 5578	Sulfate de chaux.	0 07812
		Chlorure de sodium	0 03966
	gr.	— calcium.	0 08465
Fer carbonaté.	0 03255	Matière organique	0 02601
Carbonate de chaux.	0 07161		
— magnésie . . .	0 01955		0 55156

RENNES (AUDE).

Village dans un climat doux et tempéré, à 15 kilom. de Narbonne, 24 de Carcassonne. On y trouve 5 sources ferrugineuses, dont 3 sont thermales (Bain-Fort, 51° ; Bain-Doux, 40° ; bain de la Reine, 31°) et 2 sont froides (eau du Pont, 12° ; du Cercle, 12°). Le Bain-Fort alimente un établissement pourvu de 12 cabinets, avec douches.

Bain-Fort, analyse par M. O. Henry, 1859. (*Annuaire.*)

	lit.		gr.
Acide carbonique	0 162	Chlorure de sodium	0 071
		— magnésium	0 280
	gr.	— potassium	traces
Oxyde de fer, carbonaté et crén.	0 031	Sulfate de soude et de magnés.	0 090
Manganèse	traces	— chaux	0 162
Carbonate de chaux.	0 250	Matière organique.	0 040
— magnésie	0 070		
Silice, alumine,phosph.de chaux	0 049		1 045

Ces eaux sont toniques et conviennent dans la chlorose et l'anémie ; on utilise, pour le traitement des maladies lymphatiques, l'eau salée de la rivière de Salz qui baigne les murs de l'établissement.

RIEU-MAJOU (HÉRAULT).

La source de RIEU-MAJOU fournit une eau ferrugineuse (0,031), froide (16°), alcaline (carbonates et silicates, 1 gr. 11) et gazeuse (0 lit. 73). — Voy. p. 42.

LA MALOU-LE-HAUT (HÉRAULT).

LA MALOU-LE-HAUT présente une source ferrugineuse chaude (32°) ; sur un total de 1,02, il y a 0,022 de carbonate et de crénate de fer, et 0,006 de carbonate de manganèse ; elle est tonique et fortifiante ; elle est résolutive, en raison sans doute de ses alcalins (0,84). Nous renvoyons à l'analyse et aux détails que nous avons donnés p. 52.

ST-PARDOUX (ALLIER).

ST-PARDOUX, arrondissement de Montluçon, est à 12 kilom. de Bourbon-l'Archambault. La source, température 7°, est très gazeuse et a une saveur piquante et agréable ; son débit est de 200 litres par heure.

Analyse par M. O. Henry. (*Annuaire.*)

				gr.
Acide carbonique.	7/6 vol.	Silicate de chaux et d'alumine.	0	0700
	gr.	Sulfate de soude et de chaux. .	0	0100
Oxyde de f. uni à m. org. (crén.)	0 0200	Chlorure de sodium et magnés.	0	0300
Bicarbonate de chaux et magn.	0 0287			
— soude.	0 0254		0	1841

Cette source a beaucoup d'analogie avec Charbonnières, mais elle a l'avantage d'être très gazeuse. Elle s'exporte ; on la boit aux repas.

PORTA (CORSE).

PORTA possède une source ferrugineuse, froide (15°); débit 4,300 litres par jour.

Analyse par M. O. Henry. (*Annuaire des eaux.*)

Acide carbonique libre.	peu	Sulfate de soude et chaux . . .	0 271
Bicarbonate de fer.	0 020	Chlorure de sodium et magnés.	0 510
— chaux et magnésie	0 490	Azotate.	traces
Silice, alumine, matière organ.	0 080		1 171

AUCTOVILLE (CALVADOS).

Source entre St-Lô et Caen, gazeuse, froide.

Analyse par M. Quevenne. (*Annuaire des Eaux.*)

	lit.		gr.
Acide carbonique	0 921	Sulfate de chaux	0 057
	gr.	Chlorure de sodium . . . . . . }	
Peroxyde de fer.	0 014	— calcium et magnésium }	0 055
Manganèse	traces	Phosphate de chaux et alumine.	0 004
Carbonate de chaux.	0 020	Matière organique.	0 020
Acide silicique	0 050		0 180

CAMPAGNE (AUDE).

Village, sur l'Aude, à 2 kilom. d'Esperazat, 6 d'Aleth et 12 de Quillan. Il y a 2 sources, température 27°; la principale (*source de Campagne*) débite 1 hectolitre par minute.

Source de Campagne, analyse par M. Balard, 1857. (*Annuaire.*)

	lit.		gr.
Acide carbonique	0 108	Sulfate de magnésie.	0 155
Azote	0 020	— potasse.	0 015
	gr.	— soude	0 066
Carbonate de fer	0 008	— chaux	0 046
Manganèse.	traces	Chlorure de potassium	0 002
Carbonate de chaux.	0 540	— sodium	0 069
— magnésie	0 025	— magnésium	0 004
Acide silicique	0 007	Matière organique	0 051
Alumine, fluorure de calcium. .	traces		0 767

Ces eaux s'administrent en boisson, à la dose de 2 à 4 ou 6 verres; en bains et en douches. Elles sont fortifiantes et conviennent dans les cas où le fer est indiqué, dans la chlorose, la leucorrhée, la dyspepsie, les fièvres intermittentes; on les a comparées à celles de Pyrmont.

APPENDICE. — EAUX FERRUGINEUSES HYDRO-SULFURÉES.

« La présence du soufre dans certaines eaux ferrugineuses communique à celles-ci des propriétés particulières contre les maladies de la peau, de nature psorique ou herpétique, chez les sujets affaiblis, d'un tempérament lymphatique, d'une constitution viciée. » (Herpin.) On a pu remarquer, dans les eaux sulfureuses, que le fer s'ajoute au soufre sous les différentes formes d'oxyde (Euzet, Enghien, Schinznach), de carbonate (Allevard), de crénate (Acqui?), de silicate (Eaux-Bonnes), de sulfure (Bagnères-de-Luchon, Montmirail, Auzon), etc. Nous allons voir que le soufre, dans les eaux ferrugineuses, apparaît principalement à l'état d'hydrogène sulfuré, et doit ainsi modifier leur action propre par les propriétés spéciales des eaux hydro-sulfurées.

CHARBONNIÈRES (RHÔNE).

Village situé dans une vallée, à 8 kilom. de Lyon, sur la route de Paris par le Bourbonnais. L'eau (*souce Laval*) sort d'une roche granitique, température 8 à 9°, débit 32 à 34 litres par minute; elle alimente une buvette et un établissemant thermal garni de 28 baignoires, de douches, d'un bain de vapeur et d'une douche écossaise.

Source Laval, analyse par M. Glénard. (Colrat, *Eaux minér. ferr. de Charbonnières*, 1852.)

	lit.		gr.
Acide carbonique libre	0 034	Sulfate de chaux	traces
Azote	0 024	Chlorure de sodium	0 008
Acide sulfhydrique.	traces	Acide silicique	0 022
		Alumine	0 009
Bicarbonate de prot. de fer. . .	0 041 (gr.)	Matière organ., quant. notab., mais indéter.	
— soude	0 017	Iode (Vezu)	indices
— chaux	0 050		
— magnésie. . . .	0 006		0 155

Ces eaux, faibles d'ailleurs, peuvent s'offrir comme un type : car sur un total de 0,15, le fer figure pour 0,04 ; toutefois elles auraient besoin d'être plus gazeuses et plus alcalines (carbonates et silice, 0,09) pour être plus digestives. On les emploie dans la chlorose, l'anémie, les maladies cutanées, comme les dartres, la teigne ; dans la spermatorrhée, la leucorrhée, etc. Elles sont contre-indiquées dans l'inflammation chronique du larynx, des bronches et des poumons, ainsi que du tube digestif, et quelques maladies nerveuses.

On a découvert une *source nouvelle* (source Cholat), qu'on emploie surtout en bains et douches.

BARBOTAN (GERS).

Village à 1 kilom. de Casaubon, 2 de Cause et 3 de Mésin. Les sources sont nombreuses ; leur température varie de 31 à 38°. Elles alimentent un établissement pourvu de baignoires, de piscines, de douches.

Analyse par M. Mermet, de Pau. (*Annuaire.*)

	lit.			gr.
Acide carbonique.	0 152	Sulfate de soude	0	03180
— sulfhydrique	indéterm.	Chlorure de sodium . . . . . }	0	02120
	gr.	— magnésium . . . }		
Carbonate de fer	0 03026	Acide silicique et barégine .	0	02660
— chaux	0 02050			
— magnésie. . . .	0 00150		0	13166

Ces eaux, sauf leur thermalité, ont beaucoup d'analogie avec celles de Charbonnières. — On emploie beaucoup les boues minérales, comme à St-Amand, pour rappeler à l'extérieur des vices cachés ou des humeurs répercutées.

BOURRASOL (HAUTE-GARONNE).

BOURRASOL, près de Toulouse, possède une source ferrugineuse, température 16 à 17°.

Analyse par le professeur St-André, 1826. (*Annuaire des eaux.*)

	gr.			gr.
Acide carbonique	0 055	Chlorure de sodium	0 0400
— sulfhydrique.	indéter.	— magnésium. . . .	0 0072
Carbonate de fer.	0 0458	Sulfate de chaux	0 0071
— chaux.	0 1140	Matière organique, albumin. .	0 0027
— magnésie	0 0042		0 2201
Acide silicique.	0 0011		

L'eau ferrugineuse de Bourrasol, légèrement sulfureuse, a beaucoup d'analogie avec Charbonnières et Barbotan.

SYLVANÈS (AVEYRON).

Village dans un pays salubre (altitude 400 mèt.), à 12 kilom. de Vabres, 16 de St-Affrique et 24 de Rodez. On y trouve 3 sources : le *Grand-Réservoir*, température 38°, sert aux bains ; 2° la *Petite-Fontaine*, température 34°, sert à la boisson ; 3° les *Petites Baignoires*, température 33°. — Elles ont la même composition (Cauvy). — On les prend en boisson, à la dose de 3 à 4 verres, en bains et piscine.

Analyse par M. Bérard, de Montpellier. (*Annuaire des Eaux.*)

	lit.			gr.
Acide carbonique	0 200	Carbonate de chaux.	0 1250
— sulfhydrique.	0 050?	— magnésie	0 2500
	gr.	— soude.	0 0054
Carbonate de fer.	0 0405	Sulfate de soude.	0 0370
Manganèse (Cauvy)	traces		0 6900
Chlorure de sodium	0 2550		

M. Cauvy y signale de plus des silicates de chaux et de magnésie 0,0476, alumine et matière organique 0,2218, et des traces d'arsénite de fer. — Ces eaux ont une action tonique, utile dans les cas où il faut stimuler les fonctions organiques et fortifier la constitution. On les associe souvent aux eaux de Camarès (voy. p. 33) qui sont voisines.

AUMALE (SEINE-INFÉRIEURE).

La ville d'AUMALE, sur la Bresle, cours qui se rend dans la mer au

Tréport, possède 3 sources minérales, la *Bourboune*, la *Savary*, la *Malon*.

Analyse par M. Dizeugremel. (*Annuaire.*)

	lit.		gr.
Acide carbonique	0 201	Carbonate de chaux	0 0571
— sulfhydrique	0 037	Chlorure de calcium	0 3426
	gr.		0 5710
Carbonate de fer.	0 1713		

DEUXIÈME ORDRE. — EAUX FERRUGINEUSES SULFATÉES, PHOSPHATÉES OU CHLORHYDRATÉES.

Les sources de cet ordre sont moins nombreuses et moins recherchées que les précédentes ; elles sont froides pour la plupart ; elles sont généralement moins agréables à boire et moins digestibles, ce qui tient à diverses causes que nous allons examiner. Plusieurs sources sont fortement minéralisées ; ainsi la somme des éléments fixes s'élève, à Passy à 2 gr. 51, à Auteuil à 3 gr. 25, et à Cransac à 4 et à 6 gr. ; cette forte minéralisation est un inconvénient pour la boisson des eaux. Sur ce total, la proportion du fer est parfois considérable ; ainsi, on trouve 0,22 sulfate ferreux à Auteuil, et 0,75 à Cransac. Il est digne de remarque que la plupart des sources contiennent du manganèse ; quelques-unes en ont même un chiffre notable, comme Cransac, 0,50, Angers, 0,46, etc. Malheureusement, ces qualités précieuses manquent d'un auxiliaire important ; l'acide carbonique, à peine sensible dans quelques sources (Bagazzano forme une heureuse exception), fait même complètement défaut dans la plupart. « Les eaux ferrugineuses vitriolées ou alunées, qui sont pauvres en acide carbonique libre, qui contiennent des sels terreux, du *sulfate* de fer, sont styptiques et astringentes au plus haut degré. L'estomac les supporte difficilement, parce qu'elles produisent un resserrement et une contraction violente des parois de ce viscère. — Celles de Sandrocks et de Vicaris-Bridge sont très indigestes, et de plus, elles ont un goût répugnant. » (Herpin.) Ajoutons qu'elles ont généralement peu de carbonates alcalins pour contre-balancer cet inconvénient ; aussi plusieurs sources sont-elles non seulement indigestes mais constipantes ;

il faut en excepter celles qui tiennent en dissolution des quantités suffisantes de chlorures et de sulfates, soit sodiques, soit magnésiques, comme Cransac. — Les *phosphates* ferreux sont moins styptiques et moins atramentaires que les sulfates et paraissent, toutes choses égales d'ailleurs, offrir moins d'inconvénients. Ils se rencontrent dans un plus petit nombre de sources, et celles-ci sont moins fortement minéralisées.

PREMIER GROUPE. — EAUX FERRUGINEUSES SULFATÉES.

PASSY (SEINE).

Bourg à 1 kilom. de Paris, sur la route d'Auteuil. Il existe quatre sources ferrugineuses très fortes. Avant de les livrer à la consommation, on les laisse *dépurer* en les exposant à l'air, ce qui leur enlève une partie du principe ferrugineux.

Eaux non dépurées, analyse par M. O. Henry, 1832. (*Annuaire.*)

Sources :	Ancienne n° 1.	Nouvelle n° 1.	Sources :	Ancienne n° 1.	Nouvelle n° 1.
Acide carbonique . . .	indéter.	indéter.	Sulfate d'alumine . . .	traces	0 1100
	gr.	gr.	Chlorure de sodium. . . }	0 153	0 2600
Sulfate de fer (peroxy.)	0 039	0 0456	— magnésium . }		
— chaux. . . .	1 620	1 5560	Acide silicique	0 053	0 0800
— magnésie . . }	0 170 {	0 2000	Matière organique . . .	indéter.	indéter.
— soude. . . . }		0 2800		2 035	2 5116

Ces eaux s'emploient, *non dépurées*, en lotions et injections contre les ulcères atoniques et les flueurs blanches ; *dépurées*, elles se boivent à la dose de 3 à 6 verres et plus, dans la chlorose, la leucorrhée, la diarrhée atonique, les fièvres intermittentes rebelles, et généralement les maladies qui dépendent de l'appauvrissement du sang ou de la faiblesse et du relâchement des organes. — Elles sont contre-indiquées pour les tempéraments secs et bilieux, les sujets à poitrine délicate.

AUTEUIL (SEINE).

Il existe sur le plateau d'Auteuil, près du bois de Boulogne, une source ferrugineuse froide, appelée *source Quicherat*, du nom de celui qui l'a découverte (ou retrouvée; car on prétend qu'elle était connue et exploitée au XVIIe siècle).

Analyse par O. Henry, 1850. (*Annuaire des Eaux.*)

	gr.		gr.
Sulfate de fer.	0 220	Chlorure de sodium et magnés.	0 120
Sel de manganèse.	0 014	Strontiane, azotate, potasse . .	traces
Sulfate de chaux	1 740	Acide silicique	0 140
— alumine	0 495	Matière organique, perte. . . .	0 075
— magnésie	0 110	Arsenic dans le dépôt	sensible
— soude	0 292		
Alumine, potasse, ammoniaque.	0 051		5 255

On a construit un établissement qui permet d'administrer l'eau d'Auteuil en boisson, bains, douches et injections. On prétend qu'elle est légère à l'estomac, ce qu'on n'eût pu prévoir d'après la théorie, car elle ne renferme ni acide carbonique (seulement un peu d'azote), ni carbonates alcalins. On la conseille dans les pâles couleurs, la dysménorrhée, les flux leucorrhéiques, la gastralgie, les engorgements du foie et de la rate, les convalescences difficiles, et dans les cas où il s'agit de redonner du ton à l'organisme.

CRANSAC (AVEYRON).

CRANSAC est un petit bourg situé dans une vallée pittoresque, à 3 kil. d'Aubin, 34 de Villefranche et 40 de Rodez. On y trouve cinq sources principales, parmi lesquelles on distingue la source *Haute-Richard* (source forte), à mi-côte de la montagne, et la source *Basse-Richard* (source douce), la plus fréquentée, douée d'une action laxative. Ces sources offrent cette circonstance curieuse, qu'elles sourdent *froides* d'une montagne formée de bancs de houille et de schiste pyriteux, dont le sol brûle à la partie supérieure et présente, de distance en distance, de larges crevasses par lesquelles se dégagent de la vapeur d'eau et des fumées acides, crevasses près desquelles la chaleur devient insupportable. (*Annuaire.*) On trouve encore à Cransac des *étuves* sulfureuses

naturelles, dans des excavations pratiquées au voisinage des feux sou-
terrains ; il se dépose sur leurs parois beaucoup de soufre sublimé ; leur
température varie de 32 à 42°. (Auzony.)

Analyse sur les lieux par O. Henry, 1850. (*Annuaire des eaux.*)

Sources :	Haute-Richard.	Basse-Richard.
	gr.	gr.
Sulfate ferroso-ferrique	0 750	0 05
— manganèse	0 507	0 28
— alumine		
— chaux		
— magnésie		
— soude ?		
— alumine et ammoniaque (alun ammoniacal)	2 843	6 15
Chlorure et silicate		
Acide sulfurique excédant		
Arsenic (arséniate ferriq.?) dans le dépôt		
	4 100	6 48

Il est regrettable que, dans cette analyse, on ait réuni dans une même
accolade et confondu sans distinction tant de sels différents, dont il n'est
pas indifférent pour la pratique de connaître les proportions relatives.
Nous allons essayer d'y suppléer :

	O. Henry et Poumarède, 1840.		Blondeau, de Rodez, 1849.	
	S. Haute.	S. Basse.	S. Haute.	S. Basse.
Sulfate de magnésie	0 99	2 20	0 956	2 291
— chaux	0 75	2 43	0 863	2 413
— soude et potasse	»	»	0 018	0 033
— alumine	0 47	1 15	2 525?	2 079
Silice	0 07	0 02	0 003	0 005

L'étude attentive de ce tableau permettra de mieux comprendre l'action des eaux de Cransac, qui sans cela était peu intelligible. Ces eaux
sont fortifiantes et purgatives ; elles sont conseillées dans l'appauvrissement du sang, l'aménorrhée, les flueurs blanches, les diarrhées anémiques, l'embarras saburral des premières voies, les obstructions abdominales, les fièvres intermittentes rebelles, la cachexie paludéenne d'Afrique, les affections vermineuses comme le ténia, les maladies de la peau,
les ulcères scrofuleux. (Ducoux, *Eaux minér. de Cransac*, 1847.)

— Nous terminerons par l'analyse de quelques sources de cet ordre,
sans nouveaux détails, pour éviter les répétitions.

BAGAZZANO.

Analyse par M. Savani, 1846. (*Annuaire de chimie*, 1848.)

Acide carbonique.	4/5 vol.		Carbonate de magnésie	0 5260
	gr.		— chaux.	0 5625
Sulfate de fer . . . . }	0 2457		Substances organiques	traces
— chaux et magnésie . }			Perte.	0 8010
Carbonate de fer.	0 6187			
Acide silicique	0 0687			2 5196

ANGERS (MAINE-ET-LOIRE).

Puits de la rue des Carmes, analyse par MM. Menière et Godefroy. (*Annuaire.*)

Acide carbonique	indéterm.		Sulfate de chaux	0 058
	gr.		— alumine	0 250
Sulfate de fer.	0 017		Chlorure de magnésium	0 155
— manganèse	0 517		Acide silicique.	0 067
Carbonate de manganèse. . . .	0 150		Matière organique.	0 117
Bicarbonate de fer	0 042			
— chaux	0 253			1 551
— magnésie. . . .	0 167			

Fontaine LÉVY (ARDÈCHE).

La fontaine Lévy, une des sources de Celles, débite 10 à 12 litres par minute.

Analyse par M. Balard. (*Annuaire des eaux.*)

	lit.			gr.
Acide carbonique	0 038		Sulfate de d'alumine	0 200
Azote	0 022		— chaux	0 157
			Chlorure de calcium	0 020
	gr.			
Sulfate de fer.	0 576			0 955

DOMERAY (MAINE-ET-LOIRE).

Source de la Roche, analyse par MM. Menière et Godefroy. (*Annuaire.*) — Températ. 11°.

	gr.			gr.
Acide carbonique	indéterm.	Sulfate de chaux	0	055
Sulfate de fer	0 013	— magnésie	0	017
— manganèse	0 025	— alumine	0	045
Bicarbonate de fer	0 017	Chlorure de calcium	0	017
— chaux	0 155	Acide silicique	0	067
— magnésie	0 150	Matière organique az.	0	017
			0	554

DURTAL (MAINE-ET-LOIRE).

La Courrière, analyse par MM. Menière et Godefroy. (*Annuaire.*) — Température 12°.

	gr.			gr.
Acide carbonique	indéterm.	Sulfate de chaux	0	050
Sulfate de fer	0 017	— magnésie	0	055
— manganèse	0 017	— alumine	0	055
Bicarbonate de fer	0 013	Chlorure de calcium	0	042
— chaux	0 045	Matière organique az.	0	017
— magnésie	0 042		0	551
Acide silicique	0 042			

SANDROKS (ANGLETERRE).

Analyse par Marcet. (Herpin, *Eaux minérales*, 1855.) — Température 10°.

Fer (sulfate)	4 7517	Sulfate d'alumine	5	1619
Sulfate de soude	1 8251	Chlorure de sodium	0	4582
— chaux	1 1464	Silice	0	0799
— magnésie	0 4114		11	8726

VICARIS-BRIDGE (ANGLETERRE).

Analyse par Connel. (Herpin, *Eaux minér.*, 1855.)

Fer et gypse	58 7759	Sulfate de chaux	0	5828
Sulfate terreux	7 7760	Chlorure de sodium	0	0519
— magnésie	5 6849	— potassium	indéter.	
			50	8515

Ces deux dernières sources sont dignes de remarque, non seulement parce qu'elles sont minéralisées par du sulfate ferreux, et cela en grande proportion (à tel point qu'on peut douter de l'exactitude de l'analyse), mais encore parce qu'elles ne renferment ni acide carbonique, ni carbonate, et seulement une quantité insignifiante de chlorure; ce qui doit les rendre assez indigestes.

DEUXIÈME GROUPE. — EAUX FERRUGINEUSES PHOSPHATÉES.

LUXEUIL (HAUTE-SAÔNE).

LUXEUIL, outre ses sources salines (p. 216), possède une source ferrugineuse froide (10 à 12°), plus abondante et plus martiale, depuis les fouilles de 1847.

Analyse par M. Braconnot, 1848. (*Annuaire des eaux.*)

Phosphate de fer. . . . . . . ⎫		Sulfate de soude.	0 0700
Oxyde de fer. . . . . ⎬ 0gr 0270		— chaux.	0 0050
Arséniate de fer . . . . ⎭		Chlorure de sodium	0 2570
Oxyde de manganèse.	0 0220	— potassium. . . .	0 0021
Carbonate de chaux.	0 0550	Matière azotée.	0 0100
Magnésie	0 0070		0 4440
Silice et alumine.	0 0080		

M. Braconnot a constaté dans cette eau que l'oxyde de manganèse y était retenu avec beaucoup de force (ce qui est conforme à ce que l'un de nous, M. Pétrequin, a signalé pour les préparations ferro-manganiques), et M. Chapelain (*Luxeuil et ses bains*, 1857) a expérimenté que, en la gazant avec l'acide carbonique, le fer s'y conservait parfaitement. M. Billout a appelé l'attention sur le bain ferro-manganique de Luxeuil et sur son action thérapeutique dans les cas où la médication martiale est indiquée.

KOCKEL.

Cette eau minérale a jailli à la suite du forage d'un puits.

Analyse par M. Pettenkofer. (*Annuaire de Chimie*, 1848.) — Température 14°.

	gr.			
Phosphate de fer et manganèse.	0 05	Silice, carbonate magnésie . . .		traces
Acides crénique, ulmique . . . }		Sulfate de soude		0 205
Matières organiques . . . . . . }	0 056	Chlorure de sodium		0 05
Bicarbonate de soude	0 85	— potassium		traces
Carbonate de chaux	0 04			1 251

— M. Herpin parle aussi d'eaux ferrugineuses à base de chlorure de fer. « Combiné au chlore, à l'état de chlorure ou de chlorhydrate, le fer forme les eaux *ferro-chlorurées ;* il n'y a qu'un petit nombre de sources appartenant à cette division. » (*Op. cit.*, p. 273.) Mais il n'en cite aucun exemple, et les autres hydrologues n'en font même pas mention. Pour nous, malgré nos recherches, nous n'avons pu en découvrir qu'une seule analyse, empruntée au *Précis historiq. des eaux minérales* d'Alibert, qui en parle non au chapitre des eaux ferrugineuses, mais dans un article sur les eaux iodurées.

Saline d'Antioquia, Amérique du Sud ; analyse par M. Boussingault.

Hydro-chlorate de fer	0 0027	Hydro-chlorate de chaux . . .		0 0930
Acide hydro-chlorique	traces	— magnésie . .		0 0450
Chlorure de sodium	0 1525	Hydriodate de magnésie . . .		traces
— potassium	0 0002			0 2934

Si les progrès de la science conduisent à d'autres découvertes en ce genre, elles nous semblent devoir se ranger naturellement dans le 2ᵉ groupe de notre second ordre des eaux ferrugineuses. Nous avons enregistré cette analyse en raison même des développements que nous allons donner à l'étude physiologique du perchlorure de fer.

PREMIER ORDRE. — EAUX MINÉRALES CARBONATÉES OU CRÉNATÉES.	Température.	Acide carbonique.	Fer, manganèse.	Prédomin. des éléments alcalins ou salins.	TOTAL des Substances fixes.
Bussang	froide	0lit.41	0gr.078 f. m. crén.	1 27 alc.	1 48
Provins	froide	0 069	{ 0 076 fer. { 0 017 mang.	0 59 alc.	0 73
Forges (*Royale*)	froide	0 250	0 067 f. m. crén.	0 12 alc.	0 25
Bagnères (*Dauphin*)	48°	38 p.	0 114 ?	2 44 sal.	2 80
Spa (*Pouhon*)	froide	1lit.13	0 060	0 18 alc.	0 50
Schwalbach	10°	1 04	0 137 f. m.	alc.	1 41
Pyrmont	12	1 68	0 098 f. m.	sal., alc.	3 86
Orezza	15	1 24	0 128 f. m.	alc.	0 84
Montlignon	»	indéter.	0 11	sal.	0 51
Allezani	13	2/3 vol.	0 10	alc.	0 61
Château-Gontier	froide	1/8 vol.	0 10 f. m. crén.	sal.	1 59
Rouen	15°	0lit.002	0 09 crén.	sal.	0 54
Oriol	18	1 002	0 09 ?	1 66 alc.	1 92
Griesbach	8	1214 cc.	0 081 f. m.	alc.	3 11
Bocklet	froide	1lit.48	0 079 f. m.	alc., sal.	3 73
St-Christophe	»	1/12 vol.	0 07 f. m.	alc., sal.	0 16
Rippoldsau	10	988 cc.	0 055 f. m.	alc., sal.	3 52
Jonas	10	1/5	0 04 f. m. crén.	alc., silic.	0 97
St-Denis	12 à 13	1/6	0 054 crén.	alc.	0 77
Vittel	10	0gr.08	0 041 f. m. crén.	alc., sal.	2 58
Castel-Jaloux	»	indéter.	0 053 f. m. crén.	alc.	0 61
Laifour	»	0lit.019	0 04	alc., sal.	0 12
Martigné	15	0 032	0 04 f. m.	sal.	0 56
Antogast	10	916 cc.	0 046 f. m.	alc.	3 00
Soultzbach	10	1lit.03	0 032 f. m.	alc.	2 24
Bruckenau	10	1 33	0 032	sal.	0 55
Rennes	51	0 16	0 031 f. m. crén.	alc., sal.	1 04
Rieu-Majou	16	0 75	0 031	alc.	1 23
La Malou	32	gaz.	0 028 f. m. crén.	alc.	1 02
St-Pardoux	7	7/6 vol.	0 020 crén.	sal.	0 18
Porta	15	peu	0 020	alc., sal.	1 17
Auctoville	froide	0lit.92	0 014 f. m.	alc., sal.	0 18
Campagne	27	0 108	0 008 f. m.	alc., sal.	0 76

PREMIER ORDRE, APPENDICE. — EAUX FERRUGINEUSES SULFUREUSES.	Température.	Acide carbonique.	Fer.		Hydrogène sulfuré.		Prédominance des éléments salins ou alcalins.	TOTAL des principes fixes.	
Charbonnières	9 à 10	0lit.034	0	041	indéter.		alc.	0	15
Barbotan	51 à 58	0 152	0	030	indéter.		alc., sal.	0	13
Bourrasol.	16 à 17	0gr.955	0	043	indéter.		alc.	0	22
Sylvanès	33 à 38	0lit.200	0	04 f.m.	0	050 ?	alc.	0	69
Aumale.	»	0 201	0	171	0	037	sal.	0	57

DEUXIÈME ORDRE. — EAUX FERRUGINEUSES SULFATÉES, PHOSPHATÉES, CHLORHYDRATÉES.	Température.	Acide carbonique.	Fer, manganèse.		Prédomin. des éléments salins ou alcalins.	TOTAL des principes fixes.	

PREMIER GROUPE. — EAUX FERRUGINEUSES SULFATÉES.

	Température.	Acide carbonique.	Fer, manganèse.		Prédomin.	TOTAL	
Passy	froide	indéter.	0	045	sal.	2	51
Auteuil	froide	»	0	234 f. m.	sal.	3	25
Cransac	52 à 42	»	0	75 fer	sal.	4	10
			0	50 mang.			
Bagazzano.	»	4/5 vol.	0	61 ?	alc.	2	51
Angers	»	indéter.	0	057 fer	alc., sal.	1	55
			0	517 mang.			
Lévy	»	0lit.058	0	57	sal.	0	93
Domeray	11°	indéter.	0	030 fer	alc.	0	53
			0	025 mang.			
Durtal.	12	indéter.	0	030 fer	alc., sal.	0	55
			0	017 mang.			
Sandrocks.	10	»	4	73 ?	sal.	11	87
Vicaris-Bridge	»	»	38		sal.	50	85

DEUXIÈME GROUPE. — EAUX FERRUGINEUSES PHOSPHATÉES.

	Température.	Acide carbonique.	Fer, manganèse.		Prédomin.	TOTAL	
Luxeuil	10 à 12	»	0	027 ? fer	sal.	0	44
			0	022 mang.			
Kockel	14	»	0	05 f. m.	alc.	1	25

TROISIÈME GROUPE. — EAUX FERRUGINEUSES CHLORHYDRATÉES.

	Température.	Acide carbonique.	Fer, manganèse.		Prédomin.	TOTAL	
Antioquia (Amérique). . .	»	»	0	002	sal.	0	29

CHAPITRE DEUXIÈME.

Études médicales sur l'action physiologique des Eaux minérales ferrugineuses et ferro-manganiques. Inductions thérapeutiques.

Parmi les eaux minérales que nous avons étudiées jusqu'ici, il en est un grand nombre où l'analyse chimique nous a signalé la présence d'un sel de fer ; mais celui-ci s'y rencontrait en assez faible proportion comparativement aux autres éléments minéralisateurs, pour qu'il ne fût appelé, thérapeutiquement, qu'à y jouer un rôle secondaire. Nous ne donnons le nom d'*eaux ferrugineuses* qu'à celles qui empruntent, au contraire, au fer leurs principales propriétés comme moyen curatif. Faisons remarquer, toutefois, qu'il serait impossible de présenter des sources où le fer existe seul : toutes, en effet, contiendront, en outre, quelques éléments salins ou alcalins en plus ou moins grande proportion ; mais tantôt cette dose sera trop faible pour leur imprimer leur caractéristique (quelques centigrammes), tantôt elle pourra s'élever à plusieurs grammes par litre (Andabre, source de Prugnes). Dans ce dernier cas la source minérale ne pourra être considérée comme purement ferrugineuse, et le médecin devra tenir compte, en même temps, de la nature des autres sels qui s'y trouvent mélangés. Sous ce dernier point de vue, nous pourrons, pour l'utilité de la pratique, les distinguer en eaux alcalines ferrugineuses et eaux salines ferrugineuses, qui formeront ainsi une transition naturelle des deux premières classes à celle qui nous occupe.

Pour l'étude physiologique et thérapeutique des eaux ferrugineuses, nous les distinguerons en eaux minérales où le fer est uni à l'acide carbonique ou crénique, et en celles où cet élément se trouve combiné à l'acide sulfurique ou phosphorique. Les premières sont mieux supportées que les secondes ; elles sont, d'ailleurs, les plus nombreuses. Nous connaissons, en effet, seulement quelques sources sulfatées ferriques (Cransac, Passy, Auteuil, Poggetto en Sardaigne).

Eaux minérales ferrugineuses carbonatées ou crénatées. — Nous réunirons, dans cette étude, les eaux minérales où le fer est combiné soit à l'acide carbonique, soit à l'acide crénique ou apocrénique, parce que ces diverses combinaisons offrent des propriétés médicales analogues, et que ces acides sont faibles et végétaux.

Pour qu'une eau minérale soit réputée ferrugineuse et offre même au goût une saveur atramentaire, il n'est pas nécessaire qu'elle contienne beaucoup de fer : 3 à 4 centigrammes par litre (Charbonnières, Jonas, Vittel) suffisent pour lui communiquer manifestement les qualités physiologiques ou thérapeutiques du fer. Si cette dernière dose était dépassée, pour s'élever jusqu'à 7 ou 10 à 12 centigrammes elles deviennent fortes; et *a fortiori*, si elle s'élevait à 1 gramme ou 2 (Cransac, Passy), elles doivent être regardées comme *très fortes*. A quoi tient cette énergie thérapeutique d'une eau naturelle aussi peu minéralisée par le fer? Nous pensons qu'il faut, en partie, en rechercher la cause dans l'extrême division sous laquelle existe le sel ferrique dans les eaux naturelles, et en partie, peut-être, dans leur mélange avec un excès d'acide carbonique ou d'autres sels, dans la même source. « Bien qu'en général le fer existe à faible dose dans les eaux martiales, sa propriété médicinale est cependant très-caractérisée ; tous les médecins inspecteurs s'accordent à dire que les médicaments ferrugineux sont beaucoup moins énergiques dans leurs effets que l'eau ferrugineuse prise à sa source : c'est probablement à l'état de dissolution, à *l'extrême division du fer* dans les eaux, ainsi qu'à son union avec d'autres principes minéralisateurs, qu'il faut attribuer une telle efficacité. » (Pâtissier, *Rapport* cit., 1854, p. 105.)

L'acide carbonique tenu en dissolution dans les eaux doit, à son tour, contribuer à rendre plus complète encore cette division des sels, et par conséquent en accroître l'énergie thérapeutique. Cette opinion n'est point, d'ailleurs, une simple hypothèse de notre part, car déjà plusieurs observateurs l'ont proclamée. « Je parlerai d'un effet singulier à peine observé, quoiqu'il arrive tous les jours : c'est *l'accroissement d'activité* de certaines substances quand elles sont mêlées à l'eau dans certaines proportions. Ce liquide, loin d'énerver leurs vertus, comme on est porté à le croire, ne fait que les développer. Serait-ce en délayant le principe actif, en le rendant plus pénétrant, en le faisant arriver, par un véhicule plus subtil, à un plus grand nombre de parties et de tissus, auxquels il ne parviendrait pas sans cette circonstance ? » (Ste-Marie,

Nouveau formulaire pharmaceutique, Lyon, 1820, p. 265.) Le doute exprimé ici par Ste-Marie est complètement levé aujourd'hui. Les expériences physiologiques modernes ont largement démontré que les substances le plus facilement et le plus promptement absorbables étaient celles, toutes choses égales d'ailleurs, qui étaient le plus parfaitement dissoutes. Or, l'acide carbonique, en dissolution dans une eau, favorisant la solubilité ou la division des substances minérales qu'elle contient, en doit, par conséquent, aider encore mieux l'absorption, et en augmenter ainsi l'activité. De curieuses expériences faites à Lyon sur ce sujet, par le d^r Laville de Laplagne, lui ont appris que des sels dissous dans l'eau commune acquièrent une activité plus grande, leur dose restant la même, si l'on fait intervenir le gaz acide carbonique : « Ainsi, dit-il, les sulfates de soude et de magnésie prennent une action bien *plus purgative* par l'addition du gaz acide carbonique à l'eau dans laquelle ils sont dissous ; par cette même raison encore, les sous-carbonates de fer, passant à l'état de carbonate au moyen du gaz acide carbonique dissous de huit à neuf fois le volume de l'eau où ils sont contenus, acquièrent des propriétés beaucoup plus actives.» (*Mémoire sur les eaux minérales, douches et bains minéraux artificiels*, Lyon, 1824, p. 109.) « Il est certain que la combinaison du fer, avec les acides crénique ou carbonique, imprime à ce métal une assez grande modification, que son action en paraît accrue, et que la digestion en est manifestement plus facile. Il est probable aussi que les sels et les autres principes constitutifs, en *facilitant la dissolution* du fer dans nos liquides, le rendent *plus assimilable et augmentent l'étendue de son action*. C'est ce qui explique pourquoi des malades, que les préparations de fer les plus variées n'avaient pu rendre à la santé, ont été guéris assez promptement par l'usage des sources ferrugineuses. » (Pâtissier, *Rapport*, 1841, p. 46.)

Il résulte des observations que nous venons de présenter, que les eaux ferrugineuses les plus actives seront celles dans lesquelles le fer aura été rendu le plus facilement absorbable, et sous ce rapport, les eaux ferrugineuses acidules gazeuses (carbonatées ou crénatées) l'emporteront sur celles qui sont dépourvues d'acide carbonique. Or, telles sont les conditions présentées par les sources ferrugineuses les plus renommées (Spa, Schwalbach, Pyrmont, St-Alban, etc.). Nous déduirons encore cette seconde conclusion des observations précédentes, c'est qu'il n'est point indifférent de faire prendre les eaux minérales telles que la nature nous les fournit, ou d'en extraire, par évaporation, les sels pour en faire des dragées, des pastilles, etc. Dans le premier cas l'absorption des principes minéralisateurs est facile, parce que la division moléculaire en est poussée assez loin ; dans le second cas, au contraire, en rapprochant les molécules salines, on les place dans la condition la moins favorable à leur absorption et surtout au développement de leurs vertus thérapeutiques.

Eaux minérales ferrugineuses sulfatées, phosphatées ou chlorhydratées. — Les sources *vitriolées* sont, à dose égale, plus actives et moins agréables que les eaux carbonatées ou crénatées. « Le sulfate de fer est astringent ; il exerce une action constrictive sur les vaisseaux capillaires et diminue la sécrétion de la peau. » (*Herpin*, p. 157.) Alibert dit, en parlant des eaux *non dépurées* de Passy : « La grande proportion de substances salines et surtout de *sulfate de fer* qu'elles contiennent produit dans la bouche et dans l'estomac une impression désagréable, un sentiment de pesanteur, d'astriction, d'où résultent des nausées et souvent même des vomissements ; de là vient qu'on ne peut en user qu'avec une extrême circonspection. » (*Précis historiq. des eaux minér.*, p. 328.) Cet auteur ajoute, en parlant des eaux sulfatées de Cransac : « Une trop forte dose peut occasionner de grands accidents et même la mort ; on se souvient encore à Cransac de la fin tragique d'un malheureux paysan auvergnat venu pour prendre les eaux......; il débuta par en avaler 50 verres, et mourut le soir même. » (*Précis*, p. 357.) Les sources *phosphatées* sont moins fortement minéralisées, plus faciles à tolérer et par là même moins sujettes à occasionner des accidents. — Les développements qui vont suivre sur l'action du *perchlorure* de fer nous dispensent d'entrer ici dans de nouveaux détails sur les sources, d'ailleurs peu nombreuses, où le fer est uni au chlore.

La plupart des sources sulfatées ou phosphatées ont un heureux correctif dans la présence du *manganèse ;* l'un de nous, M. Pétrequin, a le premier mis ce fait en relief : « L'adjonction du manganèse (dans la proportion de 1 à 3) fait mieux supporter le fer, en même temps qu'il le rend plus actif et plus efficace : diverses personnes qui souffraient des martiaux ont bien toléré les formules ferro-manganiques. » (*Emploi thérap. du manganèse*, 1852, p. 22.) M. Gubian a, de son côté, confirmé la justesse de cette observation. Ici malheureusement ces conditions favorables sont contre-balancées par deux circonstances fâcheuses : 1° les sources de cet ordre sont en général fortement, trop fortement martiales (surtout les vitriolées), et par là même lourdes et plus ou moins indigestes : ajoutons que le manganèse lui-même ne doit pas apparaître en trop grande proportion, comme cela a lieu à Cransac ; 2° elles sont plus ou moins dépourvues de gaz carbonique; c'est à cet acide qu'est attribué l'état soluble où se trouve le fer dans les eaux minérales; il est, à la vérité, certaines sources où il existe évidemment en quantité insuffisante pour dissoudre le sel ferreux ; mais, si la chimie n'a pas encore trouvé l'autre menstrue qui le supplée, il n'en est pas moins incontestable que les qualités salutaires de l'acide carbonique que nous venons de mettre en lumière font alors complètement défaut.

ACTION PHYSIOLOGIQUE DES EAUX FERRUGINEUSES EN GÉNÉRAL.

Il faut d'abord distinguer, dans l'application pratique, les eaux ferrugineuses thermales de celles qui sont froides. Les premières, peu minéralisées en sels ferriques, agissent, en outre, par leur thermalité, et nous savons que cette dernière action est essentiellement excitante. Les secondes, plus ferrugineuses, exercent plus particulièrement, sur l'économie, l'action spéciale dévolue aux préparations martiales. C'est donc sur les eaux ferrugineuses non thermales que doit porter, surtout, cette étude, si nous voulons en bien préciser les indications. — L'action physiologique des préparations de fer a été, depuis assez longtemps, l'objet de nombreuses recherches, pour que la science semble suffisamment avancée à ce sujet : et pourtant il existe encore, de nos jours, quelques points litigieux sur lesquels nous aurons à présenter des observations pratiques peu connues encore. Pour donner plus de clarté à cet exposé physiologique des préparations martiales, nous en distinguerons les effets en *locaux*, résultant de l'application locale du médicament sur nos tissus, et en *généraux* succédant à l'absorption des sels de fer.

A. — Effets locaux. — Appliqués à l'extérieur les composés ferriques exercent tous une action astrictive plus ou moins marquée suivant et la nature du sel et sa concentration. Nous n'avons pas, ici, à insister plus longuement sur cette propriété. C'est encore à l'action astringente qu'ils développent, tout d'abord, sur la muqueuse gastro-intestinale, lorsqu'on les administre à l'intérieur, que sont dus les phénomènes suivants :

1° Estomac. — Pesanteurs d'estomac, pincements et douleurs plus ou moins vives à la région épigastrique, quand la dose des ferrugineux est un peu élevée et continuée un certain temps ; puis perte d'appétit et rapports nidoreux.

2° Intestins. — Constipation souvent suivie de diarrhée, si le médicament est continué trop longtemps. Les garde-robes acquièrent une teinte noire due à la présence du fer, soit qu'il s'y trouve à l'état de sulfure (Bonnet), soit qu'il y existe combiné à l'acide tannique ou gallique des aliments (Barruel). Enfin, il peut survenir des phénomènes d'irritation intestinale.

Tels sont les accidents que le fer peut réveiller du côté du tube digestif, par son action *locale* astringente et irritante. Ces effets se développent avec d'autant plus de promptitude et d'intensité, que le sel employé est lui-même plus astringent; tel est le perchlorure de fer proposé par M. Pravaz.

Un pharmacien-chimiste de Lyon, M. Burin-Dubuisson, a institué, avec MM. les docteurs Pétrequin et Delorme, un grand nombre d'expériences pour reconnaître quelles substances (sels ferriques, chlorure zincique, acide citrique, tannin, etc.) coagulaient le plus rapidement le sang; il a pu en dresser un tableau comparatif duquel il a tiré les conclusions suivantes : « Au premier coup d'œil que l'on jette sur ces tableaux, on remarque aussitôt que, de tous les corps connus jusqu'ici comme exerçant une propriété coagulante sur le sang, aucun n'approche de l'action, merveilleuse par son énergie et son instantanéité, du perchlorure de fer, à l'exception du persulfate et du perazotate de fer ; et l'on reconnaît, de plus, que cette propriété ne tient nullement à l'acide libre que ces sels contiennent toujours, car ceux dont nous nous sommes servis dans nos expériences avaient été neutralisés avec le plus grand soin. On remarque encore dans les tableaux comparatifs, que du perchlorure de fer contenant un tiers de son poids de sesquioxyde de manganèse paraît exercer sur le sang une action coagulante encore plus énergique que celle du perchlorure de fer. » (*Étude sur l'action chimique du perchlorure, du persulfate et du perazotate de fer sur les principes fibro-albumineux du sang*, par Burin-Dubuisson, 1853, pp. 7-8.)

M. Pétrequin a le premier distingué et fait connaître deux propriétés distinctes dans les persels de fer et en particulier le perchlorure soit ferrique soit ferro-manganique : « Ces deux propriétés (*hémostatique* et *hémoplastique*), pour être analogues, ne sont point identiques : tel agent qui est efficace pour arrêter une hémorrhagie n'est pas toujours aussi efficace pour coaguler le sang, et *vice versâ ;* la connaissance de l'une de ces propriétés n'implique pas nécessairement l'existence de l'autre. Ajoutons qu'une substance peut agir directement sur le sang ou indirectement par réaction des organes.» — « La différence de ces deux points de vue, fait-il remarquer, est essentielle : il ne faudrait pas étudier cet intéressant problème seulement sous le rapport chimique, avec l'éprouvette et les réactifs; il faut spécialement tenir compte de l'influence de ces deux propriétés sur l'économie, de leur mode d'agir, et de la réaction des liquides et des tissus vivants. » (Pétrequin, *Sur un nouvel agent hémostatique et hémoplastique ;* voy. *Gazette médicale de Paris*, 1853, p. 622.) Après avoir ainsi nettement établi la différence de ces deux actions dans leurs effets *locaux* et leurs effets *généraux*, l'auteur conclut que « *hémostase* et *hémoplastie* sont essentiellement différentes : ainsi l'eau de Pagliari et l'ergotine-Bonjean, qui figurent honorablement parmi les hémostatiques (ou anti-hémorrhagiques), ont fort peu de vertu comme hémoplastiques ; c'est une distinction à faire. » (*Ibid.*) La médication des eaux et la pratique générale ont confirmé la justesse de ces vues. On sait que nombre de sources ferrugineuses jouissent d'une efficacité remarquable contre les hémorrhagies passives. M. Pétrequin écrivait en 1853 : « Je rappellerai, en terminant, qu'on commence à administrer le perchlorure à l'intérieur dans certaines hémorrhagies internes et dans quelques cas d'affections adynamiques. » (*Ibid.*) Le même auteur l'a depuis lors employé plusieurs fois avec succès contre des métrorrhagies, à la dose de 15 à 25 ou 30 gouttes par jour. M. Méran a publié (*Union médic. de la Gironde*) 5 cas de métrorrhagies, suite probable d'avortement, guéries heureusement par le même moyen, à la dose de 20 gouttes. Les faits de ce genre se sont multipliés et ont porté M. Vicente à qualifier cet agent de *hémostatique interne et externe.* (*Moniteur des hôpitaux*, 25 mars 1856.) — Ses propriétés *hémoplastiques* n'ont pas été moins bien constatées, depuis le travail de M. Pétrequin : ainsi, pour n'en citer qu'un exemple, M. Pize, de Montélimar, après avoir raconté, dans un mémoire plein d'intérêt, qu'il a administré avec succès le perchlorure ferrique à la dose de 20 gouttes dans le *purpura hemorrhagica*, et dans des hémorrhagies intestinales pendant le cours de fièvres typhoïdes, conclut de ses expériences (et l'on peut ajouter, de celles de ses devanciers) non seulement que cet agent est un précieux hémostatique, mais encore que c'est un hémoplastique puissant, qui a le privilége de condenser le sang, en épaississant ce liquide en masse, fibrine et albumine. (*Moniteur des hôpitaux*, 10 févr. 1857.)

Enfin il jouit d'une autre propriété non moins digne de remarque, qui consiste en une action générale de sédation de la circulation. Voici à ce sujet le résultat des observations de l'un de nous, M. Socquet; commençons d'abord par l'étude de l'action *locale* sur le tube digestif : 30 gouttes de perchlorure de fer à 30 degrés (1), étendues dans 100 grammes de véhicule et administrées dans les 24 heures , ont constamment, après deux ou trois jours, déterminé du *côté de l'estomac* une sensation de constriction assez pénible à supporter, pour que les malades refusassent de continuer le médicament. Lorsque, au lieu de 30 gouttes, la dose était portée à 60, à plus forte raison à 70 et 80 dans la même journée, nous avons vu les malades accuser, les uns, un malaise indéfinissable, semblable à un resserrement, à un pincement stomacal, malaise qui pour quelques-uns devenait insupportable. Chez un plus petit nombre, il est survenu, à la suite de ces accidents, des nausées et même des vomissements. Du *côté des intestins,* nous devons avouer que nous n'avons pas noté la constipation, mais plutôt des selles liquides (deux ou trois dans les 24 heures) accompagnées ou non de quelques coliques.— Ces observations prouvent, ce nous semble, que c'est bien à l'action astrictive locale du perchlorure sur la muqueuse digestive, qu'il faut attribuer les phénomènes accusés par nos malades, puisque nous les voyions augmenter et apparaître plus promptement, à mesure que nous augmentions le nombre des gouttes du sel ferrique. Nous avons pensé alors que, si au lieu de 100 grammes de liquide nous en employions un litre par exemple, nous faciliterions l'absorption du médicament, tout en adoucissant ainsi mécaniquement son action astringente. Nos prévisions se sont réalisées; et aujourd'hui nous ne faisons plus administrer le perchlorure de fer, qu'étendu dans un litre de limonade. La saveur en est bien plus

(1) C'est à M. Pétrequin qu'on doit la fixation du degré aréométrique qui convient le mieux : « Il restait, écrit M. Pétrequin, à choisir pour le liquide la densité la plus convenable; dans nos essais, nous avons employé des solutions à 40, à 45, à 50° (aréomètre de Baumé) et même plus ; mais, pour l'application clinique, ces densités m'ont paru avoir plusieurs inconvénients : et d'abord elles sont plus considérables qu'il n'est nécessaire; puis, elles ne restent pas homogènes : le perchlorure, à l'état de sursaturation, se précipite partiellement et se décompose, de sorte que la densité devient incessamment variable. J'ai été conduit expérimentalement à préférer le n° 50 comme donnant une densité parfaitement suffisante et un liquide qui reste identique et homogène dans sa composition et ses vertus coagulantes. J'en conserve depuis plusieurs mois sans altération (à présent je pourrais, pour le perchlorure ferro-manganique, citer une conservation de *plusieurs années*). C'est aussi le n° 50 que, par ces motifs, M. Burin-Dubuisson a fini par adopter exclusivement. » (Pétrequin, *op. cit.*) Aujourd'hui c'est également au n° 50 que donnent la préférence tous les praticiens, comme MM. Méran, Vicente, Pize, Socquet, Barudel, etc. — Quant à la *dose*, MM. Vicente, Pize, Méran prescrivent 20 gouttes dans une potion de 100 grammes ; M. Pétrequin va jusqu'à 25 et 50 gouttes. Il convient, dans la crainte des accidents, de n'élever les doses que graduellement et sous la surveillance la plus attentive.

supportable, et, même à la dose de 60 à 80 gouttes, le médicament ne fait presque plus naître de douleurs stomacales. Cette dernière expérimentation semble donc corroborer notre première conclusion, à savoir : que la plupart des accidents accusés par le tube digestif sont dus à l'action locale et astringente du sel de fer. « Il est facile de voir, dit Barbier, que ces accidents tiennent à l'impression immédiate, à l'action astrictive des préparations ferrugineuses, lorsqu'elles arrivent sur la surface interne de ce viscère et sur les nerfs qui y aboutissent : c'est pour prévenir ces effets, que l'on recommande de commencer l'usage de ces préparations par de petites quantités que l'on augmente graduellement.» (*Matière médicale*, 4ᵉ édit. t. II.)

B. — Effets généraux. — Les préparations de fer une fois absorbées, quelle est leur action sur nos fonctions? Consultons, sur ce point, les auteurs les plus autorisés. « Sous leur influence, il ne se produit immédiatement aucun effet sensible ; mais, après huit ou quinze jours, il se manifeste quelquefois un sentiment de *plénitude,* de pléthore, qui jette dans un malaise indéfinissable ; la tête est lourde et douloureuse, l'intelligence moins nette ; en un mot, surviennent les signes de la pléthore sanguine. » (Trousseau et Pidoux, *op. cit.*, t. I, p. 8.) Barbier est bien plus affirmatif sur les propriétés stimulantes du fer : « Les martiaux, dit-il, augmentent la force matérielle du cœur; ce viscère communique une impulsion plus vive et plus énergique aux colonnes de sang qui remplissent les canaux artériels ; le pouls devient plus fort et plus dur... Si l'on continue l'usage des médicaments ferrugineux, on les voit souvent produire, après 12 ou 15 jours, une commotion artérielle, des mouvements de chaleur, des efforts hémorrhagiques sur divers points du corps, établir un trouble fébrile bien prononcé. » (*Op. cit.*) — « Ce métal donne une couleur plus vermeille à ce liquide, le rend plus consistant, modifie enfin d'une manière particulière l'hématose. Comme les autres toniques, les ferrugineux augmentent l'énergie des tissus, des divers appareils organiques ; ils déterminent assez souvent des congestions cérébrales, pulmonaires, sur les personnes sanguines. » (Galtier, *Matière médic.*, t. I, 1839, p. 251.) De tout ce qui précède, il résulte que les préparations ferrugineuses seraient stimulantes de la circulation, et l'on devrait, en conséquence, bien se garder de les employer dans les affections fébriles, chez les sujets prédisposés aux congestions cérébrales ou sous le coup d'une phlegmasie aiguë. Cependant, quelques observations plus récentes faites sur l'emploi du perchlorure de fer à l'intérieur sembleraient contredire, en partie, les faits précédents. L'un de nous (Socquet) a pu expérimenter un assez grand nombre de fois ce médicament, pour être à même d'en bien constater l'action sur le système circulatoire. Voici le résumé de ses remarques :

Le perchlorure de fer, administré dans les érysipèles de la face sans complication bilieuse, depuis 40 gouttes jusqu'à 60 et même 80, a fait pâlir et disparaître le gonflement érysipélateux dans un laps de temps qui variait de 2 à 5 jours. Une seule fois, la rougeur érysipélateuse disparut en 24 heures, et la partie malade, devenue d'un blanc mat, était recouverte d'une desquammation farineuse ; il y a plus, dans ce dernier cas, la surface entière du corps avait blanchi, et l'on aurait pu croire, au premier abord, qu'il avait été *enfariné*. C'est l'unique fois où nous ayons eu l'occasion d'observer une action aussi marquée sur la circulation capillaire cutanée. Dans tous ces cas, le *pouls s'est ralenti* et s'est montré plus petit et plus dépressible ; en d'autres termes, le per-chlorure de fer a produit constamment une sédation de la circulation générale. — Enhardi par ces résultats, nous avons donné le perchlo-rure de fer dans le rhumatisme articulaire aigu, avec pouls plein, déve-loppé. Nous débutons, en général, par 40 ou 50 gouttes, et nous n'avons point dépassé 80 gouttes, dissoutes dans un litre de limonade, à boire dans les 24 heures. Eh bien ! loin de voir la circulation générale devenir plus active et le pouls plus dur, nous avons, au contraire, observé le ralentissement et la faiblesse des pulsations. Nous avons même vu, chez un garçon âgé de 18 ans, atteint depuis huit jours d'un rhumatisme aigu de presque toutes les articulations, le pouls tomber à 60 pulsations, lorsque, le troisième jour, nous fûmes arrivé à la dose de 80 gouttes de perchlorure de fer ; les douleurs s'étaient en même temps calmées.

Nous avons constaté les mêmes résultats par l'usage du protosulfate de fer à la dose de deux grammes. Enfin, comme les sels ferriques pré-cités présentent, quoi qu'on fasse, toujours une saveur atramentaire que certains malades redoutent beaucoup, nous avons essayé de les rempla-cer par le tartrate ferrico-potassique de Soubeiran. L'on sait que ce der-nier sel, peu styptique, est presque dépourvu de goût ferrugineux, qu'il est très soluble et par conséquent facilement absorbé. Mais pour obtenir, avec ce dernier sel, des résultats semblables, il a fallu doubler ou tripler la dose ; en sorte que, pour représenter thérapeutiquement deux ou trois grammes de perchlorure, il a fallu recourir à huit ou dix grammes de tartrate ferrico-potassique.

L'expérimentation sur les animaux vient, à son tour, nous fournir de précieux renseignements. Un médecin vétérinaire instruit, Viborg, a étudié l'action du protosulfate de fer sur les solipèdes. Il administra, à un cheval âgé de 20 ans, 125 grammes de protosulfate de fer ; il ne se manifesta d'abord aucun effet bien sensible ; la même dose donnée au même sujet trois jours plus tard resta inactive en apparence. L'animal fut sacrifié, et l'on trouva la muqueuse intestinale rouge et épaissie. « Un autre cheval, âgé de 18 ans, reçut, en une seule dose, environ 200 grammes du même sel en solution ; au bout de dix minntes, le pouls devint *petit*, et le sujet rejeta, par le vomissement, des matières muqueuses verdâtres, mêlées d'aliments, qui sortirent par les narines ; puis le sujet tomba dans l'abattement, eut la tête basse, regarda souvent son ventre et expulsa, après six heures, une grande quantité d'urine et des excréments à l'état naturel. » (Tabourin, *op. cit.*, p. 174.)

Ces expériences, jointes aux faits cliniques que nous avons résumés plus haut, démontrent évidemment que les sels de fer, à une certaine dose, exercent une action sédative sur la circulation générale et capillaire. C'est là une propriété que possède à un haut degré le perchlorure de fer. M. Méran a noté ce phénomène ; M. Pize a très nettement conclu de ses faits cliniques, que « le perchlorure de fer (à la dose de 20 gouttes) a une action sédative sur la circulation. » (*Loc. cit.*) M. Barudel n'est pas moins explicite : « Le phénomène le plus remarquable que j'aie noté, c'est le ralentissement de la circulation. Chez 30 malades que j'ai observés avec soin, l'usage du perchlorure de fer (20 gouttes à 30°) fut immédiate-ment suivi d'une diminution marquée du nombre des pulsations ; le pouls qui, chez la plupart, battait 70 à 80 fois par minute, tomba, dès le 2ᵉ ou le 3ᵉ jour, à 60 et même à 55 et 50 pulsations. La digitale elle-même n'a pas une action si rapide sur l'organe central de la circu-lation. » (*Gazette médic. de Lyon*, mai 1858.)

Ces faits paraissent être en opposition formelle avec ceux dont par-lent les auteurs classiques et dont nous avons, plus haut, cité textuelle-ment les paroles. D'où peut provenir une telle dissemblance ? A nos yeux, cette différence dépend presque uniquement (1) des doses aux-

---

(1) Il faut certainement faire figurer en première ligne, comme le point capital, la *dose* du médicament ; mais on doit encore tenir compte de la *nature* du sel de fer mis en usage. Les auteurs classiques parlent surtout des protosels qu'on emploie généralement dans la pratique ; ce sont aussi des protosels qui minéralisent les eaux ferrugineuses. Or, les persels paraissent posséder cette action sédative sur la circulation d'une façon beaucoup plus intense que les protosels ; tel est le perchlorure, qui réunit à un haut degré les propriétés anti-hémorrha-giques et hémoplastiques : est-ce à cette particularité qu'est dû ce phénomène de sédation, qui en serait comme la conséquence naturelle ? Poser cette question, c'est presque la résoudre.

quelles on a soumis les individus dans les deux circonstances. En effet, si les préparations martiales sont administrées à la dose de quelques centigrammes seulement dans les 24 heures, on verra, après un laps de temps qui pourra varier de quelques jours à quelques semaines, s'accroître la proportion physiologique des globules sanguins et apparaître les phénomènes de la pléthore. C'est à ce mode d'administration du fer qu'il faut attribuer les phénomènes de stimulation décrits par les auteurs, et que nous voyons signalés par les médecins qui envoient leurs malades aux sources ferrugineuses. Administré ainsi à faibles doses, le fer a régénéré les globules sanguins, élevé leur proportion physiologique et activé l'hématose. Au reste, cette régénération ou cette augmentation dans la quantité de globules rouges a été également constatée chez les animaux. « L'expérience démontre que, quand on administre à un sujet bien portant les préparations martiales, les effets généraux ne se développent que lentement et restent incomplets. Cependant, au bout de quelques semaines de cette médication, si l'on pratique une saignée, on remarque que le sang est d'un rouge vif en sortant des veines, qu'il se coagule rapidement, que le caillot est ferme et que la partie rouge *l'emporte* de beaucoup sur la portion blanche, etc. De plus, si l'on insiste sur l'usage de ces remèdes, les muqueuses apparentes deviennent rouges et injectées, les vaisseaux sous-cutanés très apparents ; des signes de pléthore et de congestion se déclarent ; des hémorrhagies apparaissent ; le vertige se déclare sur le cheval, etc. » (Tabourin, *op. cit.*, p. 469.)

L'un de nous, M. Pétrequin, avait signalé, dès 1852, cette différence d'action du fer, seul ou uni au manganèse, suivant la dose à laquelle il était prescrit, et avait insisté avec raison sur la nécessité qu'il y a, dans la chlorose, de ne le faire prendre qu'en faible proportion pour obtenir la régénération des globules rouges du sang. « Il ne convient pas, dit-il, de pousser trop loin la dose des martiaux ; d'ailleurs, que prétend-on faire ? On ne saurait changer brusquement l'état du sang et des nerfs ; et l'on peut dire que, même si on le pouvait, il ne faudrait pas l'entreprendre ; mais on ne doit ni l'espérer, ni le tenter, la chose est impossible ; la réparation du sang est lente et progressive. Nous devons ajouter que le fer et le manganèse ne se digèrent et ne s'assimilent plus si on élève trop les doses : il y a *saturation*. » L'auteur continue ainsi : « Je ne suis pas partisan des hautes doses ; d'abord, quand on prescrit

Toutefois nous nous bornerons à cet énoncé, voulant nous en tenir aux faits et écarter de notre ouvrage toute théorie hypothétique.

simultanément le fer et le manganèse, il n'est pas nécessaire d'en pres crire une grande quantité, parce qu'on n'administre pas un seul produit à la fois, mais qu'on en combine plusieurs ensemble, et enfin parce que l'adjonction du manganèse rend la médication martiale plus efficace; d'ailleurs le fer à haute dose fatigue. » (*Nouvelles recherches sur l'emploi thérapeutique du manganèse comme adjuvant du fer*, par J.-E. Pétrequin, 1852, p. 21.)

Or, si nous faisons attention que les eaux minérales naturelles ne présentent presque jamais les sels de fer qu'en proportion assez faible (de 4 à 6 ou 8 centig. par litre, rarement 10 à 12 centig., plus rarement 1 gramme), l'on comprendra aussitôt que les effets auxquels doit donner lieu leur usage seront d'abord lents à se développer (ce qui est utile pour la cure des maladies chroniques), et qu'après une administration assez longtemps prolongée, pourront apparaître des phénomènes de pléthore ou de stimulation; tels sont, en effet, les résultats que les médecins hydrologues ont tous signalés à l'envi. « Les eaux martiales réveillent l'appétit, et leur action physiologique est à peu près la même que celle des préparations de fer; sous leur influence, les matières alvines se dessèchent, se durcissent et se teignent en noir; le sang semble se condenser, et à la longue, le pouls devient plus fort et acquiert plus de plénitude; les menstrues et les hémorrhoïdes coulent avec plus d'abondance. Il résulte de là que les eaux ferrugineuses portent principalement leur action sur le système sanguin, et qu'elles activent l'hématose.» (Pâtissier, *Rapp.* cit., 1841, p. 46.) — « Prise en boisson, à la dose de quelques verres, l'eau ferrugineuse excite légèrement l'estomac et stimule l'appétit; transportée par l'absorption dans le tórrent circulatoire, elle imprime une activité plus grande à la nutrition; le pouls devient plus fort, plus développé, les mouvements musculaires plus libres, plus énergiques; la sécrétion des membranes bronchique et génitale est souvent augmentée. En régularisant les fonctions digestives, en activant l'assimilation, elles diminuent la surexcitation nerveuse..... Elles exercent une action spéciale sur le système sanguin; leur usage rend au sang son principe réparateur (le fer) quand il en est privé. Elles réussissent dans tous les cas morbides où l'hématose est *imparfaite*, lorsqu'il y a en même temps asthénie, défaut de stimulation organique. A ce point de vue, elles sont véritablement reconstitutives. » (Pâtissier, *Rapp.* cit., 1854, pp. 105-106.) — Brück, qui a fait de nombreuses expériences sur des lapins, a démontré que les préparations ferrugineuses pénétraient la masse du sang, et que la totalité de ce fluide, chez ces animaux, ne pouvait admettre, pour être saturé, plus de 40 ou 50 centig.; au-delà de ce chiffre, l'assimilation semblait s'arrêter pour quelque temps. « En comparant, ajoute Brück, ces expériences qui prouvent l'introduction du fer dans la masse du sang, on voit que, chez les femmes chlorotiques, le sang prend, sous l'influence de ce médicament, une rougeur de plus en plus intense. Il nous semble permis d'en tirer la conclusion que le fer, quand bien même il ne serait pas cause immédiate de la coloration du sang, augmente cependant les parties de ce fluide susceptibles de se colorer à l'aide de la respiration, savoir, *les globules* ou leurs enveloppes. » (*J. des connaiss. médico-chirurg.*, t. IV, p. 216.)

Il se trouve ainsi démontré expérimentalement que l'action du fer est essentiellement différente, suivant qu'on l'administre à haute dose (médication sédative) ou qu'on le prescrit à petites doses (médication réparatrice).

Voies d'élimination du fer. — Les voies par lesquelles le fer est éliminé paraissent être multiples. Et d'abord, la coloration noire des selles chez les personnes soumises aux préparations ferrugineuses prouve qu'une grande partie, nous pouvons même dire la plus grande partie du fer, est éliminée par les intestins. Ainsi, Tiedmann et Gmelin, après avoir fait prendre à un cheval 180 grammes de protosulfate de fer, n'ont pu en découvrir que de faibles quantités, six heures plus tard, dans le sérum du sang des veines mésaraïques et de la veine-porte. Mais enfin, une fois absorbé, par quels émonctoires s'échappe-t-il? Un grand nombre d'observations semblent prouver que l'urine des personnes qui avaient fait un grand usage d'eaux ou de préparations ferrugineuses noircissait par une infusion de noix de galle. « Le docteur Batt, de Gênes, a vu les urines d'un jeune hydropique, qui prenait de l'éthiops martial, déposer un sédiment bleu que Mojon, professeur de chimie, reconnut pour être du prussiate de fer. » (Barbier, *op. cit.*) Ainsi le fer est, au moins en partie, éliminé par les voies urinaires. Mais la proportion ainsi rejetée serait tellement faible, suivant quelques observateurs, qu'elle équivaudrait presque à une négation. Quevenne, qui s'est beaucoup occupé de la question des préparations ferrugineuses, a expérimenté l'urine de personnes qui en faisaient usage, et il a conclu de ses recherches qu'il entrait fort peu de fer dans leurs urines. « Ainsi, à la suite de l'emploi du sulfate, du protochlorure, du lactate, du tartrate de potasse et de fer, les réactions propres à indiquer le métal étaient à peine plus prononcées que dans l'urine normale. Avec le fer

réduit et l'iodure de fer, les réactifs en annonçaient à peine un soupçon
de plus. Enfin, celui de tous qui en a introduit le plus était le cyanure
ferro-potassique ; mais celui-là même n'y en a encore fait entrer qu'environ 1/5 de milligramme pour 108 grammes. » (Bouchardat, *Matière
médic.*, t. II, p. 399.) — Suivant Berzélius, le fer, dans les combinaisons où il entre à l'état d'oxyde, ne passerait pas dans les urines. Enfin,
M. Gélis dit aussi qu'on ne trouve pas de fer dans les urines des malades
qui prennent des ferrugineux. D'après ces observations, les urines sembleraient n'emporter avec elles, hors de l'économie, que la plus faible
partie du fer absorbé. Toutefois, ces résultats paraissent extraordinaires,
et l'on est tenté de faire des réserves sur cette question.

Quels seraient donc les autres moyens d'excrétion ? car enfin la même
molécule ferrugineuse ne peut s'éterniser au sein de nos tissus. M. Dumas avait supposé que les poils étaient chargés d'excréter l'excès de ce
métal. Quevenne a constaté que cette voie d'élimination est réelle ; il
cite, à l'appui de cette opinion, le fait curieux observé par M. Gros et
rapporté par M. Cazin (de Boulogne), d'une jeune fille chez laquelle la
chlorose apparaissait lorsqu'on laissait croître ses cheveux, et disparaissait quand ils étaient coupés. Quelques faits cliniques semblent aussi
prouver que les cheveux peuvent servir à éliminer le fer. M. Cahen
rapporte (*Union médicale*, 4 janv. 1846) l'observation d'un homme
dont les cheveux, d'un blond presque blanc, prirent une teinte brunâtre
après avoir été mis à l'usage du tartrate ferrico-potassique. Nous lisons
une observation presque semblable relatée par M. Deleau : les cheveux
d'une malade atteinte d'une teigne humide acquirent une coloration
brunâtre à la suite de l'emploi du perchlorure de fer. (*Gazette des hôpitaux*, août 1858.) Au reste, d'après le d[r] Lehmann (*Chimie pathologique*, p. 261) les cheveux renfermeraient du fer dans la proportion de
5 à 30 pour 100.

D'un autre côté, les préparations ferrugineuses exerceraient aussi
une action spéciale sur la peau, puisque sous leur influence « le dos, le
visage, la poitrine se recouvrent assez souvent de pustules d'acné (*varus
sebaceus*) qui ne cèdent que lorsqu'on a cessé le fer depuis quelque
temps. » (Trousseau et Pidoux, *op. cit.*, t. I, p. 8.) — « On observe
souvent sur la surface du corps, et principalement à la face et à la poitrine, des éruptions de boutons ressemblant à des pustules d'acné. »
(*Essai sur les eaux minérales ferrugineuses de Charbonnières*, par
L. Colrat, Lyon, 1852, p. 39.)

Une troisième voie d'élimination semble encore réservée au fer, c'est la bile. Quevenne (*Mémoire sur les ferrugineux*) a constaté que ce fluide en entraînait une certaine proportion chez les individus soumis aux préparations ferrugineuses. « La notion la moins incertaine, dit-il, qui ressort de ce que nous venons d'exposer, c'est que le foie paraît être la principale voie par où l'économie rejette le fer dont elle n'a plus besoin. » (P. 182.) — De son côté, M. Bouchardat assure en avoir « constamment rencontré dans la bile des animaux qui, pendant quelque temps, avaient été soumis au régime ferrugineux. » (*Matière médic.*, t. ii, p. 390.) Il en est de même du manganèse, qui, d'après les expériences de Gmelin, quand il est prescrit à faible dose, se porte sur le foie et la sécrétion biliaire. » (Pétrequin, *loc. cit.*) — Enfin, pour ne rien omettre de ce qui a trait à cette importante question, disons que le sang menstruel offre parfois, pendant l'administration du fer, une couleur noirâtre.

Il résulte des faits expérimentaux et cliniques que nous venons de présenter, que le fer est rejeté hors de l'économie par plusieurs émonctoires, à savoir : 1º en très grande partie, directement par le canal intestinal. 2º La portion absorbée semble être surtout éliminée par le système pileux ou cutané. 3º La bile en emporte à son tour une certaine proportion qui, versée dans le tube intestinal, est ensuite expulsée avec les fèces. 4º Enfin, on en rencontrerait, au moins quelquefois, dans l'urine (1) et dans le sang menstruel. Tel est du moins l'état actuel de la science.

(1) A l'appui des réserves que nous avons cru devoir faire touchant l'élimination urinaire, nous dirons que l'un de nous, M. Pétrequin, vient de constater une notable proportion de fer dans l'urine de l'un de ses malades, soumis à l'usage du perchlorure, à la dose de 20 gouttes par jour.

CHAPITRE TROISIÈME.

Etudes médicales sur l'action thérapeutique des Eaux minérales ferrugineuses et ferro-manganiques. Indications et contre-indications de leur emploi.

Nous avons vu que les préparations ferrugineuses exercent deux actions distinctes : l'une topique sur la muqueuse digestive ; l'autre générale, dont le résultat principal consiste dans la régénération ou dans l'augmentation des globules rouges. De ces deux considérations découlent les indications et les contre-indications les plus essentielles. Nous dirons, d'une manière générale, que les eaux minérales ferrugineuses seront utiles dans les maladies où les globules sanguins font défaut, et qu'on doit les rejeter dans les circonstances opposées. La discussion des faits cliniques va nous faire voir jusqu'à quel point ce précepte général est fondé.

Chlorose. — L'expression de chlorose réveille presque involontairement dans l'esprit du praticien l'idée de médication ferrugineuse. « Si la chlorose, en effet, domine la pathologie de la femme, d'un autre côté, le fer domine la thérapeutique de la chlorose. » (Trousseau et Pidoux, *op. cit.*) Mais ce serait pourtant une erreur de croire que seul il pourrait la guérir constamment ou pour toujours. Nulle maladie n'est, en effet, plus sujette à récidive ; et si les bons résultats obtenus par le fer ne sont, plus tard, soutenus par une diététique convenable, ils ne tarderont pas à disparaître pour faire place de nouveau aux accidents chlorotiques.

Il nous importe peu, ici, de savoir si le fer agit en se précipitant à l'état de peroxyde, ou non, pour se combiner, dit-on, aux globules sanguins et leur restituer leur coloration. (Mialhe.) Nous abandonnons ce débat hypothétique aux chimistes, le praticien y trouvant peu d'utilité. Le seul fait sur lequel il doive s'appuyer, parce qu'il est constant, c'est que, sous l'influence des martiaux, l'on voit s'accroître la proportion des globules rouges, l'hématose devenir plus active, et les accidents chlorotiques diminuer progressivement. Toute médication qui aura pour but et pour résultat la régénération des globules deviendra par là-même apte à guérir la chlorose. Or, c'est là ce qu'on obtient souvent par une alimentation plus substantielle ou mieux ordonnée, par les voyages, par un séjour dans des contrées où l'air est plus pur, plus vif, par des frictions, en un mot, par des moyens hygiéniques mieux appropriés, et tout cela sans avoir besoin de recourir à un seul atome de fer. Au reste, nous avons déjà vu la chlorose guérir, dans certains cas, sous l'influence des eaux alcalines (Vichy, Ems, etc.) ou chlorhydratées sodiques (Nauheim, Wiesbaden, Soden, etc.) et même des bains de mer; il ne s'agit que de bien saisir les indications qui réclament l'usage de telles eaux; c'est ce que nous avons eu soin d'exposer, avec détails, en traitant de chacune de ces classes en particulier. — Le fer n'est donc pas un spécifique, dans toute la rigueur du mot, de l'état chlorotique, bien que son administration soit presque nécessaire à la guérison. Tout autre agent qui sera capable de permettre à l'économie de régénérer les globules rouges sera, à son tour, assez puissant pour faire disparaître la chlorose. « En définitive, nous soutenons que, si le fer était le spécifique de la chlorose, la chlorose ne pourrait pas guérir sans le fer. Si elle guérit sans lui, et si, par conséquent, le sang peut se réparer sans aucune ingestion du fer pharmaceutique, c'est qu'il y a dans les vaisseaux sanguins et dans le sang quelque chose de vivant qui, comme tel, représente le fer, l'attire à lui, le fixe et trouve la condition spéciale de son activité. » (Trousseau et Pidoux, *op. cit.*, t. i, p. 71.)

Il y a plus : le fer lui-même, dans quelques cas, après avoir commencé la cure, la laisse incomplète. L'expérience a démontré aux praticiens qu'il était utile alors de donner une autre espèce de préparation ferrugineuse, ou mieux, de lui adjoindre un autre médicament. « Il faut dire aussi, écrivent MM. Trousseau et Pidoux, parce que c'est une vérité que l'on comprend en vieillissant dans la pratique, que le fer, après avoir amendé rapidement les accidents les plus graves de la chlorose, devient quelquefois tout à coup impuissant et nous laisse désarmés en présence d'une maladie qu'il semble dominer en général avec tant de facilité. Le médicament, dans ces cas, agit d'autant moins sûrement que l'affection est plus ancienne, et surtout que les récidives sont plus fréquentes. » (*Op. cit.*, p. 17.) « Ce qui fait alors défaut à l'organisme, dit M. Durand-Fardel, ce n'est point le fer, qu'il est toujours facile d'introduire en quantité très suffisante par l'alimentation ; c'est la faculté de l'assimiler ; c'est là ce qui frappe si souvent d'impuissance toute médication ferrugineuse. » (*Traité des eaux minérales*, p. 718.) — Il y a donc souvent nécessité de chercher un adjuvant au fer ; c'est ainsi que, se fondant sur cette observation que le manganèse, comme le fer, fait partie constituante des globules sanguins, MM. Pétrequin et Hannon ont proposé, dès 1849, ce métal comme auxiliaire du fer. « Pour mon compte, écrit M. Pétrequin, j'ai, depuis longtemps, observé qu'il est certaines chloroses qui résistent opiniâtrement à la médication martiale ; le fer se trouve, à leur égard, dépouillé de toutes ses vertus spécifiques, et il ne les guérit pas plus qu'il ne guérit les chloro-anémies qui se lient aux affections cancéreuses et aux dégénérescences organiques..... Il y a donc indication à rechercher un adjuvant du fer ; car, du moment où il ne peut plus suffisamment réparer le sang appauvri, le fer ne manque pas seul, c'est un autre élément qui fait défaut ; cet adjuvant efficace, je le trouve dans le manganèse qui, comme le fer, entre dans la constitution des globules sanguins. Aucun remède ne saurait être plus rationnellement indiqué. Ainsi, donner alors du manganèse, c'est fournir un agent réparateur et régénérateur du sang. » (*Nouvelles recherches sur l'emploi thérapeutique du manganèse comme adjuvant du fer*, par J.-E. Pétrequin, 1852, p. 6.) Les analyses chimiques faites par M. Burin-Dubuisson ont démontré la présence du manganèse dans le sang normal, et sa diminution dans la chlorose. Voici un tableau résumant ces différences :

	Poids des globules.	Poids de l'oxyde ferrique.	Poids de l'oxyde de manganèse.
Homme pléthorique. . . .	143,500	1,360	0,071
Sang normal	128,200	1,220	0,060
Femme chlorotique	63,980	0,500	0,025

Ces chiffres démontrent que le fer et le manganèse diminuent simultanément dans la chlorose, et semblent justifier, en dehors même des faits cliniques, l'usage du manganèse comme un utile adjuvant régénérateur du sang. « Les cas où le fer est indiqué et où il *échoue sont si communs* dans la pratique, qu'une variété naturelle et complémentaire de ce précieux médicament doit être bien accueillie dans la matière médicale, et nous conseillons aux praticiens de prendre celle-là (*manganèse*) en considération. Ils devront donc y avoir recours toutes les fois que le fer pur aura trompé leurs espérances. » (Trousseau et Pidoux, *op. cit.*, t. II, p. 798.) — « Les propriétés médicinales du manganèse sont assez analogues à celles du fer, dont il *aide, soutient et corrobore l'action tonique.* » (Herpin, *Eaux minér.*, p. 158.) Ce qui précède et ce que nous avons déjà relaté confirme hautement ce que l'un de nous, M. Pétrequin, a avancé sur la valeur des préparations ferro-manganiques, qui, aujourd'hui, ont pris droit de cité dans le traitement de la chlorose. — Il est d'ailleurs une chose bien remarquable dans l'histoire du fer, c'est que ce métal ou ses combinaisons sont unies, dans la nature, au manganèse. « Ces deux métaux se ressemblent notablement par leurs propriétés chimiques. Aussi, s'accompagnent-ils partout, et il est rare qu'on ne trouve pas de manganèse là où l'on trouve du fer. » (Malaguti, *Leçons de chimie*, p. 566.) — Or, si l'on se reporte aux diverses analyses des eaux minérales ferrugineuses, que nous avons données, on voit, en effet, que la plupart d'entre elles présentent une faible dose de manganèse unie au fer. La nature offre donc ici tout préparé (et, il faut le dire, bien mieux préparé que dans nos officines) un médicament ferro-manganeux, dont l'action sur les accidents chlorotiques devra être très efficace, et même plus efficace, parce que la solution en est bien plus parfaite ; aussi, ne devrons-nous pas être surpris d'obtenir, aux eaux minérales ferrugineuses et ferro-manganiques, la guérison de chloroses qui avaient résisté jusque-là à nos diverses préparations ferrugineuses officinales. « Les propriétés thérapeutiques de ces eaux se montrent avec le plus d'éclat.... surtout dans la chlorose, cette maladie qui a pour caractère principal un vice de l'hématose, une diminution de la partie rouge du sang. » (Pâtissier, *Rapp.*, 1841, p. 47.) — Tous les médecins-inspecteurs signalent, au reste, les heureux effets des eaux martiales naturelles dans le traitement des accidents chlorotiques. « Chaque année, dit M. Grimaldi, on voit arriver à Orezza (eaux ferro-manganiques) un grand nombre de jeunes filles au teint pâle, à l'air triste et abattu, pour lesquelles le mouvement est pénible, et dont la respiration s'accélère au moindre exercice ; après quelques semaines de l'usage de ces eaux, leurs joues prennent un teint fleuri, leurs chairs ont acquis plus de consistance, leur caractère est gai. » (Pâtissier, *ibid.*, p. 7.)

Mais les eaux minérales ferrugineuses ne présentent pas seulement du fer ou du manganèse comme élément actif ; on y trouve encore soit des composés salins (chlorhydrate de soude, sulfates de chaux et de soude), soit des composés alcalins (carbonates ou silicates de chaux, de soude ou de magnésie), soit encore des combinaisons de soufre, d'iode ou de brome. Il est donc essentiel, dans la prescription des eaux martiales naturelles, que le médecin tienne compte de la présence des autres éléments minéralisateurs, suivant les indications auxquelles il croira devoir faire face, indépendamment de l'état chlorotique lui-même. Le lecteur pourra, à ce sujet, se reporter aux développements que nous avons donnés en traitant de chaque classe d'eaux minérales en particulier; ainsi, les eaux alcalines ferrugineuses (Fachingen, Vals, St-Alban, St-Martin-du-Fenouillat, etc.) conviendront plus particulièrement, s'il faut modifier la vitalité des organes génito-urinaires, si la chlorose se complique de gravelle, de catarrhe vésical ou utérin, de leucorrhée, d'engorgements du foie, de la matrice, etc. « En vertu de leur caractère commun d'eaux ferrugineuses, ces eaux doivent partager la puissance tonique et astringente dévolue au principe ferrugineux. Comme telles, elles intéressent plus particulièrement le système sanguin dont elles stimulent les fonctions en imprimant une impulsion utile à l'hématose. » (Anglada, *op. cit.*, liv. v.) « Aux attributions précédentes, les eaux acidules alcalines ferrugineuses doivent joindre d'autres aptitudes médicatrices, dont le concours du bicarbonate de soude sera la source... Elles en seront plus propres à opérer la résolution des empâtements viscéraux, à réagir sur les engorgements du foie ou du mésentère, à réprimer certaines dyspepsies ou certaines maladies des voies urinaires. » (*Notice sur les eaux de Le Boulou et St-Martin-du-Fenouillat*, 1840, p. 2.)

Les eaux ferrugineuses alcalines calciques seront utiles dans les diarrhées, les catarrhes bronchique, vésical, la leucorrhée (Spa, Provins, Forges, Orezza, etc.). Si l'on a besoin de profiter plus spécialement de l'action plus altérante du carbonate de magnésie, alors on conseillera les eaux de Pyrmont, Schwalbach; enfin, si l'on juge utile de faire usage d'une eau minérale qui puisse agir par tous ces sels, à faibles doses, Chateldon, Soultzbach atteindront ce but. « Il est donc très important, dit M. Herpin, pour le praticien, de se rendre bien compte des effets que peuvent produire, dans le traitement des maladies, les proportions, les différences qui existent dans la nature du mélange qui constitue telle ou telle eau ferrugineuse saline... Car les propriétés thérapeutiques des eaux ferrugineuses sont modifiées en raison de ces additions, et elles participent de celles des diverses substances qui existent dans l'eau minérale, » (*Op. cit.*, p. 291.)

Au reste, quel que soit le choix auquel on s'arrête, il faut de préférence, en général, conseiller les eaux ferrugineuses gazeuses quand on doit les boire à la source. Entre celles que, parmi ces dernières, la mode a spécialement consacrées, nous citerons Spa (source Pouhon et la Géronstère), Pyrmont et Schwalbach. En France, nous en possédons un

grand nombre tout aussi efficaces, bien qu'elles ne jouissent pas de la
même renommée. Nous rappellerons ici Forges, Rouen, Luxeuil (où
l'on trouve du phosphate et de l'arséniate de fer), Provins, Chateldon,
Orezza et Porta (en Corse), Charbonnières, Camarès, Bagnères-de-Bigorre, etc., etc. L'on peut, d'ailleurs, consulter les analyses que nous
avons données, pour se former une idée du nombre assez considérable
de sources ferrugineuses que la France possède et auxquelles on peut
s'adresser sans recourir aux sources étrangères.

Les eaux qui sont minéralisées par le *sulfate de fer* peuvent également guérir la chlorose, mais elles exercent une action styptique prononcée sur le tube digestif, ce qui les rend plus difficilement supporta-
bles que les eaux martiales carbonatées ou crénatées. En outre, ces eaux
ne sont pas ou presque pas gazeuses, ce qui en rend encore la digestion,
ou plutôt l'absorption assez difficile. De là, naissent plus fréquemment
des pesanteurs d'estomac, des nausées, des douleurs épigastriques et
même des vomissements. « L'expérience démontre que les eaux sulfatées, plus astringentes, plus styptiques et ordinairement plus actives,
sont moins bien supportées par plusieurs malades que les eaux carbonatées ou crénatées. Ces dernières sont celles qui produisent le plus rarement les crampes d'estomac et les autres accidents que détermine quelquefois l'usage des préparations ferrugineuses. » (Filhol, *Eaux minérales
des Pyrénées*, 1853, p. 517.) Nous possédons, en France, notamment
les eaux sulfatées ferrugineuses de Passy, Auteuil, et celles de Cransac,
qui sont sulfatées ferriques et manganiques à hautes doses.

Névroses. — La chlorose est loin d'être toujours à l'état de simplicité où nous venons de la considérer ; presque toujours elle s'accompagne d'accidents divers parmi lesquels les névroses tiennent le premier
rang. Ici ce seront les palpitations de cœur qui apparaîtront; plus loin,
on verra diminuer les accidents du côté de la poitrine (oppressions,
étouffements); ailleurs, on trouvera des céphalalgies ou des névralgies
occupant diverses parties du tronc, enfin, des gastralgies, des appétits bi-
zarres, etc. « L'état chloro-anémique provoque, du côté du cœur, des désordres fonctionnels plus ou moins intenses, qu'il importe de ne pas laisser subsister, sous peine de tomber dans un cercle vicieux ; car, si la
chlorose engendre la cardiopathie, d'autre part, toute gêne dans les fonctions du cœur amène une altération du sang. Ainsi, en 1833, M. Lecanu,
ayant analysé le sang de trois hommes et de cinq femmes atteintes de
maladies chroniques du cœur, constata une diminution sensible dans les
globules et dans la fibrine, et une augmentation dans le sérum. J'ai eu à

traiter, chez les chlorotiques, des palpitations violentes qui pouvaient inspirer des craintes et qui ont fait commettre de graves erreurs de diagnostic. » (Pétrequin, *loc. cit.*, p. 15.) Eh bien ! tous ces accidents, quelque variés qu'ils soient, dès l'instant qu'ils se lient à la chlorose, guérissent sous l'influence des eaux martiales. On voit alors des palpitations qui en imposent trop souvent pour des affections organiques du cœur, céder en quelques semaines à l'usage, à l'intérieur, des eaux ferrugineuses naturelles. (Pâtissier, *Rapp.*, 1841.)

Ce que nous venons de dire, à propos des palpitations, s'applique de tous points aux divers phénomènes spasmodiques, vaporeux ou névralgiques, si variés et si mobiles, des chlorotiques : ils cèdent également avec la même facilité aux eaux minérales ferrugineuses. « En somme, les maladies nerveuses se trouvent intimement liées aux maladies du sang. La médication ferro-manganique m'a réussi dans les unes et les autres. » (Pétrequin, *loc. cit.*, p. 17.) Nous ajouterons avec M. Herpin : « Le fer est un médicament tonique et fortifiant des plus précieux et des plus utiles ; c'est *le quinquina du règne minéral.* » (*Op. cit.*, p. 158.)

Système utérin (aménorrhée, dysménorrhée, métrorrhagie, leucorrhée, stérilité). — Le fer a été conseillé dans toutes ces affections, lorsqu'elles ne dépendent point d'un état squirrheux ou cancéreux de la matrice, mais surtout lorsqu'elles se rattachent à l'état chlorotique, à l'anémie, et que les globules sanguins peuvent faire défaut. « On ne peut se refuser à croire que les hémorrhagies utérines et autres tantôt se lient à un état de l'économie dans lequel les réactions sont énergiques, et où les phénomènes, tant généraux que locaux, indiquent une surabondance de vie ; tantôt surviennent chez des individus qui se trouvent dans des conditions tout à fait opposées..... Or, les conditions générales de l'économie jouent ici un rôle d'une extrême importance. Lorsque, le molimen hémorrhagique étant le même, le sang est dans des conditions différentes, il est impossible que le flux ne soit pas, et il est, en effet, considérablement modifié par le degré de plasticité du sang. » (Trousseau et Pidoux, *op. cit.*, t. I, p. 28.) Or, quand le sérum domine et que les globules rouges ont subi une diminution, le sang a une grande tendance à s'échapper par les muqueuses (nasale, pulmonaire, intestinale et utérine) ; dans ces cas, les préparations martiales, en redonnant au sang sa plasticité normale, parviennent à suspendre ces diverses hémorrhagies. En un mot, d'après l'ancienne distinction classique qui, pratiquement, conserve ici toute sa valeur, les eaux ferrugineuses réussissent dans les écoulements sanguins passifs (utérins ou autres), et sont

contre-indiquées dans ceux qui sont actifs. L'absence ou la difficulté de
la menstruation (aménorrhée ou dysménorrhée) peut, en effet, s'accom-
pagner tantôt d'une phlegmasie fixée soit sur l'utérus, soit sur un tout
autre organe, ou coïncider avec une constitution pléthorique ; tantôt, au
contraire, se joindre à une faiblesse générale et surtout à un sang appauvri. « C'est quand le défaut de menstruation tient à une débilité générale ou à l'inertie de la matrice, que les martiaux conviennent : ils sont
nuisibles dès qu'il y a de la chaleur dans la région utérine, des douleurs
dans les lombes, un état de pléthore, etc..... On les donne tantôt pour
arrêter une perte de sang, tantôt pour exciter l'écoulement des règles ;
on avait conclu que ces médicaments recélaient deux propriétés contradictoires, l'une astringente et l'autre apéritive ; il est évident qu'ils ne
font toujours qu'un même effet physiologique... Ce produit excite les
règles que la faiblesse retenait ; il arrête le sang que la même cause laissait échapper. » (Barbier, *op. cit.*, p. 150.)

Lorsqu'il s'agit de métrorrhagies passives durant depuis longtemps,
et ayant amené une décoloration marquée de la peau, les eaux minérales sulfatées ferriques qui sont très styptiques seraient peut-être préférables ; telles sont celles de Passy, d'Auteuil, de Cransac, qui sont fortement ferro-manganiques. Mais dans l'aménorrhée ou la dysménorrhée
passive chlorotique, quand on a surtout pour but de régénérer les globules sanguins, les eaux ferriques ou ferro-manganiques soit carbonatées,
soit crénatées gazeuses, plus douces et mieux supportées, devront avoir
la préférence. Sous ce dernier rapport les eaux ferrugineuses qui ont une
faible quantité de principes fixes et renferment au moins 3 à 5 ou 6 centigrammes d'un sel de fer seront les meilleures ; telles sont les sources
de Bussang, Forges, Provins, Luxeuil, etc., pour la France ; Spa, Pyrmont,
Schwalbach, etc., pour l'étranger.

Stérilité. — Il est d'expérience que des femmes stériles sont devenues fécondes après une saison aux sources ferrugineuses. On sait que
c'est au séjour que firent Louis XIII et Anne d'Autriche aux eaux de Forges
que les historiens attribuent la cessation de la stérilité de cette princesse
qui mit au monde Louis XIV. Il ne faut pas cependant croire que les
eaux ferrugineuses jouissent, dans ces cas, d'une action réellement spécifique, car d'autres classes d'eaux minérales pourraient revendiquer le
même privilége : C'est en guérissant l'état chlorotique, en redonnant de
la vitalité aux organes générateurs, enfin en fortifiant tout l'ensemble
de l'économie, qu'elles peuvent être utiles contre la stérilité, et si celle-
ci reconnaissait une autre cause (déviation utérine, indurations ou engor-

gements), le fer échouerait, tandis qu'une autre médication serait suivie de succès. Ainsi l'on a vu cette infirmité cesser par l'usage des eaux sulfureuses, des bains de mer, des alcalines mixtes (Néris) ou chlorurées sodiques (Bourbon - Lancy, Wiesbaden, etc.). « Mais malheureusement, dirons-nous avec M. Pâtissier, les causes de la stérilité sont trop souvent aussi mystérieuses que la génération, » et nous sommes impuissants à ranimer ou à développer une fonction dont l'absence est toujours pour les femmes une source d'amers regrets.

Leucorrhée, blennorrhée. — Les mêmes considérations, développées au sujet des métrorrhagies, doivent guider le praticien quand il s'agit d'appliquer les eaux ferrugineuses au traitement de la leucorrhée et de la blennorrhée. « Dans le catarrhe utéro-vaginal simple qui est lié à l'état de chlorose, le fer a une évidente utilité ; mais il augmente, au contraire, les flueurs blanches qu'éprouvent les femmes fortement colorées. » (Trousseau et Pidoux, *op. cit.*, p. 35.) Les préparations ferrugineuses ne modifient que peu les leucorrhées entretenues par une ulcération du col utérin. — Quant à la blennorrhée, le fer a parfois contribué à la guérir, et M. Pâtissier a connu un magistrat, qui sous l'influence des eaux de Forges prises sur les lieux « a vu se dissiper dans l'espace d'un mois une blennorrhée qui, malgré les traitements les plus rationnels, durait depuis plus de deux ans. » (*Rapport* cit., 1841, p. 50.) M. Barudel a expérimenté avec succès le perchlorure de fer contre cette maladie.

Fièvres intermittentes. — Que peuvent les martiaux contre les fièvres intermittentes ? rien contre la périodicité même des accès; mais ils sont utiles comme adjuvants aux préparations de quinquina dans les intermittentes anciennes, cachectiques, où les globules sanguins ont diminué. M. Bretonneau a démontré, en effet, que les miasmes marécageux, même avant de manifester leur présence par des accès bien déterminés, impriment au sang une modification analogue à celles des chlorotiques. Donner, dans ces cas, un médicament qui favorisât la régénération des globules rouges, était une heureuse inspiration qui avait en sa faveur la certitude tirée de l'analogie. Au reste, Sydenham, Stoll avaient montré combien le vin chalybé était un précieux adjuvant du quinquina, dans ces circonstances ; M. Prunelle a constaté à Vichy qu'on guérissait mieux l'état cachectique qui coexiste avec les fièvres intermittentes et les obstructions de la rate, depuis qu'on a pu joindre l'effet de la source Lardy qui est ferro-manganique. Lors donc que l'on a à traiter des fièvres intermittentes marécageuses *chroniques*, dans lesquelles le teint jaune-paille et terreux, l'œdème du tissu cellulaire dénotent la prédominance du sérum avec diminution des globules rouges, les eaux martiales pourront trouver une judicieuse application. C'est, en effet, chez les malades de cette catégorie que les eaux minérales ferrugineuses ont eu du succès : telle est, d'ailleurs, l'opinion générale des médecins hydrologues. « Les fièvres intermittentes invétérées, écrit M. l'âtissier, et tous les accidents qui sont la suite de l'intoxication marécageuse, trouvent presque toujours un soulagement notable et même la guérison aux sources ferrugineuses..... Le succès de ces eaux dans cette circonstance porterait à croire que l'altération du sang produite par l'intoxication marécageuse a de l'analogie avec celle qu'on observe chez les chlorotiques..... La constitution tend à devenir anémique, et le sang est hydroémique. C'est dans ces cas que le sulfate de quinine est souvent inefficace, et que les eaux martiales réussissent en rendant au sang le cruor dont il est privé. » (*Rapport* cit., 1841, p. 48-49). — « Les cultivateurs des pays marécageux, dit M. Grimaldi, soit qu'ils aient ou qu'ils n'aient pas été atteints de fièvre intermittente, lorsqu'ils viennent réclamer le rétablissement de leur santé aux eaux d'Orezza, offrent à l'observateur un teint jaune terreux....; la faiblesse musculaire, celle de l'estomac et du tube intestinal, le défaut d'appétit, l'engorgement de la rate et du foie, l'œdème des extrémités, souvent une ascite commençante leur donnent à craindre une fin prochaine ; or, tous les individus atteints de ces infirmités, après avoir passé quinze ou vingt jours à Orezza, ont en partie recouvré la couleur de leur teint, acquis de la force, gagné de l'appétit; l'œdème des jambes et des autres parties du corps, ainsi que les symptômes d'ascite ont disparu, et l'engorgement de la rate et des autres viscères est en grande partie dissipé. » (*Rapp. sur les eaux d'Orezza*, 1841.)

Ascite. — C'est, sans doute, dans les ascites où le sang a perdu une partie de son cruor, où toute la constitution est devenue hydroémique, que les eaux minérales ferrugineuses ont réussi ; c'est dans de telles circonstances qu'elles paraissent jouir de propriétés diurétiques. Mais ici, comme tout à l'heure, elles guérissent parce qu'en favorisant la régénération des globules rouges du sang, elles remontent, pour ainsi dire, toutes les fonctions qui languissaient; alors la nature, suffisamment soutenue, peut augmenter les sécrétions et activer la résorption du liquide épanché. M. Pétrequin a lui-même observé et nettement signalé ces faits : « On conçoit que, dans cet état d'altération du sang (chloro-anémie), la circulation du sang souffre ; aussi rencontre-t-on assez fréquemment un œdème des extrémités inférieures. C'est une complication digne d'une sérieuse attention...; je l'ai vue disparaître à mesure que la guérison s'opérait sous l'influence de la médication ferro-manganique. — Son efficacité n'est pas moins heureuse dans les cachexies anémiques qui succèdent aux fièvres intermittentes prolongées. » (Pétrequin, *loc. cit.*, 1852.) Les eaux ferro-manganiques de Luxeuil, de Schwalbach, de Vittel, etc., comptent de nombreux succès.

Tube digestif (dyspepsie, gastralgie, entéralgie, diarrhée). — Nous aurons peu de chose à dire sur le traitement de ces maladies. C'est principalement quand elles s'accompagnent de l'état chlorotique ou en dépendent, qu'elles cèdent plus facilement à l'administration des eaux ferrugineuses. Nous n'avons rien à ajouter, ici, aux considérations que nous avons exposées plus haut en parlant de la chlorose. — Mais en dehors même de cette circonstance, les martiaux peuvent trouver un utile emploi dans les diarrhées chroniques et les dyspepsies où la muqueuse digestive est plutôt molle, comme spongieuse ou congestionnée passivement. Ici le fer peut agir tout à la fois et comme stimulant local et comme agent général, renouvelant, après son absorption, les globules rouges du sang, qui sont généralement en proportion trop faible. « Les martiaux offrent une ressource précieuse toutes les fois que l'on veut fortifier les organes digestifs, et combattre le relâchement, la mollesse, l'oligotrophie de leurs tissus. On a donné, avec succès, l'hydrochlorate de fer contre la malacie de l'estomac. On a vu que ces moyens étaient nuisibles quand il y avait de la chaleur, de l'irritation dans les voies alimentaires. » (Barbier, *op. cit.*, p. 150). « J'ai expérimenté que l'union du manganèse au fer réussit bien dans les troubles nerveux digestifs... J'ai vu un grand nombre de dyspepsies, de gastralgies, de gastro-entéralgies être avantageusement modifiées par les préparations ferro-manganiques. » (Pétrequin, *loc. cit.*, p. 17.) Les mêmes phénomènes s'observent aux eaux ferrugineuses.

Dermatoses. — Ce n'est pas, en général, aux sources ferrugineuses qu'on envoie les maladies de la peau. Sous ce rapport, comme nous l'avons dit, les eaux minérales sulfureuses se présentent en première ligne. Toutefois, en faisant attention que les préparations martiales peuvent développer une éruption pustuleuse cutanée (v. *Physiologie*), et que, dans ces derniers temps, on a cité des observations où le perchlorure de fer a guéri quelques affections cutanées (Deleau, 1858), nous ne serions pas éloignés de penser que les sources ferrugineuses ne soient parfois utiles dans ces circonstances. A nos yeux elles seraient surtout appropriées à ces dartreux à constitution cachectique, chez lesquels l'hématose et la nutrition languissent, et dont les globules sanguins ont diminué. Le fer, alors, agirait principalement comme agent reconstitutif du sang, et s'il ne pouvait, à lui seul, guérir la maladie cutanée, il mettrait, du moins, le malade dans des conditions plus favorables à l'action des eaux sulfureuses. On voit dès lors combien, dans notre pensée, le fer serait contre-indiqué si la dartre vive, récente, existait chez un sujet pléthorique, à circulation énergique, dont le pouls serait dur, résistant : ici les eaux légères alcalines sodiques en bains tièdes, comme Ems, Schlangenbad, Néris, Tœplitz, Chateldon, ou sulfurées sodiques, onctueuses et qui blanchissent, comme Ax, Luchon (sources Ferras, Bosquet, Lablanche, Bordeu), St-Sauveur, ou sulfatées calciques comme Loësch, seront surtout indiquées pour modérer d'abord l'irritation cutanée et faire disparaître plus tard l'affection de la peau. Nous avons, du reste, discuté l'emploi de ces diverses eaux minérales dans les dermatoses, à chacune de nos classes, et nous en avons fait connaître les aptitudes spéciales ; ces aptitudes peuvent parfois se trouver réunies dans quelques sources, comme on l'a vu dans l'appendice où nous avons groupé les eaux qui renferment à la fois du fer et du soufre, c'est à dire les *eaux ferrugineuses hydro-sulfurées.*

Contre-indications.—D'après les faits physiologiques et cliniques que nous avons analysés, il devient maintenant facile de saisir les contre-indications des eaux ferrugineuses. En thèse générale, elles doivent être proscrites lorsque les globules sanguins, en proportion normale, rendent l'hématose active, ainsi que dans les affections fébriles inflammatoires. Nous en résumerons les contre-indications avec M. Pâtissier dans les lignes suivantes : « Tout ce qui précède doit faire pressentir que les eaux minérales ferrugineuses ne conviennent ni aux individus pléthoriques, ni dans les maladies qui sont accompagnées d'un certain éréthisme vasculaire ; on doit également y renoncer dans les affections chroniques de la poitrine. » (*Rapp.* cit., 1841, p. 50.)

SUPPLÉMENT.

EAUX MINÉRALES DE L'ALGÉRIE.

Source du FRAIS-VALLON (à 3 kilomètres d'Alger).

	gr.		gr.
Carbonate de fer	0 007	Chlorure de sodium.	0 314
Bicarbonate de soude		Sulfate de soude.	0 046
— chaux et magnés.	0 235		
Silicate de chaux.	0 050		0 652

M. Millon (*Annal. Soc. d'hydrol.*, t. II, 1856) lui attribue les vertus des eaux ferrugineuses et alcalines. C'est une eau froide, limpide, peu gazeuse, d'une saveur fraîche.

Source de TENIET-EL-HAD (PROVINCE D'ALGER).

Selon M. Bertherand (*Annal. Soc. d'hydrol.*, 1856, t. II), cette source a une composition et des vertus analogues à la précédente ; il indique, sans les doser :

Acide carbonique.	Sel de potasse.
Fer, chaux et magnésie.	Chlorure et sulfate.

Il énumère 80 sources déjà découvertes, tant *ferrugineuses* que sulfureuses, alcalines et salines, soit froides, soit thermales ; quelques-unes ont une température de 95° c. MM. Millon et Bertherand insistent sur les avantages que les soldats et les colons, comme les Arabes, peuvent retirer des eaux minérales de l'Algérie.

LIVRE CINQUIÈME.

DES EAUX

MINÉRALES IODURÉES ET BROMURÉES

CHAPITRE PREMIER.

Détermination et classification des sources minérales iodurées et bromurées.

Il existe de l'iode et du brome dans un grand nombre de sources minérales, et il est incontestable qu'ils s'élèvent, dans quelques-unes, à des proportions suffisantes pour modifier sensiblement leurs propriétés médicales. Cependant les hydrologues n'ont pas jusqu'ici créé une classe d'eaux iodurées et bromurées : les auteurs de l'*Annuaire des eaux de la France* (1853 et 1854) en font à peine mention, et on les cherche vainement dans les ordres ou classes de leur nomenclature. M. Herpin (*Eaux minér.*, 1855) a gardé le même silence. Quant à M. Durand-Fardel qui est venu postérieurement, nous remarquons que M. Gibert, devant l'Académie de Médecine de Paris, lui a fait un reproche d'avoir commis la même omission, et il a exprimé le regret que cet auteur n'eût pas établi une classe spéciale d'eaux iodurées, en faisant valoir que la considération thérapeutique ne devait pas demeurer entièrement étrangère à la classification.

Alibert nous apprend (*Précis histor. sur les eaux minér.*, 1826) que c'est à Angelini, qu'on doit la première découverte de l'iode dans les eaux minérales : c'était en 1821, il expérimentait sur les eaux de Voghera et de Sales ; après lui, M. Cantù constata la présence de l'iode dans celles de Castel-Novo d'Asti, puis M. Balard dans l'eau de la Méditerranée, et M. Boussingault dans l'eau-mère de la saline d'Antioquia

(Amérique). On sait aujourd'hui que l'iode se trouve abondamment dans les eaux-mères des salines, dans les marais salants, dans les dépôts de sel gemme et une foule d'eaux minérales ; M. Cantù en a démontré l'existence dans 23 sources de la Savoie ; on peut ajouter que, depuis les recherches de M. Chatin, c'est là une qualité que nombre de médecins regardent comme indispensable dans les eaux potables. — Le brome a été signalé pour la première fois en 1826 par M. Vogel dans l'eau minérale de Heilbronn (Bavière). On le rencontre dans l'eau-mère des salines, dans l'eau de la mer, notamment celle de la mer Morte. Il est habituellement associé à l'iode ; on leur attribue à l'un et à l'autre des propriétés analogues. Ils se présentent à l'état d'iodure et de bromure en combinaison avec le sodium ou le magnésium, plus rarement le potassium ou le calcium. Ils se rencontrent peu dans les eaux *alcalines* et les eaux *ferrugineuses ;* dans l'état actuel de la science, on ne cite guère, pour les premières, que Chaudes-Aigues où ils soient en proportion notable, et, pour les secondes, que Charbonnières et Bocklet. Ils sont, au contraire , assez communs dans les eaux *sulfureuses,* notamment les sulfurées sodiques et les hydro-sulfurées, enfin, dans les eaux *salines,* spécialement les chlorhydratées. Le brome n'est pas pas toujours réuni à l'iode, il existe souvent seul, nommément à Balaruc, Lamotte, Bourbonne, Nauheim ; il est plus fréquent que l'iode, particulièrement dans les eaux salines : nous l'y trouvons signalé 12 fois, l'iode ne l'est que 4 fois ; il en est de même des eaux-mères des salines, où il se trouve en fréquence dans la proportion de 3 contre 1. Enfin les bromures peuvent s'élever à des doses beaucoup plus considérables que les iodures : ainsi, pour les eaux-mères, on les voit monter à Salins à 2 gr. 70 (il n'y a pas d'iodure), à Montmorot à 5,50 (point d'iode), à Nauheim à 6,75 (absence également d'iode), etc.

En présence de ces faits, on est autorisé à dire avec un judicieux hydrologue : « Nous avons dû fonder un ordre spécial pour ces eaux (iodurées), parce que la présence de l'iode parmi leurs éléments les rend un spécifique puissant contre les maladies lymphatiques. » Alibert, en parlant ainsi, avait parfaitement apprécié un besoin de l'art, en même temps qu'il pressentait les progrès de la science ; mais il avouait lui-même n'être pas en mesure de réaliser sa conception : « Ainsi, dit-il, l'ordre des eaux iodurées que nous présentons doit être simplement envisagé comme un cadre propre à recevoir les recherches, les travaux futurs des chimistes. » (*Précis hist. des eaux minér.*, p. 498.) Ce cadre n'a point été rempli depuis 1826 ; M. C. James dit encore en 1857 : « Il serait bien à désirer que les eaux minérales naturelles qui tiennent ce principe (l'*iode*, et nous ajouterons, le *brome*) en dissolution, fussent mieux connues et plus employées. » (*Guide*, p. 32.) On comprend en effet tout le parti que la médecine peut en tirer pour les maladies scrofuleuses et syphilitiques, pour le goître et une foule de diathèses et de cachexies.

Il y a des sources qui méritent manifestement l'épithète d'iodurées.: M. Bolley a annoncé récemment qu'on a découvert à Birmenstof, près de Bade en Suisse, « en pratiquant des fouilles dans des couches de gypse qu'on y rencontre, une nouvelle source minérale...., digne d'attirer l'attention des naturalistes parce qu'elle renferme, outre quelques centièmes de chlorure de sodium et de sulfates alcalins, *une si grande quantité d'iodure*, qu'elle colore très sensiblement l'amidon, même lorsqu'elle a été étendue de six fois son volume d'eau. » (*Journ. de pharmacie*, 1853, t. xxiv, p. 230.) D'autres eaux, sans être aussi fortement caractérisées, appartiennent néanmoins à la même catégorie. Pour l'observateur attentif, il devient incontestable que certaines sources doivent leurs vertus principales à la présence d'un iodure et d'un bromure, et que les exigences d'une bonne classification, d'accord en cela avec les besoins de la pratique médicale, demandent aujourd'hui qu'on en fasse une classe à part. — Ici deux circonstances se présentent : tantôt la source est faiblement minéralisée, et alors il suffira de quelques milligrammes d'iodure et de bromure pour lui valoir le nom d'*eau bromo-iodurée*, comme dans les exemples suivants :

	Iodure.	Bromure.	Total des éléments fixes.
Challes	0,000 potass.	0,010 sodiq.	0,85
Coise	0,007 magn.	0,001 magn.	0,91
Bondonneau	0,008 iod. et brom.		0,60
Krankenheil	0,002 sodiq.	»	0,78

Tantôt la source est plus fortement minéralisée, et il importe que la dose de l'iode et du brome réunis s'élève à quelques centigrammes pour mériter la qualification d'*eau bromo-iodurée*. Citons quelques exemples :

	Iodure.	Bromure.	Total des éléments fixes.
Heilbrunn	0,098 sodiq.	0,052 sodiq.	4,70
Soultzbad	0,005 potass.	0,009 potass.	4,58
Iwonicz	0,019 sodiq.	0,036 sodiq.	9,91
Wildegg	0,028 sodiq.	0,015 sodiq.	14,57

Si au contraire le chiffre des éléments de minéralisation était considérable et que celui des iodures et des bromures fût très faible, ceux-ci, tout en imprimant des propriétés importantes à l'eau minérale, ne pourraient plus constituer qu'un caractère secondaire; et alors, au lieu de former une classe, ce ne serait plus qu'une sous-division, par exemple une eau alcaline bromo-iodurée, comme Evaux, Tœplitz et surtout Chaudes-Aigues, ou une eau saline bromo-iodurée, comme Aix-la-Chapelle, Kissingen, Seidschutz, ou bien une eau sulfureuse iodurée ou bromo-iodurée comme Cauterets, Aix, Bagnères, etc. Agir autrement, ce serait fausser les règles et la philosophie d'une classification méthodique.

Nous donnerons le nom d'*eaux minérales iodurées et bromurées* à certaines sources caractérisées par la présence d'un iodure et d'un bromure alcalins en quantité assez notable pour lui devoir les principales propriétés qui les distinguent. Il n'est pas nécessaire, pour cela, que la proportion en soit considérable; nous devons même noter que les meilleurs types sont ceux de force moyenne, parce que l'eau en est mieux supportée par tout le monde; d'ailleurs, l'extrême division de ces métalloïdes, ici comme pour le fer, ajoute beaucoup à l'énergie de leur action, que leur réunion contribue aussi à augmenter; nous pouvons citer à l'appui Marlioz, Bondonneau et Coise, réputés pour leur efficacité thérapeutique.

Les différentes sources minérales de cette famille présentent une constitution très variée. Comment les classer? on ne l'a pas tenté jusqu'ici, et nous avons eu nous-mêmes beaucoup d'embarras à le faire. Cependant, en y regardant de près et en analysant leurs analogies et leurs différences, nous avons réussi à en faire deux ordres distincts. Dans le *premier*, nous avons rangé les sources dont il s'agit, qui sont, soit salines, soit alcalines, mais non sulfureuses. Les unes réunissent les propriétés des eaux bromo-iodurées et *alcalines*, comme Coise; et le plus grand nombre, des eaux bromo-iodurées et *salines*, comme Heilbrunn, Soultzbad, Niederbronn et Wildegg. Dans le *second* ordre, nous avons réuni les sources qui sont à la fois bromo-iodurées et sulfureuses, comme Challes, Bondonneau, Krankenheil, Viterbe (cette 2e caractéristique *sulfureuse* montre que l'*Annuaire* a été inexact en se bornant à faire des eaux iodo-bromurées une sous-division des eaux chlorurées, dans lesquelles elles ne sont pas toutes comprises).

PREMIER ORDRE. — EAUX MINÉRALES IODURÉES ET BROMURÉES, SOIT ALCALINES, SOIT SALINES, NON SULFUREUSES.

Les sources de cet ordre, excepté Coise, sont généralement salines, et plusieurs le sont même à un haut degré, comme Iwonicz (9 gr. 91), Kreutznach (12 gr. 18), Wildegg (14 gr. 37). On pourrait leur annexer certaines eaux-mères des salines ; mais, comme la mesure ne saurait être générale, attendu que plusieurs n'ont pas d'iode, et d'autres (Bex) trop peu de brome, il a paru plus rationnel de les laisser à la suite des familles d'où elles dérivent. Toutefois, en considérant la richesse de la plupart en iodure et surtout en bromure (Nauheim 6 gr. 75, Kreutznach 11 gr. 30), on reste convaincu qu'elles doivent à ces sels une grande partie de leurs propriétés médicales, malgré la proportion énorme de leurs autres principes de minéralisation.

HEILBRUNN (BAVIÈRE).

(*Itinéraire :* chemin de fer de Forbach, Nauheim, Brucksall, Augsbourg et Munich ; de là, omnibus.)

Village à 8 milles de Munich. La *source Adélaïde* est froide (10°), gazeuse, limpide, d'une saveur qui rappelle celle d'un bouillon salé. Elle se boit à la dose de 2 à 3 verres ; elle excite la digestion et la diurèse. A plus haute dose, elle est laxative, et peut devenir irritante.

Analyse par Barruel. (Pâtissier, *Manuel des Eaux minérales*, 1857.)

	lit.			gr.
Acide carbonique	0 005	Carbonate de soude	0	506
Hydrogène carboné	0 025	— chaux	0	054
	gr.	— magnésie	0	025
Iodure de sodium	0 098	— fer	0	006
Bromure de sodium	0 052	Silice	0	013
Chlorure de sodium	5 928	Matière organique	traces	
Sulfate de soude	0 048		4	700

L'eau de Heilbrunn est plus iodurée et bromurée que celle de Wildegg, et moins saline (chlorhydratée). Ses vertus thérapeutiques sont les mêmes ; elle convient dans les cas où la médication iodée est indiquée. On l'emploie dans les maladies scrofuleuses, les accidents tertiaires de la syphilis, et l'obésité.

HALL (AUTRICHE).

Iodure, 0 gr. 032, et bromure 0,012.

WILDEGG (ARGOVIE, SUISSE).

Hameau dans la vallée de l'Aar, à 1 lieue de Schinznach, 2 de Brugg et d'Aarau et 3 de Baden. — La source a été découverte à la suite de sondages artésiens à la profondeur de 117 mètres, exécutés par M. Lané, de 1832 à 1838. Sa température est de 11° ; son débit de 30 à 35,000 litres par jour, ce qui permet peu d'administrer l'eau minérale en bains ; on l'emploie surtout en boisson à la dose de 1 à 2 ou 3 verres par jour, en lotions et injections.

Analyse par M. Lané. (Robert, *Notice sur l'eau min. de Wildegg.*)

	gr.			gr.
Acide carbonique	98 cc.	Chlorure d'ammonium	0	0064
Iodure de sodium	0 0284	Sulfate de chaux	1	8151
Bromure de sodium	0 0150	Nitrate de soude.	0	0442
Chlorure de sodium	10 4475	Carbonate de chaux	0	0760
— magnésium. . . .	1 6215	— fer.	0	0080
— calcium	0 2579	— manganèse . . .		traces
— potassium	0 0052	Silice.	0	0040
— strontium	0 0199		14	5772

Notons que l'iodure a été dosé 0,0296 par M. Brunner, de Berne, 0,0392 par M. Lowig, de Zurich, et 0,0251 par M. Bauer, de Berlin ; et le brome 0,008 par MM. Hepp, de Strasbourg, et Lowig, et 0,0022 par M. Bauer. Ainsi, on peut, avec M. Durand-Fardel, compter ces eaux, peu connues encore en France, parmi les plus notables entre les sources iodurées et bromurées (0,041) ; nous ajouterons qu'elles sont fortement salines (chlorhydratées). — Les eaux de Wildegg sont conseillées « pour remèdes à toutes les formes de la scrofule siégeant dans une constitution torpide qui réclame une médication tonique à côté de l'agent anti-scro-

fuleux. » (Robert, *ibid.*) On les emploie dans toutes les variétés de scrofules, l'engorgement des glandes, le carreau, le goître, la carie scrofuleuse, l'helminthiasis, la chlorose, l'engorgement chronique des amyg-
dales, du pancréas, de la prostate et des ovaires, dans l'atonie des appareils muqueux, les maladies scrofuleuses des yeux.

KREUTZNACH (PRUSSE).

(*Itinéraire :* chemin de fer de Forbach et Mayence ; bateau à vapeur sur le Rhin jusqu'à
Binghen ; de là, omnibus. — Ou bien, chemin de fer de Cologne et Bonn ; bateau à vapeur jusqu'à Binghen.)

KREUTZNACH (altitude, 100 mètres) est à 3 lieues de Binghen. La principale source, *source Elisabeth*, est froide (9° c.), et sert à la buvette et
aux bains. Le *Carlshalle* et l'*Oranienquelle* alimentent des établissements
particuliers.

Source Elisabeth, analyse par Liebig. (Engelmann, *Eaux de Kreutznach*, 1849.)

Acide carbonique.	faible prop.	
Iodure de magnésium.	0	0058
Bromure de magnésium. . . .	0	0350
Chlorure de sodium	9	4672
— calcium.	1	7582
— magnésium . . .	0	5287
— potassium. . . .	0	0805
— silicium.	0	0792

Carbonate de chaux	0	2194
Baryum.	0	0012
Magnésium	0	0129
Oxyde de magnésium.	0	0077
Silicium.	1	0155
Oxyde de fer	0	0163
Phosphate d'alumine	0	0005
	12	1819

La proportion assez notable (0,0388) de bromo-iodure devient relativement faible quand on la compare soit au total des éléments (12 gr. 18),
soit même aux seuls principes salins (11 gr. 89) ; mais elle ne laisse pas
que d'exercer une influence importante. — L'eau minérale se prend en
boisson à la dose de 2 à 4 verres, en bains surtout, en douches, injections, lotions ; on l'associe en bain aux eaux-mères (mutter-laüge) ;
Kreutznach jouit, en Allemagne, d'une réputation méritée pour la cure
des scrofules et de leurs diverses complications.

IWONICZ (GALLICIE).

Iwonicz est situé sur les confins de la Hongrie, au pied des monts Carpathes, près Krosno. L'eau minérale est froide, gazeuse, d'une saveur salsugineuse; elle contient par litre 9 gr. 911 de principes fixes, dont:

Iodure de sodium.	0 019	Chlorure de sodium	8 580
Bromure de sodium.	0 036		

Ces eaux, dit M. James, sont souveraines contre les accidents consécutifs de la syphilis. Elles sont également précieuses comme médication hygiénique pour les tempéraments lymphatiques et scrofuleux. Elles supportent le transport, et se boivent à la dose de 2 à 3 verres.

WILDBAD (WURTEMBERG).

WILDBAD est à quelques lieues de Stuttgard, dans une vallée pittoresque de la forêt Noire qu'arrose la rivière d'Enz. Les sources minérales, très nombreuses, tant naturelles qu'artésiennes (température de 30 à 37° c.), ont été réunies et captées dans l'établissement thermal qui renferme des bains de baignoire, 4 piscines pour hommes et 4 pour femmes, plus une piscine commune, *Bain des Princes*. L'eau se renouvelle incessamment dans les bains et piscines. On l'administre en bains, douches et boisson. Jusqu'ici, la nature de ces sources était peu connue. M. Durand-Fardel écrit que « leur constitution, peut-être incomplètement déterminée encore, est fort insignifiante en apparence; » et M. C. James, que « ce sont, chimiquement parlant, des eaux tout à fait insignifiantes; cependant, ajoute-t-il, leur action est très réelle; mais je n'essaierai pas d'expliquer leur *modus agendi*, car il me faudrait quitter le domaine des faits pour celui des hypothèses..... Il y a là un principe que l'analyse n'a pas encore pu isoler et qui doit être extrêmement fugace. » En effet, on n'y avait jusqu'ici découvert que 0 gr. 59 de principes fixes, parmi lesquels figurent quelques centigrammes de chlorure, de sulfate et de carbonate terreux, sans aucune substance active; la nouvelle analyse que nous donnons vient éclairer la question.

Analyse par J. Liebig, 1858. (A.-C. Schott, *Wildbad Sulzbrunn*, Francfort 1858.)

Acide carbonique libre	0 2608 (lit.)	Carbonate de chaux	0 5238 (gr.)
Iodure de magnésium	0 0157 (gr.)	— magnésie. . . .	0 0550
Brome	traces	Silice.	0 0064
Chlorhydrate d'ammoniaque. .	0 0045	Alumine (argile)	traces
Chlorure de sodium	1 913	Oxyde de fer	0 0026
— potassium	0 0179	Sulfate, borate.	»
— calcium	0 0344		2 4086
— magnésium. . . .	0 1555		

M. Schott nous apprend que, déjà en 1856, M. Buchner avait dosé l'iode et signalé la présence du brome. Les eaux de Wildbad ont été préconisées dans les dermatoses, la goutte, le rhumatisme chronique, les acidents syphilitiques et surtout les scrofules ; on les vante beaucoup contre les paraplégies, et à ce sujet, nous relevons la remarque suivante : « Un fait important à noter, c'est que chez les paraplégiques en traitement, le mieux coïncide presque toujours avec la réapparition d'anciennes douleurs goutteuses ou rhumatismales, ou avec le retour à leur ancien siége d'exanthèmes brusquement répercutés. » (C. James.) M. Schott (*op. cit.*) s'en loue beaucoup dans les blépharites lentes, le coryza chronique, l'engorgement strumeux des ailes du nez et de la lèvre supérieure, la teigne, l'herpes et les dartres, la surdité avec otorrhée, le catarrhe chronique, etc., qu'on rencontre chez les sujets lymphatiques et scrofuleux.

SOULTZBAD (BAS-RHIN).

L'établissement est situé au pied de la chaîne des Vosges, dans une prairie qu'arrose la Mossig, à 3 kilom. de Molsheim et 20 de Strasbourg. La source minérale est abondante, froide (15°), limpide, peu gazeuse ; sa pesanteur spécifique est de 1,0034. Elle s'emploie en boisson, en bains surtout, en douches, et en vapeur.

Analyse par MM. Persoz et Kopp, 1844. (Eissen, *Monographie de Soultzbad*, 1857.)

	gr.			gr.
Acide carbonique	0 035	Sulfate de chaux	0	278
		— soude	0	267
Iodure potassique	0 003	— magnésie.	0	200
Bromure potassique.	0 009	Silice	0	004
Chlorure de sodium	5 139			
Bicarbonate de chaux.	0 431		4	581

M. Eissen (*Monographie*, p. 23) recommande l'eau de Soultzbad dans le lymphatisme, le syphilisme, les maladies de la peau, la goutte, l'hémorrhoïdisme ; et M. A. Robert (*Guide aux bains du Rhin*, etc., 1857) signale notamment les engorgements des glandes, les obstructions du foie, de la rate et du mésentère, les rhumatismes articulaires, les affections catarrhales chroniques.

NIEDERBRONN (BAS-RHIN).

Bourg au pied des Vosges, à l'extrémité de l'Alsace, à 21 kilom. de Haguenau, 34 de Wissembourg, 46 de Strasbourg et 128 de Metz. — Les sources minérales sont abondantes ; l'eau est froide (18° c.), limpide, d'une saveur saline.

Analyse par M. Kosmann. (Robert, *Guide aux bains du Rhin et des Vosges*, 1857.)

Acide carbonique	indéterm.			
		Carbonate de chaux.	0	07417
Bromure de sodium.	0 81072	Silicate de fer . . . .)		
Iodure de sodium.	non dosé.	Oxyde de manganèse. . . .)	0	01502
Chlorure de sodium.	5 08857	Silice pure	0	00100
— calcium.	0 79445	Alumine		traces
— magnésium. . .	0 51171	Acide arsénieux		indices?
— potassium . . .	0 13198	Chlorure d'aluminium. . . .		traces
— lithium.	0 00433		4	62795

Nous avons dit plus haut que, mieux étudiées, ces eaux pourraient offrir une transition naturelle des eaux salines aux eaux bromo-iodurées. Cette nouvelle analyse, plus exacte que l'ancienne qu'on peut taxer d'erronée, justifie notre manière de voir ; nous remarquerons que « elles sont généralement employées dans les affections lymphatiques et scrofuleuses, surtout celles qui revêtent le cachet torpide : engorgements glandulaires, tumeurs blanches, engorgements des glandes mésentériques, certaines éruptions cutanées dépendant de la diathèse scrofuleuse, dans l'hypersécrétion muqueuse bronchique ou pituitaire, engorgements viscéraux du bas-ventre, etc.» (A. Robert, *op. cit.*) Elles sont contre-indiquées dans les maladies sub-aiguës et chez les sujets pléthoriques.

SAXON (VALAIS, SUISSE).

La source jaillit dans la vallée du Rhône, sur la route du Simplon, à 15 minutes de Saxon, 2 lieues de Martigny et 4 de Sion. Depuis les fouilles de 1839, sa température est de 24 à 25°, et son débit de 420 litres par minute.

Analyse par O. Henry, 1855.

Acide carboniq. (Pyrame Morin)	traces		
	gr.		gr.
Iodure calcique et magnésique.	0 110	Bicarbonate de chaux	0 320
Bromure	0 041	— magnésie. . . .	0 029
Chlorure de sodium	0 019	Sulfate de chaux (anhydre) . .	0 020
Sesquioxyde de fer	0 004	— soude	0 061
Acide silicique, alumine. . . .	0 050	— magnésie.	0 290
		Matière organique azotée . . . trac. sensib.	
			0 944

« Nous avons mentionné cette source comme la plus notable parmi les eaux iodurées. — Nous ne possédons pas encore de renseignements formels sur le degré d'efficacité thérapeutique que peut leur ajouter la proportion considérable d'iode qu'elles renferment. » (Durand-Fardel, *Traité thérap. des eaux minér.*, 1857.) Nous allons tâcher d'y suppléer : M. Morin a fait voir que la dose d'iode n'est pas constante, qu'elle varie de 0,15 à 0,09, même 0,04 et 0,03, et qu'elle peut manquer tout à fait, qu'il n'y a point de brome ; et, selon lui, il est douteux que cette source doive garder le rang qu'on lui donne parmi les eaux iodurées. (*J. de pharm.*, 1853, t. XXIII.) Elle alimente un établissement construit en 1841 ; l'eau s'emploie en boisson, bains, douches, lotions et injections. M. Claivaz (*Eaux minér. de Saxon*, Lyon 1842) leur attribue une spécialité d'action, une propriété anti-psorique et éminemment anti-scrofuleuse ; il cite des faits qui montrent leur efficacité dans les scrofules, les engorgements lymphatiques, la carie, les ophthalmies scrofuleuses, les maladies de la peau, comme les dartres, la teigne, les ulcères psoriques et scrofuleux, les tumeurs blanches. M. Pyrame Morin (*Eaux minér. de Saxon*, 1844) constate leur réputation dans les maladies chroniques des yeux et de la peau. M. C. James (*Guide*, 1857) professe qu'elles conviennent pour les tempéraments lymphatiques et scrofuleux. M. Grillet (*Saxon-les-Bains*, 1859) confirme les observations de M. Claivaz, et ajoute que ces eaux réussissent encore dans l'otorrhée chronique, l'ozène, le lupus scrofuleux, le rachitisme.

COISE (SAVOIE).

La source de COISE (*Eau de la Sauce*) est située dans la vallée de l'Isère, près de la route de Chambéry à Turin, à 6 kilom. de Montmélian, 20 de Chambéry, 34 d'Aix, 60 de Grenoble, 100 de Genève et

200 de Turin. Elle sourd au pied de la colline de Villard'herq ; l'eau est froide (12°), gazeuse, alcaline, ammoniacale ; son débit est de 216 litres par heure ; sa pesanteur spécifique de 1,00072. — Il n'y a pas d'établissement thermal.

Analyse sur les lieux par P. Morin, 1851. (Dubouloz, *Notice sur l'eau de Coise*, 1852.)

Acide carbonique	4 cc. 80		Bicarbonate de soude	0 gr.	8138
Hydrogène protocarboné	14	75	— potasse	0	0045
Azote	20	65	— magnésie	0	0191
			— chaux	0	0113
Iodure de magnésium	0 gr.	0077	Silicate d'alumine	0	0162
Bromure de magnésium	0	0015	Sulfate de magnésie	0	0035
Bicarbonate d'ammoniaque	0	0151	Crénate d'oxyde de fer	0	0020
Chlorure de sodium	0	0041	Glairine	0	0122
— magnésium	0	0034			0. 9142
Phosphate terreux	traces				

M. Dubouloz a signalé les effets curatifs de l'eau de Coise dans les engorgements strumeux, les adénites, le goître, les ulcères scrofuleux, la carie, le mal de Pott, les exostoses, les tumeurs blanches, la dysménorrhée, les engorgements du foie et de la rate, les dyspepsies. — La dose est de 1 à 3 ou 4 verres par jour ; à trop haute dose, elle produit la saturation iodique.

DEUXIÈME ORDRE. — EAUX MINÉRALES IODURÉES ET BROMURÉES SULFUREUSES.

Les sources de cet ordre sont froides, à l'exception de Gréoulx (37° 5) et de Viterbe (58°). Elles renferment toutes une quantité notable d'éléments sulfureux, à tel point qu'on les a jusqu'ici classées parmi les eaux sulfureuses ; ces éléments consistent dans de l'hydrogène sulfuré pour la plupart, du sulfure de sodium pour Challes et Marlioz, du sulfure de calcium pour Gréoulx et Camoins ; on trouve du sulfure de fer et de manganèse à Challes. Mais les proportions d'iode et de brome sont généralement si fortes, soit par rapport aux principes sulfureux, soit par rapport au total des substances fixes, que c'est là évidemment l'élément principal ; et la clinique vient justifier à cet égard les inductions de la chimie médicale. La composition des sources est assez variée ; les éléments accessoires qui prédominent ensuite sont *salins* pour Gréoulx (chlorure de sodium), Camoins et Viterbe (sulfate de chaux), et *alcalins* pour Challes, Bondonneau, Marlioz, etc.

CHALLES (SAVOIE).

« La source de CHALLES a été découverte en 1841, par le d^r Domenget, dans sa propriété, à 5 kilom. de Chambéry. Elle est froide (10° R.) ; c'est une eau iodurée, fortement sulfureuse et passablement alcaline. J'ai constaté sur les lieux que le sulfhydromètre marque environ 180 ; c'est le plus haut degré connu de sulfuration. « L'eau de Challes, dit « M. O. Henry (*Rapport à l'Acad.*, sept. 1842), est fort remarquable « non seulement par sa grande richesse sulfureuse, mais par la neutralité « du sulfure alcalin (sodique), par la présence de l'iodure de potassium et « celle du carbonate alcalin, qui s'y trouvent associés. Sa facile conserva- « tion offre un avantage réel pour l'expédier au loin. » C'est un adjuvant précieux des eaux d'Aix ; on en retire d'heureux effets dans beaucoup de maladies chroniques. » (Pétrequin, *De l'action des eaux minér. d'Aix*, 1852.) Il n'y a pas d'établissement à Challes ; l'eau est exportée.

Analyse par O. Henry, 1842. (Domenget, *Notice sur les eaux minér. de Challes*, 1856.

Azote.		traces	Silicate de soude.	0	0410
Iodure de potassium	0	0009	Carbonate de soude anhydre .	0	1377
Bromure de sodium	0	0100	— chaux	0	0430
Sulfure de sodium.	0	2950	— magnésie	0	0300
Sulfate de soude anhydre . . .)			— strontiane.	0	0010
— chaux, peu . . . .)	0	0730	Silicate d'alumine ou chaux .)		
Chlorure de sodium	0	0814	Phosphate d'alumine et chaux)	0	0580
— magnésium.	0	0100	Glairine rudimentaire.	0	0221
Sulfure de fer et manganèse .	0	0015	Perte	0	0525
Soude libre ?.		indices		0	8461

Ces eaux, depuis 1842, ont été mieux captées, et M. J. Bonjean, de Chambéry, a obtenu bromure de sodium 0,1925, et iodure de potassium 0,0138 (*Recherches sur les eaux de Challes*, 1845) ; et M. Calloud, un dosage chimique de 0,559 de sulfure sodique, ce qui correspond à 180 du sulfhydromètre de Dupasquier. (*Rapport sur les eaux minér. de la Savoie*, 1855.) « Elles ne tiennent pas en dissolution, dit M. Calloud, de l'acide carbonique, ni de l'acide silicique, ni de l'oxygène, ce qui les maintient dans une condition fort avantageuse de conservation chimique et garantit au soufre la plus grande stabilité possible d'une combinaison autrement si instable. » — L'eau de Challes se boit à la dose de 1/2 à 2 ou 3 verres par jour. « Ces eaux, dit M. Durand-Fardel, sont essentiellement médicamenteuses, et doivent uniquement leurs propriétés à leur composition remarquable, qui en fait une des eaux les plus riches en brome et en iode. » On les préconise (et nous en avons nous-mêmes retiré de bons effets) dans les scrofules, le goître, les dermatoses comme la gale, les dartres, la teigne, dans les ulcères psoriques ou scrofuleux, les accidents mercuriels, la syphilis larvée ou dégénérée, les accidents tertiaires de la syphilis, le scorbut, la carie, l'ozène, l'ophthalmie scrofuleuse, le catarrhe pulmonaire, certaines phthisies, la leucorrhée.

BONDONNEAU (DRÔME).

L'établissement de BONDONNEAU est situé, à 3 kilom. de Montélimar, sur un large plateau qui domine la belle vallée du Rhône, dans une position riante et salubre. Les sources minérales ont été découvertes ou plutôt retrouvées en 1854; car l'abbé d'Expilly, dans son *Dictionnaire géographique*, 1760, nous apprend que, dans le Moyen-Age, elles avaient été fort en réputation sous le nom de *Saintes-Fontaines* (dans le pays, l'étymologie de Bondonneau se formule encore *donne bonne eau*); enfin, M. Espanet vient de découvrir des ruines romaines qui prouvent qu'elles étaient anciennement connues et exploitées. — L'eau minérale est froide (M. J. François lui a trouvé 15°), gazeuse, alcaline, sulfureuse; à la source, elle noircit rapidement une pièce d'argent. Il y a plusieurs sources qui alimentent 1 buvette, 20 cabinets de bains, des douches, 1 étuve et 1 salle d'inhalation. — Cette eau s'exporte largement. « L'acide sulfhydrique qu'elle contient, quoique très sensible à la source, se modifie par l'embouteillage au point de devenir à peine perceptible à l'odorat, et laisse à l'acide carbonique, qui s'y trouve à la dose des 2/3 du volume, tout le bon goût et le piquant des eaux gazeuses et alcalines. » (Dr Grasset.)

Analyse par M. O. Henry, 1855.

Acide sulfhydrique . .	tr. sensib. à la source		Bicarbonate de soude	0$^{gr.}$ 006
— carbonique	2/3 vol.		— chaux et magnésie.	0 590
Iodure et bromure alcalins. . .	0$^{gr.}$ 008		Silice et alumine	0 128
Sulfate anhydre de chaux. . .			Sesquioxyde de fer avec mang.	0 002
— soude et magnésie. . .	0 043		Principe arsénical, arséniate. .	traces
Chlorure de sodium	0 050		Matière organique azot.	indéter.
Phosphate terreux.	indices			0 607

« Cette eau, dit M. O. Henry, par la nature de plusieurs de ses éléments minéralisateurs, me paraît devoir obtenir une application très avantageuse en médecine, car elle en renferme plusieurs doués d'une action énergique et toute spéciale. Ainsi, à côté de quantités d'acide sulfhydrique non contestables à la source, et de traces non douteuses d'arsenic ou d'un arséniate plutôt, on y trouve de l'iode et du brome en proportions notables et bien plus évidentes que dans les autres eaux jusqu'ici connues en France, où ces principes ne se rencontrent souvent qu'en traces minimes. — L'eau de Bondonneau me semble devoir obtenir un rang distingué parmi les eaux minérales de notre pays. La nature de ses éléments justifie et peut expliquer les actions salutaires qu'elle produit chaque jour. » M. Grasset a cité des guérisons d'adénites scrofuleuses, de goître, de tumeurs blanches, de laryngite chronique, de catarrhe pulmonaire, de pneumonie chronique, de maladies cutanées, de diabète. M. Espanet a signalé l'efficacité des eaux de Bondonneau dans les dartres, les scrofules, les ulcères psoriques, la diathèse arthritique, les accidents tertiaires de la syphilis, la cachexie mercurielle, l'engorgement du foie et de la rate, la dysménorrhée, les flux leucorrhéiques, la chlorose, certaines phthisies. Le d^r Perret, de Lyon, a confirmé lui-même, sur les lieux, l'ensemble de ces résultats.

Nous avons dit que cette eau s'exporte dans toute la France. « Mise en bouteille, dit le d^r Billout, elle se conserve indéfiniment, supporte bien le transport et s'offre à tous et partout comme un médicament pouvant rendre d'utiles services. — Depuis quelque temps, j'ai administré, ainsi que plusieurs de mes confrères de Paris, les eaux de Bondonneau à quelques malades, et nous en avons obtenu des succès très remarquables dans certaines affections des organes respiratoires, s'accompagnant d'anémie et d'affaiblissement général. — Les eaux de Bondonneau sont beaucoup plus agréables à boire que toutes les eaux sulfureuses, et j'ai pu souvent les administrer avec autant de succès que ces dernières. » (*Rapport à la Soc. d'hydrol. médic. de Paris*, 1858.)

KRANKENHEIL (BAVIÈRE).

(*Itinéraire :* chemin de fer de Munich jusqu'à la station de Holzkirchen ; de là, omnibus.)

Source froide (7°), limpide, d'une saveur hépatique, à 7 milles de Munich, sur la rive droite de l'Isar. D'après l'analyse de Fresenius et Wittstein, elle contient 0 gr. 785 de principes fixes, parmi lesquels on distingue :

Acide sulfhydrique }	quantité	Chlorure de sodium	0 276
— carbonique }	notable.	Bicarbonate de soude	0 512
Iodure de sodium.	0 002	— chaux et magnésie.	0 121

On recommande cette eau dans les diverses formes de scrofules, le goître, les tumeurs gommeuses, les accidents consécutifs à la syphilis et à l'abus des mercuriaux, les dermatoses, les engorgements du foie et de la rate, le catarrhe pulmonaire, etc. — On les administre en boisson à la dose de 2 à 4 ou 6 verres, et en bains, injections et douches.

MARLIOZ (SAVOIE).

« L'eau de Marlioz contient de l'iode, du brome, du fer, du manganèse, du soufre. A la source, elle m'a donné 24 et 30° au sulfhydromètre ; mise en bouteille depuis longtemps, je ne lui ai plus trouvé que 12°, ce qui montre avec quel soin il faut boucher. Sa température est de 14°, sa pesanteur spécifique de 1,00023. La source est sur le hameau de Marlioz, à 20 minutes d'Aix, sur la route de Chambéry. » (Pétrequin, *De l'action des eaux minérales d'Aix*, 1852.) L'eau de Marlioz est comme un diminutif de celle de Challes. Il y a trois sources : 1° La *source d'Esculape* sert à la boisson et aux bains ; son débit est de 3,672 litres par jour. — 2° La *source Adélaïde* a un débit de 1,000 litres. — 3° La *source Bonjean*, appelée ainsi du nom du chimiste qui le premier a analysé ces eaux, alimente une *salle d'inhalation sulfureuse*, dont l'un de nous, M. Pétrequin, avait le premier conseillé l'établissement. Le dosage de l'iode et du brome, qui n'existait pas jusqu'ici, a été fait tout

exprès pour notre *Traité des eaux minérales*, par MM. O. Henry fils et
J. Bonjean (mars 1859).

Analyse par J. Bonjean. (Bonjean, *Des Sources de Marlioz*, 2ᵉ édit., 1857.)

	gr.			gr.
Acide sulfhydrique	6ᶜᶜ 70		Carbon. de chaux (bicarb.)	0 186
— carbonique	4 64		— magnésie . . .	0 012
Iode	0 0001944		— soude.	0 040
Brome	0 0000515		Acide silicique.	0 006
Sulfure de sodium	0 067		Carbonate de fer.	0 013
Sulfate de soude	0 025		— manganèse .	0 001
— chaux	0 002		Sulfate de fer	0 007
— magnésie. . . .	0 018		Glairine	indéter.
Chlorure de sodium . . .	0 018		Perte	0 017
— magnésium .	0 014			0 429

L'eau de Marlioz est faiblement bromo-iodurée et fortement sulfureuse
(plus que les sources des Pyrénées); elle est légèrement alcaline. On
l'emploie en boisson, bains et inhalations; on la conseille dans les engorgements des glandes et des articulations, les cachexies, le rachitisme,
la syphilis ancienne, les maladies de la peau, la carie, les ulcères, les
ophthalmies scrofuleuses, les affections catarrhales des bronches, la
leucorrhée, les pâles couleurs.

VITERBE (ÉTATS-ROMAINS).

VITERBE est situé sur le versant occidental du mont Simino, à 78 kil.
de Rome. On trouve, à 4 kilom. de la ville, 5 sources minérales, dont
3 sulfureuses; la principale, *source Bullicame*, jaillit dans un vallon où
coule le ruisseau le Faoul. L'établissement thermal est garni de 23 baignoires et de 5 douches; il est alimenté par la source *la Crociata* (sulfureuse), celle de *la Grotte* (ferrugineuse) et la *source Magnésienne*,
température 32º. — L'eau de la source *Bullicame* est thermale, 58º (Gil-
let), limpide, hépatique; pesanteur spécifique, 1,00295.

Analyse par M. Poggiale. (*Journ. de Pharmacie*, 1853, t. xxiii.)

	gr.		gr.
Acide sulfhydrique.	0 0097	Chlorure de calcium	0 0290
— carboniq. lib. et combiné	0 4520	— magnésium	0 0070
Iodure de sodium	0 0150	Carbonate de chaux	0 7320
Bromure de sodium	traces	— magnésie. . . .	0 0140
Fluorure de calcium	indices	— fer	0 0290
Sulfate de chaux.	1 2440	Alumine.	0 0150
— magnésie	0 1470	Matière organique	0 1930
			2 4280

« Il existe deux autres sources sulfureuses dont les qualités physiques et chimiques sont absolument les mêmes. — Les propriétés de ces eaux ont été attribuées jusqu'ici au soufre ; mais n'est-il pas plus probable qu'elles sont dues, en partie au moins, au brome et à l'iode ? » (Poggiale, *ibid.*) — Il y a, à Viterbe, des boues sulfureuses qui renferment 22,73 p. 100 de soufre. On les emploie dans quelques hôpitaux de Rome pour le traitement des maladies de la peau.

GRÉOULX (BASSES-ALPES).

GRÉOULX est un petit village des Basses-Alpes (altitude 350 mètres), sur le penchant d'un coteau abrité contre les vents du nord-ouest, à 32 kilom. de Digne et d'Aix, 48 de Marseille. L'établissement est dans une vallée d'un climat très doux, près des bords du Verdon ; il est pourvu de 18 baignoires en marbre, 2 étuves, salles d'inhalation, 1 piscine médicinale, 1 piscine de natation et 11 cabinets de douches ; il est alimenté par une source thermale (37° 50), et si abondante qu'on estime son débit à 1,200 litres par minute ; c'est une rivière minérale.

Analyse par M. Grange. (Jaubert, *Guide aux eaux de Gréoulx*, 1859.)

	lit.		gr.
Acide sulfhydrique	0 00157	Carbonate de chaux.	0 155
	gr.	— magnésie	0 059
Iodure et bromure de sodium .	0 064	Acide silicique	0 120
Sulfure de calcium	0 050	Alumine	0 049
Sulfate de chaux.	0 156	Matière organique.	0 029
— soude	0 150		2 569
Chlorure de sodium	1 541		
— magnésium	0 195		

MM. Boullay et O. Henry avaient dosé le sulfure de calcium 0,044, indiqué un peu de fer sulfuré (0,01), mais n'avaient pas signalé l'iodure et le bromure ; si les proportions en sont constantes, c'est une eau bromo-iodurée très riche, à la fois sulfureuse et saline ; nous calculons qu'un bain de 200 litres contient 12 gr. 80 centig. d'iodure et de bromure, et 10 gr. de sulfure calcique ; cette prédominance de l'élément le plus actif justifie notre classification. On recommande les eaux de Gréoulx contre les engorgements articulaires et glandulaires, le lymphatisme, les caries, les ulcères atoniques, le rachitisme, l'ostéo-malacie, les affections syphilitiques anciennes, l'exostose, les maladies de la peau comme dartres, eczéma, herpes, lichen, psoriasis ; le catarrhe pulmonaire, certaines phthisies. Leurs qualités salines et thermales les rendent utiles dans le rhumatisme, les névralgies, l'atonie, certaines paralysies, etc.

CAMOINS (BOUCHES-DU-RHÔNE).

La source de CAMOINS jaillit dans une vallée, au milieu de prairies et de vignobles bordés de collines, à 2 lieues de Marseille. L'eau minérale (*aqua Cambresiana*) est abondante, froide, hépatique ; elle alimente un établissement thermal, où elle s'emploie en boisson, bains et douches.

Analyse par une Commission, 1859. (Dor, *eaux minérales sulf. de Camoins.*)

	lit.			gr.
Acide sulfhydrique	0 039	Chlorure de calcium.	0 015
— carbonique.	0 098	Carbonate de chaux	0 486
	gr.	— magnésie.	0 117
Iodure et bromure sodiq. . . .	0 068 ?	Géine (Berzélius)	0 055
Sulfure de calcium	0 007	Barégine	0 016
Sulfate de chaux	1 008		1 782

Cette analyse serait à contrôler et à refaire ; disons, en l'état, qu'on préconise ces eaux contre les scrofules, les engorgements glandulaires, les tumeurs blanches, les ulcères, les maladies cutanées, la carie, les blessures par armes de guerre, la syphilis invétérée, les accidents mercuriels, les affections chroniques de la poitrine.

PREMIER ORDRE. EAUX BROMO-IODURÉES, SALINES OU ALCALINES, NON SULFUREUSES.	Température.	Acide carbonique.	Iodure.	Bromure.	Prédominance des éléments salins ou alcalins.	TOTAL des principes fixes.	
Heilbrunn	10° c.	0lit.005	0 093 sodiq.	0 032 sodiq.	sal. chlor.	4	700
Hall.	»	»	0 032	0 012	»		»
Wildegg.	11	98cc·	0 028 sodiq.	0 013 sodiq.	sal. chlor.	14	377
Kreutznach	9	peu	0 0038 magn.	0 035 magn.	sal. chlor.	12	181
Iwonicz.	froide	gaz	0 019 sodiq.	0 036 sodiq.	sal. chlor.	9	911
Wildbad.	50 à 57	0lit.260	0 015 magn.	traces	sal. chlor.	2	408
Soultzbad	15	0gr·055	0 003 potass.	0 009 potass.	sal. chlor.	4	381
Niederbronn.	18	indéter.	non dosé.	0 810 sodiq.	sal. chlor.	4	627
Saxon.	25	traces	0 110 calc magn.	0 041 magn.	alc. sal.	0	944
Coise	12	4cc· 80	0 0077 magn.	0 0015 magn.	alc.	0	914

DEUXIÈME ORDRE EAUX BROMO-IODURÉES SULFUREUSES.	Température.	Acide carbonique.	Eléments sulfureux.	Iodure.	Bromure.	Prédom. des éléments alcalins ou salins.	TOTAL des principes fixes.
				gr.	gr.		gr.
Challes	froide	»	0 295 sulf. sod.	0 009 potass.	0 010 sod.	alc.	0 841
Bondonneau . . .	15°	2/5 vol.	hydrogène sulf.	0 008 brom.-iod.	»	alc.	0 607
Krankenheil . . .	7	gaz	hydrogène sulf.	0 002 sodiq.	»	alc.	0 785
Marlioz	froide	4cc· 64	{ 6cc·70 hydr.sulf. } { 0 067 sulf. sod. }	0 00019	0 00005	alc.	0 429
Viterbe	58°	0gr·452	0gr·009 hydr.sulf.	0 013 sodiq.	traces	sal.sulf.	2 428
Gréoulx	37	»	{ 0lit.0015 hyd.sul. } { 0gr·050 sulf.calc. }	0 064 iod.brom.	»	sal.	2 569
Camoins	froide	0lit.098	{ 0lit.039 hyd.sulf. } { 0gr·007 sulf.calc. }	0 068 iod.brom.	»	sal.	1 782

CHAPITRE DEUXIÈME.

———

**Études médicales sur l'action
physiologique des Eaux minérales iodurées et bromurées.
Inductions thérapeutiques.**

L'iode, d'après les belles recherches de M. Chatin, serait un des éléments nécessaires du corps de l'homme. Aussi, ce principe serait-il extrêmement répandu : les eaux douces courantes (rivières, sources), de pluie, de neige, les plantes aquatiques, notamment le cresson, le phellandrium, renfermeraient constamment de l'iode ; les liqueurs fermentées, le vin, le cidre, le poiré, plusieurs animaux d'eau douce, les grenouilles, des poissons, des mollusques, etc., seraient toujours plus ou moins iodés ; le lait, et surtout le lait d'ânesse, les œufs contiendraient aussi une certaine proportion d'iode. Enfin, nous respirerions à chaque instant cet élément en même temps que l'air, et il serait fixé en partie au sein de nos organes par l'acte de la respiration. — Voilà, sans doute, bien des motifs pour nous engager à étudier à part l'action des sources minérales qui lui empruntent la majeure partie de leurs propriétés curatives, et pour justifier amplement la création d'une classe d'eaux minérales iodurées et bromurées. — Une chose remarquable, c'est que là où l'analyste découvre de l'hydro-chlorate de soude, il rencontre presque constamment un hydriodate ou un hydro-bromate alcalin. Aussi, voyons-nous les eaux chlorurées sodiques renfermer pour la plupart une certaine dose d'iode ou de brome ; telles sont Nauheim, Salins (Jura), Kissingen, Hombourg, Kreutznach, etc. — Certaines eaux sulfureuses en renferment aussi ; telles sont, d'après M. O. Henry, Cauterets, St-Sauveur, Baréges, Schinznach (Lewig), etc. Mais, dans la plupart de ces sources, le principe thérapeutique dominant n'étant pas l'iode ou le brome, nous les avons classées soit parmi les eaux salines, soit parmi les sulfureuses. Toutefois, le médecin ne doit pas oublier que l'iode leur communique, en outre, quelques propriétés spéciales dont il saura tirer un grand parti dans certaines complications qui réclameraient la médication iodée. Les analyses que nous avons données pourront lui servir de guide dans ce choix. Passons maintenant aux sources spécialement iodurées.

Action physiologique des eaux iodurées et bromurées.—Il existe beaucoup d'analogie entre le brome et l'iode. « Le *brome* est un poison irritant, *agissant comme l'iode* et plus énergique encore que lui. » (Bouchardat, 1843.) « Le brome jouit de propriétés médicamenteuses analogues à celles de l'iode. » (Herpin, *Eaux minér.*, p. 162.) « Le brome, par l'ensemble de ses propriétés, se rapproche singulièrement de l'iode, etc. Il y a une extrême similitude de propriétés entre eux, de telle sorte que l'histoire de l'un se calque le plus souvent sur celle de l'autre. »(Soubeiran, *Dict.* en 30 vol.) — Le brome existe, dans les eaux minérales, à l'état de bromure alcalin. — L'iode s'y trouve également à l'état d'iodure de sodium, de potassium ou de magnésium, etc. Notons ici que « *toutes les préparations d'iode produisent des effets généraux analogues,* avec des différences seulement d'intensité, suivant le degré d'énergie dont elles sont douées et suivant les doses auxquelles on les administre. » (Guersent et Blache, *Dict.* en 30 vol., t. XVII, p. 81.) Nous allons d'abord examiner surtout les effets que l'iodure de potassium produit sur nos organes, puis nous les comparerons à ceux que développent les eaux minérales elles-mêmes. Nous profiterons, pour cette étude, des divers travaux publiés sur ce sujet, et en particulier des expériences de M. Ricord.

Tube digestif. — Sous l'influence de l'iodure de potassium à petite dose, l'appétit est augmenté, et les digestions sont plus faciles. (Coindet et Jaerg ont constaté qu'il stimule l'estomac et l'intestin.) Parfois, il se manifeste une douleur assez vive près le grand cul-de-sac de l'estomac, si le médicament a été pris à trop hautes doses ou continué trop longtemps.

Circulation. — La circulation n'est pas notablement influencée; seulement, à la longue, le sang semble devenir moins plastique dans quelques cas, ce qui prédispose aux hémorrhagies nasale, pulmonaire et même intestinale. Suivant MM. Trousseau et Pidoux, l'iode activerait la circulation; mais cette différence pourrait dépendre peut-être de la forme pharmaceutique adoptée, ainsi que de la dose; Coindet et Jaerg ont noté aussi ce phénomène d'excitation dans le mouvement circulatoire.

Appareil urinaire. — L'iodure de potassium augmente souvent d'une manière sensible la quantité des urines ; les expériences de Wallace sont concluantes à cet égard.

Peau. — La peau devient plus chaude et se recouvre parfois d'éruptions érythémateuses ou d'urticaire. Bréra avait déjà noté que l'iode porte à la peau ; les bains iodés ont un effet prononcé dans ce sens.

Système nerveux. — Les phénomènes accusés par les malades du côté des centres nerveux consistent surtout en une céphalalgie frontale plus ou moins marquée, et de l'incertitude dans les mouvements, de la vacillation ; enfin, dans une espèce de sensation de tournoiement, de vertige, phénomènes auxquels on a donné le nom d'*ivresse iodique*. Ces effets ont été signalés successivement par Coindet, Jaerg, Wallace, etc.

Muqueuses buccale et nasale. — Enfin l'iodure de potassium paraît exercer une action élective sur la muqueuse buccale et la pituitaire. Chez un grand nombre de sujets, on voit survenir, en effet, une *salivation* abondante, non fétide et sans phlogose ; plusieurs éprouvent aussi un *enchifrenement*, des éternuements et un écoulement par les fosses nasales, comme cela a lieu dans le coryza simple. — Tels sont les principaux phénomènes physiologiques qui suivent l'usage de l'iodure de potassium. Examinons maintenant, comparativement, ceux que réveillent les eaux minérales iodurées.

Coise. — *Marlioz* (Savoie). — *Bondonneau* (Drôme). — Les eaux iodurées et bromurées de Coise, de Marlioz et de Bondonneau forment un assez bon type pour l'étude physiologique de cette classe. Elles renferment, en effet, une faible dose de principes fixes par litre (0,91 pour Coise, 0,429 pour Marlioz, 0,60 pour Bondonneau), et une notable proportion d'iodures (0,0092 pour Coise, et 0,008 pour Bondonneau), pour que les effets thérapeutiques de ceux-ci deviennent manifestes.

Tube digestif. — « Prise avant le repas, l'eau de Coise augmente énergiquement l'appétit ; cette stimulation est poussée chez quelques personnes jusqu'à la boulimie ; elle se digère avec une grande facilité sans occasionner ni pesanteur, ni fatigue. » (Dubouloz, *Eau minérale de Coise*, 1852.) Les eaux sulfurées et iodurées de Marlioz agissent de la même manière sur les voies digestives. « Une verrée de cette eau, prise une heure ou deux avant le repas, suffit pour éveiller l'appétit de ceux qui n'en ont pas. Il n'est pas une personne qui n'ait remarqué chez elle un surcroît d'appétit, quelle que fût la maladie pour laquelle elle buvait cette eau. « (*Eau sulfureuse-iodurée de Marlioz*, par Bonjean, 1850, p. 30.) — Les eaux iodurées de Bondonneau excitent aussi l'appétit, activent les digestions, et il est remarquable avec quelle facilité les malades supportent les aliments après leur usage.

Appareil urinaire. — « L'eau de Coise ne paraît pas augmenter sensiblement les urines, mais elles deviennent alcalines sous son influence. » (Dubouloz, *ibid.*) Les mêmes effets résultent de l'usage des eaux iodurées de Marlioz. C'est ce que M. Bonjean a parfaitement constaté sur lui-même, en en buvant un litre par jour. « Le troisième jour, dit-il, les urines sont rendues incolores avec une légère réaction alcaline, et ne laissent plus déposer de mucus... L'alcalinité ne se borne pas aux urines, elle s'étend à la transpiration et aux autres sécrétions. » (*Op. cit.*, p. 30.)

Quant à l'augmentation du flux urinaire, cet observateur l'a manifestement constatée et l'a trouvée *très notable ;* elle persiste, ainsi que l'alcalinité, « tant qu'on est soumis à l'influence de l'eau minérale. » (*Id.*, *ibid.*, p. 31.) Nous avons aussi observé l'accroissement de la sécrétion urinaire après l'usage de l'eau iodurée de *Bondonneau.* Le même fait se reproduit aux eaux de Heilbrunn, qui, « bues le matin à la dose de 2 ou 3 verres, excitent l'appétit et activent la sécrétion urinaire. » (C. James, *Guide* cité, p. 28.)

Saxon. — « Par la boisson, la sécrétion des urines est augmentée ; les évacuations alvines deviennent plus abondantes et les digestions plus actives, pourvu qu'il n'existe pas une phlegmasie des voies digestives. » (*Sur les eaux de Saxon*, par le dr Clairvaz, 1844.) — Il en est de même des eaux iodo-sulfurées de Challes, lesquelles, d'après le dr Domenget, amènent une excrétion plus abondante d'urine. « (*Sur les eaux de Challes*, 1841.)

Appareil cutané. — *Coise.* — « La plupart des personnes qui boivent de cette eau d'une manière régulière et en certaine quantité, sont sujettes à une éruption miliaire... On peut la produire à volonté en faisant boire 1 à 2 litres d'eau dans la journée ; dans ce cas, les malades éprouvent, après 3 ou 4 jours, une agitation accompagnée de chaleur et d'un mouvement fébrile ; bientôt des élancements, des picotements se font sentir sur toute la surface de cet organe, et l'éruption a lieu partiellement, et quelquefois d'une manière confluente. » (Dubouloz, *ibid.*, p. 8.)

Bondonneau. — Prises en bains, ces eaux font parfois naître une éruption analogue aux sudamina ; elles augmentent la transpiration, à tel point, que le docteur Grasset a été obligé de priver de bains certaines personnes, phthisiques, disposées aux sueurs profuses.

Système nerveux. — « Les habitants, qui usent de cette eau (Coise) dans toutes leurs maladies, ont observé qu'elle produit une espèce d'enivrement, des pesanteurs, des tournoiements de tête accompagnés quelquefois d'une légère douleur sus-orbitaire. Ce résultat que j'ai observé sur moi-même survient rapidement lorsqu'on en boit une certaine quantité à la source même, cinq ou six verrées, plus ou moins. » (Dubouloz, *loc. cit.*, p. 7.)

Appareil utérin. — L'iode exerce une action marquée sur le système utérin. Il produit à peu près constamment une exagération du flux menstruel. « Ces effets, disent MM. Trousseau et Pidoux, nous les avons nous-mêmes constatés un grand nombre de fois. » (Ouvr. cité, p. 248.) — Or, les eaux minérales iodurées exercent une action semblable. « Les menstrues retardées ou supprimées reparaissent et se régularisent ; les flueurs blanches coulent par contre plus abondamment pour diminuer ensuite successivement. » (Claivaz, *Notice sur Saxon*, p. 10.)

Si l'on compare les effets physiologiques dans les eaux minérales iodurées de Coise, de Challes, de Marlioz, de Saxon, avec ceux que nous avons vus appartenir à l'iodure de potassium, l'on restera frappé de leur ressemblance. — L'action sur les voies urinaires, sur le tube digestif, sur la peau, tout des deux côtés, jusqu'à l'ivresse iodique, est presque identique. Il y a plus : M. Dubouloz, et après lui, M. Rilliet, de Genève, ont constaté les effets de la *saturation iodique* (palpitations, amaigrissement) par l'usage prolongé de l'eau de Coise. On peut en dire autant de l'eau d'Heilbrunn, qu'on a appelée *source amaigrissante*. De ce rapprochement, il est facile de voir que les eaux minérales iodurées développent sur l'économie une action physiologique qui dépend évidemment de leur minéralisation par l'iode. — Nous verrons, sous le rapport thérapeutique, se dessiner peut-être encore mieux cette identité d'action.

Absorption et élimination. — L'absorption et l'élimination des préparations iodées sont très rapides : quatre minutes après l'empoisonnement d'un chien par l'iode, M. O'Shanguessey a pu en constater la présence dans l'urine. Les voies par lesquelles l'élimination a lieu sont principalement les glandes salivaires et les reins... Les expériences faites à ce sujet par MM. C. Bernard et Quevenne leur ont démontré qu'il suffisait de quelques minutes pour découvrir cet élément soit dans la salive soit dans l'urine ; au bout de 24 heures, les 3/4 de l'iode se trouvaient éliminés ; mais il faut plusieurs jours pour n'en retrouver aucune trace dans le liquide. — M. Bonjean avait déjà expérimenté à ce point de vue les eaux iodurées et bromurées de Challes. « 5 à 6 heures, dit-il, suffisent pour permettre à ce corps (iode) d'arriver ainsi par l'absorption jusque dans les voies urinaires. On peut même, sans concentrer l'urine, constater la présence de l'iode, dont elle conserve pendant 6 à 7 jours des traces évidentes ; j'ai pu également reconnaître l'iode dans ma salive pendant 5 à 6 jours. » (Bonjean, *Rech. chim., physiolog. et médic. sur les eaux minér. de Challes*, 1843, p. 7.) — Si, au lieu de prendre l'eau minérale à doses fractionnées (1 litre dans toute la journée), on ingère la même quantité en une heure, l'élimination est bien plus prompte. Ce fait résulte de l'expérimentation directe : — « L'eau ayant été bue de 6 heures 1/2 à 8 heures du matin, l'urine rendue à 8 heures 3/4 était déjà limpide, incolore comme de l'eau et privée de toute acidité. A 1 heure, elle contenait de l'iode et du brome ; à 3 heures, elle reprenait sensiblement sa couleur et son acidité, et 2 *jours après*, elle ne renfermait plus ni iode ni brome. » (Bonjean, *op. cit.*, p. 8.)

Il semble résulter de cette dernière expérience, que l'élimination de l'iode est beaucoup plus rapide et plus complète lorsque ce médicament est pris, à une dose un peu élevée, en très peu de temps. En effet, *deux jours* ont suffi pour son entière élimination, dans le cas où 1 litre d'eau de Challes a été pris dans l'espace de 1 heure 1/2, tandis qu'il a fallu 6 jours pour arriver au même résultat, quand ce même litre était consommé dans la journée. Cette différence notable ne semblerait-elle pas indiquer qu'à petites doses administrées successivement, le médicament pénètrerait peut-être plus intimement nos tissus ?

La salive et l'urine ne sont pas les seuls liquides qui servent à l'excrétion de l'iode. D'après les expériences du dr Wallace, on le retrouverait en outre dans le lait des nourrices. M. Eugène Péligot a répété sur des ânesses quelques-unes de ces expériences, et a constaté que leur lait contenait manifestement de l'iode, lorsque ce médicament était donné en quantité suffisante.

Quant à la sueur, elle paraîtrait peu servir à cette élimination, du moins si nous nous en rapportons aux observations de M. Bonjean. « Malgré les recherches les plus minutieuses, je n'ai pu, dit-il, dans aucun cas, reconnaître l'iode et le brome dans la transpiration. » (Bonjean, *op. cit.*, p. 9.) — C'est une question qui nous semblerait exiger de nouvelles recherches avant d'être définitivement jugée. — M. Cantù paraît avoir trouvé l'iode dans la salive, le lait, la sueur et le sang de personnes qui en faisaient usage soit à l'intérieur, soit à l'extérieur. (*J. de chim. médic.*, t. ii.)

Bennerscheidt en a constaté la présence dans le cruor du sang. (*Ibid.*, t. iv.)

CHAPITRE TROISIÈME.

Études médicales sur l'action thérapeutique des Eaux minérales iodurées et bromurées. Indications et contre-indications de leur emploi.

La réunion de l'iode et du brome, dans les eaux minérales de cette classe, réalise une condition des plus heureuses. « Thérapeutiquement parlant, le brome est à peu près considéré comme un succédané de l'iode, ainsi que le manganèse, du fer. » (Durand-Fardel, *Eaux minér.*, p. 31.) Nous croyons qu'on peut aller plus loin et dire que l'adjonction du brome à l'iode, comme celle du manganèse au fer, en double la valeur et l'efficacité. « Le brome et les préparations bromurées ont été indiqués dans les mêmes conditions que les préparations d'iode. Ils peuvent être utiles dans les cas où celles-ci n'ont pas une activité suffisante, et quand les malades y sont habitués. » (Bouchardat.) M. A. Cazenave dit de son côté : « Les propriétés énergiques du brome et son analogie avec l'iode semblaient prédire les avantages que l'on pourrait en obtenir dans son application à la thérapeutique. » (*Dict.* en 30 vol., vi, 21.) Nous ajouterons avec M. A. Robert : « La nature nous a indiqué le moyen le plus convenable et le moins dangereux d'administrer l'iode, en l'unissant à une quantité plus ou moins égale de brome (corps dont l'action a tant d'analogie avec celle de l'iode), et en le combinant avec différents autres corps (carbonates alcalins, chlorures, acide carbonique). —Elle nous offre, dans les eaux minérales bromo-iodurées, des agents thérapeutiques puissants, répondant à une grande classe de maladies, et propres à opposer, d'après les différentes combinaisons de leurs principes minéralisateurs, à telles ou telles constitutions morbides. » (A. Robert, *Eau minér. de Wildegg*, 1847, p. 28.)

Les effets, bien connus aujourd'hui, des préparations iodées dans le traitement des affections où domine le lymphatisme, nous enseignent à l'avance à quelles maladies s'adressent de préférence les eaux minérales iodurées et bromurées; c'est dans le goître et la scrofule avec ses accidents si variés, que l'expérience a démontré toute la puissance des eaux minérales iodurées, dans les affections herpétiques, eczémateuses, et dans certains cas de syphilis constitutionnelle. En un mot, l'histoire thérapeutique de ces eaux est à peu près calquée sur celle de nos préparations iodées pharmaceutiques; seulement, dans les eaux, les effets sont complexes. En effet, les unes sont chlorurées sodiques (Soultzbad, Heilbrunn) ou chlorurées sodiques et sulfureuses (Gréoulx); d'autres ont une réaction alcaline et sont en même temps sulfureuses à des degrés divers (Challes, Marlioz, Bondonneau). Or, suivant la complication, le médecin aura à faire un choix entre ces diverses stations.

Parcourons les maladies où ces diverses espèces d'eaux minérales bromo-iodurées trouvent une application plus spéciale.

Scrofules, goître. — L'utilité de l'iode dans les scrofules et le goître est aujourd'hui incontestée. Depuis les essais de Coindet et les expériences multipliées de Lugol, tout le monde est d'accord sur l'efficacité des préparations iodées dans le goître et l'affection scrofuleuse. « La matière médicale ne possède pas de modificateur plus puissant que ce métalloïde (l'iode), pour l'opposer à ce groupe nombreux de formes morbides qui relèvent du lymphatisme; et on ne peut nier non plus que dans bien des cas il ne jouisse d'une efficacité réelle contre la diathèse scrofuleuse elle-même. » (Trousseau et Pidoux, *op. cit.*, t. I, p. 257.) Les eaux minérales iodurées jouissent également des mêmes prérogatives dans ces maladies. Si l'on a affaire à des sujets délicats dont le tube digestif supporte difficilement les aliments, chez lesquels il existe des gastralgies, les eaux simplement iodurées et fort peu minéralisées de Coise ou de Bondonneau sont plus particulièrement indiquées. « Les eaux de Coise sont un puissant anti-strumeux; l'iode et le brome sont sans doute deux agents d'une grande valeur.., mais on doit tenir compte de la parfaite assimilation des aliments pendant que les malades sont soumis au régime des eaux minérales, et de l'énergie qu'elles impriment surtout aux fonctions digestives. » (Dubouloz, *Notice* citée, p. 11.) Le même praticien, en faisant boire 1 litre d'eau de la source par doses fractionnées, dans la journée, a obtenu, dans les engorgements scrofuleux, dans le traitement de plusieurs tumeurs blanches, des résultats remarquables. « Enfin, ajoute-t-il, cette eau a joui de tout temps d'une réputation méritée pour la guérison du *goître* endémique; de tout temps les populations des environs l'ont employée pour se délivrer de cette infirmité... Cette propriété est de notoriété publique, et ne peut plus être mise en doute. » (*Ibid.*, p. 10.)

Dans une lettre en date du mois de juin 1854, le docteur Guilland fils, médecin de l'établissement thermal d'Aix, constatait l'efficacité remarquable des eaux sulfuro-iodurées de Challes chez des sourdes-muettes scrofuleuses et goîtreuses, dans l'institution des dames du Sacré-Cœur, à Chaulieu. « J'ai, disait-il, depuis quelques années, chaque printemps, durant deux à trois mois, soumis à l'usage de votre eau (Challes) en boisson et en application, une douzaine de nos sourdes-muettes, qui offraient l'expression fortement accentuée de la diathèse scrofuleuse ; chez toutes, il y a eu amendement ; les glandes se sont dégorgées, et la cicatrisation des ulcères a été obtenue... Quelques goîtres peu volumineux ont notablement diminué ou même disparu. » (3e *Recueil de documents sur les eaux de Challes*, par le dr Domenget, 1854, p. 82.)

D'après M. Boussingault, cité par Alibert, il existe à Antioquia (Amérique du Sud) une source salée iodée, que les habitants emploient avec succès contre le goître. « Dans le pays où l'on fait usage du sel retiré de la saline d'Antioquia, le goître est inconnu, parce que ce sel, quelque purifié qu'il soit, retient toujours quelques parcelles d'iode ; tandis qu'au delà, dans la même Cordilière, cette infirmité se montre partout. » (Alibert, *Précis sur les eaux minérales*, 1826, p. 501.)

L'eau de Bondonneau (bromo-iodurée) nous a également fourni, dans notre pratique, des succès incontestables dans les accidents divers de la scrofule, et M. Desgaultières, de Lyon, cite deux exemples remarquables de guérison du goître. Dans les deux cas, la maladie était ancienne et fort prononcée. — Le dr Claivaz rapporte, dans sa *Notice sur les eaux de Saxon*, plusieurs observations d'engorgements scrofuleux ou de carie scrofuleuse complètement guéris par l'usage de ces eaux. Or, faisons observer qu'à l'époque où parut ce travail (1842), l'on ne soupçonnait même pas la présence de l'iode ou du brome dans ces sources.

Il ressort, ce nous semble, des faits que nous venons de signaler, la preuve expérimentale incontestable de la puissance thérapeutique des eaux minérales iodurées et bromurées dans la scrofule et le goître. Après cela, on a lieu de s'étonner qu'un auteur estimable ait écrit, à ce sujet, « que la plupart des sources de ce genre ne sont usitées que depuis un temps assez rapproché, et nous sont encore peu connues sous le rapport expérimental. » (Durand-Fardel, *Traité des eaux minérales de France et de l'étranger*, 1857, p. 306.)

Scrofules et accidents scrofuleux (ulcères, carie). — La maladie scrofuleuse ne se manifeste pas seulement par des engorgements glandulaires dans diverses parties du corps, mais elle se révèle par des accidents multiples simulant d'autres affections. C'est là un fait reconnu par tous les bons observateurs. « La scrofule est, comme on le sait, le produit d'une diathèse inconnue dans son essence, mais bien appréciable dans ses manifestations qui se traduisent à l'extérieur par des inflammations chroniques de la peau, des organes des sens, du tissu glandulaire, des articulations, des os et du tissu cellulaire sous-cutané. » (Pâtissier, *Rapport* cité, 1854, p. 31.) — Hufeland, dans son *Manuel de médecine pratique*, a parfaitement résumé les diverses formes morbides sous lesquelles se montre la diathèse scrofuleuse. Ecoutons comment s'exprime, à ce sujet, ce célèbre médecin : « La maladie scrofuleuse a aussi pour caractère des maladies de la peau, spécialement les croûtes laiteuses, la teigne muqueuse et la teigne faveuse chez les enfants, mais de plus, d'autres exanthèmes généraux affectant des formes diverses, celle surtout de *dartres ;* une *tuméfaction habituelle du bas-ventre,* avec dureté, gonflements lymphatiques, épanchements, indurations, squirrhes; des *ulcères* reconnaissables au peu de douleur qu'ils causent, à leur caractère passif très prononcé, à l'état sordide de leur surface, à la mauvaise qualité de leur suppuration, qui n'est qu'un ichor aqueux, âcre, rongeant les parties environnantes, à la facilité avec laquelle ils guérissent sur un point pour apparaître sur d'autres ; des *gonflements d'os* et des *caries,* dont les premiers surtout caractérisent cette maladie d'une manière toute spéciale..... Lorsque la maladie existe depuis longtemps, qu'elle est parvenue à un haut degré, qu'elle a jeté de profondes racines, il se développe des formes de maladies plus fâcheuses, plus redoutables encore, *l'atrophie mésentérique, l'atrophie scrofuleuse,* la phthisie tuberculeuse, l'hydropisie (surtout l'ascite et l'hydrocéphale), le *cancer scrofuleux,* principalement aux lèvres et à la face. » (Hufeland, *Manuel* cité, 2ᵉ édit., 1848, p. 465.)

C'est lorsque la diathèse scrofuleuse se traduit par ces divers phénomènes morbides, que ceux-ci trouvent spécialement leur guérison dans l'usage des eaux minérales iodurées. — S'il existe une carie scrofuleuse, on aura surtout recours aux eaux bromurées sodiques et iodurées, soit en boisson, à doses faibles d'abord et augmentant successivement depuis 1 verre jusqu'à 4 ou 5, soit en application locale sous forme de lotion avec des compresses imbibées de l'eau minérale. (Ici nous trouvons, comme aptitude spéciale, les eaux de Wildegg, de Heilbrunn, de Wildbad, de Krankenheil, de Kreutznach.) « Dans plusieurs cas de carie scrofuleuse, nous avons obtenu des résultats prompts et heureux. » (*Notice sur les eaux minérales de Wildegg*, par A. Robert, 1847, p. 31.) — A Kreutznach, comme à Nauheim, on fait spécialement usage des eaux mères (Mutter-laüge), qui renferment une grande quantité d'iodure et de bromure de magnésium. On débute par des bains préparés avec l'eau minérale simple (3 ou 4 bains), puis on ajoute successivement à chacun 1/2 litre, 1, 2 litres du Mutter-laüge, jusqu'à ce qu'on soit parvenu à 8 ou 10 litres. »(Rotureau.) C. James dit 35 à 40 litres, mais ce chiffre nous paraît exagéré.

Sous l'influence de cette médication active, il survient une excitation vive de toutes les fonctions de l'économie. — Aussi l'on voit apparaître de la céphalalgie, de l'insomnie, une soif intense, « les yeux sont rouges et larmoyants, le nez et l'arrière-gorge se prennent comme dans le coryza, la langue est saburrale, la salive devient plus visqueuse, et les urines déposent un sédiment épais. » (C. James, *Guide* cité, p. 236.) C'est à cette fièvre thermale des eaux-mères que M. Prieger, de Kreutznach, a donné le nom de *crise des bains*.

Ces phénomènes d'excitation font comprendre avec quels soins il faut surveiller l'emploi du Mutter-laüge, et à quels accidents formidables ces bains pourraient donner lieu, s'ils étaient poussés trop loin ou trop brusquement chargés en principes minéralisateurs. Ils sont indiqués principalement, lorsqu'on a sous les yeux un sujet dont les manifestations scrofuleuses présentent à un haut degré le caractère asthénique ou torpide ; dans les circonstances opposées, il faut toujours débuter par des eaux moins minéralisées (Krankenheil [Bavière], Bondonneau [France]).

Les eaux minérales iodurées non chlorurées sodiques, qu'elles soient alcalines (Coise) ou sulfureuses (Challes, Marlioz), seraient également efficaces dans les caries et les ulcères scrofuleux : sous ce rapport, les observations se sont assez multipliées, surtout pour les eaux de Challes. On trouve dans le 3ᵉ *Recueil des documents* sur les eaux de Challes, par le dʳ Domenget, des observations d'ulcères fistuleux et de carie osseuse scrofuleuse qui ont cédé à l'usage de ces eaux. Les sources de cette catégorie ayant une action moins énergique, moins vivement stimulante, que les eaux chlorurées sodiques iodurées, dont nous avons parlé, auront par cela même le précieux avantage de ne point provoquer une réaction trop marquée : elles seront surtout appropriées aux constitutions scrofuleuses où l'affaiblissement général n'est pas arrivé à un trop haut degré.

Dermatoses. — C'est principalement lorsque les dermatoses sont le reflet de la diathèse scrofuleuse, que les eaux iodées sulfureuses présentent une aptitude toute spéciale. S'il était permis de juger, dans ces cas, par analogie, il serait certain que l'iode joint au soufre aurait une grande valeur curative. Un médecin de Madrid, M. Escolar, a expérimenté, en effet, l'iodure de soufre à l'intérieur dans le traitement d'une foule d'affections cutanées chroniques, chez les enfants et chez les adultes; dans une brochure publiée à ce sujet (1850), il rapporte un grand nombre d'observations où le nouveau médicament lui a procuré d'heureux résultats. Or, s'il est vrai que l'iode et le soufre, ainsi combinés, aient une action curative plus puissante sur les maladies de la peau que dans le cas où ils sont administrés isolément, ne devient-il pas très probable que les eaux minérales iodurées et sulfurées jouiront, à leur tour, d'une efficacité plus marquée contre ces mêmes états morbides? Quoi qu'il en soit de cette explication, l'observation clinique a démontré toute la puissance de pareilles eaux dans les dermatoses. Aussi enregistre-t-on chaque année des guérisons de ces maladies par les sources minérales iodurées et sulfurées de Challes, de Marlioz, de Bondonneau, de Gréoulx, de Camoins, etc. « L'efficacité des eaux de Challes a paru surprenante dans une infinité de variétés de maladies dartreuses. » (Domenget.) Ce témoignage est confirmé par le corps médical d'Aix (Savoie), dans un rapport fait en son nom (1854). M. Despine père s'exprime, à ce sujet, d'une manière formelle : « Les dermatoses, écrit-il, à formes impétigineuses et à formes squammeuses en ont retiré le plus grand avantage. Je pourrais citer plusieurs cas de psoriasis, de *lepra vulgaris* et même d'ichthyose, qui se sont considérablement amendés sous l'influence de la médication précitée. » (*Lettre* de M. Despine dans les *Considérations sur les eaux de Challes*, par le d^r Domenget, 1855, p. 25.) Nous avons aussi fait usage assez fréquemment des eaux de Challes dans les affections dartreuses à forme eczémateuse, et nous en avons constamment retiré de notables avantages. En France, nous possédons plusieurs sources sulfurées et iodurées (Gréoulx, Camoins et Bondonneau). Cette dernière a été déjà expérimentée sur une assez large échelle, par MM. Grasset, Espanet, Perret, etc., bien que sa découverte soit récente : d'après sa composition et les faits cliniques nombreux appartenant à d'autres eaux analogues, on ne peut douter de son efficacité dans les mêmes circonstances.

Pour résumer ce que nous avons dit jusqu'ici sur l'emploi des eaux minérales iodurées, nous citerons l'opinion d'un dermatologue instruit.

« Il faut reconnaître, dit-il, que l'iode jouit de l'efficacité la plus remarquable contre la plupart des manifestations de la diathèse scrofuleuse. C'est pourquoi les eaux minérales renfermant de l'iode sont généralement utiles aux scrofuleux. La présence du *soufre uni à l'iode* et aussi *au brome* dans quelques-unes de ces eaux, n'*enlève rien*, au contraire, à la vertu de ces dernières substances. » (Baumès, *Précis théorique et pratique sur les diathèses*, 1853, p. 170.)

Affections des membranes muqueuses. — Les eaux iodurées exercent une action manifeste sur les maladies des diverses muqueuses (digestive, pulmonaire, vésicale et génitale). Les eaux alcalines iodurées s'appliquent, surtout, à la cure des affections du tube digestif (gastralgie, dyspepsie avec rapports acides et alternatives de constipation et de diarrhée), ainsi qu'aux affections chroniques de la muqueuse vésicale (telles sont les eaux alcalines iodurées de Coise, de Saxon, etc.). M. Dubouloz conseille les eaux de Coise aux personnes de cette catégorie, chez lesquelles les digestions sont accompagnées de rapports acides et nidoreux. « J'ai vu, dit-il, souvent des malades qui avaient une grande répugnance pour les aliments animalisés, les désirer et les digérer après quelques jours de l'emploi de cette eau. » (*Notice* cit., p. 9.) Le docteur Claivaz rapporte également, dans sa *Notice* sur les eaux de Saxon, des observations de guérison dans les mêmes circonstances. Les eaux sulfurées iodurées de Challes, Marlioz, Gréoulx, procurent aussi des succès dans ces maladies du tube digestif ; mais leur action est surtout remarquable et pour ainsi dire plus spéciale dans les affections chroniques de la muqueuse pulmonaire (laryngite, phthisie laryngée, catarrhe chronique). C'est là que leur triomphe paraît surtout éclater. Cette grande efficacité pourrait s'expliquer, ou du moins se comprendre, en se rappelant que le soufre que ces eaux renferment déploie par lui-même une action spéciale sur la muqueuse des voies aériennes : c'est ainsi que nous avons vu les eaux sulfurées non iodées guérir des bronchites chroniques ; d'autre part, il faut remarquer que souvent les affections catarrhales sont sous la dépendance d'une diathèse dartreuse : c'est là une observation essentielle qu'il ne faut jamais perdre de vue. « Il existe entre les affections catarrhales et les maladies de la peau de nombreux points de contact ; les maladies catarrhales ne paraissent être que des lésions de cette peau intérieure que l'on nomme muqueuse. » (Pâtissier, *Rapport*, 1854, p. 31.) Or, s'il en est ainsi, assez fréquemment, le soufre qui, uni à l'iode, combat avec tant de puissance les maladies dartreuses ou psoriques cutanées, n'aura-t-il pas la même efficacité lorsqu'il s'agira de la même diathèse fixée intérieurement, ou plutôt se révélant par une affection catarrhale des diverses muqueuses? Nous avons vu, en effet, les eaux sulfurées calciques ou sodiques amender notablement ces espèces de catarrhes, ou les emporter complètement. Les eaux iodurées sulfureuses pourront donc posséder, sinon une puissance curative supérieure, au moins égale à celle-ci, dans le traitement des divers catarrhes. L'expérience a prononcé dans ce sens, et, à nos yeux, les eaux iodurées-sulfurées constituent un des plus puissants moyens à opposer à ce genre de maladies. « L'expérience clinique a appris que les eaux de Challes ont une influence salutaire sur les affections de toutes les muqueuses. On peut en trouver la preuve irrécusable dans les nombreuses observations publiées de coryza, d'ozènes, d'otorrhées, de stomatites, de pharyngites, de phthisies laryngées, de bronchites, de catarrhes de la vessie, de diarrhées idiopathiques ou par métastase d'un vice dartreux. » (*Sur les eaux de Challes*, par J. Domenget, 1856, p. 14.) Les mêmes observations ont été signalées sous l'influence des eaux iodurées et sulfurées de Gréoulx et de Marlioz. Nous avons aussi constaté les bons effets des eaux de Challes et de Bondonneau dans les mêmes circonstances, surtout dans les bronchites et les laryngites chroniques ; seulement nous donnons, en général, la préférence aux eaux de Bondonneau, parce que leur goût répugne moins aux malades, et qu'étant mieux supportées, il est facile d'en prolonger plus longtemps l'usage.

Maladies des organes parenchymateux (foie, rate, ovaire, utérus). — L'action résolutive puissante de l'iode n'est plus un doute pour personne aujourd'hui. Chaque jour le praticien l'administre avec succès dans divers engorgements, et nul médicament n'active autant l'absorption interstitielle. Aussi, les eaux iodurées jouissent-elles d'une faveur méritée dans les mêmes circonstances. On a vu des hépatites, des ovarites chroniques, des engorgements de la rate, de l'utérus, céder à l'administration des eaux iodurées alcalines de Coise, de Saxon, ou iodurées-sulfurées de Krankenheil, de Challes. L'usage des eaux de cette classe nous paraît surtout indiqué lorsque les engorgements dont il est question se lient à un tempérament lymphatique, ou que le sujet présente évidemment la diathèse scrofuleuse. L'action puissamment résolutive de ces eaux se comprend facilement d'après la nature même de leur constitution chimique. Nous savons, en effet, que les eaux alcalines sodiques (Vichy, Vals, etc.) ont par elles-mêmes une action résolutive incontestable sur les engorgements du foie, de la rate, des ovaires et de l'utérus. D'un autre côté, l'iode possède, dans les mêmes maladies, une valeur curative au moins aussi prononcée; les eaux minérales qui offriront aux malades la réunion de ces deux agents thérapeutiques (alcalins et iode) devront donc être douées de propriétés résolutives au moins égales, sinon supérieures, dans les mêmes circonstances; l'expérience clinique a prononcé dans ce sens. Le docteur Claivaz qui, nous le répétons, à l'époque où il écrivait, ne soupçonnait même pas la présence de l'iode dans les eaux de Saxon, rapporte dans sa *Notice* deux observations d'obstruction du foie et d'engorgement ovarique (*Observations* ix-xi) guéris complétement par leur usage en boisson et en bains. « Il résulte du témoignage des médecins les plus distingués de l'Allemagne, que les eaux de Krankenheil (iodurées-sulfurées alcalines) ont été conseillées avec le plus grand succès contre les affections suivantes : les diverses scrofules, les exanthèmes, certaines maladies des voies urinaires, le goître, les engorgements de l'utérus, les hypertrophies du foie et de la rate.» (C. James, *Guide* cité, p. 286.)

Fièvres intermittentes. — Serait-ce en modifiant l'état morbide de ces organes, que les eaux iodurées guériraient parfois les fièvres intermittentes rebelles des pays marécageux, ou contractées dans les climats chauds? Nous avons discuté ce point de pathologie en traitant de l'usage de s eaux alcalines (Vichy) dans les mêmes cas ; nous n'y reviendrons pas; seulement nous constaterons les succès des eaux iodurées alcalines de Coise, de Saxon, ou iodurées-sulfurées alcalines de Challes, de Bondonneau, dans le traitement des fièvres paludéennes anciennes, ayant amené à leur suite un état cachectique. « L'efficacité des eaux de Challes a encore été reconnue dans les hydropisies, les maladies du foie, les fièvres intermittentes, particulièrement celles provenant d'émanations marécageuses, qui résistent quelquefois aux meilleures préparations de quina et sont sujettes à de fréquentes récidives attribuées à des lésions des viscères abdominaux. » (Domenget, *loc. cit.*, 1855, p. 37.) — A Saxon, l'on voit aussi les fièvres intermittentes guéries par l'usage de ces eaux. La xxie Observation du d^r Claivaz en offre un exemple remarquable. Ce médecin ajoute : « J'ai recueilli plusieurs cas semblables de fièvres intermittentes guéries de la même manière. » (*Notice* citée, 1842, p. 27.) — On trouve aussi dans la *Notice* du d^r Grasset sur Bondonneau, l'observation d'une fièvre intermittente contractée par un soldat du génie en Italie, et qui remontait à 9 mois. « Grande fut ma surprise, dit ce praticien, de voir, après le huitième jour, les accès diminuer, et après le quinzième, disparaître complétement. » (P. 6.) — L'eau minérale de

Marlioz, en raison du fer et du manganèse qu'elle contient (0,014 d'après l'analyse de M. Bonjean), nous paraît plus spécialement appelée à combattre les fièvres intermittentes avec état cachectique, en favorisant puissamment la régénération des globules sanguins.

Aménorrhée, dysménorrhée. — La diminution ou la suppression de la menstruation n'est souvent qu'un symptôme d'une maladie de l'utérus ou d'un état général comme la chlorose. Tantôt il existe des signes d'irritation, de congestion active vers cet organe, tantôt cette phase a disparu pour faire place à un état d'atonie ou d'engorgement chronique. Dans le premier cas, il faut éviter les eaux minérales iodurées; dans le second, au contraire, elles trouveront utilement leur place. Nous avons vu, en effet, plus haut (v. *Physiologie*), que les préparations iodées activaient la circulation utérine et pouvaient même occasionner des métrorrhagies. Or, l'expérience a démontré que l'iode imprudemment administré, lorsque l'aménorrhée et la dysménorrhée se trouvent sous la dépendance d'une fluxion active, était capable de provoquer une vive inflammation. « Quand les femmes sont fortement colorées, que les règles sont peu abondantes et en même temps douloureuses, l'iode, il est vrai, augmente l'écoulement du sang, mais il augmente, en même temps, l'intensité des douleurs, et cause quelquefois des métrites. » (Trousseau et Pidoux, *op. cit.*, t. i, p. 270.) — Rappelons que Magendie a vu un cas d'avortement provoqué par l'usage de l'iode, ce qui dénote quelle action stimulante cet agent peut exercer sur la circulation utérine.

C'est en tenant compte des circonstances dont nous venons de parler, que les eaux minérales iodurées ont pu réussir dans la dysménorrhée ou l'aménorrhée. Mais, ainsi que nous l'avons dit (v. *Eaux ferrugineuses*), il existe souvent, dans ces cas, une chloro-anémie ; alors les eaux iodo-ferrugineuses (Marlioz, Bondonneau) seraient les mieux appropriées, si l'on rencontre, en même temps, un engorgement chronique du côté de l'appareil utérin, et que le sujet soit scrofuleux. Quand l'aménorrhée s'accompagne d'un grand état de faiblesse dans la constitution, avec impuissance musculaire, bouffissure, peau étiolée, les eaux chlorurées sodiques (Wiesbaden, Hombourg), ou mieux iodo-chlorurées plus ou moins ferrugineuses de Soultzbad, de Niederbronn, de Wildbad, etc., seront préférées. Nous renvoyons, pour plus de détails, à ce que nous avons dit à ce sujet en traitant de cette dernière classe d'eaux minérales.

Syphilis, accidents syphilitiques. — S'il est un fait aujourd'hui parfaitement admis depuis les belles recherches de M. Ricord, c'est que l'iode, et spécialement l'iodure de potassium, est presque un

spécifique pour combattre les accidents vénériens de la troisième période
(tubercules du tissu cellulaire, périostoses, exostoses, caries, ulcères pha-
ryngiens, douleurs ostéocopes). —Eh bien ! les eaux minérales iodurées,
et surtout iodurées et sulfurées (Challes, Bondonneau), exercent sur ces
accidents la même puissance curative. — Nous avons traité de l'influence
des eaux sulfureuses dans la syphilis (voy. *Eaux sulfureuses*), et nous
avons vu que ces eaux avaient pour résultat, si elles étaient thermales,
de révéler une syphilis latente, puis de favoriser sa cure, soit seules,
ce qui est moins fréquent, soit aidées de préparations mercurielles
qu'elles faisaient admirablement supporter. Les eaux minérales tout à la
fois iodurées et sulfurées nous paraissent bien plus efficaces pour guérir
les accidents syphilitiques sans être obligé de leur adjoindre le mercure.
Les faits recueillis à ces sources sont, d'ailleurs, parfaitement en harmo-
nie avec cette opinion, et nous croyons cette classe d'eaux minérales
appelée à rendre de grands services dans tous ces cas. — Le d^r Domenget a publié dans ses divers *Recueils sur les eaux de Challes*, et notamment dans le 3e *Recueil*, 1853, plusieurs observations d'ulcères vénériens,
produits d'une infection générale, guéris par l'usage des eaux iodurées
et sulfurées de Challes. — Aujourd'hui, à Aix (Savoie), les médecins ont
recours, dans les affections syphilitiques constitutionnelles, aux eaux de
Challes, en même temps qu'ils emploient les eaux thermales de la localité en bains de vapeurs. C'est là, à nos yeux, une médication très heureusement combinée. Car, d'une part, la thermalité tend à reporter au
dehors (comme nous l'avons vu en parlant des eaux sulfureuses) le principe syphilitique latent, et, d'autre part, les eaux iodurées et sulfurées
contribuent, par leur spécialité de composition, à guérir ces accidents
réveillés ou préexistants. Nous devons à M. Berthier, médecin à Aix, un
Mémoire intéressant sur l'efficacité des eaux d'Aix (Savoie) combinées à
l'usage des eaux de Challes. Il y rapporte des cas d'affections mercurielles, de syphilis larvée et d'accidents syphilitiques tertiaires (carie de
l'os frontal, douleurs ostéocopes, etc.) qui ont cédé à ce traitement
thermo-ioduré. Voici comment il résume son opinion à ce sujet : « La
combinaison des eaux d'Aix (Savoie) et de celles de Challes forme le traitement iodo-sulfureux le plus parfait qu'il soit possible d'imaginer, et je
dirai même le spécifique par excellence des affections scrofuleuses, *mercurielles* et *syphilitiques*, qui ont résisté à toutes les médications. » Et
plus loin : « La médication combinée des eaux d'Aix et de Challes est
éminemment propre à *détruire la diathèse syphilitique* contre laquelle
les autres traitements n'ont pas d'action. » (*Les eaux d'Aix en Savoie,*

en 1856, par L. Berthier, pp. 14 et 20.) — MM. Despine, Blanc, Vidal, Guilland, etc., ont publié des observations aualogues.

Les eaux sulfureuses iodurées de Bondonneau ont également déjà, entre les mains de plusieurs praticiens de Lyon, procuré des guérisons d'accidents syphilitiques. — La *Notice*, déjà citée, du docteur Claivaz, nous offre aussi une observation (xiv^c) d'ulcères syphilitiques siégeant au voile du palais, à l'intérieur de la grande lèvre gauche, avec une leu-corrhée considérable, complètement guéris après 25 jours de l'usage des eaux de Saxon en bains et en injections. — D'après le d^r Eissen, les affections syphilitiques, « lorsqu'elles sont arrivées à leur forme tertiaire, et surtout lorsqu'elles ont été plus ou moins incomplètement modifiées et altérées par les mercuriaux, sans avoir été déracinées, disparaîtront le plus souvent sans retour, après une, au plus deux saisons à Soultzbad. » (Soultzbad, *Monographie*, par le d^r Eissen, 1857, p. 32.) — Nous pensons, malgré ce témoignage important, que les eaux iodo-sulfurées conviendraient généralement mieux dans ces circonstances, que les eaux iodo-chlorurées sodiques de Soultzbad. Les eaux légères iodurées de Krankenheil (Bavière) réussissent aussi « dans les flux gonorrhéiques et les accidents consécutifs à la syphilis et à l'abus des mercuriaux. » (C. James, *Guide*, p. 286 ; et *Notice* du d^r Gustave Hofber.)

Nous résumerons notre opinion en disant que les eaux iodurées salines, et surtout iodurées et sulfurées comme Marlioz, Challes, Bondonneau, Krankenheil, etc., nous paraissent en général les mieux appropriées au traitement des accidents syphilitiques tertiaires.

APPENDICE GÉNÉRAL.

§ I. EAUX MINÉRALES ALCALINES.

VALS (voy. p. 29).

Source Victorine, analyse par M. O. Henry. (*Annal. de la Soc. d'hydrologie*, t. IV, 1858.)

	lit.			gr.
Acide carbonique libre	0 752	Chlorure de sodium	0	050
	gr.	Bicarbonate de fer	0	002
Bicarbonate de soude	5 540	Iodure alcalin, arséniate. . . . .⎫		
— chaux et magnésie	0 120	Silice, alumine, phosph. terreux ⎬	0	060
— potasse	indices	Matière organique. . . . . . .⎭		
Sulfate (anhydre) de soude . .⎫				
— chaux et magnésie.⎭	0 050		5	622

L'autorisation d'exploiter cette source nouvelle, assez abondante, a été accordée à MM. les docteurs Chabanne et Saladin. On la compare aux sources de Camarès, Chabetout, Fachingen.

Source Dominique, analyse par O. Henry. (Communiqué par le docteur Chabanne, mai 1859.)

Acide sulfurique libre	1 50	Sulfate de chaux . . . .⎫	
Silicate acide. .⎫		Chlorure de sodium. . . . . .⎬ peu	
Arséniate acide. ⎬ de		Matière organique.	
Phosphate acide ⎬ sesquioxyde ⎬ 0 44			1 74
Sulfate acide. .⎭ de fer. ⎭			

Cette source, dit M. Chabanne, se distingue par son étrange composition, qui est vraiment curieuse. Elle sera susceptible de nombreuses applications; déjà elle avait été reconnue très efficace par les anciens.

CELLES (voy. pp. 40 et 518).

CELLES, outre les 5 sources qui ont été mentionnées, en possède encore 3, savoir : 6° la *source des Cèdres*, découverte par le d^r Barrier; 7° la *source Elisabeth*, ferrugineuse, et 8° la *source des Roches*, dont voici l'analyse d'après M. Baudrimont :

	gr.			gr.
Sulfate de fer.	0 57520	Silice		0 00688
— chaux	0 02758	Chlorure de sodium.		0 00158
Carbonate de potasse	0 01588	Matière organique		traces
— magnésie	0 00076			0 42548

« Les eaux du *Puits-Artésien*, nous écrit M. Frachon, conviennent aux temperaments lymphatiques et aux maladies qni en dérivent : ainsi l'affection scrofuleuse, glandulaire ou osseuse, sous quelque forme qu'elle se présente (adénites ganglionnaires, tumeurs blanches, mal de Pott, etc,), est puissamment modifiée par ces eaux prises en boisson, bains et douches. Le gaz qui s'en dégage est employé avec succès en inhalation et en bains contre la tuberculose pulmonaire. — On conseille la *fontaine Ventadour* pour les convalescents et les malades nerveux, à poitrine délicate. — La *Bonne-Fontaine* jouit d'une ancienne réputation contre l'entérite chronique, les maladies du foie et de la vessie, et les fièvres intermittentes. — La *Fontaine des Yeux* est usitée en lotions dans l'ophthalmie chronique et les ulcères suites de brûlure.— La *Fontaine Lévy* convient dans les diarrhées anciennes, les écoulements gonorrhéiques invétérés, et s'emploie, comme les autres sources ferrugineuses, dans les cas où la médication martiale est indiquée. — M. Barrier administrait l'eau *des Cèdres* dans les engorgements du foie, et l'eau *des Roches* comme un excipient aux préparations de cuivre (scrofules), d'or et d'argent (cancer), d'arsenic et de cuivre (tubercules), qu'il avait l'habitude de prescrire. »

Les eaux de Celles paraissent avoir joui anciennement d'une grande réputation, comme le témoigne un livre publié à Valence en 1656, sous ce titre : *De la spagyrie naturelle des fontaines minérales de Celles, en Vivarez;* l'auteur est le docteur Gaspard de Perrin, de Paris, qui avait été guéri à Celles d'une maladie des reins et de la vessie, guérison qu'il avait vainement demandée aux eaux de Vichy. Il célèbre les vertus des fontaines de Celles dans les désordres de la digestion, les engorgements abdominaux et les maladies du poumon et de la lymphe. Ces eaux retombèrent peu à peu dans l'oubli; et c'est à feu le dr Barrier qu'on doit d'avoir rappelé et fixé l'attention médicale sur leur efficacité thérapeutique.

GRANDRIF (voy. p. 48).

C'est une eau rafraîchissante, apéritive et diurétique (dr Carré, 1838), qui doit être considérée comme eau gazeuse par excellence (Lecoq), salutaire dans la fièvre intermittente, la colique néphrétique, la chlorose, la gastrite chronique, l'hypochondrie (d^r Maisonneuve, 1854); elle paraît avoir quelque efficacité contre le goître.

GEILNAU (voy. p. 53).

Analyse nouvelle par M. Fresenius, 1857. (A. Robert, *Revue d'hydrologie médic.*, 1858.)

	cc.		gr.
Acide carbonique.	1468	Acide silicique	0 024
	gr.	Chlorure de sodium	0 036
Bicarbonate de soude	1 060	Sulfate de potasse.	0 017
— chaux	0 490	— soude	0 008
— magnésie. . . .	0 363		2 040
— fer	0 058		
— manganèse. . .	0 004		

L'eau alcaline de Geilnau est devenue, depuis les travaux de captage de 1855, notablement plus gazeuse ; elle est ferro-manganique.

AVÈNE (voy. p. 53).

« La source d'Avène, écrit M. Lapeyre, fournit plus de 500 litres d'eau par minute. Elle alimente 7 piscines, dites de famille. L'analyse de M. Bérard a été complétée par MM. Hugourneng et Rousset, qui ont prouvé la présence de l'*arsenic* sous la forme d'un arséniate de soude dans la proportion de 0,0021050. Ces eaux sont efficaces surtout contre les maladies cutanées sécrétantes, les ulcères chroniques sous la dépendance d'un vice dartreux ou scrofuleux (Delpech l'avait déjà constaté), les ophthalmies chroniques liées à un état dyscrasique, les leucorrhées et les engorgements utérins avec ou sans ulcération, enfin, différentes formes de scrofules. — Avène est situé dans un vallon agréable, arrosé par la rivière d'Orb, à 27 kilom. de Lodève, 32 de Bédarieux, 80 de Béziers et de Montpellier.

§ II. EAUX MINÉRALES SALINES.

BOURBON-LANCY (SAÔNE-ET-LOIRE) voy. pp. 214, 272.

Analyse du grand Puits. (*Annuaire des eaux*). — Température 57° (Rérolle).

	Berthier.	V. Jacquemont		Berthier.	V. Jacquemont
	lit.	lit.		gr.	gr.
Ac. de carbonique libre .	0 135	0 034	Carbonate de chaux ...	0 210	0 059
	gr.	gr.	— magnésie .	traces	»
Chlorure de sodium . .	1 170	1 469	Acide silicique.	0.020	0 042
— potassium .	0 150	»	Oxyde de fer	traces	0 010
Sulfate de soude. . . .	0 130	0 048	Gaz carbon., fer, perte	»	0 069
— chaux	0 075	0 022		1 755	1 719

Bourbon-Lancy (à 30 kilom. de Moulins, 50 d'Autun, 80 de Mâcon et 300 de Paris) possède 6 sources thermales (température 47° à 57° selon M. Rérolle) qui doivent se classer médicalement entre Bourbon-l'Archambault qui est un peu plus minéralisé et Luxeuil qui l'est un peu moins.

CAP-BERN ou **CAP-VERN** (voy. p. 226).

Il existe 2 sources à Cap-Vern ; la principale sourd à 3 kilom. N.-O du village. Ses eaux, écrit M. Tailhade, ont des propriétés diurétiques, laxatives, sudorifiques. Elles jouissent d'une notable efficacité dans la gravelle ; elles combattent la disposition vitale ou organique qui préside à la formation des concrétions urinaires, et favorisent la désagrégation puis l'expulsion des graviers : on voit chaque année, à Cap-Vern, nombre de graveleux se débarrasser heureusement de leur maladie. Ces eaux agissent aussi contre les hémorrhoïdes. — Une 2e source (*source Bouridé*) se trouve à 2 kilom. S.-O. On l'emploie avec succès dans les affections nerveuses, le tic douloureux, diverses maladies des femmes, notamment la danse de St-Guy, enfin, le rhumatisme nerveux. — M. Tailhade a découvert une 3e source, ferrugineuse et iodée, qui lui a rendu de notables services.

Source Verte de Vacqueiras-Montmirail (voy. pp. 235 et 410).

Cette source, découverte près de la source sulfureuse de Montmirail, est connue sous le nom d'*Eau-Verte ;* elle a beaucoup d'analogie avec les eaux d'Epsom, de Seidlitz, de Seidschutz et de Pullna.

Analyse au laboratoire de l'Académie de Médecine de Paris. (*Annal. Soc. d'hydrol.*, t. III.)

	gr.			gr.
Sulfate anhydre de magnésie. .	9 51	Sel de potasse et ammoniacal. . non appréc.		
— soude	5 05	Iodure . . . . trac. sensib.		
— chaux	1 00	Fer, silice, alumine, phosphate.		
Chlorure de magnésium. . . .	0 85	Principe arsénical (indices). . .	0 59	
— sodium et calcium.	0 18	Matière organique de l'humus. .		
Bicarbonate de chaux et magnés.	0 55		17 50	

Source de BIRMENSDOFF (ARGOVIE, SUISSE).

Analyse par M. Bolley. (*Bull. de l'Académ. de Médec.* de Paris.)

	gr.			gr.
Sulfate de magnésie	22 0155	Carbonate de magnésie	0 0524	
— soude	7 0556	— chaux	0 0155	
— chaux	1 2692	Sesquioxyde de fer.	0 0107	
— potasse	0 1042	Alumine, silice.	0 0579	
Chlorure de magnésium. . . .	0 4604	Matière organique (humus). .	»	
Magnésie crénatée	0 1010		51 0982	

Birmensdoff se rapproche beaucoup de Seidlitz.

§ III. EAUX MINÉRALES SULFUREUSES.

Source de BILAZAY (voy. p. 411).

Une question de chimie médicale était restée non résolue au sujet de ces eaux : M. O. Henry (*Journ. de Pharmacie*, 1837) professait qu'elles ne deviennent sulfureuses que par la décomposition des sulfates qu'elles tiennent en dissolution. En 1846, MM. Malapert et Baudin en ont fait séparément une analyse qualitative qui porte à les considérer comme naturellement sulfureuses. M. Abel Poirier a repris cette étude en 1856 ; 1º l'eau puisée à la source même a fourni :

Soufre 0,003564, soit hydrogène sulfuré $\begin{cases} \text{en poids} & 0,003784 \\ \text{en volume} & 2,448108 \end{cases}$

2º conservée 20 jours dans un vase bien bouché, elle a offert :

Soufre 0,013246, soit hydrogène sulfuré $\begin{cases} \text{en poids} & 0,014064 \\ \text{en volume} & 9,092968 \end{cases}$

Ainsi 1º cette eau est primitivement sulfureuse avant d'arriver au lavoir et aux buvettes, et 2º les matières organiques, en agissant sur les sulfates dissous, augmentent notablement la quantité d'acide sulfhydrique. (A. Poirier, *Thèse.*)

Eau sulfureuse de POIZOU (VIENNE).

Source à 8 kilom. de Loudun, près du village d'Arçay. — Température 9º c.

Analyse par M. Abel Poirier.

	gr.			gr.
Hydrogène sulfuré (en volume).	12 240	Chlorure de sodium	0	1811
Sulfure de calcium	0 0555	— magnésium. . . .	0	0301
Sulfate de chaux.	0 0671	— calcium	0	0012
— soude.	0 1521	Alumine.	0	0355
Carbonate de chaux	0 2752	Matière organique	0	0020
— magnésie	0 0148	Chlor. alumin., nitrate potass. }	0	0124
Silice	0 1175	Perte . . . . }		
			0	9000

On peut regretter, avec M. A. Poirier, que cette source ne soit pas utilisée. Elle se rapproche des eaux d'Enghien, de Puzzichello, de Cauvalat.

§ IV. EAUX MINÉRALES FERRUGINEUSES.

Eau minérale de SARCEY (RHÔNE).

Analyse faite dans le laboratoire de l'Académie de Médecine.

	lit./gr.		gr.
Acide carbonique	1/6 vol.	Sulfate anhydre de soude . . . }	
	gr.	— chaux et magnésie . }	0 010
Bicarbonate ferreux, crénaté. . }		Alumine, silice, phosphate terr. }	
Manganèse . . . . }	0 049	Matière organique. . . . . . . }	0 060
Bicarbonate chaux et magnésie.	0 067		
Chlorures alcalins et terreux . .	0 050		0 246

§ V. EAUX MINÉRALES IODURÉES ET BROMURÉES.

Eau de KOUTZ-BASSE, près Sierck (MOSELLE).

Analyse nouvelle. (*Annal. Soc. d'hydrol.*, t. III, 1856.)

	lit.		gr.
Acide carbonique	0 04	Sulfate de chaux	1 388
	gr.	Carbonate de chaux.	0 235
Bromure de magnésium	0 091	— magnésie	0 042
Iodure de magnésium	traces	— fer	0 051
Chlorure de sodium	8 286	Manganèse, alumine.	traces
— potassium	0 054	Silice	0 014
— calcium	2 281	Matière organique.	faib. trac.
— magnésium	0 296		12 718

GAZOST (HAUTES-PYRÉNÉES), à 16 kilom. de Lourdes.

Analyse sur les lieux par O. Henry. (*Annal. Soc. d'hydrol.*, t. IV, 1858.) — Tempér. 15°.

	gr.			gr.
Iodure et bromure alcalins. . .	0 0101	Carbon. et silic, potasse, soude	0 0180	
Sulfure sodique	0 0520	— chaux et magnésie.	0 0480	
— calcique	0 0056	Sel ammoniacal ioduré . . . . ⎫		
— magnésique	tr.sensib.	Alumine, silice, phosphate. . . ⎬	0 0540	
Chlorure de sodium	0 4000	Oxyde de fer, matière organiq. ⎭		
Sulfate de soude.	0 0100		0 5257	

BONDONNEAU (voy. p. 566).

Le dosage des éléments sulfureux de cette source vient d'être fait (juin 1859) tout exprès pour notre *Traité des eaux minérales*, par M. Brun, pharmacien - chimiste, à Montélimar : la moyenne, donnée par le sulfhydromètre de Dupasquier, a été de 2 degrés 2 dixièmes. Cette proportion varie et devient parfois plus considérable : « Quand le temps est à l'orage, écrit-il, en descendant dans le puisard d'où sourdent les eaux, on se trouve alors dans une atmosphère sulfhydrique qui pourrait recevoir une utile application dans diverses affections des voies respiratoires. Souvent même cette odeur est encore saisissable en dehors à plus de 50 mètres. — Il est nécessaire que le médecin et le malade sachent que l'eau de Bondonneau, après quelque temps d'embouteillage, perd son odeur sulfhydrique, ce qui la rend plus agréable à boire; mais, quoique cette odeur disparaisse, il ne s'ensuit pas que le principe sulfureux soit perdu : l'hydrogène sulfuré, libre à son point d'émergence, se combine, une fois en bouteille, avec une matière organique tenue en suspension dans l'eau. »

Un forage, dirigé par M. François, vient d'augmenter notablement le volume des sources.

Eau de la mer Morte (voy. pp. 253 et surtout 554).

Analyse par M. Boussingault. (*Annal. de chim. et de physiq.*, t. XLVIII, p. 129.)

Densité	1	194	Chlorure de magnésium. . . .	10	7288
Bromure de magnésium. . . .	0	3506	— sodium	6	4964
Sel ammoniac	0	0013	— calcium	5	5592
Sulfate de chaux.	0	0424	— potassium	1	6110
				22	7694

M. Boussingault appelle spécialement l'attention sur la grande quantité de brome que contient l'eau de la mer Morte, puisqu'un mètre cube renfermerait, d'après l'analyse, 3 à 4 kilogrammes de bromure de magnésium. — Pline rapporte que de riches habitants de Rome faisaient apporter, pour se baigner, de l'eau du lac Asphaltite, à laquelle ils attribuaient des vertus médicinales particulières. Il est hors de doute qu'en raison de la dose considérable de brome qui s'y trouve, cette eau doit être douée de certaines propriétés thérapeutiques. (*Annal. Soc. d'hydrologie*, 1857, t. III.)

Lyon, 15 Juin 1859.

TABLE ALPHABÉTIQUE

DES EAUX MINÉRALES DÉCRITES DANS CET OUVRAGE.

FIN DE LA TABLE ALPHABÉTIQUE DES EAUX MINÉRALES.

TABLE ALPHABÉTIQUE

DES MALADIES ÉTUDIÉES DANS CET OUVRAGE.

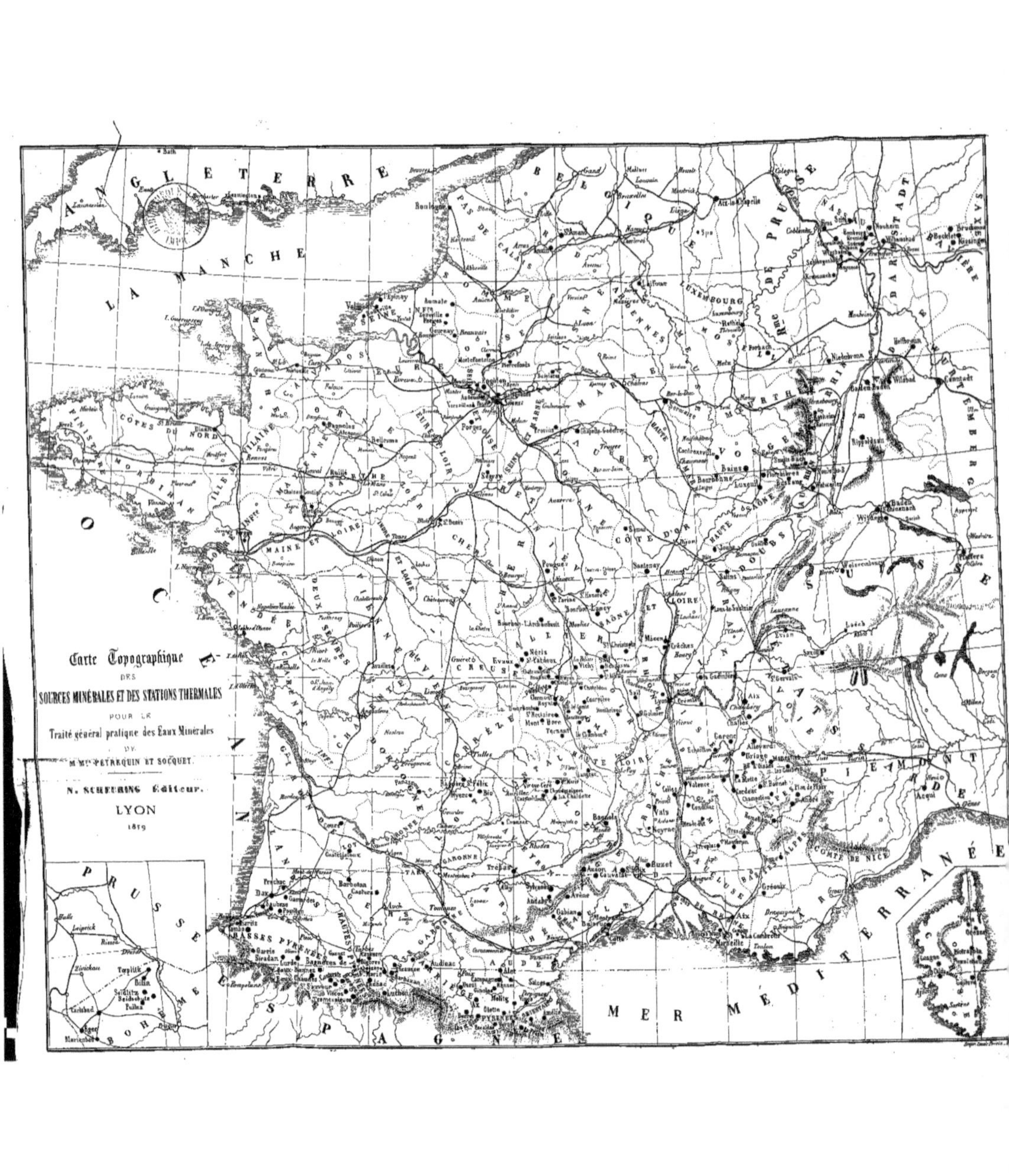

Carte Topographique
DES
SOURCES MINÉRALES ET DES STATIONS THERMALES
POUR LE
Traité général pratique des Eaux Minérales
DE
MM. PÉTREQUIN ET SOCQUET.
N. SCHEURING Éditeur.
LYON
1859